Berndt Lüderitz

Herzschrittmacher

Therapie und Diagnostik
kardialer Rhythmusstörungen

Unter Mitarbeit von
Jobst Nitsch
Ludger Seipel
Gerhard Steinbeck
Joachim Witte

Mit 181 Abbildungen und 65 Tabellen

Springer-Verlag Berlin Heidelberg New York Tokyo

Professor Dr. med. BERNDT LÜDERITZ
Medizinische Universitätsklinik
Innere Medizin – Kardiologie
Sigmund-Freud-Straße 25
D-5300 Bonn

CIP-Kurztitelaufnahme der Deutschen Bibliothek

Lüderitz, Berndt:
Herzschrittmacher : Therapie u. Diagnostik
kardialer Rhythmusstörungen / Berndt Lüderitz.
Unter Mitarb. von J. Nitsch ... – 1. Aufl. – Berlin ;
Heidelberg ; New York ; Tokyo : Springer, 1986.
ISBN-13: 978-3-642-70472-7   e-ISBN-13: 978-3-642-70471-0
DOI: 10.1007/978-3-642-70471-0

Das Werk ist urheberrechtlich geschützt. Die dadurch begründeten Rechte, insbesondere die der Übersetzung, der Entnahme von Abbildungen, der Funksendung, der Wiedergabe auf photomechanischem oder ähnlichem Wege und der Speicherung in Datenverarbeitungsanlagen bleiben, auch bei nur auszugsweiser Verwertung, vorbehalten. Die Vergütungsansprüche des § 54, Abs. 2 UrhG werden durch die „Verwertungsgesellschaft Wort", München, wahrgenommen.

© by Springer-Verlag Berlin Heidelberg 1986
Softcover reprint of the hardcover 1st edition 1986

Die Wiedergabe von Gebrauchsnamen, Handelsnamen, Warenbezeichnungen usw. in diesem Werk berechtigt auch ohne besondere Kennzeichnung nicht zu der Annahme, daß solche Namen im Sinne der Warenzeichen- und Markenschutz-Gesetzgebung als frei zu betrachten wären und daher von jedermann benutzt werden dürften.

Produkthaftung: Für Angaben über Dosierungsanweisungen und Applikationsformen kann vom Verlag keine Gewähr übernommen werden. Derartige Angaben müssen vom jeweiligen Anwender im Einzelfall anhand anderer Literaturstellen auf ihre Richtigkeit überprüft werden.

2121/3130 – 543210

Vorwort

Im Jahre 1979 erschien die *Elektrische Stimulation des Herzens* im Springer Verlag. Als Ergänzung folgte 1981 – vorwiegend unter medikamentösen Aspekten – die *Therapie der Herzrhythmusstörungen* als Leitfaden für Klinik und Praxis, der nun in 2. Auflage vorliegt. Im selben Jahr erschien die Monographie *Ventrikuläre Herzrhythmusstörungen* und 1983 – in der Absicht, das Gebiet der Rhythmologie umfassend darzustellen – der Handbuchband *Herzrhythmusstörungen* im gleichen Verlag. Angesichts dieser bibliographischen Systematisierung war es sinnvoll, die nun anstehende Neuauflage der *Elektrischen Stimulation des Herzens* einzugrenzen auf das Thema „Herzschrittmacher", da die übrigen Aspekte in den vorgenannten Werken ausführlich dargestellt sind.

Als Titel wählten wir demgemäß für die vorliegende Neuerscheinung „*Herzschrittmacher – Therapie und Diagnostik kardialer Rhythmusstörungen*". – Ungeachtet der thematischen Spezifizierung wird unter der Schrittmacheranwendung das gesamte Gebiet der Elektrostimulation verstanden, einschließlich seiner diagnostischen Möglichkeiten und technischen Innovationen –. Die elektrophysiologischen Grundlagen wurden bewußt knapp gehalten. Am Anfang steht die „Historische Entwicklung des Herzschrittmachers" gefolgt von einer themenbezogenen Darstellung der Elektrophysiologie. Der spezielle Teil ist untergliedert in die diagnostische und therapeutische Elektrostimulation. Daneben finden sich eine ausführliche Darstellung der Schrittmacherimplantation aus kardiologisch-chirurgischer Sicht und ein Beitrag zur Hämodynamik bei Schrittmacherpatienten (einschließlich Schrittmacher-Syndrom). Naturgemäß wurde auch auf neue Schrittmacherentwicklungen (z. B. frequenzadaptive Systeme) eingegangen. Der His-Bündel-Ablation und dem automatischen implantierbaren Kardioverter/Defibrillator wurden eigene Kapitel gewidmet. Eine gesonderte Besprechung spezieller Syndrome, die mit der Elektrostimulation bzw. Schrittmachertherapie verbunden sind, schließen das Buch ab. Als Anhang sind ein ausführliches Schrittmacher-Glossar sowie eine Herzschrittmacher-Typenkartei angefügt.

Wir hoffen, daß auch dieses Buch ein freundliches Echo im Leserkreis findet und für die praktisch-klinische Tätigkeit von Nutzen ist. Für Anregungen und Kritik aus dem Kollegenkreis werden wir dankbar sein.

Mein besonderer Dank gilt den Mit-Autoren, die sich dem gemeinsamen Anliegen in kollegialer Aufgeschlossenheit gewidmet haben. Dem Springer-Verlag danke ich wiederum für kundigen Rat und bereitwillige Berücksichtigung der besonderen Autorenwünsche.

Bonn, im Frühjahr 1986   BERNDT LÜDERITZ

Inhaltsverzeichnis

I. Allgemeiner Teil 1

1 Historische Entwicklung des Herzschrittmachers
  B. LÜDERITZ 3
  Literatur 16

2 Elektrophysiologische Grundlagen
  B. LÜDERITZ 18

2.1 Pathogenese der Herzrhythmusstörungen 18
2.1.1 Aktionspotential, Erregungsausbreitung und
      Refraktärzeit. 18
2.1.2 Bradykarde Rhythmusstörungen 21
2.1.3 Tachykarde Rhythmusstörungen 21
2.1.4 Arrhythmiegenese bei koronarer Herzkrankheit 29
2.2 Differentialdiagnose 31
2.2.1 Oberflächen-Elektrokardiographie 32
2.2.2 Intrakardiale Ableitungen 43
2.3 Allgemeiner Behandlungsplan 43
2.3.1 Einleitung 43
2.3.2 Differentialtherapie 44
    Literatur 46

II. Spezieller Teil 49

1 Diagnostische Elektrostimulation 51

Bradykarde Rhythmusstörungen

1.1 Sinusknotenfunktionsprüfung
    G. STEINBECK 51

1.1.1 Einleitung 51
1.1.2 Methodik 53
1.1.3 Ergebnisse und Diskussion 57
      Literatur 87

1.2	Atrioventrikuläre Erregungsleitung L. Seipel	91
1.2.1	Methodik der His-Bündel-Elektrographie	91
1.2.2	Befunde bei Sinusrhythmus	92
1.2.3	Befunde bei starrfrequenter Vorhofstimulation	94
1.2.4	Befunde bei programmierter Vorhofstimulation	98
1.2.5	His-Bündel-Stimulation	109
1.2.6	Methodische Probleme	111
1.2.7	Klinische Bedeutung der Methode	113
	Literatur	115

Tachykarde Rhythmusstörungen

1.3	Intrakardiale Ableitung und programmierte Stimulation G. Steinbeck	120
1.3.1	Methodik	121
1.3.2	Spezielle elektrophysiologische Diagnostik tachykarder Rhythmusstörungen	131
	Literatur	156

2	Therapeutische Elektrostimulation	162

Bradykarde Rhythmusstörungen

2.1	Entwicklungsstand künstlicher Schrittmacher J. Nitsch	162
2.1.1	Schrittmachercode	162
2.1.2	Energiequellen	164
2.1.3	Konventionelle Schrittmacheraggregate	166
2.1.4	Neue Schrittmacherentwicklungen	179
2.1.5	Universal-Stimulatoren	195
	Literatur	197
2.2	Implantationstechniken und Komplikationen der Herzschrittmacher-Therapie J. Witte	200
2.2.1	Grundlagen der elektrischen Reizung des Myokards	200
2.2.2	Elektroden	204
2.2.3	Technik der Schrittmacherimplantation	205
2.2.4	Implantationsmethoden	206
2.2.5	Komplikationen der Schrittmachertherapie	220
	Literatur	231

2.3	Schrittmacherbehandlung B. LÜDERITZ	233
2.3.1	Einleitung	233
2.3.2	Prognose	234
2.3.3	Indikation zur Schrittmachertherapie	235
	a) Morgagni-Adams-Stokes-Syndrom	238
	b) Pathologische Bradykardie	240
	c) Sinuatriale Blockierungen	240
	d) Bradyarrhythmia absoluta	241
	e) Atrioventrikuläre Blockierungen II. Grades	242
	f) Kompletter (totaler) AV-Block	243
	g) Faszikuläre Leitungsstörungen	244
	h) Myokardinfarkt	245
	i) Karotis-Sinus-Syndrom	249
	j) Sinusknoten-Syndrom	250
2.3.4	Schrittmacher-EKG/Schrittmacher-Code	259
2.3.5	„Physiologische" Schrittmacherstimulation	265
2.3.6	Komplikationen	271
2.3.7	Überwachung von Schrittmacherpatienten	281
2.3.8	Herzschrittmacher-Zwischenfälle	284
2.3.9	Wiederverwendung von passageren Schrittmachersonden	286
2.3.10	Wiederverwendung von Herzschrittmachern	286
2.3.11	Präoperative Schrittmacherversorgung	288
2.3.12	Klinische Bedeutung der Programmierung von Herzschrittmachern	289
	Literatur	291
2.4	Hämodynamik nach Schrittmacherimplantation J. NITSCH	295
2.4.1	Hämodynamische Untersuchungsmethoden nach Schrittmacherimplantation	295
2.4.2	Determinanten der Hämodynamik nach Schrittmacherimplantation	300
2.4.3	Kontraktionsablauf unter Schrittmacherstimulation	313
2.4.4	Schrittmachersyndrom	318
	Literatur	326
2.5	Schrittmacher-Ambulanz J. WITTE	331

Tachykarde Rhythmusstörungen
B. LÜDERITZ

2.6	Elektroschock	336
2.6.1	Prinzip	336

2.6.2	Anwendung	337
2.6.3	Komplikationen	340
2.7	Automatischer implantierbarer Kardioverter/Defibrillator (AID, AICD)	341
2.8	Antitachykarde Schrittmachertherapie	348
2.8.1	Mechanismus	349
2.8.2	Methoden	350
2.8.3	Implantierbare antitachykarde Schrittmacher	362
2.9	His-Bündel-Ablation	377
2.9.1	Prinzip der Methode	380
2.9.2	Klinische Anwendung	382
2.9.3	Indikation	389
2.9.4	Klinische Schlußfolgerungen	390
	Literatur	390
3	Spezielle Syndrome B. LÜDERITZ	393
3.1	Wolff-Parkinson-White-(WPW)-Syndrom	393
3.1.1	Diagnostik durch intrakardiale Ableitungen	395
3.1.2	WPW-Syndrom und Rhythmusstörungen	395
3.1.3	Therapie	400
3.2	Lown-Ganong-Levine-(LGL)-Syndrom	403
3.3	Karotis-Sinus-Syndrom	404
	Literatur	405

III. Schrittmacher-Glossar 407

IV. Herzschrittmacher-Typenkartei 417

V. Sachverzeichnis 423

Autorenverzeichnis

Prof. Dr. B. Lüderitz — Med. Univ.-Klinik Innere Medizin – Kardiologie, Sigmund-Freud-Str. 25, D-5300 Bonn 1

Priv.-Doz. Dr. J. Nitsch — Med. Univ.-Klinik Innere Medizin – Kardiologie, Sigmund-Freud-Str. 25, D-5300 Bonn 1

Prof. Dr. L. Seipel — Abt. Innere Medizin III, Medizinische Klinik, Otfried-Müller-Straße, D-7400 Tübingen

Prof. Dr. G. Steinbeck — Med. Klinik I der Universität München, Klinikum Großhadern, Marchioninistr. 15, D-8000 München 70

Doz. Dr. s. c. J. Witte — Klinik für Innere Medizin des Bereichs Medizin (Charité) der Humboldt-Univ. Berlin, Schumannstr. 20–21, DDR-104 Berlin

I. Allgemeiner Teil

1 Historische Entwicklung des Herzschrittmachers

B. LÜDERITZ

„*Der Rhythmus hat etwas Zauberisches
sogar macht er uns glauben
das Erhabene gehöre uns an*"

*J. W. v. Goethe
Maximen und Reflexionen*

Die Elektrotherapie des Herzens hat eine lange und faszinierende Vorgeschichte. Die Entwicklung der modernen Schrittmachertherapie wurde möglich durch Fortschritte auf verschiedenen Gebieten: Pathologische Anatomie, Pathophysiologie, Chirurgie, Elektrotechnik etc. Das zunehmende Verständnis der Natur der Herzrhythmusstörungen war in diesem Zusammenhang ebenso wichtig, wie allgemeine Entwicklungen der Zeit z. B. die Transistortechnik (1948) und die Weltraumtechnologie. – So sind es zahlreiche Einzelleistungen, Entwicklungen und Tendenzen, die zum heutigen Herzschrittmacher und seinen indikationsbezogenen Anwendungen geführt haben. Eine Chronik der Schrittmacheranwendung muß daher naturgemäß subjektiv sein. Dennoch soll versucht werden, im Zeitablauf – ohne Anspruch auf Vollständigkeit – Forscher, Taten und Ereignisse zu nennen.

Am Anfang steht nicht nur die Anatomie und die Physiologie des Herzens, sondern auch die Analyse des Pulses, der die Herztätigkeit reflektiert. Die Analysen des (peripheren) Pulses als mechanischer Ausdruck der Herztätigkeit reicht mehrere Jahrtausende zurück. Bereits 280 vor Christi Geburt schrieb in China Wang Chu Ho 10 Bücher über den Puls. Bei den Griechen wurde Sphygmos als Puls bezeichnet. Die Sphygmologie umfaßte dementsprechend die Lehre dieser Naturerscheinung. Galen interpretierte in römischer Zeit die unterschiedlichen Pulsformen in der seinerzeit verbreiteten Annahme, jedes Organ und jede Erkrankung habe eine eigene Pulsform. Erst Harvey begründete 1628 unsere heutigen Vorstellungen vom Kreislauf mit seinen peripheren Pulsen (vgl. Thalen 1979).

Aber bereits 1580 schrieb Geronimo Mercuriale (1530–1604) aus Forli, Dozent in Padua „Ubi pulsus sit rarus semper expectanda est syncope" (1606) (beachtenswerterweise 150 Jahre vor Morgagni). Dabei unterschied der Autor bereits zwischen kardial und neurologisch bedingten Synkopen (Abb. 1).

Es war dann aber erst Morgagni, dessen Name mit der rhythmogenen Synkope untrennbar verbunden wurde (vgl. Cammilli u. Feruglio 1981). 1761 publizierte Giovanni Battista Morgagni (1682–1771), Lehrstuhlinhaber für Anatomie in Padua und schon zu Lebzeiten führender Anatom ganz Europas, sein berühmtes Werk „de sedibus et causis morborum per anatomen indagatis". – Im LXIV. anatomisch-medizinischen Brief („ad thoracis morbus tertinet") aus dem o. g. Schriftstück beschreibt Morgagni exakt das

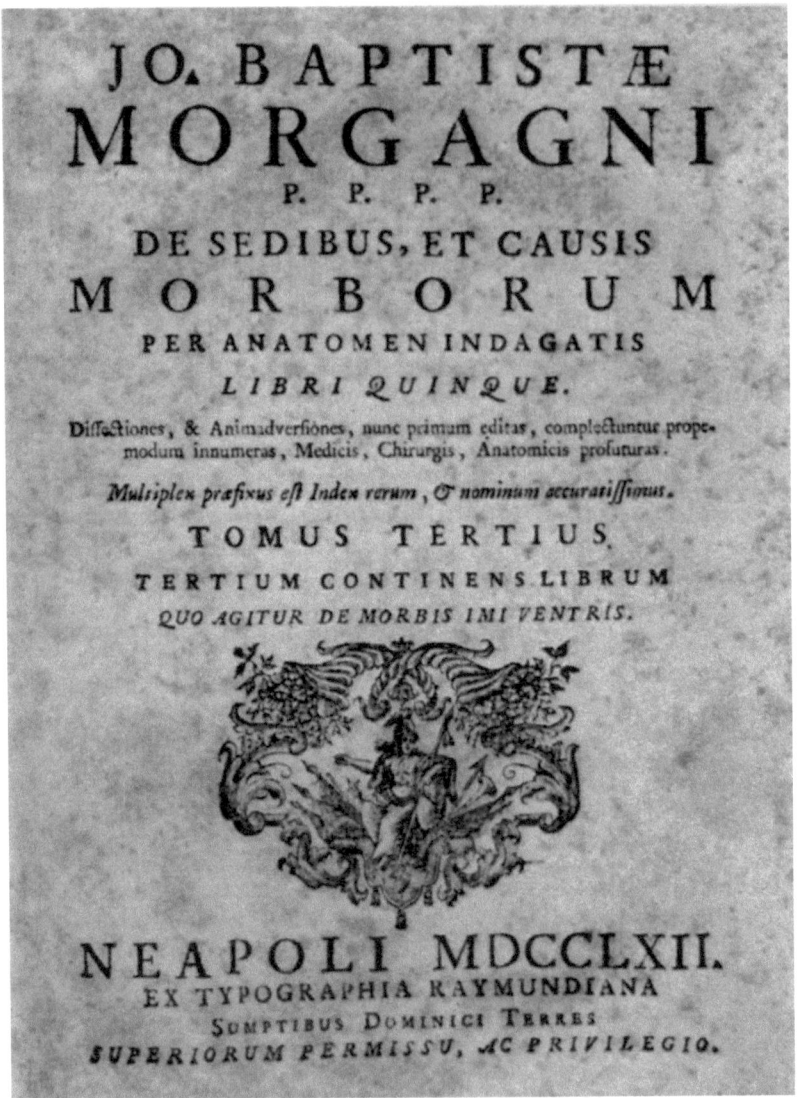

Abb. 1. Titelblatt des Werkes von J. B. Morgagni: De sedibus et causis morborum per anatomen indagatis, Venedig 1761

klinische Bild der kreislaufbedingten Synkopen (wörtlich: der Krisen durch Kreislaufstillstand), wie wir sie auch heute bei unseren Patienten mit höhergradigen AV-Blockierungen beobachten können.

Morgagni protokollierte die Bradykardien, die Krampfaktionen sowie die vasomotorischen Reaktionen und Phänomene der Gesichtsfarbe, die dieser Krise folgten. Morgagni waren die Kreislaufsituationen weder bei Bradykardie noch bei extremer Tachysystolie entgangen (vgl. Abb. 1).

1 Historische Entwicklung des Herzschrittmachers

Auf das Datum 1747 wird gemeinhin die erste kardiale Reanimation mittels Elektroschock bezogen. Mr. Squires aus Soho applizierte seinerzeit elektrische Stimuli auf den Brustkorb eines Mädchens, das aus dem Fenster gefallen war. Befand sich die Patientin noch zuvor im Stadium der „suspended animation", so folgte alsbald die Wiederaufnahme von Atmung und Herztätigkeit. Es bestehen gleichwohl Zweifel, ob es sich hier tatsächlich um einen echten Herzstillstand und die Behebung desselben durch elektrische Stimulation gehandelt hat.

Als erster Hinweis auf therapeutische Anwendungsmöglichkeiten der Elektrizität kann man auch die Versuche des Stadtphysikus und Direktors der Staatlichen Dänischen Veterinärschule Peter Christian Abbildgaard ansehen, über die dieser 1775 vor der Kopenhagener Medizinischen Gesellschaft berichtete. Durch einen Stromstoß aus der 29 Jahre vorher erfundenen Leidener Flasche am Kopf führt er eine Bewußtlosigkeit eines Hahnes herbei. Nach einem zweiten Stromstoß am Sternum springt das Tier wieder auf und läuft davon; d. h. Gegenschock mittels Kondensatorentladung am uneröffneten Thorax (vgl. Effert 1981).

1791 veröffentlichte Luigi Galvani (Aloisio Galvani (1737–1798), Arzt und Naturforscher in Bologna) sein Buch „de viribus electricitatis in motu mosculari commentarius" (Galvani 1771).

Galvani, Forscher auf den Gebieten der Anatomie, Physiologie und Chirurgie leistete einen entscheidenden Beitrag für die Grundlagen der Elektrostimulation des Herzens. Denn eben auf Galvani gehen die ersten Experimente zurück, die sich auf die direkte Stimulation mit Hilfe von elektrischer Energie bezogen, die er aus dem elektrischen Organ des Torpedos (elektrischer Aal) bezog, um damit das Herz des Frosches direkt zu reizen.

Spezielle Bedeutung für die Herzstimulation erlangt gegen Ende des 18. Jahrhunderts die französische Revolution gerade durch einen ihrer tragischsten Aspekte:

X. S. Bichat (1771–1802) erhielt die Möglichkeit, Reaktionen der Muskulatur Enthaupteter zu beobachten. Die Ergebnisse wurden veröffentlicht in „Recherches physiologiques sur la vie et la mort" (1800). Dies war der Beginn einer Ära wissenschaftlicher Arbeiten, die viele Erkenntnisse über die Möglichkeiten der Wiederbelebung des Herzens liefern sollte. Bichat konnte zeigen, daß das Herz auch nach einem Stillstand über die elektrische Stimulierung von Herzmuskelfasern wieder zu einer normalen Kontraktion gebracht werden konnte.

1802 bestätigte P. H. Nysten diese Erfahrungen, indem er die Kontraktion der Herzkammern wie auch der Vorhöfe an der Leiche eines Enthaupteten demonstriert.

1803 publiziert J. Aldini, ein Neffe Galvanis, sein Werk „Essai théorique et expérimental sur la galvanisme avec une série d'espériences": Experimente über die elektrische Stimulierung von Muskeln und Herz. – Aldini war Protagonist einer regelrechten Bewegung, die den wissenschaftlichen Gedanken, die Elektrostimulation in der Reanimation einzusetzen, vorantrieb. Er verbreitete in ganz Europa mit großem Enthusiasmus und auch aus einer gewissen Bewunderung und Zuneigung gegenüber Galvani, Ergebnisse der Stimulierung in Tier- und Leichenversuchen, indem er nicht nur eigene, sondern auch Ergebnisse anderer wiedergab.

Aufbauend auf Vasallis Beschreibungen der Mitwirkung von elektrischem Strom auf die Herzaktionen Enthaupteter aus dem Jahre 1804 stellt Aldini ein neuartiges und glänzendes Konzept zur Wiederbelebung auf: Er postuliert die absolute Notwendigkeit, neben der elektrischen Stimulation während der Wiederbelebung auch für eine ausreichende Ventilation zu sorgen (Aldini 1804). Vom technischen Gesichtspunkt her ist interessant, daß Aldini die elektrischen Impulse mit einer bestimmten Frequenz applizierte, indem er eine feste Zeitvorgabe wählte. Er koppelte nämlich eine Batterie an eine Pendeluhr, die sodann die Frequenz der Impulse bestimmte. Diese wegweisenden Experimente brachten Aldini heftige Kontroversen und persönliche Demütigungen ein. Jahrelang wurde er verfolgt und man nannte ihn jenen „komischsten Zauberer, der die Toten von den eigenen Fesseln des Todes befreien möchte" (Aldini 1804).

1827 führte Robert Adams (1791–1875) eine Autopsie bei einem 60jährigen Armee-Offizier durch und korrigierte die Thesen Morgagnis: Adams mutmaßte erstmals, daß möglicherweise nicht das Gehirn, sondern das Herz Ursache einer Bradykardie sei, nachdem er ein „Fettherz" bei seinem Patienten nachgewiesen hatte. Adams wurde heftig angegriffen (von Mayo, Adison u.a.). 1846 wurde das Konzept von Adams jedoch durch William Stokes (1804–1878) – ebenfalls aus Dublin – aufgrund eigener Erfahrungen gestützt. 1890 beschrieb Huchard aus Frankreich in einer Einzelpublikation und 1899 in einem Lehrbuch das Syndrom der Bradykardie und Synkope aufgrund einer kardialen Erkrankung und schlug die Bezeichnung „La Maladie de Adams-Stokes" vor (vgl. Thalen 1979; Abb. 2).

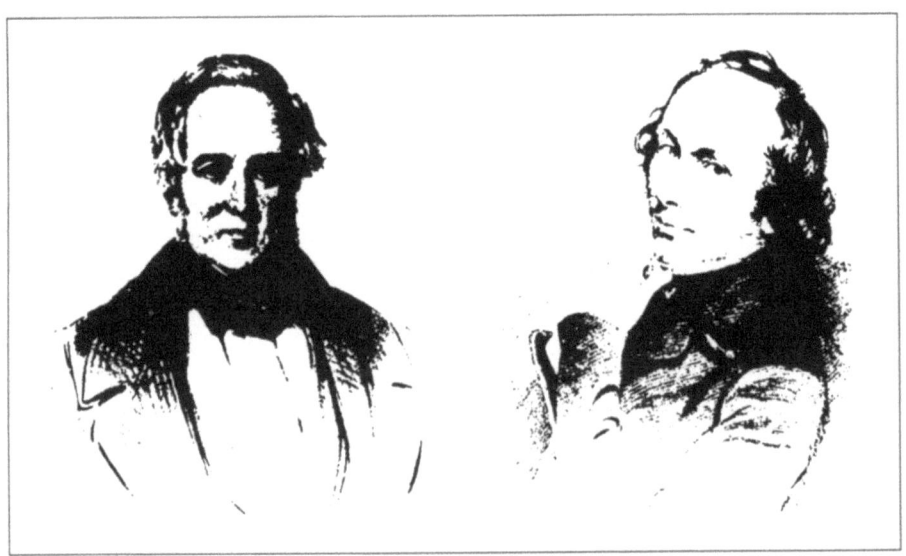

Abb. 2. Robert Adams (*links*) und William Stokes (*rechts*) als Inauguratoren der klinischen Entität von Synkope und Bradykardie (AV-Block) zu Ende des 19. Jahrhunderts

Im Jahre 1862 wurde dann von Walshe vorgeschlagen, bei Herzstillstand das Herz elektrisch zu reizen.

Das Jahr 1869 kann als Beginn der antitachykarden Stimulation angesehen werden: Duchenne de Boulogne, Physiologe und Autor eines umfangreichen Werkes über den Gebrauch der Elektrizität, stimuliert bei einer 21jährigen Patientin, die an Diphtherie mit komplizierten Tachyarrhythmien erkrankt war, die präkordiale Region und insbesondere das Areal über der Herzspitze. Er setzte die sog. „Elektrische Hand" ein und erreichte eine Erniedrigung der Frequenz und einen regelmäßigen Puls. Er wiederholt diese Eingriffe mit Erfolg, aber die Patientin verstirbt nach 11 Tagen an den Folgen der Grunderkrankung, der Diphtherie.

Duchenne de Boulogne zieht daraus den therapeutischen Schluß, daß die elektrische Stimulation des Präkordiums in Höhe der Herzspitze eine der besten Möglichkeiten sei, eine Synkope bzw. den Herzstillstand zu bekämpfen (1869).

1871 beschreibt F. Steiner – nach vorausgegangenen Tierversuchen – an der Klinik von Billroth in Wien die kardiale Reanimation einer Patientin. Bei einer jungen Frau gelang es, mittels direkter Herzstimulation über eine perkutan zur Herzspitze vorgeführte Nadelelektrode einen Herzstillstand nach Chloroform-Narkose zu beheben. Eine ganz ähnliche Technik sollte ca. 90 Jahre später von W. Lillehei beschrieben werden (Steiner 1871).

Im Jahre 1874 gelingt es Moritz Schiff, einem aus Deutschland stammenden, politisch verfolgten Physiologen in Florenz, mit einem selbstentwickelten „Reizauslöser", das Herz eines Hundes am offenen Thorax zu stimulieren. Schiff konnte sowohl die Amplitude, wie auch die Dauer des Impulses variieren (1896).

Durch Zufall gelingt es 1882 dem Kliniker Hugo von Ziemssen an einer Patientin namens Catharina Serafin, einer 46jährigen Tagelöhnerin aus Oberschlesien, klinisch-wissenschaftliche Untersuchungen durchzuführen. Der Name der Patientin ging in die Annale der Physiologie und Kardiostimulation ein, nachdem sie sich einigen hochinteressanten, jedoch nicht ganz ungefährlichen Experimenten ausgesetzt sah.

Ein Bild aus jener Zeit (Abb. 3) zeigt die Patientin mit entblößtem Oberkörper. Aufgrund eines sie entstellenden Eingriffs wegen eines Ekchondroms der Rippen und Zustand nach Resektion der linken vorderen Thoraxwand, sieht man das Herz, das nur von einer dünnen Hautschicht bedeckt ist, offen im Brustkorb (Abb. 4). Von Ziemssen unternahm eine ganze Reihe von Elektrostimulationen am Herzen der Patientin sowohl mit Faradayschem wie auch mit Galvanischem Strom und konnte zeigen, daß Stromstöße – adäquat am Herzen appliziert – zu einer Veränderung der Herzfrequenz führen (Abb. 5). Es war im Rahmen dieser Untersuchungen zudem möglich, (wenn auch unregelmäßig) die Frequenz zu senken. Die Registrierungen (Abb. 5) zeigen eindeutig, daß die Ventrikelaktionen willkürlich über elektrische Impulse auf die Herzoberfläche gesteuert werden können (v. Ziemssen 1882).

1899 publizierten die Genfer Physiologen Prévost und Batelli unter dem Titel „Sur quelques effets des décharges électriques sur le cœur de mammi-

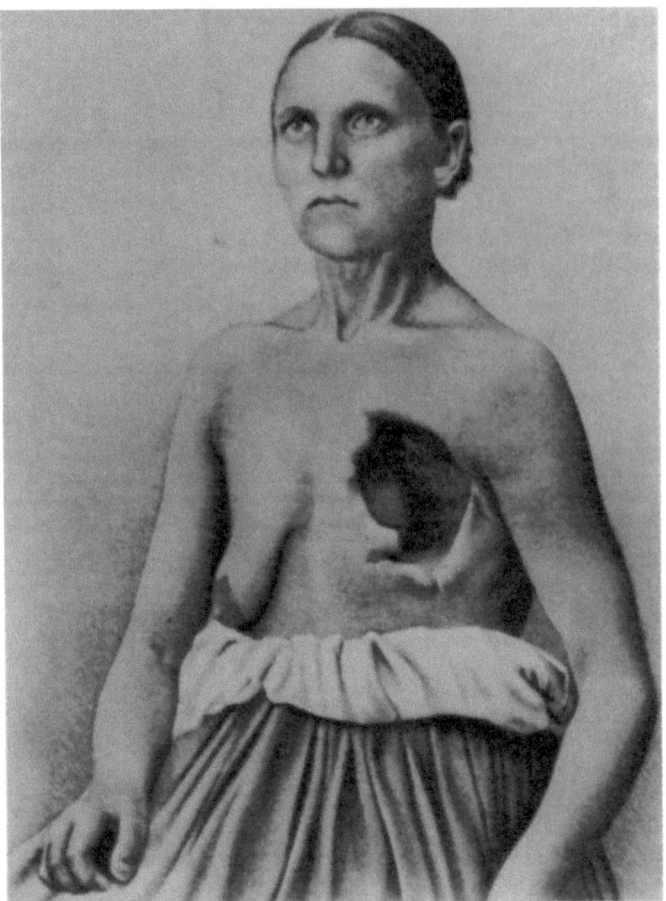

Abb. 3. Bildnis der Tagelöhnerin Catharina Serafin, bei der erstmals die Elektrostimulation des Herzens durchgeführt und eingehend analysiert werden konnte

fères" ihre Versuche, bei denen sie mit Wechselstrom Tiere fibrillieren und defibrillieren. Die therapeutischen Anwendungsmöglichkeiten des elektrischen Stroms zur Defibrillation wurden seinerzeit jedoch noch nicht erkannt (vgl. Effert 1981).

Der Anästhesist M. C. Lidwill entwickelte 1928 die Vorstellung, daß das elektrisch versagende Herz, also der Herzstillstand, aufgrund einer nervalen Unterbrechung innerhalb des Reizbildungs- und Erregungsleitungsgewebes durch Elektrostimulation wiederzubeleben sei. Er berichtete auch von der Reanimation eines todgeborenen Kindes durch Elektrostimulation des Ventrikels (vgl. Irnich 1983, Mond et al. 1982).

Der New Yorker Arzt Albert Hyman, der sicher von den Ergebnissen der australischen Arbeitsgruppe um Lidwill wußte, erprobte 1927 und beschrieb 1932 ein Gerät zur Abgabe periodischer Stromimpulse, das er erfolgreich zur Wiederbelebung eingesetzt hatte (Abb. 6). Das Schrittmacher-

1 Historische Entwicklung des Herzschrittmachers

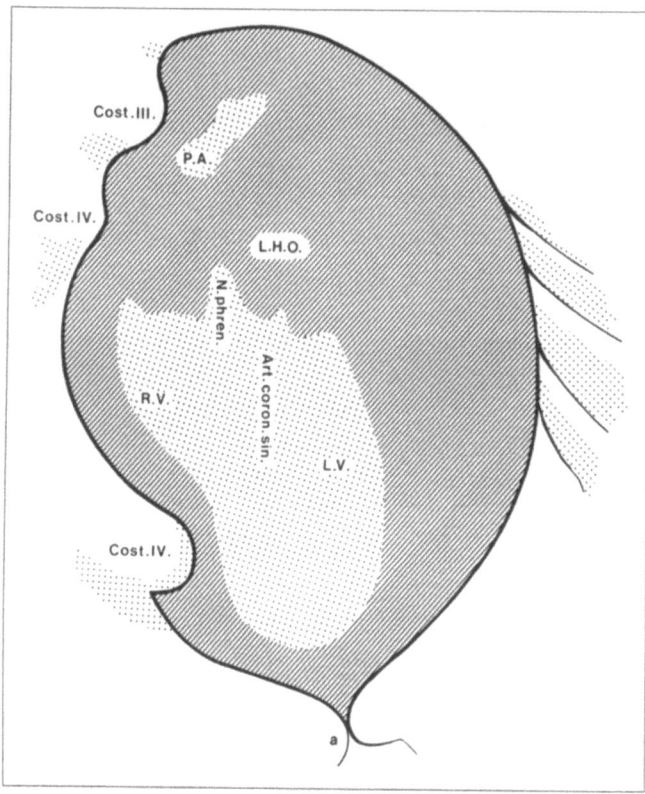

Abb. 4. Anatomie des Herzens der Catharina Serafin

system wurde von seinem Erfinder im Hinblick auf den natürlichen Taktgeber des Herzens als „künstlicher Schrittmacher" (Artificial Pacemaker) bezeichnet, ein Terminus, der auch heute noch üblich ist. Das Gerät bestand aus einem Gleichstromgenerator mit Stromunterbrecher und einer bipolaren Nadelelektrode zur transthorakalen Punktion des rechten Atriums. Der Stromunterbrecher für den Impulsgenerator wurde von einem Federmotor betrieben, der alle 6 Minuten aufgezogen werden mußte. Diese Form der temporären Stimulation war vorzugsweise für die überbrückende Therapie von AV-Blockierungen und Asystolien im Rahmen kardiochirurgischer Eingriffe verwendbar (vgl. Naumann d'Alnoncourt u. Lüderitz 1979). Das Gerät selbst war 7,2 kg schwer. Interessant an dieser Entwicklung mag sein, daß die Firma Siemens sich dieses Gedankens annahm und ein Gerät konstruierte, das sie „Hymanator" nannte. Der zweite Weltkrieg unterbrach die Entwicklung; die wenigen bis dahin entwickelten Geräte wurden während der Bombardierung von Dresden (1945) zerstört (vgl. Irnich 1983).

Eine Original EKG-Registrierung von Hyman ist in Abb. 7 wiedergegeben. Beck u. Mitarb. (Cleveland) führten 1947 am freiliegenden Herzen eine Defibrillation mit zwei löffelförmigen Elektroden mit 110 Volt Wech-

Figur 22.

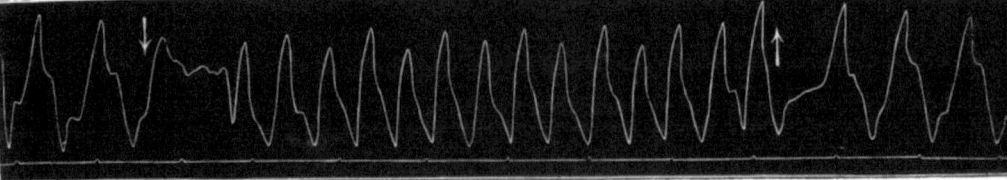

Künstliche Herzcontraction durch den galvanischen Reiz. Curve am rechten Ventrikel aufgenommen. Beginn der galvanischen Reizung bei ↓. Ende derselbe bei ↑. Secunden auf der Abscisse aufgeschrieben. Umdr.-Geschw. = 20 Sec. Strom mit LX El. 2000 SEW nach Maelzel's Metronom taktmässig, hier 140 der Minute, commutirt. Die eine Elektrode in der Atrioventricularfurche der linken Herzhälfte, die andere auf dem Sternum. ¹/₂ d. nat. Grösse.

Figur 23.

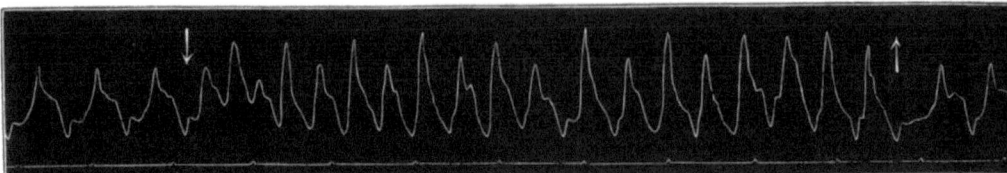

Umwandlung der Normalfrequenz in eine solche von 120 Schlägen. Umdr.-Geschw. = 20 Sec. Commutationen von 0,5 Sec. Dauer. Strom LX, 2000 SEW. ¹/₂ der natürl. Grösse.

Figur 24.

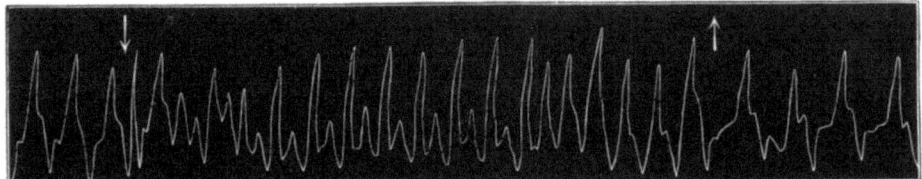

Künstliche Frequenz der Herzaction von 180 Schlägen per Minute. Umdr.-Geschw. = 3 Sec. Metronom resp. Commutation 180 per Minute. Strom LX, 2000 SEW. Eine Elektrode am linken Herzohr, die andere im Nacken. ¹/₂ der natürl. Grösse.

Abb. 5. Zunahme der Herzfrequenz durch externe Stimulation am Herzen der Catharina Serafin (v. Ziemssen 1882)

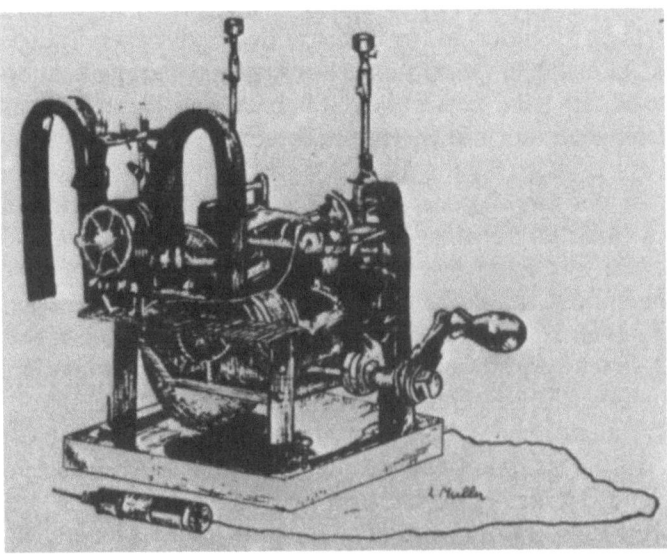

Abb. 6. Der „künstliche Schrittmacher" von A. Hyman (mit Handbetrieb)

1 Historische Entwicklung des Herzschrittmachers

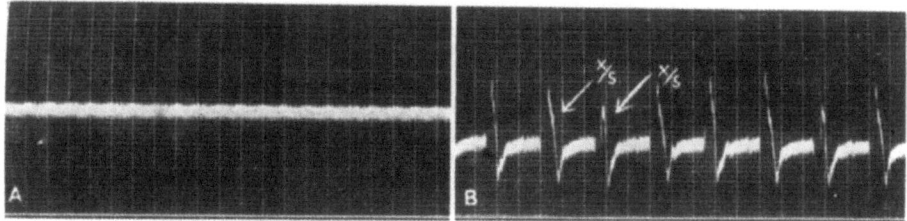

Abb. 7. Original EKG-Registrierung von Hyman. Totale Asystolie durch experimentellen AV-Block beim Hund (**A**). Elektrostimulation mit dem in Abb. 6 abgebildeten Impulsgenerator (**B**): „Hymanator"

selspannung bei einem Stromfluß von 1,5 A bei einem 14jährigen Jungen durch. Nach vorbestehendem Kammerflimmern im Rahmen einer Trichterbrust-Operation über 35 Minuten erholte sich der Patient vollständig (Beck et al. 1956).

In der weiteren Entwicklung folgte die elektrische Stimulation am freigelegten Herzen auch außerhalb des Operationssaals (Beck et al. 1956).

Weitere physiologische Grundlagenexperimente belegen in der Folgezeit, daß Stromstöße am Tier auch am uneröffneten Thorax erfolgreich appliziert werden können. Aber erst Zoll u. Mitarb. (Boston) übertrugen diese Erkenntnisse auf die Klinik und legten 1956 den ersten positiven Behandlungsbericht mit Elektrodenapplikation am äußeren Thorax vor.

Es handelte sich um ein Schrittmachersystem mit einem elektronischen Detektor, der bei Unterschreiten einer wählbaren kritischen Herzfrequenz automatisch einen Impulsgenerator einschaltete. Das System war so dimensioniert, daß erstmals eine Daueranwendung am Patienten möglich wurde.

Mit der Abkehr vom Wechselstrom, mit der herzphasengesteuerten Kondensatorentladung macht Bernhard Lown in Boston auch das Vorhofflimmern und -flattern ebenso wie die Kammertachykardien der Elektrotherapie zugänglich (1962).

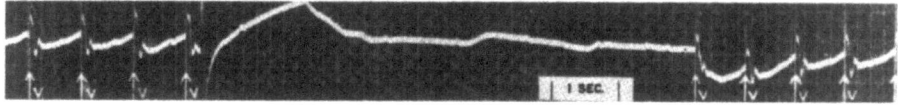

Abb. 8. Die erste Reanimation mittels externer Elektrostimulation durch Zoll. Reguläre Kammerantwort (V) auf elektrische Impulse (↑) mit einer Frequenz von 78/min. Komplette Asystolie bei Unterbrechung des Impulsgebers über 8 Sekunden (Zoll 1952)

Paul M. Zoll war es auch, dem es 1952 erstmals gelungen war, mit zwei Plattenelektroden transthorakal elektrisch zu stimulieren (vgl. Abb. 8). Dieses Verfahren mußte wegen der schmerzhaften Mitreaktion der Skelettmuskulatur wieder verlassen werden. Erst kürzlich ist diese Methode jedoch für die Notfallmedizin wieder zur Diskussion gestellt worden (Falk et al. 1983).

Rosenbaum und Hanssen (1954) verminderten die benötigte Impulsstärke, indem sie die differente Elektrode herznahe ans Perikard mittels eines Troikarts plazierten (Nathan u. Center 1963, vgl. Maisch 1985).

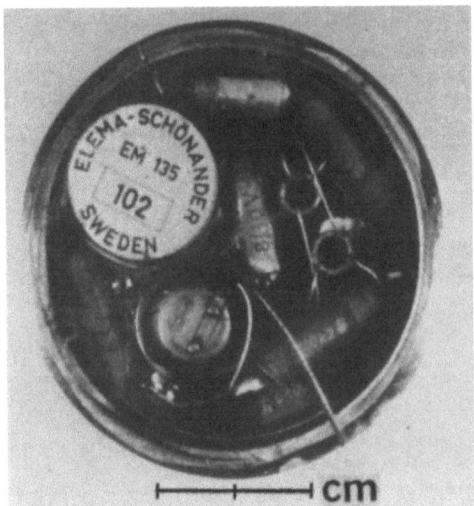

Abb. 9. Der erste implantierbare Herzschrittmacher (Elmquist u. Senning 1958). Zu erkennen sind die große Batterie und zwei Transistoren damaliger Bauart sowie mehrere Kondensatoren (für Periodendauer und Impulsbreite)

S. Furman und G. Robinson waren es, die 1958 erstmals den transvenösen Zugang für den noch immer extrakorporal gelegenen Impulsgeber beschrieben.

Mit der ersten von außen aufladbaren Batterie (Elmquist und Senning 1958, Greatbatch et al. 1960) und dem ersten batteriebetriebenen Schrittmacher (Chardack et al. 1960, Greatbatch et al. 1960) konnte die Gefahr schwerer Mediastinalinfektionen beherrscht werden.

Der schwedische Herzchirurg Åke Senning vollendete 1958 in Zusammenarbeit mit Rune Elmquist die Arbeiten am ersten vollständig implantierbaren Schrittmacher. Der erste Patient, dem dieser Schrittmacher-Prototyp am 8. Oktober 1958 im Karolinska Sjukhuset in Stockholm implantiert wird, ist ein 40jähriger Elektroingenieur, der mit sehr kritischem und wachem Auge das System seines Schrittmachers beobachtete (Abb. 9). Aufgeladen wurde das Aggregat von außen; die Frequenz konnte variiert werden. Mittels Thorakotomie wurden die epimyokardialen Elektroden implantiert.

Endlich war somit das Ziel erreicht, Schrittmacher und Elektroden vollständig zu implantieren, auch wenn für die Aufladung der Akkumulatoren eine Verbindung nach außen verblieb.

Die Laufzeit dieser ersten unförmigen Schrittmacheraggregate betrug zwischen 15–20 Minuten. Der Schrittmacher hatte Siliziumtransistoren und eine Nickel-Cadmiumbatterie. Die Frequenz lag bei 72 Schlägen/pro Minute. Das Aggregat bestand aus einem Oszillator, der in regelmäßiger Folge elektrische Impulse an das Herz abgab. Er war nicht imstande, auf wiederkehrende Herzeigenaktionen zu reagieren. Diesem System wurde später die Bezeichnung „festfrequenter" oder „asynchroner" Schrittmacher gegeben. Desungeachtet waren bei diesem Schrittmacher manche Fragen noch ungeklärt bezüglich Aufladung und Elektrodentechnologie. Daher ist es verständlich, wenn auch ein wenig überraschend, daß derselbe Senning, der

1 Historische Entwicklung des Herzschrittmachers

als erster den Weg des vollständig implantierbaren Schrittmachers gegangen ist, im April 1959 auf der 39. Tagung der American Association for Thoracic Surgery sich bezüglich der realistischen Möglichkeiten der permanenten Elektrostimulation sehr skeptisch äußerte. Insbesondere aufgrund der ständigen Zunahme der Stimulationsschwelle und der konsekutiv erhöhten Spannung, so folgerte Senning, sei dies nicht der richtige Weg, einen AV-Block langfristig zu behandeln. Senning und Elmquist hatten keineswegs erkannt, welche Entwicklung sie mit dem 8. Oktober 1958 einleiteten. Der atrioventrikuläre Block ihres ersten Patienten war bei der Operation eines Ventrikelseptumdefektes entstanden und in der für den jungen Kranken anscheinend aussichtslosen Situation hatte Elmquist diesen Schrittmacher nach einem Gespräch mit Senning zur Verfügung gestellt.

Unabhängig voneinander hatte wenig später die Arbeitsgruppe um Chardack in Buffalo die Schrittmachertherapie initiiert (Chardack et al. 1960).

Im Jahre 1962 wurde von Nathan und Center der erste vorhofsynchrone Schrittmacher (VAT) implantiert (Nathan u. Center 1963). Die Autoren gingen von der Überlegung aus, daß häufig die behandlungspflichtige Bradykardie Folge einer Leitungsunterbrechung zwischen Atrium und Ventrikel ist. Das Bemühen um eine Korrekturmöglichkeit führte zur Entwicklung eines vorhofgesteuerten Ventrikelschrittmachers, bei dem die Elektrode die elektrischen Potentiale des Vorhofs aufnimmt und nach zeitlicher Verzögerung und Verstärkung zu einer Impulsabgabe führt (Nathan u. Center 1963).

Von Castellanos u. Mitarb. wurde 1964 als wesentliche Erweiterung der therapeutischen Möglichkeiten der Bedarfsschrittmacher (demand pacemaker: VVI) vorgestellt.

Lagergren (Lagergren u. Johannson 1963) sowie Siddons u. Mitarb. (1963) kombinierten 1963 den transvenösen Zugang mit einem subkutan eingesetzten batteriegetriebenen Impulsgeber.

1969 stellten Berkovits u. Mitarb. als Ergebnis eines intelligenten Denkmodells zur Vorhof-Kammer-Synchronisation und zugleich aggressiver Implantationsmethoden den sog. bifokalen Schrittmacher vor. Hierbei wurde jedoch nur der Ventrikel zur Steuerung beider Stimulationswege genutzt, d. h. der Schrittmacher registriert das Ventrikelelektrogramm und programmiert sowohl die Vorhof- wie auch die Kammerstimulation im Sinne einer AV-sequentiellen Stimulation.

Naturgemäß mußten für diese Form der Schrittmachertherapie zwei Elektroden (Atrium und Ventrikel) implantiert werden. Die seinerzeit schwierige Verankerung der Elektroden, eine gewisse Instabilität und die zu großzügigen Abmessungen des Generators verlangten nach einer konsequenten Weiterentwicklung, die dann zu den modernen, betriebssicheren kleindimensionierten 2-Kammer-Schrittmachern führte (vgl. S. 174).

Ein entscheidender diagnostischer Entwicklungsschritt im Zusammenhang mit der Elektrostimulation gelang mit der Einführung der His-Bündel-Elektrographie durch Scherlag u. Mitarb. (1969) (siehe S. 90). Durch dieses nicht-operative Verfahren wurde es erstmals möglich, am Patienten

Strukturen zu untersuchen, die zuvor nur tierexperimentellen Studien vorbehalten waren. Heute stellt die Elektrographie des Hisschen Bündels verbunden mit der Vorhofstimulation ein fest etabliertes klinisches Verfahren mit konkretem Indikationsbereich dar (vgl. S. 90 ff.). Als Wegbereiter dieser Entwicklung kann Puech angesehen werden, der bereits 1956 ein His-Bündel-Elektrogramm registrierte, die Möglichkeiten dieser Erkenntnis jedoch nicht weiter verfolgte.

Eine neue therapeutische Perspektive wurde eröffnet, als Mirowski u. Mitarb. 1980 den automatischen implantierbaren Defibrillator für Patienten mit malignen Kammertachyarrhythmien beschrieben. Inzwischen ist das weiterentwickelte System weltweit im Einsatz zur Kardioversion und Defibrillation, neuerdings auch kombiniert mit antitachykarder Stimulation (Manz et al. 1985) (s. S. 377).

Ohne die elektrische Stimulation des Herzens war auch ein weiterer therapeutischer Fortschritt nicht denkbar, der sich 1982 vollzog: von Gallagher wie von Scheinman u. Mitarb. wurde die His-Bündel-Ablation beim Patienten eingeführt: ein nicht-operatives Verfahren zur Unterbrechung der atrioventrikulären Überleitung bei bedrohlichen anderweitig therapieresistenten supraventrikulären Tachykardien; eine Methode, die neuerdings auch bei ventrikulären Tachyarrhythmien studienmäßig eingesetzt wird. Das Verfahren der His-Bündel-Ablation wurde 1983 von Manz u. Mitarb. in Deutschland eingeführt und gehört heute allgemein zum festen Bestandteil elektrotherapeutischer Möglichkeiten (1983) (siehe S. 378).

In der zeitlichen Abfolge der in Tabelle 1 wiedergegebenen Chronik entwickelte sich (zumindest weitgehend) die Elektrotherapie des Herzens. Ein Ende dieser dramatischen Entwicklung, die sich in den letzten Jahren mit zunehmender Geschwindigkeit vollzog, ist noch nicht abzusehen; – einer Entwicklung, der man sich kaum noch erinnert angesichts von ca. 135 000 Schrittmacher-Patienten allein in der Bundesrepublik Deutschland bei annähernd 28 000 Erstimplantationen jährlich.

Weltweit wird an der Erstellung des sog. „idealen" Schrittmachers gearbeitet, von dem die heutigen Aggregate noch ein gutes Stück entfernt sind. Die Weiterentwicklung des automatischen implantierbaren Kardioverters/Defibrillators eröffnet hier gleichermaßen eine neue Dimension, wie die frequenzadaptiven „biologischen" Schrittmacher, die durch physiologische Steuergrößen aktiviert werden (siehe S. 179 ff.).

Die Chronik der Elektrotherapie kardialer Rhythmusstörungen weist viele Namen auf. Einige sind hier genannt worden, manche fehlen. Stellvertretend für diese sei (alphabetisch) hingewiesen auf Camilli, Durrer, Parsonnet, Rickards, Sowton, Wellens, Zacouto u. a., die das Literaturverzeichnis aufweist (vgl. Lüderitz 1979, Lüderitz et al. 1982).

Sicherlich wird man abschließend Effert (1981) zustimmen müssen, wenn er sagt: „Die heute beliebte These, wonach der einzelne am Fortschritt wenig Anteil habe, weil die Entwicklung in der Luft liege, weil der Zeitpunkt der grundsätzlichen Entdeckungen gekommen sei, ist für die Entwicklungen der elektrischen Maßnahmen im Rahmen der Diagnostik und Therapie der Herzerkrankungen nicht haltbar. Der einzelne setzt mit

Tabelle 1. Historische Entwicklung der Schrittmachertherapie

1580	Geronimo Mercuriale (1530–1604): „Ubi pulsus sit rarus semper expectanda est syncope"
1761	Giovanni Battista Morgagni (1682–1771): „De sedibus et causis morborum per anatomen indagatis"
1791	Luigi Galvani: „De viribus electricitatis in motu moscolari commentarius"
1800	X. S. Bichat (1771–1802): „Recherches physiologiques sur la vie et la mort"
1803	J. Aldini: „Essai théorique et experimental sur le galvanisme avec une série d'expériences"
1827/1846	R. Adams, W. Stokes: „Kardial bedingte Bradykardie"
1869	Duchenne de Boulogne: „De l'électrisation localisée et de son application à la pathologie et à la thérapeutique"
1882	H. v. Ziemssen: „Studien über die Bewegungsvorgänge am menschlichen Herzen, sowie über die mechanische und elektrische Erregbarkeit des Herzens und des Nervus phrenicus angestellt an dem freiliegenden Herzen der Catharina Serafin"
1890	Huchard: „La maladie de Adams-Stokes"
1932	A. S. Hyman: „Resuscitation of the stopped heart by intracardial therapy II. Experimental use of an artificial pacemaker"
1952	Paul M. Zoll: „Resuscitation of the heart in ventricular stand still by external electric stimulation"
1958	R. Elmquist, A. Senning: „An implantable pacemaker for the heart"
1962	B. Lown et al.: „New method for terminating cardiac arrhythmias"
1962	D. A. Nathan et al.: „An implantable synchronous pacemaker for the long term correction of complete heart block"
1969	B. V. Berkovits et al.: „Bifocal demand pacing"
1969	B. J. Scherlag et al.: „Catheter technique for recording His bundle activity in man"
1980	M. Mirowski et al.: „Termination of malignant ventricular arrhythmias with an implanted automatic defibrillation in human beings"
1982	J. J. Gallagher et al.: „Catheter technique for closed-chest ablation of the atrioventricular conduction system: A therapeutic alternative for the treatment of refractory supraventricular tachycardia"
1982	M. Scheinman et al.: „Transvenous catheter technique for induction of damage to the atrioventricular junction in man"

einer neuen Idee oder einer neuen Methode eine Entwicklung in Gang, der sich viele zuwenden. Dann vollzieht sie sich auf teilweise parallelen Bahnen, oft unabhängig voneinander, aber erst jetzt zwangsläufig als Folge einer erreichten Stufe."

Literatur

Abbildgaard CP (1775) Societalis Medicae Harniensis Collectana 2:157
Aldini J (1804) Essai théorique et expérimental sur le galvanisme avec une série d'espériences. Paris, Fournier
Beck CS, Weckesser EL, Barry FM (1956) Fatal heart attack and successful defibrillation. New concepts in coronary artery disease. J Am Med Ass 161:434
Berkovits BV, Castellanos A, Lemberg L (1969) Bifocal demand pacing. Circulation Suppl 39:III-44
Bichat XS (1800) Recherches physiologiques sur la vie et la mort. Paris Brosson, Gabon et Cie
Cammilli L, Feruglio GA (1981) Breve cronistoria della cardiostimolazione elettrica date, uomini e fatti da ricordare. Publicazione Distribuita in Occasione del Secondo Simposio Europeo di Cardiostimolazione (Firenze 3-6 Maggio 1981)
Castellanos A, Lemberg L, Berkovits BV (1964) The demand cardiac pacemaker: a new instrument for the treatment of a-v conduction disturbances. Inter-Am. Coll. of Cardiol. Meeting. Montreal
Chardack WM, Gage AA, Greatbatch W (1960) A transistorized self-contained, implantable pacemaker for longterm correction of complete heart block. Surgery 48:643
Duchenne de Boulogne (1869) De l'électrisation localisée et de son application à la pathologie et à la thérapeutique. Paris, J. B. Baillière
Effert S (1981) Die Entwicklung der Elektrotherapie des Herzens aus historischer Sicht. In: Lüderitz B (Hrsg) Ventrikuläre Herzrhythmusstörungen. Pathophysiologie, Klinik, Therapie. Springer, Berlin Heidelberg New York, S. 337
Elmquist R, Senning A (1959) An implantable pacemaker for the heart. Medical Electronics 2nd International Conference, Paris
Falk RH, Zoll PM, Zoll RH (1983) Safety and efficacy of non invasive cardiac pacing. A preliminary report. N Engl J Med 309:66
Furman S, Robinson G (1958) The use of intracardiac pacemaker in the correction of total heart block. Surg Forum 9:245
Gallagher JJ, Svenson RH, Kassell JH, German LD, Bardy GH, Broughton A, Critelli G (1982) Catheter technique for closed-chest ablation of the atrioventricular conduction system: A therapeutic alternative for the treatment of refractory supraventricular tachycardia. N Engl J Med 306:194
Galvani L (1771) De viribus electricitatis in motu muscolari commentarius. Bologna Inst Scient
Greatbatch MS, Chardack WM, Gage AA (1960) A transistorized, implantable cardiac pacemaker. IRE Internation Convent Record 8:107
Hyman AS (1932) Resuscitation of the stopped heart by intracardial therapy, II Experimental use of an artificial pacemaker. Arch Int Med 50:205
Irnich W (1983) 25 Jahre Herzschrittmacher – ein Beispiel für die Anwendung von Technik in der Medizin. Herzschrittmacher 3:219
Lagergren H, Johannson L (1963) Intracardiac stimulation for complete heart block. Acta Chir Scand 125:562
Lown B et al (1962) New method for terminating cardiac arrhythmias. JAMA 3:150
Lüderitz B (1986) Historische Entwicklung des Herzschrittmachers. Z. Kardiol 75 (im Druck)
Lüderitz B, Steinbeck G, Guize L, Zacouto F (1975) Schrittmachertherapie tachykarder Rhythmusstörungen durch frequenzbezogene Intervallstimulation. Dtsch Med Wochenschr 14:730
Lüderitz B (1979) Elektrische Stimulation des Herzens. Diagnostik und Therapie kardialer Rhythmusstörungen. Springer, Berlin Heidelberg New York

1 Historische Entwicklung des Herzschrittmachers

Lüderitz B, Naumann d'Alnoncourt C, Steinbeck G, Beyer J (1982) Therapeutic pacing in tachyarrhythmias by implanted pacemakers. PACE 5:366

Maisch B (1985) Entwicklungsstand der Herzschrittmacher-Therapie. Schwerpunktmed 8:45

Manz M, Steinbeck G, Lüderitz B (1983) His-Bündel-Ablation: Eine neue Methode zur Therapie bedrohlicher supraventrikulärer Herzrhythmusstörungen. Internist 24:95

Manz M, Gerckens U, Lüderitz B (1985) Antitachycardia pacemaker (Tachylog) and automatic implantable defibrillator (AID): Combined use in ventricular tachyarrhythmias. Circulation 72 III-383 (Abstr)

Mercuriale G (Praelectiones Patavinae), De cognoscendis et curandis humani corporis affectibus (Venedig 1606), opera postuma, S. 238, 242, 243

Mirowski M, Reid PR, Mower MM, Watkins L, Gott VL, Schauble JF, Langer A, Heilman MS, Kolenik SA, Fischell RE, Weisfeldt ML (1980) Termination of malignant ventricular arrhythmias with an implanted automatic defibrillation in human beings. N Engl J Med 303:322

Mond H, Sloman JG, Edwards RH (1982) History: The first pacemaker. PACE 5:278

Morgagni GB (1761) De sedibus et causis morborum per anatomen indagatis. Venedig

Nathan DA, Center S (1963) An implantable synchronous pacemaker for the longterm correction of complete heart block. Am J Cardiol 11:362

Naumann d'Alnoncourt C, Lüderitz B (1979) Therapeutische Elektrostimulation. In: Lüderitz B (Hrsg) Elektrische Stimulation des Herzens. Diagnostik und Therapie kardialer Rhythmusstörungen. Springer, Berlin Heidelberg New York

Nysten PH (1802) Expériences sur le cœur et les autres parties d'un homme décapité le 14 brumaire. An XI, Paris, Levrault

Prévost JL, Batelli J (1899) La mort par les courants électriques, courant alternatif a bas voltage. J Physiol Path Gén 1:399

Puech P (1956) L'activité électrique auriculaire normale et pathologique. Masson, Paris

Rosenbaum J, Hanssen DK (1954) Simple cardiac pacemaker and defibrillator. J Am Med Ass 155:1151

Scheinman M, Morady F, Hess D, Gonzales R (1982) Transvenous catheter technique for induction of damage to the atrioventricular junction in man. Am J Cardiol 49:1013

Scherlag BJ, Lau SH, Helfant RH, Berkowitz WD, Damato AN (1969) Catheter technique for recording his bundle activity in man. Circulation 39:13

Schiff M (1896) Beiträge zur Physiologie. B. Bend a, Lausanne

Senning Å (1958) Treatment of total AV-block with internal pacemaker. Malad Cardiovasc IV, 503

Siddons H, Davies JG (1963) A new technique for internal cardiac pacing. Lancet II, 1204

Steiner F (1871) Über die Electropunctur des Herzens als Wiederbelebungsmittel in der Chloroformsyncope, zugleich eine Studie über Stichwunden des Herzens. Arch klin Chir 12:741

Thalen HJTh (1979) History of cardiac pacing. Fundamentals of cardiac pacing. Martinus Nijhoff Publishers. The Hague Boston London

Walshe WH (1862) A practical treatise on the diseases of the heart and great vessels. Blanchard and Lea, Philadelphia

Ziemssen v H (1882) Studien über die Bewegungsvorgänge am menschlichen Herzen, sowie über die mechanische und elektrische Erregbarkeit des Herzens und des Nervus phrenicus, angestellt an dem freiliegenden Herzen der Catharina Serafin. Arch klin Med 30:270

Zoll PM (1952) Resuscitation of the heart in ventricular standstill by external electric stimulation. N Engl Med 247:768

Zoll PM, Paul MH, Linenthal AJ (1956) The effects of external electric currents on the heart. Control of cardiac rhythm and induction and termination of cardiac arrhythmias. Circulation 14:745

2 Elektrophysiologische Grundlagen

B. LÜDERITZ

Herzrhythmusstörungen lassen sich einteilen in Störungen der Reizbildung und Störungen der Erregungsleitung. Ursache ektoper Reizbildung können gesteigerte Automatie, abnorme Automatie (Imanishi u. Surawicz 1976) und getriggerte Aktivität (Wit et al. 1972a) sein. Erregungsleitungsstörungen können in linearen geschlossenen Leitungsbahnen oder auch im räumlichen Gesamtzellverband zu Arrhythmien führen.

Das Spektrum therapeutischer Möglichkeiten bei kardialen Rhythmusstörungen reicht von physikalischen Maßnahmen über die medikamentöse Behandlung bis hin zu chirurgischen Eingriffen am Myokard und Erregungsleitungssystem. Die erfolgreiche Anwendung dieser Maßnahmen beruht nicht zuletzt auf dem zunehmenden Verständnis der pathogenetischen Mechanismen aus experimentell gewonnenen Kenntnissen der elektrophysiologischen Eigenschaften des pathologisch veränderten Myokards und Erregungsleitungssystems.

2.1 Pathogenese der Herzrhythmusstörungen

2.1.1 Aktionspotential, Erregungsausbreitung und Refraktärzeit

Das Aktionspotential stellt die Antwort auf einen Reiz dar (vgl. Abb. 1). Eine Erregung tritt ein, wenn die Faser depolarisiert wird, d.h. wenn das Ruhemembranpotential um einen kritischen Betrag unterhalb des Ruhemembranpotentials gesenkt wird (sog. kritisches Potential). – Erreicht das Membranpotential durch den depolarisierenden Impuls diesen kritischen Wert, das Schwellenpotential, so nimmt die Natriumleitfähigkeit der Zellmembran stark zu; es resultiert ein Natriumeinstrom, der die Depolarisation der Einzelfaser bewirkt. Bei ausreichender Amplitude des depolarisierenden Impulses, aber zu langsamem Amplitudenanstieg bleibt ein Aktionspotential aus. Als Ursache wird die unterschiedliche zeit- und potentialabhängige Aktivierung und Reaktivierung des Natriumsystems angesehen (Hodgkin u. Huxley 1952).

Das Aktionspotential unterliegt dem Alles-oder-Nichts-Gesetz. Bei Reizstärken unterhalb des Schwellenniveaus bleibt die spezifische Zellantwort aus, während das Aktionspotential oberhalb des Schwellenwertes von der Reizstärke unabhängig ist. Unter physiologischen Bedingungen ist das fortgeleitete Aktionspotential selbst der adäquate Reiz für die elektrische Aktion der Zelle. Daneben kann auch elektrische, thermische oder mecha-

2.1 Pathogenese der Herzrhythmusstörungen

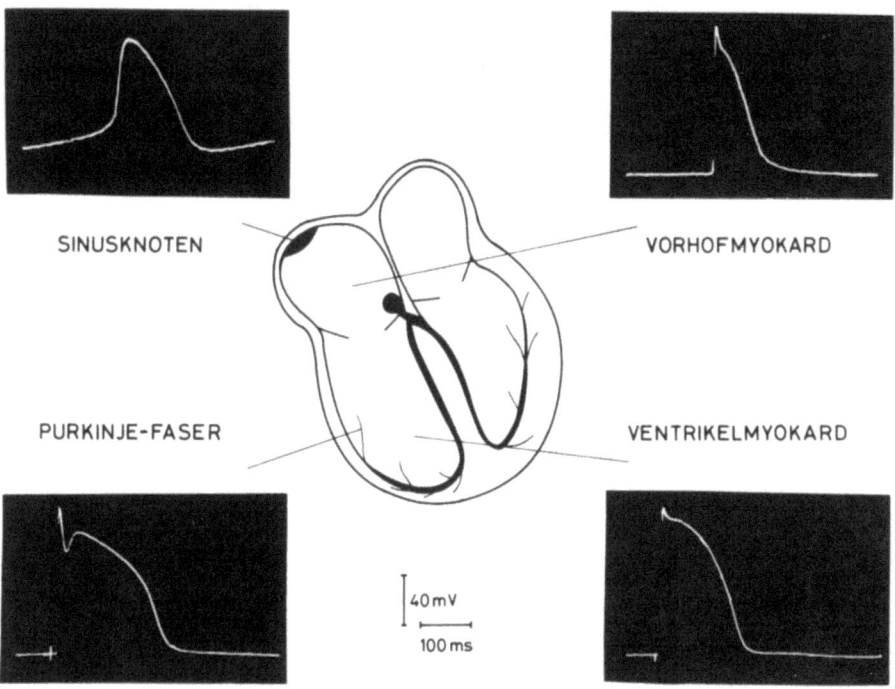

Abb. 1. Aktionspotentiale verschiedener myokardialer Strukturen. Originalregistrierungen vom isolierten Kaninchenherzen. Im Gegensatz zu den Aktionspotentialen des Vorhofmyokards, des Ventrikelmyokards und der Purkinje-Faser, zeigen die Aktionspotentiale am Schrittmacherareal in der Diastole einen instabilen Verlauf. Die Dauer der Depolarisationsphase ist strukturspezifisch; die längsten Aktionspotentiale werden an der Purkinje-Faser gemessen

nische Stimulation zu Aktionspotentialen führen oder es kann bei Ausbleiben jeglichen Reizes in allen Herzabschnitten Spontanaktivität auftreten.

Die Geschwindigkeit, mit der sich die Erregungsfront über das Myokard ausbreitet, ist von den elektrochemischen Ionenkonzentrationsgradienten und transmembranären Ionenfluxen, als dessen Ausdruck das Aktionspotential gilt, und den sog. „passiven Membraneigenschaften" abhängig. Nicht ohne Einfluß sind auch Zellgröße, Zelldimensionen und intrazelluläre Verbindungen der unterschiedlichen Gewebestrukturen des Herzens: Reizbildungsgewebe, Vorhofmyokard, AV-Knoten, Erregungsleitungsgewebe, Ventrikelmyokard.

Zellen mit hohem Ruhemembranpotential (Purkinje-Fasern) erzeugen Aktionspotentiale mit größerer Amplitude und höherer Depolarisationsgeschwindigkeit und leiten die Erregung schneller als Zellen niedrigen Ruhemembranpotentials (AV-Knoten) (Draper u. Weidmann 1951). Auch die Höhe des Schwellenpotentials wirkt mitbestimmend auf die Erregungsausbreitungsgeschwindigkeit: Je größer die Differenz zwischen Schwellenpotential und Ruhemembranpotential, desto länger das Intervall bis zur Erniedrigung des Membranpotentials auf das Schwellenniveau durch den depolarisierenden Reiz (Domiguez u. Fozzard 1970).

Ein indirekter Parameter für die Erregungsausbreitungsgeschwindigkeit ist die sog. „membrane responsiveness" (Weidmann 1955); sie ist definiert als Abhängigkeit der maximalen Depolarisationsgeschwindigkeit von der Höhe des Membranpotentials, von dem aus ein Aktionspotential initiiert wird (Startpotential „activation voltage"). Diese Meßgröße charakterisiert die Reaktion der Zelle auf frühe Zusatzerregung und gibt Hinweise auf den Reaktivierungsgrad des Natriumsystems während der Repolarisationsphase (Weidmann 1955).

Wesentliche Bedeutung für die Ausbreitung der Erregung kommt den strukturbedingten passiven Membraneigenschaften zu, d.h. der Membrankapazität und dem elektrischen Widerstand der Membran. Lokale Erregung („local response") erfolgt durch einen elektrischen Strom („local circuit current flow") aufgrund eines Potentialgefälles zwischen einem erregten und einem unerregten Myokardareal (Sperelakis et al. 1960; Woodbury u. Crill 1961). Die Erregung wird fortgeleitet, wenn der lokale Strom ausreicht, die Kapazität der angrenzenden Zellmembran zu entladen und das Membranpotential auf das Schwellenniveau anzuheben („lokale" und „fortgeleitete" Erregung). Während die Kapazität der Membran den zeitlichen Verlauf des „local circuit current flow" determiniert, bestimmt der Membranwiderstand, charakterisiert durch die Längenkonstante λ, seine räumliche Verteilung. Je größer der Membranwiderstand, desto größer die Längenkonstante und desto größer die lokale Erregung und die Erregungsausbreitungsgeschwindigkeit. Am spontan aktiven Vorhofgewebe konnte unter dem Einfluß einer erhöhten extrazellulären Kaliumkonzentration der Schrittmacherregion die Synchronisation eines größeren Zellareals nachgewiesen werden, die möglicherweise auf einer Zunahme der Längenkonstante λ beruht.

Während des Plateaus eines Aktionspotentials und zu Beginn der späten Repolarisationsphase lösen noch so starke Stimuli keine fortgeleiteten Aktionspotentiale aus: die myokardiale Faser ist während dieser Zeit absolut refraktär. Das Intervall, während dessen die Zelle zwar erregbar ist, zur Ausbildung jedoch größere als diastolische Schwellenreize erforderlich sind, wird als relative Refraktärzeit bezeichnet. An die Phase der relativen Refraktärzeit schließt sich zeitlich die sog. „supernormale Phase" (Weidmann 1956) an: während dieser Phase bedarf es zur Auslösung einer Zusatzerregung geringerer als diastolischer Reizstärken. Die „funktionelle" Refraktärzeit ist definiert als der kürzeste Abstand vom Beginn eines Aktionspotentials an bis zum Auftreten eines mit der doppelten Reizstromstärke ausgelösten zweiten Aktionspotentials.

Ursächlich liegt dem Refraktäritätsverhalten der Einzelfaser der unterschiedliche Funktionszustand des Natriumsystems zugrunde; es kann inaktiviert (absolute Refraktärzeit), teilweise aktiviert (relative Refraktärzeit) oder vollständig aktiviert sein (vgl. Lüderitz 1979).

2.1 Pathogenese der Herzrhythmusstörungen

2.1.2 Bradykarde Rhythmusstörungen

Bradykardien entstehen entweder durch eine Dysfunktion der Reizbildung oder aufgrund einer gestörten Erregungsleitung. Eine Abnahme der Reizfrequenz im Sinusknoten als dem natürlichen Impulsgeber des Herzens kann seine Ursache haben in einer Verlängerung der Aktionspotentialdauer, in einer Zunahme des maximalen diastolischen Potentials, d. h. einer Hyperpolarisation, die ein verzögertes Erreichen des kritischen Potentials bedingt, oder in einer verminderten Anstiegssteilheit der diastolischen Depolarisation. Umgekehrt führen die gegensinnigen Veränderungen zu einer Zunahme der Impulsfrequenz des natürlichen Herzschrittmachers. – Die Erregungsleitungsgeschwindigkeit wird im wesentlichen determiniert durch Aktionspotentialamplitude, maximale Anstiegsgeschwindigkeit des Aktionspotentials, Schwellenpotential und durch die Glanzstreifen („intercalated discs"). Die Leitungsgeschwindigkeit ist um so größer, je höher die Aktionspotentialamplitude und -anstiegsgeschwindigkeit, je negativer das Schwellenpotential, je zahlreicher die Glanzstreifen und je niedriger deren elektrischer Widerstand sind (vgl. Steinbeck 1978). Maximale Anstiegsgeschwindigkeit und Amplitude des Aktionspotentials werden weitgehend durch den schnellen Einstrom von Natriumionen bestimmt. Eine Depolarisation der Membran oder eine durch pharmakologische Maßnahmen (z. B. Antiarrhythmika mit lokalanästhetischer Wirkung) bedingte Hemmung des Natriumeinstroms führt über eine Abnahme von Anstiegssteilheit und Aktionspotentialamplitude zu einer Senkung der Leitungsgeschwindigkeit. Auch eine Verminderung der funktionellen Verknüpfung des Herzmuskelgewebes durch Nekrose, Dehiszenz oder fibrotische Einlagerungen kann zu einer Abnahme der Leitungsgeschwindigkeit führen.

Störungen der Erregungsleitung unterscheiden sich naturgemäß in ihrem Ausmaß, das zwischen einer graduellen Leitungsverzögerung und einer kompletten Blockierung der Erregungsleitung variieren kann. Unter klinischen Bedingungen gewinnen Störungen der Reizbildung und Erregungsleitung vor allem beim sog. Sinusknoten-Syndrom (s. u.), bei den sinuatrialen sowie atrioventrikulären Blockierungen verschiedener Schweregrade Relevanz.

2.1.3 Tachykarde Rhythmusstörungen

Als Ursache tachykarder Rhythmusstörungen sind zwei unterschiedliche pathogenetische Prinzipien zu diskutieren: die fokale Impulsbildung und die kreisende Erregung (Tabelle 1). Während die kreisende Erregung vorwiegend pathologische Veränderungen der Erregungsleitung zur Voraussetzung hat, ist die ektope Impulsbildung im besonderen Maße mit umschriebenen Störungen der Depolarisations- und Repolarisationsvorgänge der Zellmembran verknüpft.

Tabelle 1. Pathogenese tachykarder Rhythmusstörungen
Reizbildung   Gesteigerte Automatie   Abnorme Automatie   Getriggerte Aktivität
Erregungsleitung   Kreisende Erregung im präformierten Leitungsweg   Kreisende Erregung ohne präformierten Leitungsweg

a) Fokale Impulsbildung

Vielfältige Einflüsse wie Hypoxie, Ischämie, Erhöhung der extrazellulären Kalziumkonzentration, Verminderung der extrazellulären Kaliumkonzentration und Überdehnung können zu einer fokalen Impulsbildung führen. Es ist hierbei zu unterscheiden zwischen der gesteigerten Automatie – als einem pathologisch beschleunigten physiologischen Vorgang –, der abnormen Automatie (Imanishi u. Surawicz 1976) und der sog. „getriggerten Aktivität", einer Störung der Repolarisation der Zellmembran (Wit et al. 1972 a) (Abb. 2).

Gesteigerte Automatie

Neben Sinusknoten und AV-Knoten besitzen Purkinje-Fasern und bestimmte atriale Fasern (latente Schrittmacherzellen) die Fähigkeit zur spontanen Reizbildung. Dieser automatische Vorgang kann unter dem Einfluß körpereigener Wirkstoffe oder pharmakologischer Substanzen, unter pathologischen Bedingungen, oder auch bei Ausbleiben der „Overdrive"-Wirkung des nomotopen Schrittmachers beschleunigt sein. Automatische Impulsbildung beruht auf der langsamen spontanen Abnahme des Membranpotentials im Anschluß an die Repolarisationsphase des Aktionspotentials (diastolische Depolarisation). Die diastolische Depolarisationsphase verläuft im Herzen in zwei unterschiedlichen Potentialbereichen: -60 bis -40 mV im Sinusknoten und im AV-Knoten, und -90 bis -70 mV in Purkinje-Fasern und latenten atrialen Schrittmachern (Carpentier u. Vassalle 1971; Hogan u. Davis 1971).

In Purkinje-Fasern ist die diastolische Depolarisation Folge der Abnahme eines zeitabhängigen Kaliumauswärtsstroms i_{K2} gegen einen konstanten Einstrom positiver Ladungsträger. Der Strom i_{K2} tritt ausschließlich im Potentialbereich zwischen -90 und -60 mV auf und kann daher für die Reizbildung im Sinusknoten oder AV-Knoten nicht verantwortlich sein (Noble 1975). Bei Erreichen des Natriumschwellenpotentials geht die langsame diastolische Depolarisationsphase in die schnelle Depolarisationsphase über. Die schnelle Depolarisation wird in Purkinje-Fasern überwiegend

2.1 Pathogenese der Herzrhythmusstörungen

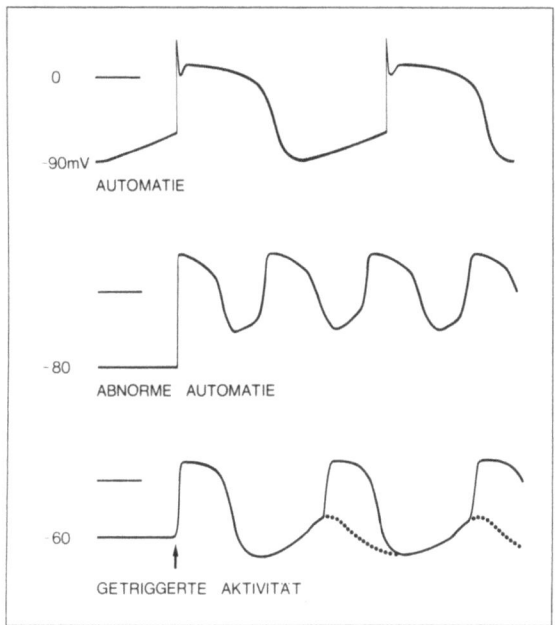

Abb. 2. Mechanismen gesteigerter Impulsbildung im Herzen. Schematische Darstellung intrazellulärer Potentialableitungen. *Oben:* Purkinje-Faser. Gesteigerte Automatie beruht auf erhöhter diastolischer Depolarisationsgeschwindigkeit. Das diastolische Membranpotential verläuft dabei noch im physiologischen Bereich von −90 bis −70 mV. *Mitte:* Abnorme Automatie tritt im Ventrikelmyokard, in Purkinje-Fasern und atrialer Muskulatur nach Teildepolarisation der Membran auf −50 mV auf. *Unten:* Getriggerte Aktivität kann durch Auslösen eines Aktionspotentials (↑) initiiert werden und beruht auf oszillierenden Nachpotentialen im Anschluß an die Repolarisationsphase (Naumann d'Alnoncourt u. Lüderitz 1980)

von Natriumionen getragen, wobei die rasche Potentialänderung während des Ionenflusses die schnelle Erregungsfortleitung garantiert.

Änderungen der Kaliumpermeabilität der Zellmembran und eine veränderte Differenz zwischen Kaliumgleichgewichtspotential und Ruhemembranpotential sind Bedingungen, die den „Kaliumpacemakerstrom" modifizieren. Unmittelbaren Einfluß entfaltet Epinephrin durch Beschleunigung der Deaktivierung des Kaliumstromes i_{K2}; eine Steigerung der Automatie ist die Folge (Hauswirth et al. 1968).

Durch Erniedrigung der Kaliumkonzentration kommt es an der Purkinje-Faser aufgrund einer verminderten Kaliumpermeabilität der Zellmembran zu einer Steigerung der Automatie und einem Anstieg der Spontanfrequenz (Abb. 3).

Abnorme Automatie

Während gesteigerte Automatie die pathologische Beschleunigung eines physiologischen Vorganges darstellt, handelt es sich bei abnormer Automatie um eine Reizbildungsstörung, die auf der Veränderung der transmem-

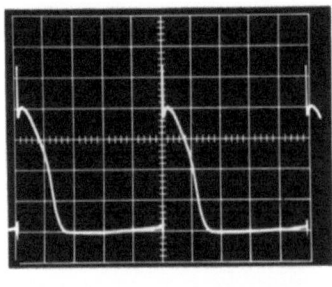

K_e: 4,5 mM

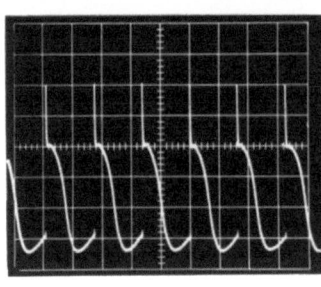

K_e: 2,5 mM

$\begin{array}{l}\text{20mV}\\\text{200ms}\end{array}$

Abb. 3. Einfluß einer Verminderung der extrazellulären Kaliumkonzentration (K_e) auf die Depolarisationsfrequenz einer Purkinje-Faser. Nach Senkung von K_e auf 2,5 mM kommt es zu einer deutlichen Steigerung der Automatie

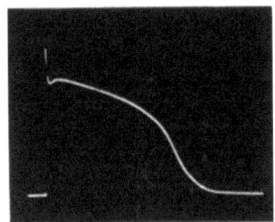

KONTROLLE

$\begin{array}{l}\text{20mV}\\\text{50ms}\end{array}$

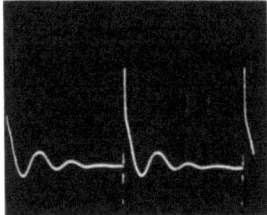

OUABAIN $5 \cdot 10^{-7}$ M

⊢―⊣ 200ms

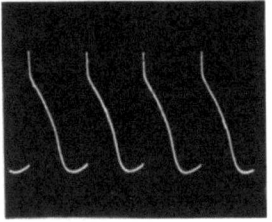

⊢―⊣ 200ms

Abb. 4. Auslösung oszillierender Nachpotentiale durch Ouabain (g-Strophanthin) an der Purkinje-Faser. Die Höhe dieser „delayed afterdepolarization" ist zu gering, um das Schwellenpotential zu erreichen. Mit Rückgang des toxischen Glykosideinflusses (Auswaschversuch) resultiert eine Zunahme der Depolarisationsfrequenz bis auf 200/min, die ursächlich auf die Nachpotentiale bezogen werden dürfte (vgl. Text)

branären Ionenfluxe selbst beruht. Abnorme Automatie kann auch in Strukturen auftreten, die unter Normalbedingungen keine diastolische Depolarisation aufweisen, also auch in der Arbeitsmuskulatur der Ventrikel (Imanishi u. Surawicz 1976) und der Vorhöfe des Herzens. Ursache der Instabilität des Membranpotentials ist eine Abnahme des Ruhepotentials auf Werte um −50 mV. Die diastolische Depolarisation beruht zwar, wie die normale Automatie der Purkinje-Faser, ebenfalls auf der Abnahme eines Kaliumauswärtsstroms aus der Zelle, dieser Strom wird jedoch in einem Potentialbereich zwischen −60 und +10 mV aktiviert und hat damit andere elektrophysiologische Eigenschaften als der physiologische Kaliumpacemakerstrom. Eine Folge der Abnahme des Ruhemembranpotentials ist die Inaktivierung des schnellen Natriumeinwärtsstroms; die Depolarisation wird jetzt in erster Linie von Kalziumionen über den sog. „slow channel" getragen (Noble 1975).

Getriggerte Aktivität

Als ein weiterer Mechanismus ektoper Impulsbildung wird die getriggerte Aktivität diskutiert (Wit et al. 1972a). Sie beruht auf pathologischen Nachpotentialen am Ende der Repolarisationsphase eines Aktionspotentials. Bei ausreichender Amplitude lösen diese Nachpotentiale das folgende Aktionspotential aus. Cranefield prägte für diese Art der Reizbildung den Begriff „triggered activity" (Cranefield u. Aronson 1974) (Abb. 4). Es soll damit angedeutet werden, daß ein Aktionspotential aufgrund eines Nachpotentials naturgemäß nur Folge eines vorangegangenen Impulses sein kann und in diesem Sinne „getriggert" ist. D. h.: bleibt ein initialer Impuls aus (z. B. ein elektrischer Stimulus oder ein spontanes an den potentiellen Fokus geleitetes Aktionspotential), so bleibt auch getriggerte Aktivität aus (Cranefield et al. 1973).

Unter Einwirkung von Ouabain (g-Strophanthin) in einer hohen Konzentration können durch elektrische Stimulation Aktionspotentiale mit typischen oszillierenden Nachpotentialen ausgelöst werden, wobei die Höhe dieser „delayed afterdepolarization" nicht ausreicht, um das Schwellenpotential zu erreichen. Im Auswaschversuch treten dann bei abnehmendem Einfluß der toxischen Glykosidkonzentration Depolarisationsfrequenzen von bis zu 200/min auf, die auf diese Nachpotentiale bezogen werden dürften und nicht auf eine gesteigerte Automatie, die unter Glykosideinfluß abnimmt (Ferrier et al. 1973).

Getriggerte Aktivität wurde an Purkinje-Fasern in natriumfreier Tyrodelösung (Cranefield et al. 1973) und unter dem Einfluß toxischer Glykosidkonzentrationen (Ferrier et al. 1973) nachgewiesen und konnte später auch unter physiologischen Bedingungen im Mitralklappengewebe dargestellt werden (Wit et al. 1975). Diese Art ektoper Impulsbildung wurde sowohl in Strukturen mit erniedrigtem wie auch mit normalem Ruhemembranpotential gefunden. Über die zugrunde liegenden transmembranären Ionenströme liegen noch keine Untersuchungen vor. Mit großer Wahrscheinlichkeit wird aber auch hier die Depolarisationsphase über den „slow channel" von Kalziumionen getragen.

Zusammenfassend läßt sich also festhalten: Die verschiedenen Reizbildungsmechanismen unterscheiden sich hinsichtlich der Strukturen, in denen sie auftreten, bezüglich der Potentialbereiche, und der Art und der Charakteristik der beteiligten transmembranären Ionenströme und damit auch hinsichtlich ihrer medikamentösen Beeinflußbarkeit – „slow channel blocker", „fast channel blocker", Wirkstoffe, die den Kaliumausstrom während und nach der Repolarisation modifizieren – wie auch hinsichtlich der Beeinflußbarkeit durch Elektrostimulationsmethoden (Naumann d'Alnoncourt u. Lüderitz 1980).

Einflüsse, die den Kalziumeinstrom in die Zelle erhöhen (Frequenzstimulation, Katecholamine, Hyperkalzämie und Hyperkaliämie) können die Ausbildung fokaler Oszillationen fördern, während Substanzen, die den Kalziumeinstrom reduzieren (z. B. Verapamil), einen hemmenden Einfluß haben können.

b) Kreisende Erregung (Re-Entry, Circus Movement)

Reizbildung und Erregungsleitung vollziehen sich im Herzen nach einem zeitlichen und räumlichen Muster, das durch die unterschiedlichen elektrophysiologischen Eigenschaften der beteiligten Strukturen vorgegeben ist. Selbst bei Ausbreitung der Erregungswelle in nur einer Richtung wird die Wiedererregung eines Myokardareals durch die gleiche Erregungswelle über die im Verhältnis zur Erregungsausbreitungszeit lange Refraktärzeit verhindert (dieses Verhältnis liegt in der Größenordnung 1:2). Ist jedoch neben der unidirektionalen Leitung lokal die Erregungsausbreitung verzögert – so lange bis angrenzende Myokardareale ihre Erregbarkeit wiedererlangt haben –, so ist die Voraussetzung für eine Wiedererregung oder sogar eine Perpetuierung der Erregungswelle gegeben (Abb. 5).

Als Substrate, die unter den genannten Voraussetzungen an Kreiserregungen beteiligt sein können, kommen nicht nur präformierte lineare Leitungsstrukturen wie das intraventrikuläre Leitungssystem und akzessorische Leitungsbahnen zwischen Vorhof und Ventrikel in Betracht, sondern auch Sinusknoten (Narula 1974), Vorhof (Allessie et al. 1973), AV-Knoten (Janse et al. 1971) sowie infarziertes und fibrotisches Ventrikelmyokard (Wellens et al. 1972). Besonders bei akuter regionaler Ischämie sind die Voraussetzungen für Re-entry-Erregungen erfüllt: Neben herabgesetzter Leitungsgeschwindigkeit und unidirektionalen Blockierungen finden sich zusätzlich vollständig unerregbare Myokardareale und Areale mit extrem langen Refraktärzeiten in Nachbarschaft mit normalem Myokard – Bedingungen, die dem Auftreten von Re-entry-Erregungen weiter entgegenkommen (Janse et al. 1980).

Für die Entstehung einer kreisenden Erregung müssen folgende Voraussetzungen erfüllt sein:

2.1 Pathogenese der Herzrhythmusstörungen

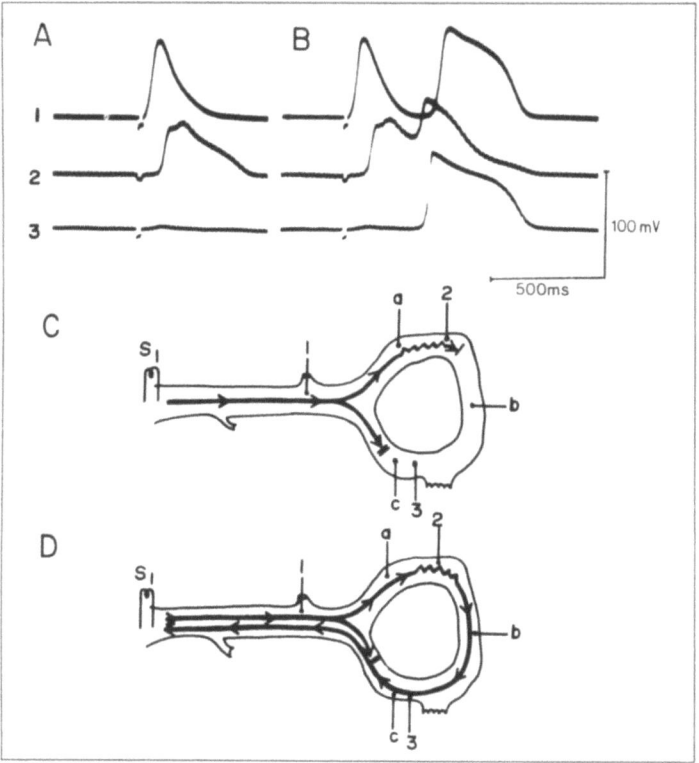

Abb. 5. Re-entry im präformierten Leitungsweg des Purkinje-Systems. Die Aktionspotentiale in **A** und **B** wurden von den Orten *1, 2* und *3* im Präparat (vgl. **C** und **D**) abgeleitet. S_1 zeigt die Position der Stimulationselektroden, *a, b, c* geben die Leitungswege im Präparat an. **A** und **C** stellen den Erregungsablauf bei Blockierung der Erregungswelle dar: Vom Stimulationsort gelangt die Erregung zunächst nach *1* (Aktionspotential *1* in **A**), ca. 100 ms später nach *2* (Aktionspotential *2* in **A**), bei *3* tritt kein Aktionspotential auf. In **B** und **D** ist die Depolarisation am Ort *1* (Aktionspotential *1* in **B**), gefolgt von einem Aktionspotential bei *2*, worauf nach ca. 250 ms ein Aktionspotential bei *3* erscheint; dieses wiederum ist gefolgt von einem Aktionspotential am Ort *1* (2. Aktionspotential *1* in **B**): Die Erregungswelle hat das zuvor erregte Gewebe wieder erreicht (Cranefield et al. 1973)

1. Unidirektionale Blockierung eines Impulses in einer oder in mehreren Herzregionen,
2. Erregungsfortleitung über eine alternative Leitungsbahn,
3. verzögerte Erregung distal der Blockierung, und
4. Wiedererregung der proximal des Blockes gelegenen Bezirke (Mines 1914).

Zur Aufrechterhaltung einer kreisenden Erregung muß die Wellenlänge der Erregung (Dauer von absoluter Refraktärzeit multipliziert mit Leitungsgeschwindigkeit) kürzer sein als die Kreisbahn, damit die Erregungsfront stets in ein Gebiet vorzudringen vermag, das nicht refraktär ist. Die schematische Darstellung einer kreisenden Erregung am Modell eines ante-

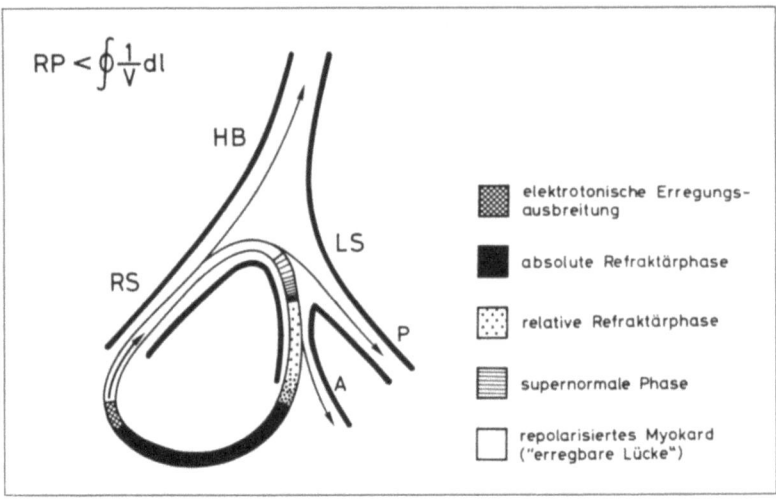

Abb. 6. Schematische Darstellung einer Re-entry Tachykardie bei antegradem Rechtsschenkelblock. Schwarzes Areal: Länge des absolut refraktären Teilabschnittes des Leitungsweges (Dauer von absoluter Refraktärzeit multipliziert mit Leitungsgeschwindigkeit). Die Erregung verläuft in diesem Modell über den anterioren (*A*) und posterioren (*P*) Faszikel des linken Tawara-Schenkels (*LS*) und erregt retrograd den rechten Tawara-Schenkel (*RS*). *HB*: Hissches Bündel. Es erfolgt ein Wiedereintritt der Erregung in das linke Tawara-System vor Eintreffen der nächsten retrograd übergeleiteten Sinuserregung. Somit resultiert die Perpetuierung einer kreisenden Erregung. Hierbei ist die Refraktärperiode (*RP*) kleiner als das Kreisintegral von 1/V (V = Leitungsgeschwindigkeit) der Kreisbahn multipliziert mit der differentiellen Weglänge der Kreisbahn (dl): $RP < \oint 1/V \, dl$

graden Rechtsschenkelblocks ist in Abb. 6 wiedergegeben. – Als Ansatzpunkte für die Unterbrechung einer kreisenden Erregung ergeben sich:

1. die Verlängerung der Refraktärperiode im atypischen Leitungskreis (z. B. durch Pharmaka oder spezielle elektrische Stimulation),
2. Erhöhung der Leitungsgeschwindigkeit im atypischen Leitungskreis,
3. Verkleinerung des Radius des atypischen Leitungskreises und
4. Depolarisation der erregbaren Lücke durch Elektrostimulation.

Klinisch ist ein *Sinusknoten*-re-entry als Ursache atrialer Echoschläge supraventrikulärer Tachykardien postuliert worden (Narula 1975). Tierexperimentell konnte bislang lediglich der Beweis geführt werden, daß einzelnen Echoschlägen ein Sinusknoten-re-entry zugrunde liegen kann (Allessie u. Bonke 1978; Han et al. 1966). Andererseits weisen intrazelluläre Potentialableitungen vom Sinusknoten während Vorhoftachykardie darauf hin, daß diese intraatrial entstehen und der Sinusknoten nicht beteiligt ist an der Aufrechterhaltung derartiger perpetuierender Kreiserregungen. Insgesamt muß derzeit ein Sinusknoten-re-entry als Ursache von Tachykardien als noch nicht schlüssig bewiesen angesehen werden.

Im *Vorhofbereich* konnten kreisende Erregungen als Ursache von Tachykardien nachgewiesen werden. Am Beispiel von Vorhofflattern zeigte

Lewis, daß es sich um Erregungen handelt, die um die Einmündungen der oberen und unteren Hohlvene im rechten Vorhof kreisen (Lewis et al. 1920). In neueren Untersuchungen wurde darüber hinaus der Nachweis erbracht, daß Kreiserregungen im Vorhofmyokard ohne Vorliegen eines anatomischen Hindernisses, um das die Erregung kreist, auftreten (Allessie et al. 1973).

Für atriale und ventrikuläre Echoschläge sowie supraventrikuläre Tachykardien mit Ursprungsort im *AV-Knotenareal* dient das Konzept der funktionellen Längsdissoziation (Moe et al. 1956) als Erklärungsmöglichkeit. Es besagt, daß der AV-Knoten zwei funktionell getrennte Leitungsbahnen mit unterschiedlicher Refraktärzeit und Leitungsgeschwindigkeit aufweist. Damit wären die Bedingungen für eine kreisende Erregung gegeben; z.B. ein vorzeitiger atrialer Impuls wird in einer Leitungsbahn blockiert und verläuft auf der Alternativbahn nach distal, vermag jedoch retrograd die zunächst blockierte, nun aber nicht mehr refraktäre Leitungsbahn zu penetrieren und imponiert als atriales Echo. Durch Mikroglaselektrodenuntersuchungen konnte denn auch bewiesen werden, daß ein AV-Knoten-reentry zu atrialen Echoschlägen bzw. Tachykardien nach vorzeitiger Vorhofstimulation führen kann (Janse et al. 1971; Mendez u. Moe 1966). Die Voraussetzungen für kreisende Erregungen sind in besonderem Maße durch akzessorische atrioventrikuläre Überleitungsbahnen gegeben (Kentsches Bündel, Jamessches Bündel, Mahaim-Fasern).

Auch am *Ventrikel* werden Re-entry-Phänomene als Kausalfaktor von Tachykardien angenommen, wenngleich der experimentelle Nachweis sehr viel schwerer zu führen ist als am Vorhof. Als Leitungsbahnen kommen die Tawara-Schenkel, das Purkinje-System mit oder ohne benachbartes Ventrikelmyokard, sowie infarziertes und fibrotisches Arbeitsmyokard in Frage (Wellens et al. 1972). Eine relativ lange Aktionspotentialdauer und Refraktärzeit des Ventrikelmyokards lassen einen großen Re-entry-Kreis vermuten („macro re-entry"). Andererseits konnte gezeigt werden, daß es beim Auftreten einer Blockierung am Übergang vom Purkinje-System zum Ventrikelmyokard proximal des Blocks zu einer ausgeprägten Verkürzung der Aktionspotentialdauer der Purkinje-Zellen kommt (Sasyniuk u. Mendez 1971), ein Ereignis, das das Auftreten von „micro re-entry" an den peripheren Einmündungsstellen des Purkinje-Systems in das Kammermyokard begünstigt. Daneben kommt einer Erniedrigung der Leitungsgeschwindigkeit eine bedeutende Rolle für das Auftreten von Re-entry-Phänomenen zu. Wit u. Mitarb. gelang es, in einem Netzwerk aus Purkinje-Fäden und Ventrikelmyokard re-entry mit einer Länge von nur 20–30 mm direkt nachzuweisen (Wit et al. 1972 b).

2.1.4 Arrhythmiegenese bei koronarer Herzkrankheit

Der Herzinfarkt als schwerste Manifestation der koronaren Herzkrankheit ist durch eine umschriebene Myokardnekrose infolge kritischer Unterbrechung der Blutzufuhr charakterisiert. Die klinische Symptomatik wird im

Tabelle 2. Bestimmende Faktoren der elektrophysiologischen Veränderungen beim akuten Myokardinfarkt

Pathophysiologie des Herzinfarkts – Elektrophysiologie

- Infarktausdehnung
- Art des Gefäßverschlusses
- Anatomie der Gefäßversorgung
  (Reizbildungs- und Erregungsleitungssystem)
- Hämodynamik
  (Transport von Stoffwechselprodukten)
- Autonome Regulation
  (Sympathikotonie, Vagotonie)
- Metabolische Veränderungen
    Hypoxie, Ischämie
    Azidose
    Zellulärer Kaliumverlust
    Katecholaminexzeß
    Freie Fettsäuren
- Iatrogene Ursachen
  (z. B. Digitalis, Kalium)

wesentlichen durch die konsekutiven rhythmologischen und hämodynamischen Komplikationen bestimmt. An der unmittelbaren Arrhythmieauslösung sind, abgesehen von den ischämiebedingten elektrophysiologischen Grundphänomenen, zahlreiche weitere Faktoren beteiligt: die Infarktausdehnung, der zeitliche Verlauf des Gefäßverschlusses, die Anatomie der Gefäßversorgung, die Mitbeteiligung des Erregungsleitungssystems, autonome Regulationsmechanismen (Sympathikotonie, Vagotonie), hämodynamische Faktoren, metabolische Veränderungen („ischämisches Blut") und schließlich auch iatrogene Faktoren (Tabelle 2) (Lüderitz u. Naumann d'Alnoncourt 1980).

Prinzipiell ist davon auszugehen, daß die Pathogenese der ektopischen Aktivität in der Frühphase des Infarktes von der in der Spätphase unterschieden ist. – Vieles spricht dafür, daß in der Frühphase Wiedereintrittsphänomene entstehen, wobei ein „re-entry" früheinfallender Extrasystolen auf alternativen Leitungsbahnen eintreten könnte. Neuere Untersuchungen von Janse u. Mitarb. weisen denn auch darauf hin, daß zwei Mechanismen für die Arrhythmieentstehung in der Infarktfrühphase bestimmend sind: 1. ein „fokaler" Mechanismus an der normalen Grenzregion des ischämischen Bezirks – möglicherweise induziert durch Verletzungsströme in normalen Purkinje-Fasern, und 2. „macro- und micro re-entry" im ischämischen Myokard (Janse et al. 1980).

Als Parameter für die Flimmerbereitschaft des Herzens in der Akutphase kann die sog. elektrische Flimmerschwelle herangezogen werden. Je niedriger die Flimmerschwelle ist, bzw. je niedriger die Schwellenreizstromstärke, desto größer wird die Flimmerneigung sein. Tierexperimentelle Untersuchungen weisen darauf hin, daß die erhöhte Flimmerbereitschaft nur so lange währt wie das infarzierte Myokard erregbar ist (Meesmann et al. 1976). – Die experimentell begründeten Überlegungen konnten klinisch bislang nur teilweise bestätigt werden.

In Zusammenhang mit den Arrhythmien in der Spätphase des Myokardinfarkts wird den erregbaren subendokardialen Purkinje-Fasern, die sich auch submikroskopisch von den übrigen Purkinje-Zellen unterscheiden lassen, besondere Bedeutung beigemessen. Sie sind nämlich die einzigen Strukturen im Infarktbereich, die ihre Erregbarkeit erhalten und eine Reihe elektrophysiologischer Abnormitäten aufweisen. Insbesondere kann die verlängerte Erregungsdauer, die einen inhomogenen Repolarisationszustand bedingt, eine Wiedererregung begünstigen. Auch eine erhöhte Automatie der Purkinje-Fasern im Infarktbereich spricht für die besondere Rolle dieser Strukturen in der Arrhythmiegenese.

Entsprechend der vielfältigen Entstehungsweise kardialer Arrhythmien sind keine infarkttypischen Herzrhythmusstörungen bekannt. Unter Berücksichtigung der elektrophysiologischen Befunde wird auch verständlich, daß die sog. Warnarrhythmien kein verläßliches prämonitorisches Symptom drohender letaler Rhythmusstörungen sind.

2.2 Differentialdiagnose

Vielfältige Ursachen können kardialen Arrhythmien zugrundeliegen (Tabelle 3): Häufig sind sie entzündlich (z.B. Myokarditis) oder mechanisch bedingt (z.B. Mitralstenose); sie können ischämische (z.B. Myokardinfarkt) oder metabolische Ursachen (z.B. Schilddrüsendysfunktion) haben oder auch toxisch induziert sein (z.B. Glykosidintoxikation); ferner kommen elektrische Ursachen in Frage (z.B. Schrittmacherfehlfunktion); besonders sei auf Elektrolytstörungen (z.B. Hypo- und Hyperkaliämie) hingewiesen. Neuerdings werden auch psychogene Ursachen im Zusammenhang mit dem Auftreten ventrikulärer Arrhythmien diskutiert (Orth-Gomér et al. 1980). Eine schematische Übersicht über das Reizbildungs- und Erregungsleitungssystem des Herzens gibt die Abb. 7.

Tabelle 3. Ursachen von Herzrhythmusstörungen

Ischämie (koronare Herzkrankheit)
Infektion (Myokarditiden)
Intoxikation (Glykoside, Alkohol, Nikotin)
Elektrolytstörungen (Hyper-, Hypokaliämie)
Endokrine Erkrankungen (Hyper-, Hypothyreose)
Mechanische Faktoren (Herzfehler, Trauma)
Schrittmacherfunktionsstörungen

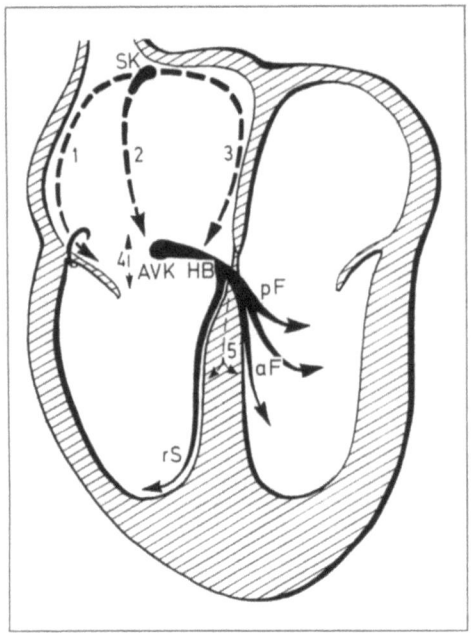

Abb. 7. Schematische Darstellung des Reizbildungs- und Erregungsleitungssystems des Herzens. *SK* = Sinusknoten, *AVK* = Atrioventrikularknoten, *HB* = His-Bündel, *rS* = rechter Schenkel, *aF* = anteriorer Faszikel, *pF* = posteriorer Faszikel des linken Schenkels. *1* Thorel-Bündel, *2* Wenckebach-Bündel, *3* James-Bündel, *4* Kent- und Paladino-Fasern, *5* Mahaim-Fasern (Knieriem u. Mecking 1983)

2.2.1 Oberflächen-Elektrokardiographie

a) Ruhe-EKG

Nachdem Einthoven 1903 die apparativen Voraussetzungen zur Registrierung des Erregungsablaufs am Herzen geschaffen hatte, sind zahlreiche Verbesserungen hinsichtlich der EKG-Registriertechnik und -Auswertung beschrieben worden. Die bipolaren Extremitätenableitungen (sog. Standardableitungen) sind ergänzt worden durch die Brustwandableitungen nach Wilson (1933) und die unipolaren Goldberger-Ableitungen (1942) (Einzelheiten siehe Lüderitz 1983).

b) Ösophagus-EKG

Das Ösophagus-Elektrokardiogramm, das bereits 1906 erstmals am Patienten abgeleitet wurde, läßt sich zur Analyse von Vorhofbelastung, ektopischen Reizbildungen und Leitungsaberrationen einsetzen (Cremer 1906).

Unter Beibehaltung konventioneller Ableitungssysteme sind in den letzten Jahren zahlreiche sinnvolle technische Weiterungen einer breiten Anwendung zugeführt worden:

2.2 Differentialdiagnose

c) Telemetrie

Bereits Einthoven hatte eine telefonische EKG-Übermittlung vorgenommen. Heute ist es möglich, die elektrokardiographischen Potentiale auf ein Telefonsystem zu übertragen und über das normale Fernsprechnetz weiterzuleiten. Das Verfahren erlaubt es dem Arzt oder auch dem Patienten, ein EKG dorthin zu übermitteln, wo eine sachkundige EKG-Beurteilung bei Arrhythmien möglich ist. Das telefonisch weitergeleitete EKG kann auf einem Monitor oder auf einem EKG-Registriergerät gespeichert werden (Peter et al. 1973). Die EKG-Telemetrie erlaubt eine zeitlich und örtlich unabhängige drahtlose Aufnahme von Elektrokardiogrammen und hat besonders für die umweltorientierte EKG-Diagnostik (am Arbeitsplatz, während körperlicher Belastung etc.) Bedeutung erlangt. Rhythmusstörungen sind telemetrisch in aller Regel ausreichend erfaßbar. Die EKG-Telemetrie ist heute für die Erkennung von Arrhythmien in der Präventiv- und Rehabilitationsmedizin wie für die rechtzeitige Identifikation bedrohlicher Rhythmusstörungen in der Intensivmedizin unentbehrlich (vgl. Bachmann 1974).

Vor Beginn der eigentlichen EKG-Auswertung ist auf folgende Punkte zu achten:

1. Ausschluß von Artefakten und Verpolung,
2. korrekte Zeitmarkierung und Eichung,
3. Berücksichtigung einer Vorbehandlung mit herzwirksamen Medikamenten (z.B. Herzglykoside, Antiarrhythmika),
4. vorbestehende Elektrolytstörungen (z.B. Hyper- und Hypokaliämie, Hyper- und Hypokalzämie),
5. klinischer Befund und Diagnose.

Sind Fehlermöglichkeiten bei der EKG-Registrierung ausgeschlossen, und liegen ausreichende Kenntnisse über den klinischen Befund vor, so gibt das EKG in der Regel die Möglichkeit, die verschiedenen Rhythmusstörungen zu diagnostizieren.

d) Automatische EKG-Auswertung

In letzter Zeit wurden die Bemühungen verstärkt, die EKG-Auswertung Computern zu übertragen. Die Formanalyse erweist sich für automatische Auswertesysteme derzeit als problemloser denn die Identifikation von Herzrhythmusstörungen. Ausgangspunkt für die systematische Vermessung der einzelnen Kurvenabschnitte ist ein errechnetes Mittelwert-EKG bzw. ein repräsentativer Herzzyklus. Die Summe der Störeinflüsse liegt beim EKG in bezug auf die Variation zwischen gesunden Personen in einer Größenordnung, die eine Bewertung eines einzelnen EKG-Wertes außerordentlich schwierig erscheinen läßt. Erhebliche Probleme bedeuten für den Computer P- und T-Wellen, die flach zur Isoelektrischen an- oder absteigen. Häufig wird damit bereits die Erkennung eines Sinusrhythmus unmöglich.

Ventrikuläre Extrasystolen lassen sich wegen ihrer großen morphologischen Abweichungen von den normalen QRS-Komplexen relativ leicht computermäßig erkennen. Komplette Schenkelblockbilder sind ebenfalls problemlos zu charakterisieren. Erheblich schwieriger gestaltet sich hingegen die Erkennung eines linksanterioren Hemiblocks oder eines inkompletten Rechtsschenkelblocks (vgl. Meyer et al. 1974).

Schrittmacherimpulse sind durch den Rechner wegen des kurzen steilen Anstiegs des Signals ohne Schwierigkeiten zu diagnostizieren; eine darüber hinausgehende Analyse des Schrittmacher-EKG's überfordert jedoch die bekannten Auswerteprogramme. Die Erkennung komplizierter Rhythmusstörungen wie wandernder Schrittmacher, Blockierung II und III° und AV-Dissoziationen gehen über die Kapazität der heutigen Computer meist hinaus.

Der derzeit erreichte Entwicklungsstand der Computeranalyse hat bereits ein hohes technisches und wissenschaftliches Niveau erreicht und läßt die Anwendbarkeit der automatischen EKG-Auswertung für zahlreiche Forschungs- und Routinevorhaben sinnvoll erscheinen.

e) Langzeit-EKG (Holter Monitoring)

Durch kontinuierliche Langzeit-EKG-Aufzeichnung und zeitgeraffte Analyse wurde die Erkennung vereinzelt auftretender Herzrhythmusstörungen wesentlich erweitert. Die Analysesysteme bestehen prinzipiell aus Aufnahmegerät und Wiedergabeeinheit. Verwendung finden tragbare batteriebetriebene Magnetbandregistriergeräte mit einem Gewicht zwischen 500 und 1200 g, die eine kontinuierliche Aufzeichnung des EKG-Signals auf Tonbandspulen oder -Cassetten über lange Zeiträume ermöglichen, ohne hierbei den Probanden in seiner körperlichen Bewegungsfähigkeit wesentlich zu beeinträchtigen. Folgende Forderungen sind an moderne Registriergeräte zu stellen (Empfehlungen der International Electrotechnical Commission 1977, 1978, vgl. v. Leitner 1983):

1. Registrierdauer von mindestens 24 h bei Aufzeichnung des vollständigen EKG;
2. Aufzeichnung von wenigstens 2 EKG-Ableitungen, getrennte zusätzliche Aufzeichnung eines Zeitkanals;
3. Möglichkeit der Ereignismarkierung durch den Probanden;
4. Frequenzbereich der Aufzeichnung zwischen 0,05 und 25 Hz;
5. Lineare Registrierung im Amplituden-Bereich ±5 mV mit der Möglichkeit, Eichsignale zu geben.

Je nach Analysesystem werden unterschiedliche Merkmale (Vorzeitigkeit, Breite, Höhe, Frequenz, Spektrum, Kontur oder Fläche) eines jeden QRS-Komplexes bei der Analyse beurteilt und mit Merkmalskonstellationen eines oder mehrerer gespeicherter Referenzkomplexe verglichen. Nach Maßgabe des Grades der Übereinstimmung der Merkmale erfolgt dann die Unterscheidung normaler und extrasystolischer Komplexe, wobei die Grenzen häufig einstellbar sind und/oder sich automatisch einregeln. Das Analyseergebnis wird in Form von Zahlenwerten oder graphisch in Form von Trendschreibungen oder Histogrammen ausgegeben. Ausgewählte Abschnitte können zur Überprüfung und Dokumentation 1:1 auf das EKG-Papier ausgeschrieben werden. Alle Systeme sind während der Analyse auf die Mitarbeit eines qualifizierten Untersuchers angewiesen. Diese Funktion ist von besonderer Bedeutung bei Differenzierung zwischen ventrikulären Extrasystolen und aberrierend fortgeleiteten supraventrikulären Extrasystolen und zur Vermeidung der Fehlinterpretationen von Artefakten. Der Untersucher kann darüber hinaus gelegentlich Ereignisse erkennen, die der Arrhythmiecomputer übersehen hat (weitere Einzelheiten siehe v. Leitner 1983, vgl. Lüderitz 1985).

f) Tachyarrhythmien

Die wichtigsten Störungen der Herzschlagfolge sind in den Abb. 8–13 dargestellt (vgl. Netter 1971). Die Herzrhythmusstörungen können in abnormer Reizbildung und in Überleitungsstörungen begründet sein. Es ist daher sinnvoll, zwischen Reizbildungs- und Erregungsleitungsstörungen zu differenzieren (s. o.). Zu den nomotopen Reizbildungsstörungen sind die Sinusbradykardie (Frequenz < 60/min), die Sinustachykardie (Frequenz > 100/min) und die Sinusarrhythmie zu rechnen (vgl. Abb. 8). Die sog. passiven heterotopen Reizbildungsstörungen treten bei Verlangsamung oder Ausfall der Reizbildung im Sinusknoten oder bei Blockierung der AV-Überleitung auf. Hierher gehören die Knotenersatzsystolen und -ersatzrhythmen; ferner die Kammerersatzsystolen und -ersatzrhythmen; weiterhin der sog. wandernde Schrittmacher (Abb. 8).

Abzugrenzen sind davon die sog. aktiven heterotopen Reizbildungsstörungen, zu denen die Extrasystolen unterschiedlichen Reizursprungs zu rechnen sind (Abb. 9), die paroxysmalen Tachykardien und das Kammerflattern und Kammerflimmern (Abb. 10). – Die supraventrikulären Extrasystolen sind erkennbar an schmalen Kammerkomplexen und je nach Reizursprung (im AV-Knotenareal) unterschiedlichen P-Wellen. Demgegenüber

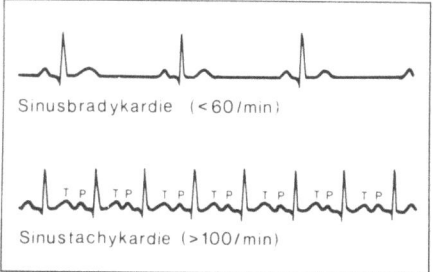
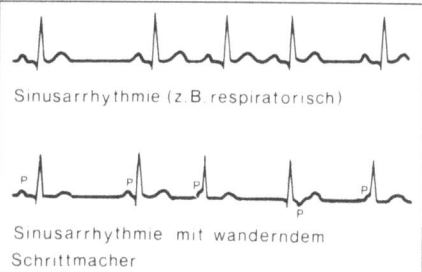

Abb. 8. Nomotope Reizbildungsstörungen und wandernder Schrittmacher

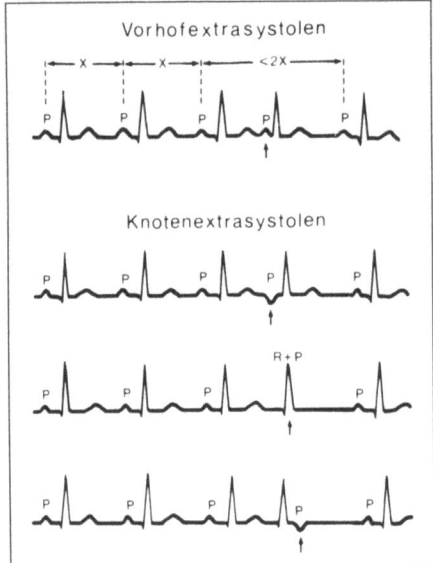
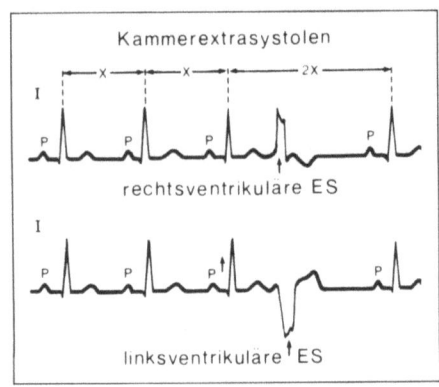

Abb. 9. Supraventrikuläre und ventrikuläre Extrasystolie (*ES*)

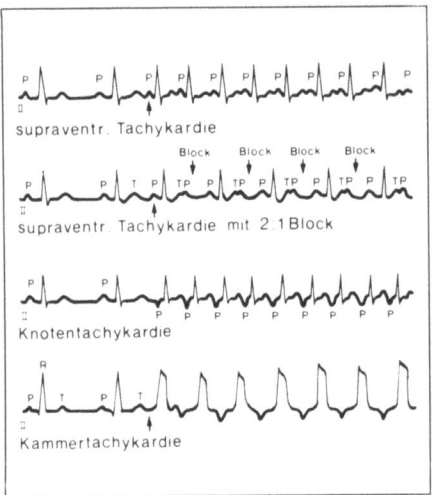
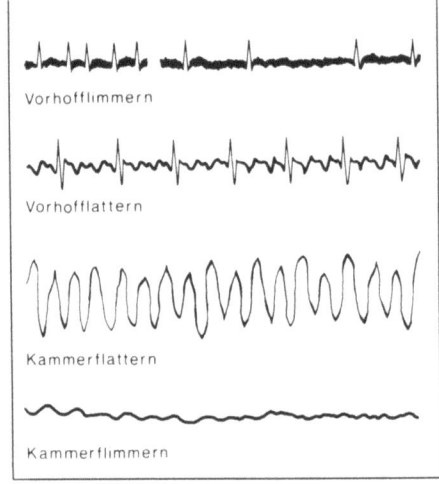

Abb. 10. Heterotope Reizbildungsstörungen des Herzens

weisen in aller Regel schenkelblockartig deformierte Kammerkomplexe auf ventrikuläre Extrasystolen hin, wobei gelegentlich, je nach Blockbild, eine Differenzierung zwischen rechts- und linksventrikulären Heterotopien möglich ist (Abb. 9). Multiplen, vorzeitigen sowie polytopen ventrikulären Extrasystolen kommt naturgemäß ein höherer Krankheitswert zu, als vereinzelt auftretenden monotopen Kammerextrasystolen. Meist sind die ventrikulären Extrasystolen von einer kompensatorischen Pause gefolgt, wohin-

2.2 Differentialdiagnose

gegen supraventrikuläre Extrasystolen infolge ihrer Rückleitung zum Sinusknoten zu einer Änderung des Grundrhythmus führen. Paroxysmale supraventrikuläre Tachykardien (Abb. 10, links) geben sich typischerweise durch schmale Kammerkomplexe zu erkennen.

Besonders gefürchtet ist die paroxysmale atriale Tachykardie mit Block, die ein seltenes, aber charakteristisches Zeichen einer digitalogenen Rhythmusstörung darstellt (Abb. 10, 2. Registrierung). Diese Störung, die häufig mit wechselnden AV-Blockierungen einhergeht, einschließlich der Wenckebachschen Periodik, entsteht in mehr als 70% der Fälle als Nebenwirkung einer Glykosidtherapie. Die paroxysmale supraventrikuläre Tachykardie gilt als ein prognostisch ungünstiges Zeichen, vor allem bei fortgeschrittenem Herzleiden und bei chronischem Cor pulmonale. Die unmittelbare Mortalität beträgt über 50%, wenn die Tachykardie als digitalogene Überdosierungsfolge verkannt wird, und Glykoside weitergegeben werden (Avenhaus 1971).

Von der supraventrikulären Tachykardie zu unterscheiden sind die Kammertachykardien mit den erkennbar deformierten Kammerkomplexen. Das Vorhofflimmern (Abb. 10) kann mit langsamer oder schneller Überleitung bzw. tachy- oder bradysystolischer Kammerfrequenz (z.B. bei Mitralstenose) in Erscheinung treten. Das Vorhofflattern ist durch das typische Sägezahnmuster der Vorhofdepolarisationen charakterisiert. Die beiden unteren, rechten Registrierungen (Abb. 10) zeigen das vital bedrohliche Kammerflattern, das häufig in letales Kammerflimmern übergeht.

Als „torsade de pointes" wird eine besondere Form der Kammertachykardie bezeichnet. Es handelt sich um eine bedrohliche Rhythmusstörung mit undulierenden Kammerausschlägen in der QRS-Achse (Abb. 11). Gemeinhin wird diese Rhythmusstörung durch eine spät einfallende ventrikuläre Extrasystole ausgelöst und auch ebenso terminiert. Andererseits kann die Kammertachykardie jedoch auch in Kammerflimmern übergehen. Ursächlich kommen sinuatriale und atrioventrikuläre Blockierungen in Frage. Elektrolytstörungen (z.B. Hypokaliämie) sowie Pharmaka, die die ventrikuläre Repolarisation verlängern (z.B. Antiarrhythmika: Chinidin, Procainamid oder Psychopharmaka: Phenothiazine, trizyklische Antidepressiva);

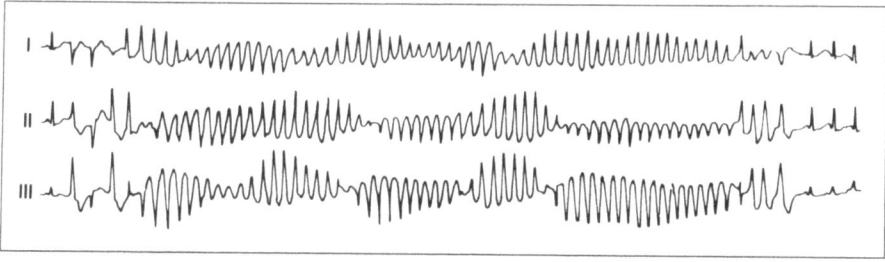

Abb. 11. „Torsade de pointes". Zu Anfang und Ende der EKG-Registrierung (Standardableitungen I–III) besteht Sinusrhythmus. Die ersten 4 Herzaktionen der Arrhythmie zeigen eine Tachykardie gefolgt von tachykarden Salven mit weitem QRS-Komplex und undulierender Rotation der QRS-Achse (Krikler u. Curry 1976)

auch Myokarditiden, koronare Herzkrankheit, Mitralklappenprolaps-Syndrom sowie angeborene Syndrome mit verlängerter QT-Dauer (Jervell- und Lange-Nielsen-Syndrom, Romano-Ward-Syndrom) können die Ursache einer solchen Kammertachykardie sein. Durch intrakardiale Stimulation ist es bei entsprechenden Patienten gelegentlich möglich, „torsade de pointes"-Tachykardien zu provozieren. Neuere experimentelle Untersuchungsergebnisse weisen darauf hin, daß der „torsade de pointes"-Tachykardie die Interaktion zweier ektopischer ventrikulärer Foci zugrundeliegt (Abb. 12) (Naumann d'Alnoncourt et al. 1982). Eine „bifokale" Genese dieser speziellen Kammertachykardie war bereits von dem Erstbeschreiber Desertenne vermutet worden (Desertenne 1966). Therapeutisch kommen Defibrillation, intrakardiale Stimulation sowie Medikamente in Frage, die eine Verkürzung der Repolarisation bewirken (s. u.) (Krikler u. Curry 1976).

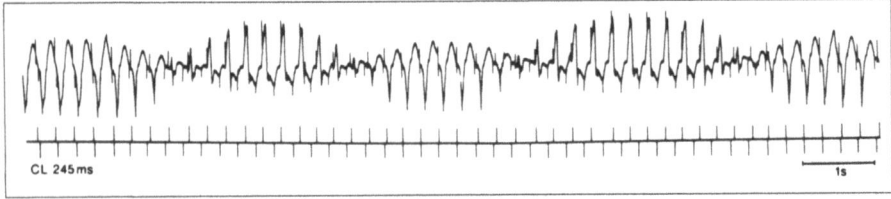

Abb. 12. Experimentell induzierte „Torsade de pointes"-Tachykardie am isoliert perfundierten Schweineherzen (Langendorff-Präparat). Elektrokardiogramm bei gleichzeitiger Stimulation des rechten und linken Ventrikels mit unterschiedlicher Frequenz. Bei konstanter linksventrikulärer Stimulation (Zykluslänge 245 ms) und rechtsventrikulärer periodisch wechselnder Frequenz (Zykluslänge 230–260 ms) zeigt sich das typische elektrokardiographische Bild einer „Torsade de pointes"-Tachykardie (Naumann d'Alnoncourt et al. 1982)

g) Bradyarrhythmien

Die Differentialdiagnose von Bradyarrhythmien ist in den meisten Fällen durch das Oberflächenelektrokardiogramm möglich. Das klinische Bild wird in der Regel zur Erstellung eines Ruhe-EKG's führen, das in typischen Fällen die Diagnose zuläßt. Wegen der oft nur intermittierend auftretenden Rhythmusstörungen führt häufig aber auch erst die 24 Stunden-Langzeit-Elektrokardiographie (Bandspeicher-EKG) weiter (s.o.). Ein Belastungselektrokardiogramm eignet sich zur Objektivierung einer pathologischen Bradykardie, d. h. einer langsamen Herzschlagfolge ohne ausreichende Frequenzzunahme unter Belastung. Eine solche Form der Bradykardie liegt bei den meisten Patienten mit Sinusknoten-Syndrom vor (Lüderitz et al. 1978). Eine unzureichende Frequenzzunahme läßt sich ferner mit dem Atropintest feststellen.

Zu den nicht-invasiven diagnostischen Maßnahmen gehört der Karotisdruckversuch (Karotis-Sinus-Massage). Überdurchschnittliche Frequenzsenkung bzw. Asystolie sprechen für einen hyperaktiven Karotis-Sinus-Reflex.

2.2 Differentialdiagnose

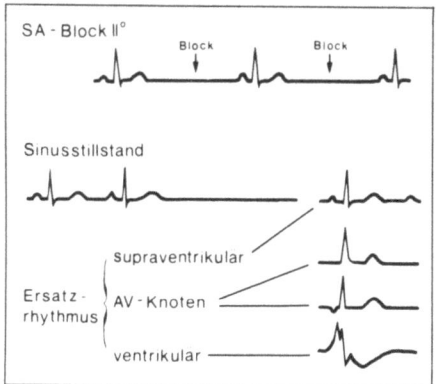
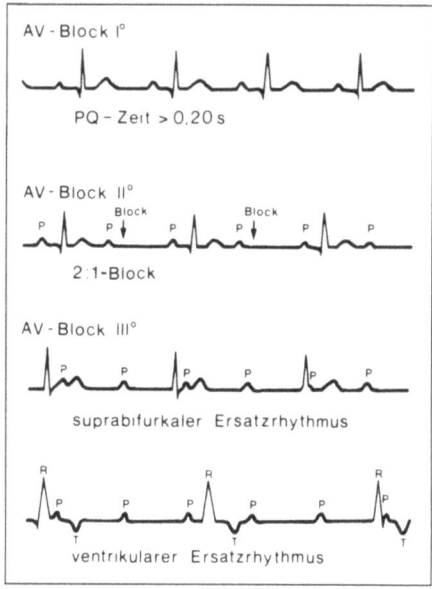

Abb. 13. Die wichtigsten Erregungsleitungsstörungen

Erregungsleitungsstörungen (Abb. 13) betreffen die sinuatrialen, intraatrialen, atrioventrikulären und intraventrikulären Verzögerungen bzw. die Unterbrechung der normalen Erregungsausbreitung und können je nach dem Sitz der Störung unterschieden werden. – Die Abb. 13 zeigt einen Sinusstillstand mit möglichem supraventrikulären, junktionalen (AV-Knoten-) oder ventrikulären Ersatzrhythmus, der die sonst lebensbedrohliche Rhythmusstörung überbrückt. Der sinuatriale (SA-) Block II. Grades ist nur erkennbar bzw. von einer Bradykardie differenzierbar, wenn intermittierend eine normale Herzschlagfolge beobachtet werden kann. Der sinuatriale Block II. Grades Typ I (Wenckebach) geht mit einer fortlaufenden Zunahme der Leitungsverzögerung bis zum Leitungsausfall einher. Die PP-Perioden sind häufig, aber keineswegs regelhaft, durch ein Zusammenrücken der P-Zacken gekennzeichnet. Allgemein gilt, daß das Pausen-PP-Intervall am längsten ist, aber nicht den doppelten Wert eines der übrigen PP-Intervalle erreicht, und daß das erste PP-Intervall nach der Pause länger als das letzte vor ihr ist. Der SA-Block II. Grades Typ II ist durch SA-Leitungsausfälle bei gleichbleibender Überleitungszeit charakterisiert.

Der SA-Block I. Grades ist nur durch intrakardiale Stimulation oder Potentialableitung zu erkennen.

Die Sinusknotenfunktionsstörungen bzw. die sinuatrialen Blockierungen besitzen besonders im Zusammenhang mit dem Sinusknoten-Syndrom klinische Bedeutung (vgl. Lüderitz 1979).

Die atrioventrikulären Blockbilder umfassen die verschiedenen Formen einer gestörten Erregungsleitung zwischen Vorhöfen und Ventrikeln. Eine Blockierung kann im AV-Knoten, im Hisschen Bündel und innerhalb der intraventrikulären Faszikel des Erregungsleitungssystems lokalisiert sein.

Die effektive Herzfrequenz wird bei höhergradigen Leitungsstörungen durch die Automatie eines Ersatzzentrums distal der Blockierung bestimmt. Je peripherer das Ersatz-Automatie-Zentrum, desto niedriger wird die Kammerfrequenz in der Regel sein. Hinsichtlich der prognostischen und therapeutischen Bedeutung der einzelnen Blockbilder ist die konventionelle Einteilung in AV-Blockierung I., II. und III. Grades (analog zur Einteilung der SA-Blockierungen) oft nicht ausreichend. Wichtiger ist die exakte Lokalisation der durch das Oberflächen-EKG nicht objektivierbaren Leitungsstörungen durch die His-Bündel-Elektrographie.

Die AV-Blockierungen I. Grades sind meist oberhalb des Hisschen Bündels lokalisiert. Atrioventrikuläre Blockierungen II. Grades scheinen in der Mehrzahl der Fälle proximal des Hisschen Bündels gelegen zu sein, sofern es sich um Blockierungen vom Wenckebach-Typ handelt. Beim sog. Mobitz-II-Typ (AV-Block II. Grades ohne Wenckebach-Periodik) liegt die Blockierung meist distal des Hisschen Bündels. Die Blockierung beim AV-Block III. Grades kann sowohl proximal wie distal des Hisschen Bündels lokalisiert sein.

Die atrioventrikuläre Blockierung I. Grades (PQ-Zeit über 0,2 s) ist häufig Zeichen einer Glykosidüberdosierung. Atrioventrikuläre Blockierungen II. und III. Grades können infolge einer hämodynamisch wirksamen Verminderung der effektiven Kammerfrequenz zu Adams-Stokes-Anfällen führen. Die Abb. 13 zeigt einen AV-Block II. Grades in Form eines 2:1-Blockes und in den beiden unteren rechten Registrierungen einen totalen AV-Block mit fehlendem Zusammenhang zwischen Vorhof- und Kammeraktionen. Ein suprabifurkaler Ersatzrhythmus mit Reizursprung oberhalb der Trennung des Hisschen Bündels in die Tawara-Schenkel liegt in seiner Frequenz meist höher als ein peripherer idioventrikulärer Ersatzrhythmus (Abb. 13, letzte Registrierung).

Erregungsleitungsstörungen unterhalb des Hisschen Bündels waren lange Zeit lediglich in Rechts- und Linksschenkelblockierungen unterschieden worden. Heute muß als gesichert gelten, daß der linke Schenkel, zumindest funktionell, möglicherweise aber auch anatomisch aus einem linksanterioren und linksposterioren Anteil besteht (Rosenbaum et al. 1970). Die isolierte Unterbrechung eines dieser Schenkel wird als Hemiblock bezeichnet. Leitungsstörungen des linken Schenkels können also nicht nur als (kompletter) Linksschenkelblock in Erscheinung treten, sondern auch als linksanteriorer (LAH) und linksposteriorer Hemiblock (LPH) (Abb. 14, 15) [vgl. (Fontaine et al. 1978)]. Je nach Ausbreitung einer intraventrikulären Erregungsleitungsstörung können unifaszikuläre, bifaszikuläre und trifaszikuläre Blockierungen unterschieden werden. Die unifaszikulären Blockbilder manifestieren sich als Rechtsschenkelblock (RSB), LAH oder LPH. Der linksanteriore Hemiblock ist charakterisiert durch

1. einen nach links gerichteten Hauptvektor von QRS (ÂQRS) meist zwischen −30 Grad und −70 Grad,
2. durch einen Q I, S III-Typ, und
3. durch eine normale oder geringfügig verlängerte QRS-Dauer.

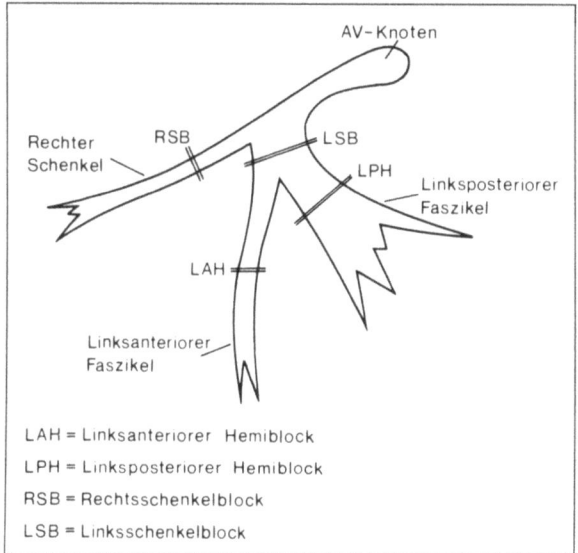

Abb. 14. Schematische Darstellung von Hemiblock und faszikulären Blockbildern

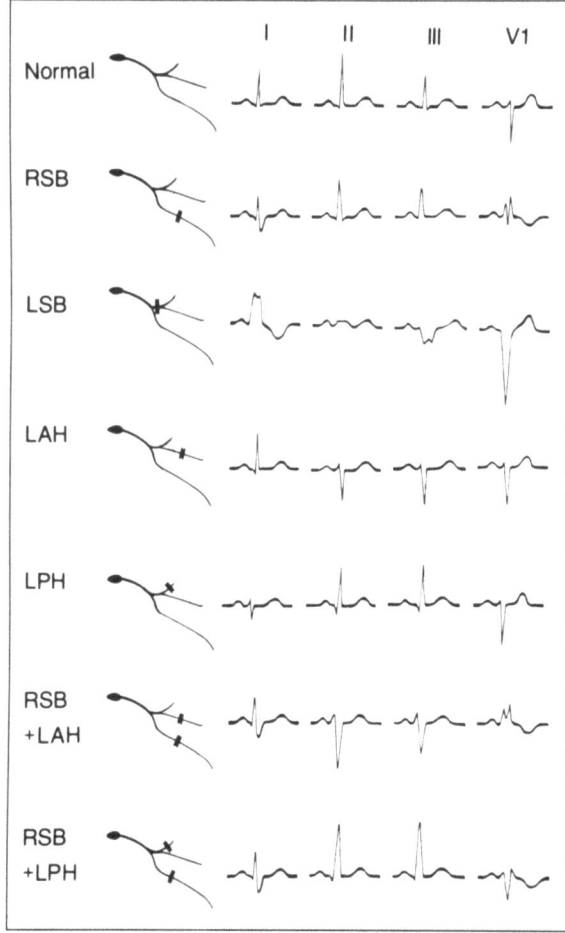

Abb. 15. Elektrokardiographische Kriterien verschiedener Blockformen:
RSB = Rechtsschenkelblock
LSB = Linksschenkelblock
LAH = Linksanteriorer Hemiblock
LPH = Links-posteriorer Hemiblock

Die Kriterien des sehr selten isoliert vorkommenden linksposterioren Hemiblocks sind:

1. ein nach rechts gerichteter Hauptvektor von QRS in der Frontalebene (ÂQRS über +110 Grad),
2. eine S I, Q III-Konstellation und
3. keine wesentliche Verspätung der Ventrikelerregung (QRS < 0,12 s).

Zu den bifaszikulären Blockierungen sind zu rechnen: die Kombination von LAH und LPH = vollständiger Linksschenkelblock, die (relativ häufige) Kombination von LAH und RSB sowie die (seltene) Kombination von LPH und RSB; die beiden letztgenannten sind häufig Vorläufer eines totalen AV-Blocks. Der linksfaszikuläre Block stellt die periphere Form eines totalen atrioventrikulären Blocks dar.

Ätiologisch ist für die Entstehung faszikulärer Blockbilder bei älteren Patienten eine koronare Herzkrankheit oder eine Fibrosierung des Erregungsleitungssystems anzunehmen. Ursächlich kommen ferner eine isolierte Fibrosierung des Erregungsleitungssystems in Frage (Lenègresche Erkrankung) bzw. Fibrosierung und Verkalkung im Bereich von Mitralanulus und muskulärem Septum (Levsche Krankheit) (Lenègre 1964, Lev 1964). Bei jungen Patienten können diese Leitungsstörungen in Zusammenhang mit Herzfehlern (z. B. Ostium-Primum-Defekt) oder Myokarditiden, Myokardiopathien, Amyloidose oder Hämosiderose beobachtet werden. – Die klinische Bedeutung der faszikulären Blockierungen ist in der möglichen Progredienz zu höhergradigen Blockierungen bzw. als prognostisches Kriterium, insbesondere nach Herzinfarkt zu sehen. Bei bifaszikulären Blockformen und unifaszikulären Blockierungen mit AV-Block I. Grades kann die His-Bündel-Elektrographie eine wesentliche Entscheidungshilfe für die Schrittmacherindikation sein (Lüderitz 1979).

Tabelle 4. Invasive elektrographische Methoden

Vorhofstimulation

a) Schnelle atriale Stimulation:
   Sinusknotenerholungszeit
b) Vorzeitige atriale Einzelstimulation:
   Sinuatriale Leitungszeit, Reentry-Diagnostik, Refraktärzeitbestimmung

His-Bündel-Elektrographie (meist verbunden mit Vorhofstimulation):

Diagnostik atrioventrikulärer, paranodaler und intraventrikulärer Leitungsstörungen

Programmierte Ventrikelstimulation

a) Schnelle ventrikuläre Stimulation:
   Präautomatische Pause
b) Vorzeitige ventrikuläre Stimulation:
   Reentry-Diagnostik, Refraktärzeitbestimmung, Therapieeinstellung und Therapiekontrolle

2.3 Allgemeiner Behandlungsplan

2.2.2 Intrakardiale Ableitungen

Erregungsleitungsstörungen können die sinuatrialen, intraatrialen, atrioventrikulären und intraventrikulären Verzögerungen bzw. die Unterbrechung der normalen Erregungsausbreitung betreffen und sind durch elektrophysiologische Techniken je nach Sitz der Störung zu unterscheiden.
  Der sinuatriale Block II. Grades ist nur erkennbar bzw. von einer Bradykardie differenzierbar, wenn intermittierend eine normale Herzschlagfolge beobachtet werden kann (s. o.). Der SA-Block I. Grades ist nur durch intrakardiale Stimulation und Potentialableitung zu erkennen (Steinbeck et al. 1974) (vgl. Tabelle 4).

2.3 Allgemeiner Behandlungsplan

2.3.1 Einleitung

Herzrhythmusstörungen gehören zu den gefürchteten Komplikationen zahlreicher Erkrankungen und sind häufig Ursache eines letalen Krankheitsverlaufs. Sowohl bradykarde wie tachykarde Arrhythmien können zu lebensbedrohlichen Situationen führen. Hierbei sind die Arrhythmien naturgemäß nicht an sich bedrohlich und mithin therapiepflichtig, sondern ihre hämodynamischen Auswirkungen, d. h. die kritische Verminderung der Herzauswurfleistung. Die behandlungsbedürftigen Herzrhythmusstörungen sind in Tabelle 5 wiedergegeben.
  Unter den bradykarden Rhythmusstörungen ist vor allem die pathologische Sinusbradykardie zu nennen: eine langsame Herzschlagfolge, die un-

---

Tabelle 5. Behandlungsbedürftige Herzrhythmusstörungen

I. Bradykarde Rhythmusstörungen
   Sinusbradykardie (pathol.)
   Bradyarrhythmia absoluta
   Sinuatriale Blockierungen
   Atrioventrikuläre Blockierungen
   Karotis-Sinus-Syndrom
   Bradykardie-Tachykardie-Syndrom
   (Sinusknoten-Syndrom)

II. Tachykarde Rhythmusstörungen
   Supraventrikuläre Tachykardie
   Vorhofflattern/-flimmern
   Ventrikuläre Extrasystolie
   Kammertachykardie
   Kammerflattern/-flimmern

ter Belastung keinen adäquaten Frequenzanstieg zeigt und – anders als beim trainierten Sportler – mit einer Leistungsminderung verbunden ist. Bedrohlichen Charakter können auch die Bradyarrhythmia absoluta, die verschiedenen Formen der sinuatrialen und atrioventrikulären Blockierungen sowie das Karotis-Sinus-Syndrom vom vagal-kardialen Typ annehmen. In diesem Zusammenhang ist ferner das Sinusknoten-Syndrom zu erwähnen als Sammelbegriff für eine Vielzahl nicht-ventrikulärer Arrhythmien mit Krankheitswert, deren Ursache vornehmlich in einer gestörten Sinusknotenfunktion gesehen wird. Bradykardien bzw. der Wechsel von Tachykardie und Bradykardie sind beim Sinusknoten-Syndrom das verbindende klinische Symptom, auf das sich Diagnostik und Therapie beziehen.

Als gravierende tachykarde Rhythmusstörungen sind anzusehen: die atriale Tachykardie – speziell in der paroxysmalen Form der AV-Blockierung bei Digitalisintoxikation –, AV-Knotentachykardien, Vorhofflattern (mit der Gefahr der 1:1-Überleitung) sowie Vorhofflimmern mit hoher Kammerfrequenz. Ventrikuläre Extrasystolen, insbesondere bei salvenartigem Auftreten und bei frühzeitigem Einfall, können Vorläufer einer ventrikulären Tachykardie sein; Kammerflattern und Kammerflimmern stellen als Ausdruck eines hämodynamischen Kreislaufstillstandes eine vital bedrohliche Situation dar (vgl. Lüderitz 1977).

2.3.2 Differentialtherapie

Die Therapie von Herzrhythmusstörungen – in der Klinik ebenso wie in der Praxis – gliedert sich in Kausaltherapie, allgemeine Maßnahmen wie Bettruhe, Sedierung, ggf. Vagusreiz usw., in medikamentöse Therapie, elektrische Maßnahmen und ggf. kardiochirurgische antiarrhythmische Interventionen.

Die kausale Behandlung muß dabei naturgemäß auf die Krankheitsursache ausgerichtet sein, d. h. z. B. Therapie einer koronaren Herzkrankheit, Behandlung einer Myokarditis, Beseitigung einer Glykosidintoxikation oder Elektrolytstörung, Normalisierung einer Hyperthyreose oder die Revision eines defekten Schrittmachers. Gerade bei bedrohlichen Arrhythmien kommt es jedoch häufig darauf an, akut und das heißt symptomatisch, die Rhythmusstörung zu beseitigen, wozu in erster Linie medikamentöse und ggf. elektrische Maßnahmen in Frage kommen (Übersicht s. Tabelle 6).

Die Sinustachykardie läßt sich häufig durch Sedierung beeinflussen, ggf. durch Herzglykoside oder Betarezeptorenblocker. Die Sinusbradykardie ist oft durch Parasympathikolytika oder Sympathikomimetika (Atropin, Orciprenalin) kurzfristig zu behandeln. Auf die Dauer ist meist ein elektrischer Schrittmacher notwendig. Die supraventrikuläre Extrasystolie läßt sich, sofern sie überhaupt behandlungsbedürftig ist, mit Prajmalin, Betablockern, Verapamil, Propafenon, Chinidin, Flecainid oder auch Disopyramid beherrschen. Bei der supraventrikulären Tachykardie kommen zunächst physikalische Maßnahmen in Frage: Sedierung, Vagusreiz (Karotisdruck, Preßatmung). Als vorteilhaft hat sich Verapamil erwiesen, ggf. kommen auch

2.3 Allgemeiner Behandlungsplan

Tabelle 6. Differentialtherapie von Herzrhythmusstörungen

Sinustachykardie	Beta-Blocker, Sedierung, Herzglykoside
Sinusbradykardie	Atropin, Orciprenalin, elektr. Schrittmacher
Supraventrikuläre Extrasystolie	Beta-Blocker, Verapamil, Propafenon, Chinidin, Disopyramid, Flecainid, Prajmalin
Supraventrikuläre Tachykardie	Sedierung, Vagusreiz (Karotisdruck, Preßatmung), Verapamil, Beta-Blocker bzw. Sotalol, Herzglykoside, Chinidin, Disopyramid, Prajmalin, Propafenon. Elektrotherapie (Hochfrequenzstimulation, programmierte Stimulation, Elektroschock). Chirurgische Maßnahmen bei Präexzitations-Syndrom
Vorhofflattern/-flimmern	Herzglykoside, Verapamil, Beta-Blocker, Chinidin, Disopyramid, Flecainid, Propafenon Elektrotherapie
SA-/AV-Blockierungen, Bradyarrhythmia absoluta, Karotis-Sinus-Syndrom	Elektrischer Schrittmacher
Ventrikuläre Extrasystolie	Lidocain (nur i.v.), Mexiletin, Tocainid, Propafenon, Chinidin, Flecainid, Aprindin, Amiodaron, Beta-Blocker bzw. Sotalol, Prajmalin Elektrotherapie
Kammertachykardie	*akut:* Lidocain, Ajmalin, Propafenon *Dauertherapie:* Propafenon, Disopyramid, Mexiletin, Tocainid, Flecainid, Amiodaron, Aprindin, Sotalol Elektrotherapie Chirurg. Maßnahmen bei Therapieresistenz
Kammerflimmern	Defibrillation (200–400 Ws)

Betarezeptorenblocker, Herzglykoside, Chinidin, Disopyramid, Prajmalin oder Propafenon in Betracht. In speziellen Fällen können elektrotherapeutische und kardiochirurgische Maßnahmen angewendet werden. Vorhofflattern und Vorhofflimmern bedürfen häufig der Glykosidtherapie, vor allem wegen der überleitungshemmenden Digitalis-Eigenschaften bei tachysystolischen Formen. Bei Vorhofflattern kommt auch die Elektrotherapie in Frage. Die verschiedenen bradykarden Rhythmusstörungen auf der Basis sinuatrialer oder atrioventrikulärer Blockierungen können dauerhaft meist nur mit einem elektrischen Schrittmacher behandelt werden. Dies gilt auch für die Bradyarrhythmia absoluta und das Karotis-Sinus-Syndrom. Die ventrikuläre Extrasystolie sollte mit Lidocain, Prajmalin, Mexiletin behandelt werden; ggf. Betarezeptorenblocker und neuere Antiarrhythmika (vgl. Tabelle 6). Bei der Digitalisüberdosierung kommt Phenytoin in Betracht.

Tabelle 7. Einteilung ventrikulärer Arrhythmien. (Nach Lown u. Wolf 1971)

Klasse 0:	keine Arrhythmie
Klasse I:	isolierte monotope VES, < 1/min, < 30/h
Klasse II:	isolierte monotope VES, > 30/h
Klasse III A:	polytope VES
Klasse III B:	Bigeminus
Klasse IV A:	gekoppelte VES, Paare ($\hat{=}$ 2 VES hintereinander)
Klasse IV B:	Salven von VES und ventrikuläre Tachykardien ($\geq$ 3 VES hintereinander)
Klasse V:	früh einfallende VES (R-auf-T-Phänomen)

Es ist zu betonen, daß nicht grundsätzlich jede supraventrikuläre oder ventrikuläre Extrasystole behandlungspflichtig ist. Eine Therapie ist grundsätzlich geboten bei symptomatischen Rhythmusstörungen und solchen Arrhythmien, die mit einer prognostischen Belastung einhergehen, bzw. den sog. Warnarrhythmien bei Myokardinfarkt; bei frühzeitigem Einfall der Extrasystole: „R- auf T-Phänomen" oder einem Vorzeitigkeitsindex von QRS zu QT unter 0,85, bei salvenartigem Auftreten, d.h. mehr als 2 Extrasystolen konsekutiv; bei unterschiedlicher Konfiguration im EKG (polymorphe Extrasystolie) und bei gehäuftem Auftreten, d.h. mehr als 5 Extrasystolen/ min. Die Klassifizierung ventrikulärer Rhythmusstörungen nach Lown im Zusammenhang mit koronarer Herzkrankheit (Lown u. Wolf 1971) ist in Tabelle 7 wiedergegeben. Diese Einteilung hat große Verbreitung gefunden und ist vielfach modifiziert worden. Von Bethge u. Mitarb. wurde speziell die Gruppe III B herausgestellt (stabiler ventrikulärer Bigeminus), die eine besonders belastete Prognose aufweisen soll (Bethge u. Lichtlen 1980; vgl. Bethge u. Lichtlen 1981).

Die Kammertachykardie sollte mit Lidocain i.v., ggf. mit Ajmalin und evtl. mit Mexiletin, Propafenon u.a. behandelt werden. Auch bieten sich hier in Spezialfällen elektrotherapeutische Möglichkeiten mit differenzierten Stimulationstechniken an, ggf. herzchirurgische Maßnahmen. Im Akutfall ist oft die Elektroschockbehandlung indiziert, die bei Kammerflimmern obligat ist.

Literatur

Allessie MA, Bonke FIM (1978) Is sustained circus movement into the sinus node possible? In: Bonke FIM (ed) The sinus node. Structure, function and clinical relevance. Martinus Nijhoff BV. The Hague
Allessie MA, Bonke FIM, Schopman FJG (1973) Circus movement in rabbit atrial muscle as a mechanism of tachycardia. Circ Res 33:54
Avenhaus H (1971) Rhythmusstörungen des Herzens bei Glykosidtherapie. Dtsch Med J 7:189
Bachmann K (1974) Bedeutung der EKG-Telemetrie. Dtsch Med Wochenschr 99:1878
Bethge K-P, Lichtlen PR (1981) Die Beurteilung der antiarrhythmischen Therapie durch Langzeitelektrokardiographie. In: Lüderitz B (Hrsg) Ventrikuläre Herzrhythmusstörungen. Pathophysiologie – Klinik – Therapie. Springer, Berlin Heidelberg New York
Carpentier R, Vassalle M (1971) Enhancement and inhibition of a frequency-activated electrogenic sodium pump in cardiac Purkinje fibers. In: Kao FF, Koizumi K, Vassalle M (Hrsg)

2.3 Allgemeiner Behandlungsplan

Research in physiology: A liber memorials in honor of Dr Chandler Mc Cusky Brooks. Aulo Gaggi, Bologna

Cranefield PF, Aronson RS (1974) Initiation of sustained rhythmic activity by single propagated action potentials in canine cardiac Purkinje fibres exposed to the sodium-free solution or ouabain. Cir Res 34:477

Cranefield PF, Wit AL, Hoffman BF (1973) Genesis of cardiac arrhythmias. Circulation 47:190

Cremer M (1906) Über die direkte Ableitung der Aktionsströme des menschlichen Herzens vom Oesophagus und über das EKG des Foetus. Münch Med Wochenschr 53:811

Desertenne F (1966) La tachycardie ventriculaire à deux foyers opposés variables. Arch Mal Coeur 59:263

Domiguez G, Fozzard HA (1970) Influence of extracellular K^+-concentration on cable properties and excitability of sheep cardiac Purkinje fibers. Circ Res 26:565

Draper MH, Weidmann S (1951) Cardiac resting and action potentials recorded with an intracellular electrode. J Physiol 115:74

Ferrier GR, Saunders JH, Mendez C (1973) A cellular mechanism for the generation of ventricular arrhythmias by acetylstrophantidin. Circ Res 32:600

Fontaine G, Grosgogeat Y, Welti J-J, Tardieu B (1978) The essentials in cardiac pacing – an illustrated guide. Martinus Nijhoff BV, The Hague

Han J, Millet D, Chizzonitti B, Moe GK (1966) Temporal dispersion of recovery of excitability in atrium and ventricle as a function of rate. Am Heart J 71:481

Hauswirth O, Noble D, Tsien RW (1968) Adrenaline: mechanism of action on the pacemaker potential in cardiac Purkinje fibers. Science 162:916

Hodgkin AL, Huxley AF (1952) A quantitative description of membrane current and its application to the conduction and excitation in nerve. J Physiol 117:444

Hogan PM, Davis LD (1971) Electrophysiological characteristics of canine atrial plateau fibers. Circ Res 28:62

Imanishi S, Surawicz B (1976) Automatic activity in depolarized guinea pig ventricular myocardium. Circ Res 39:751

Janse MJ, Capelle FJL, Freud GE van, Durrer D (1971) Circus movement within the AV node as a basis of supraventricular tachycardia as shown by multiple microelectrode recording in the isolated rabbit heart. Circ Res 28:403

Janse MJ, Capelle FJL van, Morsink H, Kléber AG, Wilms-Schopman F, Cardinal R, Naumann d'Alnoncourt C, Durrer D (1980) Flow of "injury" current and patterns of excitation during early ventricular arrhythmias in acute regional myocardial ischemia in isolated porcine and canine hearts. Evidence of two different arrhythmogenic mechanisms. Circ Res 47:151

Knieriem H-J, Mecking D (1983) Anatomie und pathologische Anatomie des spezifischen Reizbildungs- und Erregungsleitungssystems sowie des kontraktilen Myokards. In: Lüderitz B (Hrsg) Herzrhythmusstörungen. Handbuch der Inneren Medizin IX/1. Springer, Berlin Heidelberg New York

Krikler DM, Curry P, Buffet J (1976) Dual-demand pacing for reciprocating atrioventricular tachycardia. Br Med J 1:1114

Leitner ER von (1983) Nicht-invasive Verfahren einschließlich Holter-Monitoring. In: Lüderitz B (Hrsg) Herzrhythmusstörungen. Handbuch der Inneren Medizin IX/1. Springer, Berlin Heidelberg New York

Lenègre J (1964) Etiology and pathology of bilateral bundle branch block in relation to complete atrioventricular block. Prog Cardiovasc Dis 6:409

Lev M (1964) Anatomic basis for atrioventricular block. Am J Med 37:742

Lewis T, Feil HS, Stroud WD (1920) Observations upon flutter and fibrillation: II. Nature of auricular flutter. Heart 7:191

Lown B, Wolf M (1971) Approaches to sudden death from coronary heart disease. Circulation 44:130

Lüderitz B (1977) Elektrotherapie bedrohlicher Herzrhythmusstörungen. Diagnostik 10:49

Lüderitz B (1979) Elektrische Stimulation des Herzens. Diagnostik und Therapie kardialer Rhythmusstörungen. Springer. Berlin Heidelberg New York

Lüderitz B (Hrsg) (1983) Herzrhythmusstörungen. Handbuch der Inneren Medizin IX/1. Springer, Berlin Heidelberg New York

Lüderitz B (1984) Therapie der Herzrhythmusstörungen – Leitfaden für Klinik und Praxis. 2. Aufl. Springer, Berlin Heidelberg New York Tokyo

Lüderitz B (1985) Langzeit-EKG: Ein hohes Maß an Verantwortung (Editorial). Dtsch Ärztebl 33:2339
Lüderitz B, Naumann d'Alnoncourt C (1980) Herzrhythmusstörungen bei Myokardinfarkt. Internist 21:652
Lüderitz B, Steinbeck G, Naumann d'Alnoncourt C, Rosenberger W (1978) Relevance of diagnostic atrial stimulation for pacemaker treatment of sinoatrial disease. In: Bonke FIM (Hrsg) The sinus node, structure, function and clinical relevance. Martinus Nijhoff BV, The Hague
Meesmann W, Gülker H, Krämer B, Stephan K (1976) Time course of changes in ventricular fibrillation threshold in myocardial infarction. Cardiovasc Res 10:466
Mendez C, Moe GK (1966) Demonstration of a dual AV nodal conduction system in the isolated rabbit heart. Circ Res 19:378
Meyer J, Heinrich KW, Merx W, Effert S (1974) Computeranalyse des Elektrokardiogramms mit verschiedenen Programmen. Dtsch Med Wochenschr 99:1213
Mines GR (1914) On circulating excitations in heart muscles and their possible relation to tachycardia and fibrillation. Trans R Soc Canad, Sec 4.8, 3:43
Moe GK, Preston JB, Burlington H (1956) Physiologic evidence for a dual AV transmission system. Circ Res 4:357
Narula OS (1974) Sinus node reentry. A mechanism for supraventricular tachycardia. Circulation 50:1114
Narula OS (1975) His bundle electrocardiography and clinical electrophysiology. Intern Symp Miami 1974, Davis Comp, Philadelphia
Naumann d'Alnoncourt C, Lüderitz B (1980) Elektrostimulation bei Tachyarrhythmien – Pathophysiologie und Therapie. Herz/Kreisl 12:145
Naumann d'Alnoncourt C, Cardinal R, Janse MJ, Lüderitz B (1980) Effects of tocainide on ectopic impulse formation in isolated cardiac tissue. Klin Wochenschr 58:227
Naumann d'Alnoncourt C, Zierhut W, Lüderitz B (1982) "Torsade de pointes" tachycardia reentry or focal activity? Br Heart J 48:213
Netter FH (1971) Heart. Ciba, Vol 5
Noble D (1975) The initiation of the heart beat. Clarendon Press, Oxford
Orth-Gomér K, Edwards ME, Erhardt L, Sjögren A, Theorell T (1980) Relation between ventricular arrhythmias and physiological profile. Acta Med Scand 207:31
Peter T, Harter R, Luxton M, Pring M, McDonald R, Sloman G (1973) Personal telephone electrocardiogram transmitter. Lancet II:1110
Rosenbaum MB, Elizari MV, Lazzari JO (1970) The hemiblocks. New concepts of intraventricular conduction based on human anatomical, physiological and clinical studies. Tampa Tracings. Oldsmar/Fla
Sasyniuk BI, Mendez C (1971) A mechanism for re-entry in canine ventricular tissue. Circ Res 28:3
Sperelakis N, Hoshiko T, Berne RM (1960) Nonsyncytial nature of cardiac muscle: membrane resistance of single cells. Am J Physiol 19:531
Steinbeck G (1978) Zur Pathogenese von Herzrhythmusstörungen. Internist (Berlin) 19:200
Steinbeck G, Körber H-J, Lüderitz B (1974) Die Bestimmung der sinuatrialen Leitungszeit beim Menschen durch gekoppelte atriale Einzelstimulation. Klin Wochenschr 52:1151
Weidmann S (1955) The effect of the cardiac membrane potential on the rapid availability of the sodium-carrying system. J Physiol 127:213
Weidmann S (1956) Elektrophysiologie der Herzmuskelfaser. Huber, Bern Stuttgart
Wellens HJJ, Schuilenburg RM, Durrer D (1972) Electrical stimulation of the heart in patients with ventricular tachycardia. Circulation 46:216
Wit AL, Hoffman BF, Cranefield PF (1972a) Slow conduction and re-entry in the ventricular conducting system I. Return extrasystole in canine Purkinje fibers. Circ Res 30:1
Wit AL, Cranefield PF, Hoffman BF (1972b) Slow conduction and re-entry in the ventricular conduction system II. Single and sustained circus movement in the networks of canine and bovine Purkinje fibers. Circ Res 30:11
Wit AL, Hoffman BF, Rosen MR (1975) Electrophysiology and pharmacology of cardiac arrhythmias. IX. Cardiac electrophysiologic effects of beta adrenergic receptor stimulation and blockade. Part C. Am Heart J 90:795
Woodbury JW, Crill WE (1961) On the problem of impulse conduction in the atrium. In: Florey E (ed) Nervous inhibition. Pergamon Press, Oxford

II. Spezieller Teil

1 Diagnostische Elektrostimulation

Bradykarde Rhythmusstörungen

1.1 Sinusknotenfunktionsprüfung

G. STEINBECK

1.1.1 Einleitung

Störungen der Sinusknotenfunktion erlangen zunehmende klinische Bedeutung. Die dabei auftretenden Herzrhythmusstörungen sind in Tabelle 1 aufgeführt (Ferrer 1968, Lown 1967).

Neben den bradykarden Herzrhythmusstörungen finden sich bei einem Teil der betroffenen Patienten tachykarde Arrhythmien in Form von paroxysmalen supraventrikulären Tachykardien, Vorhofflattern und Vorhofflimmern (Tabelle 1). Bei letzterem wird auch von einem Bradykardie-Tachykardie-Syndrom gesprochen, während sich als Oberbegriff aller genannten Rhythmusstörungen die Bezeichnung Sinusknoten-Syndrom im deutschen Schrifttum durchgesetzt hat (Blömer et al. 1977, Wirtzfeld u. Sebening 1973).

Da sich die Sinusknoten-Tätigkeit im EKG nicht direkt darstellen läßt, ist die Aufklärung der Pathogenese der genannten Arrhythmien häufig schwierig. So erlaubt die Analyse der Vorhoferregung im Oberflächen-EKG nur eine indirekte Beurteilung der Sinusknoten-Tätigkeit am Patienten, die nicht zwischen Generatorfunktion und sinuatrialer Überleitung des vom Sinusknoten gebildeten Impulses zu differenzieren vermag. Die sinuatriale

---

Tabelle 1. Rhythmusstörungen beim Sinusknoten-Syndrom

1. Sinusbradykardie (zeitweiser oder konstanter Frequenzabfall unter 50/min),
2. SA-Blockierungen,
3. Sinusknoten-Stillstand,
4. Supraventrikuläre Tachyarrhythmien in Form von Vorhoftachykardie, Vorhofflattern und Vorhofflimmern.

Tabelle 2. Nicht-invasive Diagnostik beim Sinusknoten-Syndrom
1. Ruhe-EKG 2. Belastungs-EKG 3. Langzeit-EKG 4. Karotisdruckversuch 5. Atropin-Test

Tabelle 3. Invasive Diagnostik beim Sinusknoten-Syndrom

1. Vorhofstimulation
   A. Sinusknotenerholungszeit
   B. Sinuatriale Leitungszeit
2. His-Bündel-Elektrographie

Leitungszeit stellt die Latenz zwischen der Impulsentladung im Schrittmacherzentrum des Sinusknotens und dem Auftreten der im EKG darstellbaren Vorhoferregung dar. Diese Latenz kann als Leitungszeit entlang einem funktionell und anatomisch nicht einheitlichen Überleitungsgewebe verstanden werden.

Das diagnostische Vorgehen bei Verdacht auf das Vorliegen eines Sinusknoten-Syndroms ist in Tabelle 2 wiedergegeben. Häufig reichen die genannten Maßnahmen aus, um die Diagnose eines Sinusknoten-Syndroms zu stellen. Andererseits stellen diejenigen Patienten ein diagnostisches Problem dar, bei denen anamnestisch typische Angaben für ein Sinusknoten-Syndrom vorliegen, Arrhythmien jedoch nur sporadisch auftreten. Hier erfordert die nicht invasive Abklärung mittels Langzeit-EKG einen besonders hohen Arbeitsaufwand. Als Such- und Provokationsmethode zur Demaskierung nur intermittierend auftretender oder latent vorhandener Störungen der Sinusknotenfunktion ist in neuerer Zeit das invasive Verfahren der diagnostischen Vorhofstimulation eingeführt worden (s. Tabelle 3).

Wird die spontane Schrittmachertätigkeit des Sinusknotens unterdrückt mittels elektrisch induzierter schneller Vorhoferregung, so tritt nach Beendigung der Stimulation physiologischerweise eine temporäre Depression, d.h. Verlangsamung der Sinusknotenautomatie auf; nach einigen Schlägen kehrt die Schrittmachertätigkeit über eine allmähliche Akzeleration zur ursprünglichen Entladungsfrequenz zurück (Lange 1965, Lu et al. 1965). Bei pathologischer Sinusknotenfunktion kann diese Depression in erheblich verstärktem Maße auftreten. Diese Reaktion wird erfaßt mit der Messung der sog. Sinusknotenerholungszeit nach schneller Vorhofstimulation (Mandel et al. 1971, Narula et al. 1972, Rosen et al. 1971), d.h. des Zeitintervalls zwischen der letzten elektrisch induzierten atrialen Erregung und der ersten spontanen, vom Sinusknoten übergeleiteten Vorhofaktion.

1.1 Sinusknotenfunktionsprüfung

Zur indirekten Beurteilung der sinuatrialen Leitungszeit wird nach einem Vorschlag von Strauss u. Mitarb. (1973) die vorzeitige atriale Einzelstimulation zur Messung der Länge postextrasystolischer Vorhofintervalle in Abhängigkeit von der Vorzeitigkeit der Stimulation herangezogen (Seipel et al. 1974, Steinbeck et al. 1974).

Da beim Sinusknoten-Syndrom mit dem gehäuften Auftreten zusätzlicher AV-Überleitungsstörungen zu rechnen ist (Rosen et al. 1971, Seipel et al. 1975), sollte die Vorhofstimulation zusammen mit einer His-Bündel-Elektrographie durchgeführt werden.

Im folgenden werden Ergebnisse bei Anwendung beider atrialer Stimulationsverfahren geschildert, ermittelt an Kontroll-Personen sowie Patienten mit elektrokardiographisch dokumentiertem Sinusknoten-Syndrom. Anhand der Resultate wird eingegangen auf den Wert und die Einschränkungen dieser Methoden für die Diskriminierung zwischen physiologischer und pathologischer Sinusknotenfunktion sowie auf ihre Relevanz für die Indikationsstellung zur Implantation eines permanenten Schrittmachers.

1.1.2 Methodik

Bei einer Kontrollgruppe von 13 Patienten wurde die Vorhofstimulation im Rahmen diagnostisch indizierter Herzkatheterisierungen vorgenommen. Eine zweite Gruppe von 27 Patienten wies klinisch sowie elektrokardiographisch ein Sinusknoten-Syndrom mit zeitweiliger oder konstanter Sinusfrequenz unter 50/min auf. Zum Zeitpunkt der Untersuchung bestand bei allen Patienten Sinusrhythmus. Ein bipolarer Elektrodenkatheter mit zwei 1–2 mm breiten Ringelektroden an der Spitze (Abstand zwischen den Elektroden 10 mm) wird mittels Seldinger-Technik über die rechte V. femoralis eingeführt. Das Elektrodenpaar wird unter Röntgenkontrolle am Kammerseptum unterhalb des septalen Segels der Trikuspidalklappe lokalisiert zur Registrierung eines His-Bündel-Potentials entsprechend der von Scherlag u. Mitarb. (1969) angegebenen Methode (s. Abb. 1).

Ein zweiter quadri- oder hexipolarer Elektrodenkatheter (6 F) wird ebenfalls über die V. femoralis rechts oder über die V. basilica in den rechten Vorhof eingeführt. Ein Elektrodenpaar liegt der lateralen Wand des rechten Vorhofs an; zur Vorhofstimulation von dieser Stelle aus wird dieses Elektrodenpaar an einen externen, programmierbaren Schrittmacher angeschlossen. Über ein weiteres, möglichst sinusknotennahe am Übergang von der oberen Hohlvene in den rechten Vorhof gelegenes Elektrodenpaar wird ein bipolares kraniales Vorhofpotential abgeleitet. Vorhofpotential und His-Bündel-Elektrogramm (untere Frequenzbegrenzung 20 Hz) werden zusammen mit den Extremitätenableitungen I, II und III sowie der Brustwandableitung V_1 auf einem 6- oder 8-Kanal Photo-, UV- oder Düsen-Direktschreiber bei einem Papiervorschub von 100 mm/s registriert.

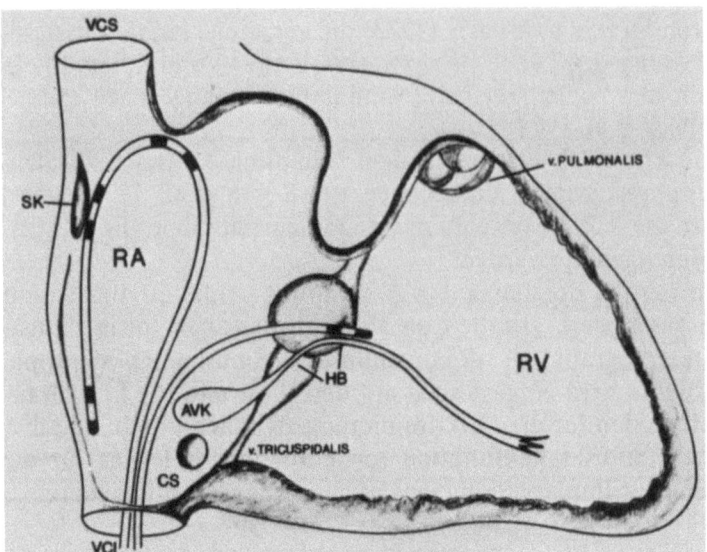

Abb. 1. Skizze zur Positionierung der zwei Elektrodenkatheter im Herzen zur Durchführung der diagnostischen Vorhofstimulation. Beide Katheter werden von der V. femoralis aus eingeführt. Der hexipolare Elektrodenkatheter bildet eine Schleife im rechten Vorhof, so daß ein Elektrodenpaar ein kraniales Vorhofpotential – möglichst sinusknotennahe – ableitet. Ein weiteres davon kaudal gelegenes Elektrodenpaar dient zur Stimulation. Die Spitze des zweiten Elektrodenkatheters liegt dem Kammerseptum an zur Registrierung des His-Bündel-Potentials. VCS = Vena cava superior; SK = Sinusknoten; VCI = Vena cava inferior; CS = Koronarsinus; AVK = Atrioventrikularknoten; *v. Tricuspidalis* = Tricuspidalklappe; HB = Hissches Bündel; RV = Rechter Ventrikel; *v. Pulmonalis* = Pulmonalklappe

a) Schnelle atriale Stimulation

Es wird mit Stimulationsfrequenzen, die geringfügig oberhalb des Eigenrhythmus des Patienten liegen, begonnen. Die Dauer des einzelnen Stimulationsimpulses beträgt 2 ms und die Reizstärke das Doppelte der diastolischen Schwellenreizstromstärke. Nach einer Stimulationsperiode von 1 min wird der externe Schrittmacher abgeschaltet.

Die Sinusknotenerholungszeit (SKEZ) ist definiert als das Zeitintervall zwischen der letzten stimulationsbedingten Vorhoferregung und der ersten, durch spontane Sinusknotenaktivität ausgelösten Vorhofaktion. Die der Unterbrechung der Stimulation folgenden 10 spontanen Herzaktionen werden zusätzlich analysiert. Nach einer 1- bis 2minütigen Pause wird eine erneute Stimulationsperiode angeschlossen, wobei eine Frequenzsteigerung um 10 Schläge/min vorgenommen wird. In dieser Weise wird fortgefahren bis zum Erreichen einer maximalen Stimulationsfrequenz von 160–180/min. Die maximale Sinusknotenerholungszeit (MSKEZ) stellt das längste Zeitintervall dar, das nach Anwendung verschiedener Stimulationsfrequenzen beobachtet wurde.

Sofern die Periode der Vorhofstimulation nicht 30 s unterschreitet, ist die Dauer der atrialen Stimulation zur Unterdrückung der Sinusknotenaktivität klinisch ohne bedeutsamen Einfluß. Da insbesondere bei gestörter Sinusknotenfunktion das Ausmaß der Schrittmacherdepression stark abhängig sein kann von der gewählten Stimulationsfrequenz, setzt die Messung der MSKEZ voraus, daß tatsächlich sämtliche Stimulationsfrequenzen, beginnend von knapp oberhalb des Spontanrhythmus bis 160–180/min, in Frequenzschritten von 10/min ausgetestet werden. Da die Sinusknotenerholungszeit auch von der Spontanfrequenz beeinflußt wird, ist eine Frequenzkorrektur der gemessenen Erholungszeit vorgeschlagen worden (Narula et al. 1972). Diese korrigierte Sinusknotenerholungszeit (KSKEZ) ist gleich der maximalen Erholungszeit abzüglich des Spontanzyklus vor Stimulation.

b) Vorzeitige atriale Einzelstimulation

Nach jeder achten spontanen Vorhofaktion wird eine atriale Zusatzerregung elektrisch induziert mit um 10 ms zunehmender Vorzeitigkeit der Stimulation bei konsekutiven Einzelstimulationen. Zur Programmierung des externen Schrittmachers dient das Vorhofelektrogramm als Triggersignal.

Folgende Meßgrößen werden aus dem atrialen Elektrogramm bestimmt (s. Abb. 2A).

1. Zeitintervall zwischen den zwei spontanen Vorhoferregungen vor Erzeugung der Zusatzerregung: a_1-a_1,
2. präextrasystolisches Intervall (Abstand zwischen der letzten spontanen Vorhofaktion und der durch den Stimulationsimpuls hervorgerufenen atrialen Zusatzerregung): a_1-a_2,
3. das postextrasystolische Intervall (Abstand zwischen der atrialen Zusatzerregung und der nächsten spontanen vom Sinusknoten übergeleiteten Vorhofaktion): a_2-a_3,
4. der dem postextrasystolischen Intervall a_2-a_3 folgende Zyklus a_3-a_4. Die Länge des postextrasystolischen Intervalles a_2-a_3 wird als Funktion des präextrasystolischen Intervalles a_1-a_2 graphisch dargestellt. Fällt die Zu-

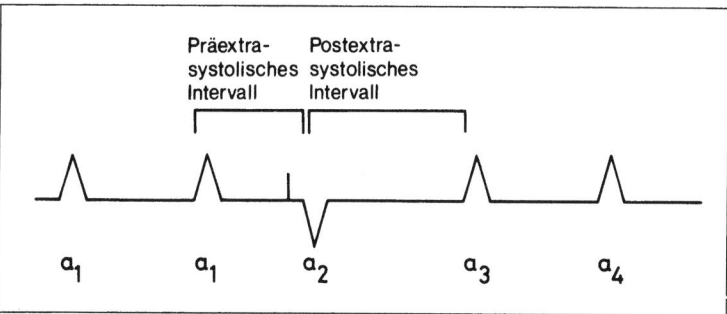

Abb. 2A. Schema zur Erläuterung der aus dem atrialen Elektrogramm bestimmten Intervalle

satzerregung spät in die atriale Diastole ein, so ist a_2-a_3 kompensatorisch, d.h. die Summe aus a_1-a_2 und a_2-a_3 beträgt das Zweifache des Vorhofgrundzyklus a_1-a_1.

Fällt die atriale Zusatzerregung früher ein, so resultiert eine nicht kompensatorische Pause, d.h. die Summe aus a_1-a_2 und a_3-a_4 beträgt weniger als das Zweifache von a_1-a_1.

Als Ursache der kompensatorischen Pause ist anzunehmen, daß die atriale Zusatzerregung zu spät einfällt, um den Sinusknoten retrograd zu erreichen: die retrograde Erregungsschwelle kollidiert in der sinuatrialen Grenzregion mit der zwischenzeitlich vom Schrittmacherzentrum des Sinusknotens gebildeten und antegrad fortgeleiteten Erregung, d.h. die Schrittmacherentladungsfrequenz bleibt unbeeinflußt. Dagegen ist eine nicht kompensatorische Pause dadurch gekennzeichnet, daß die ektope Erregung den Sinusknoten retrograd erreicht und zur vorzeitigen Depolarisation des Schrittmacherzentrums führt (Bonke et al. 1969). Demnach zeigt der Übergang von einem kompensatorischen zu einem nicht kompensatorischen Intervall a_2-a_3 die Beeinflussung des Schrittmacherzentrums durch die ektope Vorhoferregung an (Steinbeck et al. 1974). An diesem Übergang setzt sich das postextrasystolische Intervall a_2-a_3 zusammen aus dem postextrasystolischen Sinuszyklus s_2-s_3 sowie aus der Summe von retrograder (a_2-s_2) und antegrader sinuatrialer Leitungszeit (s_3-a_3) (s. dazu Abb. 2B).

Unter der Voraussetzung, daß die Sinusknotenautonomie unverändert ist, d.h. s_2-s_3 gleich a_1-a_1 ist, entfällt die Differenz von a_2-a_3 und a_1-a_1 auf die Summe von retrograder und antegrader sinuatrialer Leitungszeit.

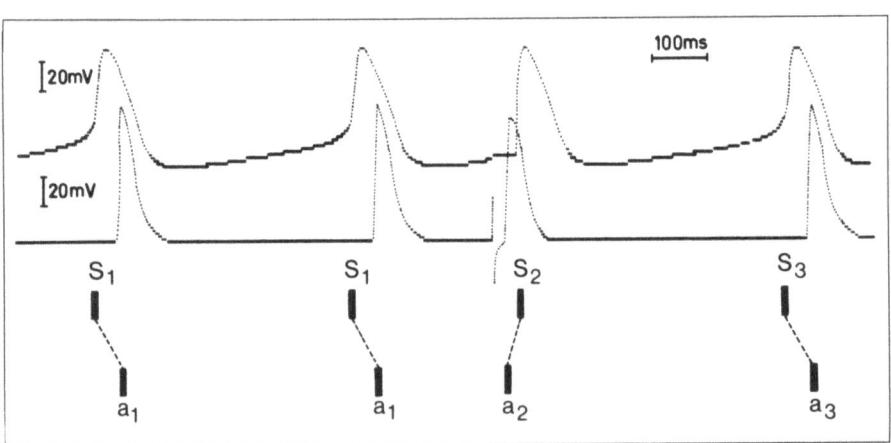

Abb. 2B. Originalregistrierung des mit Hilfe von Mikroglaselektroden abgeleiteten intrazellulären Potentials einer Schrittmacherzelle des Sinusknotens (*oben*) und des Vorhofs (*unten*) am spontan schlagenden Vorhof des Kaninchens in vitro zur Erläuterung der Messung der sinuatrialen Leitungszeit. Nach zwei Spontanschlägen (s_1 bzw. a_1) wird eine Vorhofextrasystole a_2 elektrisch induziert, die retrograd zum Sinusknoten fortgeleitet wird (s_2). Nimmt man an, daß das Intervall s_2-s_3 ebenso lang ist wie s_1-s_1 bzw. a_1-a_1, so entfällt die Differenz von a_2-a_3 und a_1-a_1 auf die Summe von retrograder und antegrader sinuatrialer Leitungszeit

1.1 Sinusknotenfunktionsprüfung

Nimmt man weiterhin gleiche Leitungsgeschwindigkeiten in beide Richtungen an, so ergibt die Halbierung dieser Differenz die sog. „einfache sinuatriale Leitungszeit".

Zur indirekten Berechnung der „einfachen sinuatrialen Leitungszeit" gehen wir also von der a_2–a_3-Länge am Übergang von der kompensatorischen zur nicht kompensatorischen Pause aus (Diskussion der Messung der sinuatrialen Leitungszeit siehe unten).

In einzelnen Fällen beobachteten wir einen Lokalisationswechsel des Schrittmacherzentrums (Pacemaker-Shift), und zwar dann, wenn die Zusatzerregung früh genug einfiel, um den Sinusknoten zu erreichen. Diese zusätzliche Beobachtung erlaubt eine bessere Beurteilung der sinuatrialen Leitungszeit als die alleinige Messung der Zeitintervalle. Sie ermöglicht damit eine Überprüfung der elektrophysiologischen Vorgänge, die als Ursache der kompensatorischen und nicht kompensatorischen Pause zur Kalkulation der sinuatrialen Leitungszeit herangezogen werden müssen (s. u.).

Zur statistischen Auswertung wurde der Wilcoxon-Test für unverbundene Kollektive bzw. für Paardifferenzen verwendet.

1.1.3 Ergebnisse und Diskussion

a) Schnelle atriale Stimulation

Abbildung 3 zeigt eine Registrierung zur Bestimmung der Sinusknotenerholungszeit bei einer 49jährigen Patientin ohne Hinweis auf eine gestörte Sinusknotenfunktion. Die Registrierung beginnt mit den letzten zwei elektrisch erzeugten Erregungen einer 1-minütigen Reizperiode. Das Intervall

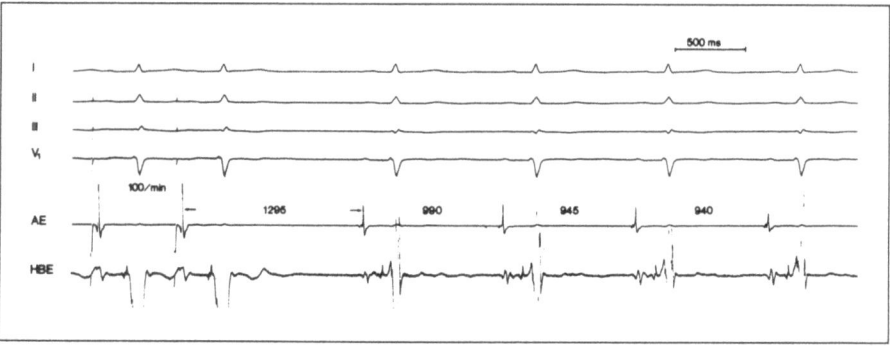

Abb. 3. Registrierung der Einthovenschen Extremitätenableitungen I, II, III, V_1 sowie das intraatriale Elektrogramm AE und das His-Bündel-Elektrogramm HBE bei einer 49jährigen, „sinusknotengesunden" Patientin während und nach Beendigung einer konstanten Vorhofstimulation mit 100/min. Dauer der Reizperiode: 1 min. Die Registrierung beginnt mit den letzten zwei stimulationsbedingten Vorhoferregungen: die Sinusknotenerholungszeit fällt mit 1295 ms normal aus

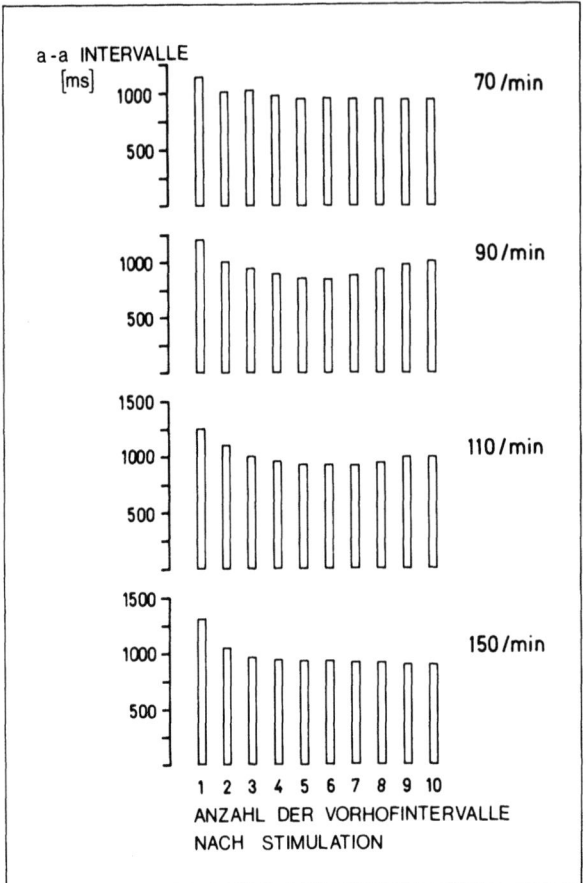

Abb. 4. Messung der zehn ersten Vorhofintervalle nach Beendigung einer schnellen Vorhofstimulation (70, 90, 110 und 150/min) bei einer 33jährigen Kontrollpatientin. *Abszisse:* Numerierung der Vorhofintervalle nach Stimulation. *Ordinate:* a–a-Intervall in ms

Tabelle 4. Sinusknotenerholungszeit (SKEZ) bei Patienten mit und ohne Sinusknoten-Syndrom

Autoren	Kontrolle	Sinusknotensyndrom
Breithardt u. Mitarb. (1977)	1044 ms ± 216 (n = 20)	2110 ms ± 1269 (n = 41)
Delius u. Mitarb. (1975)		2925 ms ± 331 (n = 21)
Kulbertus u. Mitarb. (1975)	1100 ms ± 190 (n = 30)	
Mandel u. Mitarb. (1972)	1041 ms ± 56 (n = 43)	3087 ms ± 464 (n = 31)
Rostock u. v. Knorre (1976)	1153 ms ± 122 (n = 15)	
Eigene Befunde	1167 ms ± 206 (n = 21)	2538 ms ± 2431 (n = 70)

Angegeben sind die Mittelwerte ± Standardabweichung in ms.

1.1 Sinusknotenfunktionsprüfung

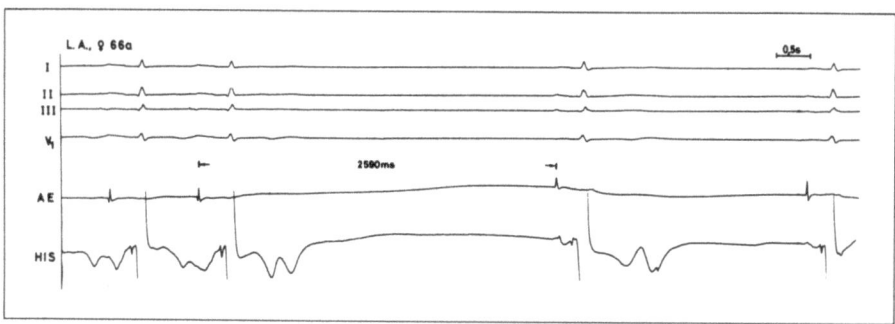

Abb. 5. Registrierung von I, II, III, V_1, AE und HBE zur Bestimmung der Sinusknotenerholungszeit bei einer 66jährigen Patientin mit Sinusknoten-Syndrom. Vorhofstimulationsfrequenz: 90/min. Die Registrierung beginnt mit den letzten zwei stimulationsbedingten Vorhoferregungen

von der letzten stimulationsbedingten Vorhoferregung bis zur ersten spontanen, vom Sinusknoten übergeleiteten Vorhoferregung beträgt in diesem Falle 1295 ms.

Schließt man in die Analyse mehrere, der Stimulationsperiode folgende Schläge ein, so ergibt sich im Normalfall folgendes Bild (Abb. 4): das Intervall bis zur ersten spontanen Vorhofaktion ist stets das längste zu beobachtende a–a-Intervall (= Sinusknotendepression). Anschließend verkürzt sich die Zykluslänge allmählich zu Intervallen hin wie vor der Stimulation, gelegentlich mit einer zwischengeschalteten Phase verkürzter a–a-Intervalle (nach Stimulationsfrequenz 90 und 110/min).

Eine Übersicht über in der Literatur mitgeteilte Normalwerte gibt die Tabelle 4. Wir bestimmten bei 13 Kontrollpersonen eine maximale Sinusknotenerholungszeit von 1167 ms ± 206 (± SD). Für die korrigierte Sinusknotenerholungszeit KSKEZ wird ein Normalwert von 260 ± 98 ms angegeben (Narula et al. 1972). Sieht man eine Sinusknotenerholungszeit als verlängert an, wenn sie den Mittelwert + 2 SD (= 2 Standardabweichungen) übertrifft, so liegt in unserem Kollektiv dieser obere Grenzwert für die MSKEZ bei 1579 ms, und für die KSKEZ bei 500 ms. Diese Angaben stehen in Übereinstimmung mit der Literatur: Rosen u. Mitarb. (1971) sehen Werte für die MSKEZ bis 1400 ms, Kulbertus u. Mitarb. (1975) bis 1500 ms als normal an; für die KSKEZ wird ein oberer Grenzwert von 375 ms (Gupta et al. 1974) bzw. 525 ms angegeben (Narula et al. 1972). Die Sinusknotenerholungszeit scheint vom Lebensalter der untersuchten Patienten nicht wesentlich beeinflußt zu sein, da sowohl Kinder im Alter von 2–18 Jahren (Yabek et al. 1976) als auch ältere Patienten im Alter von 50–72 Jahren (Kulbertus et al. 1975) Erholungszeiten aufweisen, die den in Tabelle 4 mitgeteilten Normalwerten entsprechen.

Abbildung 5 zeigt das Resultat der schnellen atrialen Stimulation bei einer 66jährigen Patientin mit Sinusknoten-Syndrom. Die Registrierung be-

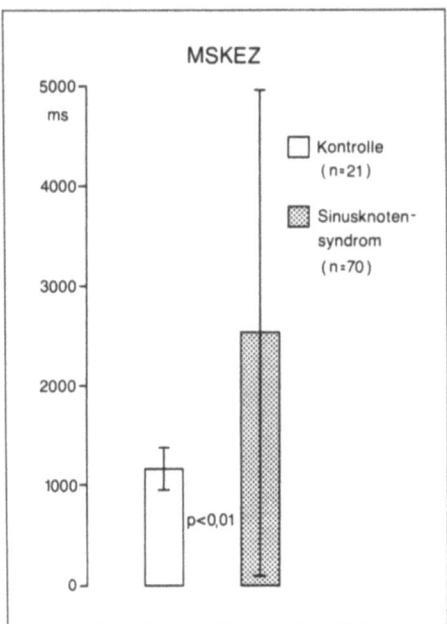

Abb. 6. Mittelwert und Standardabweichung der maximalen Sinusknotenerholungszeit MSKEZ bei einem Kontrollkollektiv von 21 Patienten (*weiße Säule*), verglichen mit 70 Patienten mit Sinusknoten-Syndrom (*punktierte Säule*); bei letzterem ist die Erholungszeit signifikant verlängert ($p < 0{,}01$)

ginnt mit den letzten zwei stimulationsbedingten Vorhoferregungen. Die Sinusknotenerholungszeit ist auf 2590 ms verlängert als elektrophysiologisches Korrelat der pathologischen Sinusknotenfunktion.

Tabelle 4 gibt eine Auswahl der mitgeteilten Werte für die Sinusknotenerholungszeit beim Sinusknoten-Syndrom wieder. Übereinstimmend wird im Mittel eine deutlich verlängerte SKEZ gemessen; Unterschiede zwischen den einzelnen Untersuchergruppen dürften in erster Linie auf unterschiedlichen Schweregraden des Sinusknoten-Syndroms der zur Untersuchung gelangten Patienten beruhen.

Wir bestimmten bei 70 Patienten mit Sinusknoten-Syndrom verschiedenen klinischen und elektrokardiographischen Schweregrades eine MSKEZ von 2538 s ± 2431 (± SD).

Wie Abb. 6 zeigt, ist die MSKEZ gegenüber der Kontrolle statistisch signifikant verlängert ($p < 0{,}01$). Nehmen wir als oberen Grenzwert der Norm eine MSKEZ von 1579 ms an (Mittelwert ± 2 SD) so weisen 38/70 der gesamten Patientengruppe mit gestörter Sinusknotenfunktion eine Verlängerung der Erholungszeit auf (= 54%).

In der Literatur schwanken die Angaben über die Häufigkeit abnorm verlängerter Erholungszeiten beim Sinusknoten-Syndrom stark. So werden einerseits von Mandel u. Mitarb. (1972) in 93%, von Delius u. Mitarb. (1975) in 90% und von Strauss u. Mitarb. (1976) in 68% der Fälle pathologisch verlängerte Werte gemessen. Eine geringere Anzahl pathologischer Werte der Sinusknotenerholungszeit wird von Rosen u. Mitarb. mit 40% (1971) und von Gupta u. Mitarb. (1974) mit 35% angegeben. Auch diese differierenden Angaben dürften vornehmlich durch unterschiedliche Ausprägungen des Sinusknoten-Syndroms des Patientenguts bedingt sein.

b) Sekundäre Sinuspausen

Gelegentlich wurde bei Patienten mit Sinusknotensyndrom beobachtet, daß nicht nur die Sinusknotenerholungszeit, sondern auch die darauffolgenden Vorhofintervalle abnorm verlängert waren.

Ein derartiges Verhalten der ersten 15–20 spontanen a–a-Intervalle nach Beendigung der Stimulation bei einer Patientin mit Sinusknotensyndrom ist in Abbildung 7 dargestellt. Auf die Vorhofstimulationsfrequenzen 74, 84 und 94/min fällt die Sinusknotenreaktion praktisch normal aus. Die SKEZ ist verlängert nach Stimulation mit 107 und 136/min. Bei höheren Stimulationsfrequenzen ist nicht mehr die Regelmäßigkeit gegeben, mit der sich die ursprüngliche Sinusknotenfrequenz wieder einstellt. Es kommt zu abrupten Änderungen spontaner Periodenlängen von Schlag zu Schlag, wobei die abnorm verlängerten Intervalle in diesem Falle etwa das Zweifache vorangehender oder folgender Vorhofabstände betragen.

Diese sog. „sekundären Pausen" treten auch auf nach Stimulationsfrequenzen mit nicht verlängerter SKEZ (117, 124, 149, 157/min).

Der diesen abnorm langen Intervallen zugrundeliegende elektrophysiologische Pathomechanismus ist nicht eindeutig geklärt. Aufgrund der zeitlichen Beziehung (Verdopplung des Basiszyklus) ist es naheliegend, diese Beobachtung als Ausdruck eines intermittierenden Sinusknotenaustrittsblockes zu deuten. Andererseits ist nach schneller Vorhof- (Lu et al. 1965) und nach vagaler Stimulation (West 1972; s. auch Steinbeck u. Lüderitz 1977a) eine Störung der Sinusknotenautomatie in Form unterschwelliger Potentialverläufe der Schrittmacherzellen beschrieben worden. Da die Frequenz der unterschwelligen Potential-„Schwingungen" der der vorangegangenen oder folgenden überschwelligen Depolarisationen in etwa zu entsprechen vermag, könnte das Auftreten einer derartigen Störung der Sinusknotenautomatie beim Patienten nicht von einer sinuatrialen Blockierung unterschieden werden. Eine weitere Erklärungsmöglichkeit liegt darin, daß diese Effekte hervorgerufen werden könnten durch die Transmittersubstanz Azetylcholin, das durch die Vorhofstimulation freigesetzt wird (Amory u. West 1962). Schließlich sind derartige Frequenzänderungen des Sinusrhythmus als Reaktion auf frequenzbedingte Blutdruckschwankungen diskutiert worden (Delius et al. 1975, Kulbertus et al. 1975).

Während also der Entstehungsmechanismus sekundärer Sinuspausen nach Vorhofstimulation nicht geklärt ist, wurde das Auftreten dieser Pausen häufig beobachtet bei Patienten mit spontanem SA-Block oder Sinuspausen (Benditt et al. 1976).

An einem Kollektiv von 23 Patienten, die wegen einer vermuteten Sinusknotenfunktionsstörung einer invasiven elektrophysiologischen Untersuchung unterzogen wurden, haben wir die Häufigkeit sekundärer Sinuspausen untersucht, und zwar vergleichend sowohl nach Vorhof- als auch nach ventrikulärer Stimulation.

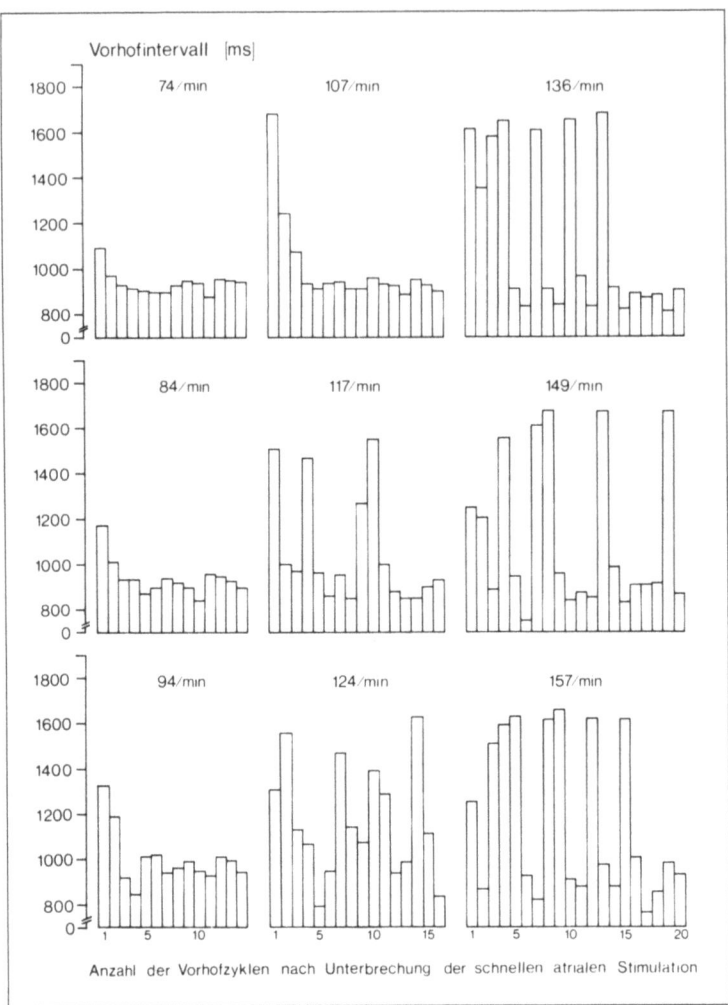

Abb. 7. Länge der spontanen Vorhofintervalle nach schneller atrialer Stimulation bei einer 60jährigen Patientin mit Sinusknoten-Syndrom. Koordinaten wie in Abb. 4, Auftreten einzelner, abnorm langer Vorhofintervalle

Wegen der Vermutung, daß pressorezeptoren-vermittelte vagale Effekte auf den Sinusknoten eine Rolle spielen könnten, wurde darüber hinaus eine kontinuierliche arterielle Druckregistrierung während und nach Vorhof- und Ventrikelstimulation vorgenommen (Steinbeck u. Rosenberger 1983).

Sekundäre Sinuspausen traten nur nach Vorhofstimulation bei 2 der 23 Patienten, nach Vorhof- und Ventrikelstimulation bei 5 von 23 Patienten und nach Ventrikelstimulation bei 4 von 23 Patienten auf. 6 der 9 Patienten mit sekundären Sinuspausen nach Ventrikelstimulation wiesen während der Stimulation eine ventrikuloatriale Leitungsblockierung auf. Der Abfall des systolischen arteriellen Druckes während Ventrikelstimulation und der Anstieg nach Ende der Stimulation war stärker ausgeprägt bei ventrikulärer im Vergleich zu Vorhofstimulation. Atropin, 1 mg i.v., unterdrückte das Auftreten sekundärer Sinuspausen bei allen 6 untersuchten Patienten.

Das Auftreten einer sekundären Sinuspause bei einem derartigen Patienten nach ventrikulärer Stimulation und der offensichtliche Zusammenhang dieses Ereignisses mit dem vorausgehenden starken arteriellen Druckabfall während ventrikulärer Stimulation sind in Abbildung 8 dargestellt.

Wir schließen aus den Ergebnissen, daß eine wesentliche Determinante sekundärer Sinuspausen der Barorezeptorenreflex nach Ende der elektrischen Stimulation des Herzens ist und diese Pausen daher nicht als ein Parameter einer gestörten Sinusknotenfunktion gewertet werden sollte. Aufgrund dieser Ergebnisse ist nach Beendigung einer mit Blutdruckabfall einhergehenden Tachykardie mit einer stärkeren sekundären Sinusknotendepression zu rechnen als nach hämodynamisch stabiler Tachykardie (Steinbeck u. Rosenberger 1983).

c) Vorzeitige atriale Einzelstimulation

Abbildung 9 stellt das Resultat der vorzeitigen atrialen Einzelstimulation bei einer 33jährigen Probandin dar:

Wird das präextrasystolische Intervall a_1-a_2 vom Basiszyklus a_1-a_1 ausgehend verkürzt, so ist das a_2-a_3-Intervall zunächst kompensatorisch (Meßpunkte entlang der gestrichelten Geraden mit der Steigung -1). Bei stärkerer Verkürzung von a_1-a_2 wird a_2-a_3 nicht kompensatorisch (Meßpunkte unterhalb der Geraden mit der Steigung -1).

Zur indirekten Bestimmung der sinuatrialen Leitungszeit wird das a_2-a_3-Intervall am Übergang von der kompensatorischen zur nicht-kompensatorischen Pause bestimmt (s. Diagramm der Abb. 9): $a_2-a_3 = 115\%$. Subtraktion des Basiszyklus a_1-a_1-Intervall, Division dieser Differenz durch 2 (7,5%) und Übergang auf absolute Zeiten liefert die „einfache sinuatriale Leitungszeit" von 70 ms (7,5% von 940 ms = 70 ms).

Die mit dieser Methode ermittelte „einfache sinuatriale Leitungszeit" SALZ betrug bei 13 Kontrollpatienten 67 ms ± 16 (±SD). Die Tabelle 5 gibt einige der in der Literatur mitgeteilten Normalwerte für die SALZ wieder. Beim Vergleich dieser Werte muß zunächst erwähnt werden, daß in einigen Untersuchungen Patienten als sinusknotengesund eingestuft wurden, obwohl sie eine Störung der atrioventrikulären oder intraventrikulären Leitung (Dhingra et al. 1975b) oder eine koronare Herzkrankheit aufwiesen (Crook et al. 1977). Darüber hinaus sind längere Normalzeiten als unsere Kontrollwerte im wesentlichen dann gemessen worden, wenn nicht von der a_2-a_3-Länge am Übergang zur nicht-kompensatorischen Pause, sondern von einem mittleren nicht-kompensatorischen Vorhofintervall ausgegangen wurde (Breithardt et al. 1977, Dhingra et al. 1975b, Rostock u. v. Knorre 1977, Seipel et al. 1974).

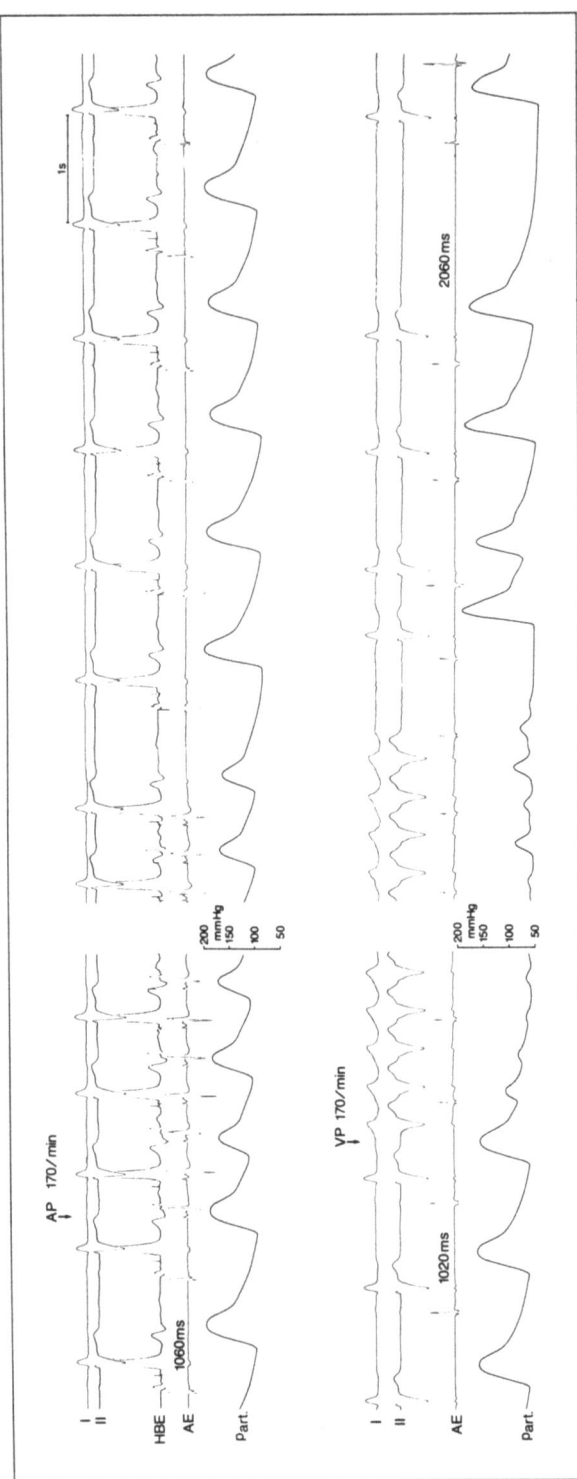

Abb. 8. Registrierung von I, II, HBE, AE und arteriellem Druck vor, während und nach Ende einer einminütigen Vorhofstimulation mit 170/min [AP] (*oben*) und rechtsventrikulärer Stimulation mit 170/min [VP] (*unten*) beim gleichen Patienten. Beachte das Auftreten einer sekundären Sinuspause von 2060 ms nach ventrikulärer, nicht jedoch nach Vorhofstimulation

1.1 Sinusknotenfunktionsprüfung

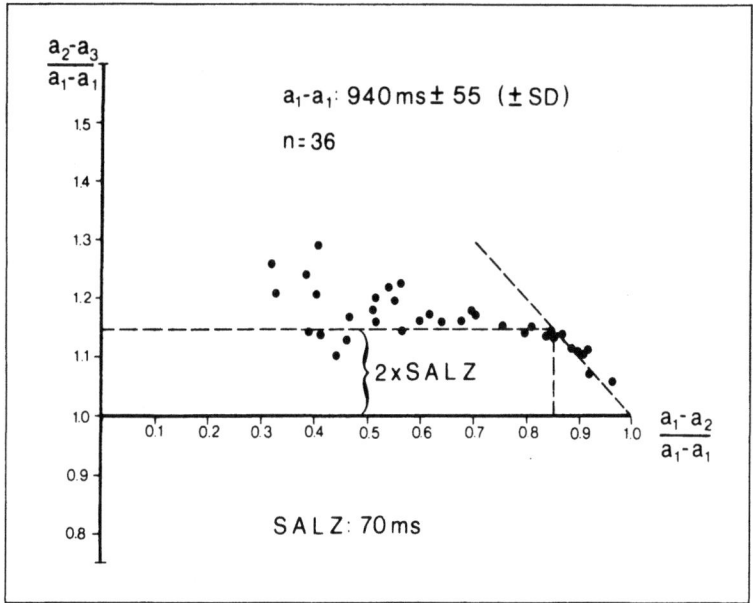

Abb. 9. Resultate der vorzeitigen atrialen Einzelstimulation bei einer 33jährigen Kontrollpatientin. *Abszisse:* Präextrasystolisches Intervall a_1-a_2, angegeben in Prozent des Vorhofgrundzyklus a_1-a_1. *Ordinate:* Postextrasystolisches Intervall a_2-a_3, angegeben in Prozent des Vorhofgrundzyklus a_1-a_1. Vorhofgrundzyklus: 940 ms ± 55 (± SD); n = 36. Die theoretische (*gestrichelte*) Gerade mit der Steigung −1 gibt die Länge der a_2-a_3-Intervalle im Falle einer kompensatorischen Pause an. Bei spät in die atriale Diastole einfallender Extrasystole ist a_2-a_3 kompensatorisch, bei früher einfallender Einzelstimulation nicht kompensatorisch. Die Länge des a_2-a_3-Intervalls am Übergang zur nicht kompensatorischen Pause, subtrahiert um den Grundzyklus a_1-a_1, ergibt die Summe von retrograder und antegrader sinuatrialer Leitungszeit. Halbierung dieser Summe und Übergang auf Absolutwerte ergibt eine kalkulierte „einfache sinuatriale Leitungszeit" SALZ von 70 ms

Tabelle 5. Sinuatriale Leitungszeit (SALZ) bei Patienten mit und ohne Sinusknotensyndrom

Breithardt u. Mitarb. (1977)	82 ms ± 19 (n = 20)	126 ms ± 47 (n = 41)
Crook u. Mitarb. (1977)	112 ms ± 30 (n = 11)	128 ms ± 27 (n = 14)
Dhingra u. Mitarb. (1975 b)	92 ms ± 30 (n = 36)	
Masini u. Mitarb. (1975)	70 ms ± 15 (n = 18)	127 ms ± 24 (n = 7)
Rostock u. v. Knorre (1976)	98 ms ± 11 (n = 15)	
Strauss u. Mitarb. (1976)		103 ms ± 55 (n = 16)
Eigene Befunde	67 ms ± 16 (n = 21)	123 ms ± 43 (n = 55)

Angegeben sind Mittelwerte ± Standardabweichung in ms.

Diese divergierenden Leitungszeiten sind größtenteils dadurch erklärbar, daß das mittlere nicht-kompensatorische postextrasystolische Vorhofintervall länger ist als das am Übergang gemessene. Bei zahlreichen Patienten besteht darüber hinaus im Bereich der nicht-kompensatorischen Pause keine eigentliche Konstanz der a_2–a_3-Intervalle, sondern a_2–a_3 nimmt mit zunehmender Vorzeitigkeit der Stimulation zu (s. Beispiel in Abb. 9).

Aufgrund tierexperimenteller Befunde kommen als Ursache dieser a_2–a_3-Zunahme in Betracht:

a) Verlängerung der retrograden sinuatrialen Leitungszeit bei früh in die atriale Diastole einfallendem Extrareiz (Bonke et al. 1969, Steinbeck et al. 1978).

b) Depression des Schrittmachers durch den Extrareiz, d. h. s_2–s_3-Verlängerung infolge eines Pacemaker-Shifts zu Schrittmacherzellen mit einer niedrigeren Spontanfrequenz (Bonke et al. 1969).

Ist aber im Bereich der nicht-kompensatorischen Pause der Sinuszyklus s_2–s_3 länger als s_1–s_1 oder a_1–a_1, so errechnet sich nach dieser Methode eine fälschlich zu lange sinuatriale Leitungszeit.

Andererseits konnte gezeigt werden, daß der Übergang zu einem nicht-kompensatorischen Vorhofintervall nicht, wie theoretisch angenommen (s. Methodik), exakt anzeigt, daß das Schrittmacherzentrum bei dieser Vorzeitigkeit der Stimulation von der retrograden Vorhoferregung erreicht wird (Miller u. Strauss 1974). Statt dessen kennzeichnet der Übergang die vorzeitige Depolarisation latenter Schrittmacherzellen (Steinbeck et al. 1978). Die kürzer als kompensatorisch werdende Pause wird erklärt mit einer elektrotonischen Interaktion, die stattfindet zwischen latenten Schrittmacherzellen, die vorzeitig depolarisiert wurden, und dem benachbarten Schrittmacherzentrum, das von der Vorhoferregung nicht erreicht wurde (Miller u. Strauss 1974, Steinbeck et al. 1978). Daraus resultiert – geht man zur Berechnung der Leitungszeit von der a_2–a_3-Länge am Übergang aus – eine Unterschätzung der tatsächlichen sinuatrialen Leitungszeit.

Weitere Erklärungen für differente Meßergebnisse der „sinuatrialen Leitungszeit" sind in der unterschiedlichen Positionierung des Vorhofkatheters zu suchen: eine Ableitung von vorwiegend basalen Vorhofabschnitten läßt beispielsweise eine Zunahme der als sinuatrial gedeuteten intraatrialen Leitung erwarten (Theisen et al. 1976). Bei Stimulation in der Nähe des Sinusknotens muß sowohl mit einer direkten Beeinflussung des Schrittmachers als auch mit einer Freisetzung der Transmittersubstanzen Azetylcholin und Noradrenalin gerechnet werden (Amory u. West 1962). Wir bevorzugen daher eine Ableitung von kranialen Vorhofabschnitten und einen davon kaudal gelegenen Stimulationsort.

Ist auch die sinuatriale Leitungszeit nur annäherungsweise beim Menschen zu bestimmen und sind die Normalwerte je nach Auswerteverfahren auch unterschiedlich, so erlaubt die Methode der vorzeitigen atrialen Einzelstimulation doch erstmals die Diagnostizierung einer sinuatrialen Blockierung ersten Grades.

Ein Beispiel dafür ist in Abbildung 10 dargestellt. Der Übergang von kompensatorischer zu nicht-kompensatorischer Pause (a_1–a_2 65%; a_2–a_3

1.1 Sinusknotenfunktionsprüfung

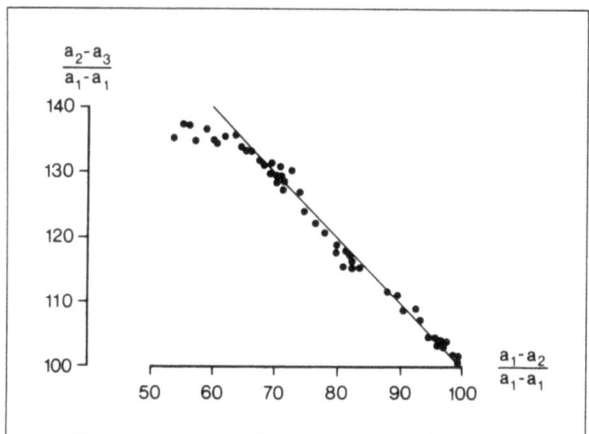

Abb. 10. Sinuatriale Blockierung ersten Grades bei einem 72jährigen Patienten mit Karotis-Sinus-Syndrom, ermittelt mit der vorzeitigen atrialen Einzelstimulation. Koordinaten wie in Abb. 9. Bis zu einer Verkürzung des präextrasystolischen Intervalls a_1-a_2 auf 65% des Vorhofgrundzyklus a_1-a_1 wird ein kompensatorisches Vorhofintervall a_2-a_3 beobachtet. Die kalkulierte sinuatriale Leitungszeit beträgt 120 ms. Vorhofgrundzyklus a_1-a_1; 684 ms±6 (M±SD); n=51

135%) ist, verglichen mit einer Normalreaktion in Abbildung 9 deutlich nach links zu einem längeren a_2-a_3-Intervall verschoben; die kalkulierte „einfache sinuatriale Leitungszeit" beträgt 120 ms. Analog zum AV-Block ersten Grades ist die klinische Bedeutung dieses Befundes in der möglichen Progredienz zu einer höhergradigen Blockierung zu sehen. Eine derartig nachgewiesene Leitungsstörung kann im Sinusknotenareal selbst, in der sinuatrialen Grenzregion (Strauss u. Bigger 1972) und im angrenzenden Vorhofmyokard (Sano et al. 1966) lokalisiert sein.

Abbildung 11 illustriert ein weiteres Zeichen einer pathologischen Sinusknotenfunktion: nach einzelnen Vorhofextrasystolen treten intermittierend abnorm lange postextrasystolische Pausen auf. Diese a_2-a_3-Intervalle sind im Mittel um einen ganzen Herzzyklus länger als die übrigen postextrasystolischen Pausen. Die darauf folgenden Vorhofzyklen weisen wieder eine normale Länge auf (nicht graphisch dargestellt). Diese Beobachtung ist Ausdruck einer durch ektope Vorhoferregung ausgelösten Austrittsblockierung der folgenden spontanen Sinusknotenaktion oder einer Automatiestörung in Form einer für einen Herzschlag währenden unterschwelligen Potentialschwingung. Darüber hinaus ist auch hier der Übergang zu einem nicht kompensatorischen a_2-a_3-Intervall nach links verschoben im Sinne einer sinuatrialen Blockierung ersten Grades wie in dem in Abbildung 10 geschilderten Fall (kalkulierte „sinuatriale Leitungszeit" 190 ms).

Abbildung 12 stellt die bei Patienten mit Sinusknoten-Syndrom gewonnenen Meßergebnisse denen der sinusknotengesunden Vergleichsgruppe gegenüber: die Verlängerung der „einfachen sinuatrialen Leitungszeit" (123 ms±43 (±SD)) gegenüber der Kontrolle ist statistisch signifikant ($p < 0,01$). Bei insgesamt 15 von 70 Patienten mit Sinusknoten-Syndrom

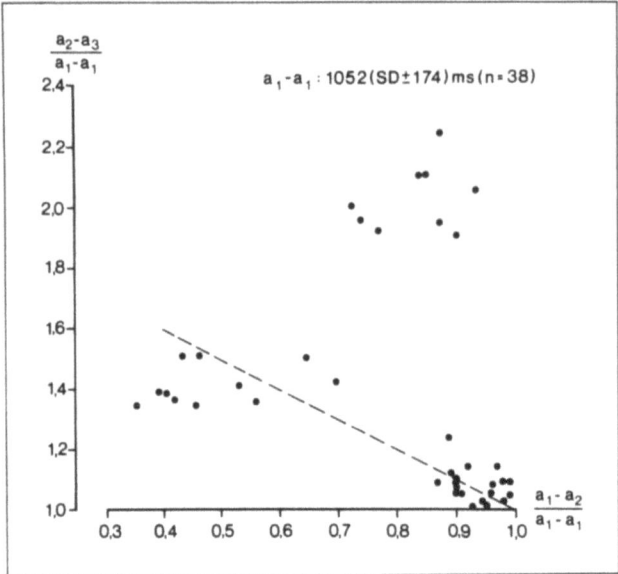

Abb. 11. Resultat der vorzeitigen atrialen Einzelstimulation bei einem 53jährigen Patienten mit einem Bradykardie-Tachykardie-Syndrom. Die „einfache sinuatriale Leitungszeit" ist auf 190 ms extrem verlängert. Darüber hinaus treten einzelne abnorm verlängerte a_2–a_3-Intervalle auf. *Ordinate:* Postextrasystolisches Intervall a_2–a_3, dividiert durch a_1–a_1; *Abszisse:* Präextrasystolisches Intervall a_1–a_2, dividiert durch a_1–a_1

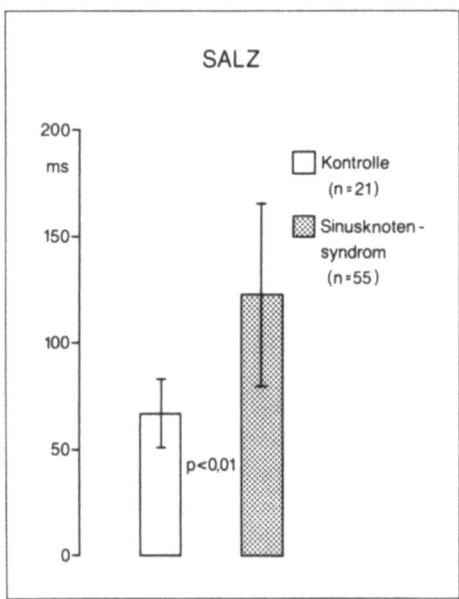

Abb. 12. Mittelwert und Standardabweichung der kalkulierten „einfachen sinuatrialen Leitungszeit" bei einem Kontrollkollektiv von 21 Patienten (*weiße Säule*), verglichen mit 55 Patienten mit Sinusknoten-Syndrom (*punktierte Säule*); bei letzterem Kollektiv ist SALZ signifikant verlängert ($p < 0{,}01$)

1.1 Sinusknotenfunktionsprüfung

(=21%) war infolge ausgeprägter Sinusarrhythmie und dadurch bedingter Streuung der Meßpunkte eine Differenzierung zwischen kompensatorischer und nicht-kompensatorischer Pause nicht möglich, und damit eine Kalkulation der sinuatrialen Leitungszeit unmöglich.

Sieht man die „sinuatriale Leitungszeit" als verlängert an, wenn sie den Mittelwert der Kontrollgruppe plus zwei Standardabweichungen übertrifft (=100 ms), so war die SALZ verlängert bei 38 Patienten (=54%), und normal bei 17 Patienten mit Sinusknoten-Syndrom (=24%).

Die Tabelle 5 führt die für die „sinuatriale Leitungszeit" ermittelten Werte anderer Autoren beim Sinusknoten-Syndrom auf. Strauss u. Mitarb. (1976) sehen die SALZ als verlängert an, wenn sie 107,5 ms übertrifft (in 38% ihrer Fälle). Von Breithardt u. Mitarb. (1977) wird dieser obere Grenzwert mit 120 ms, von Dhingra u. Mitarb. mit 152 ms angegeben (1975b).

Als Alternativverfahren haben Narula u. Mitarb. (1978) vorgeschlagen, den spontanen Sinusrhythmus mit einer um 10 Schläge/min höheren Vorhoffrequenz für 8 Schläge zu „überfahren" und die Pause zur ersten spontanen Vorhoferregung abzüglich der Spontanperiode als Maß zu nehmen für die Summe aus retrograder und antegrader sinuatrialer Leitungszeit. Diese Methode ist weniger arbeits- und zeitaufwendig und auch bei Patienten mit Sinusarrhythmie durchführbar. Erste Anwendungen dieser Methode ergaben, daß die Ergebnisse gut reproduzierbar sind und sich im Vergleich zur Methode der vorzeitigen atrialen Einzelstimulation (abgesehen von den genannten Vorteilen) im Mittel etwas niedrigere Werte für die kalkulierte sinuatriale Leitungszeit ermitteln lassen (Breithardt u. Seipel 1978, Narula et al. 1978).

Wir haben diese Methode tierexperimentell überprüft (Haberl et al. 1983). Dabei ergab sich überraschenderweise, daß es durch niedrigfrequente Vorhofstimulation über eine elektrotonische Beeinflussung zu einer Beschleunigung der spontanen Sinusknotenfrequenz während Vorhofstimulation kommt, die verhindern kann, daß die Vorhofimpulse überhaupt retrograd zum Sinusknoten geleitet werden.

Diese Befunde zeigen, daß obwohl die Methode der langsam frequenten, konstanten Vorhofstimulation einfacher und schneller ist als die vorzeitige atriale Einzelstimulation, sie aber keinesfalls die Genauigkeit der Berechnung der sinuatrialen Leitungszeit beim Menschen verbessert (Haberl et al. 1983).

d) DC-Ableitung der Sinusknotenaktivität

1977 beschrieben Cramer et al. niedrigfrequente extrazelluläre Potentialveränderungen mit DC-Verstärkung (0–300 Hz), die mit der elektrischen Aktivität des Sinusknotens in vitro einher gingen. Die beobachteten, charakteristischen Potentialveränderungen gingen eng einher mit der Phase 4 und Phase 0 intrazellulärer Potentialableitungen vom Schrittmacherzentrum des Sinusknotens. Basierend auf diesen Untersuchungen wurde die Technik der DC-Ableitung vom Sinusknoten auch beim Menschen wäh-

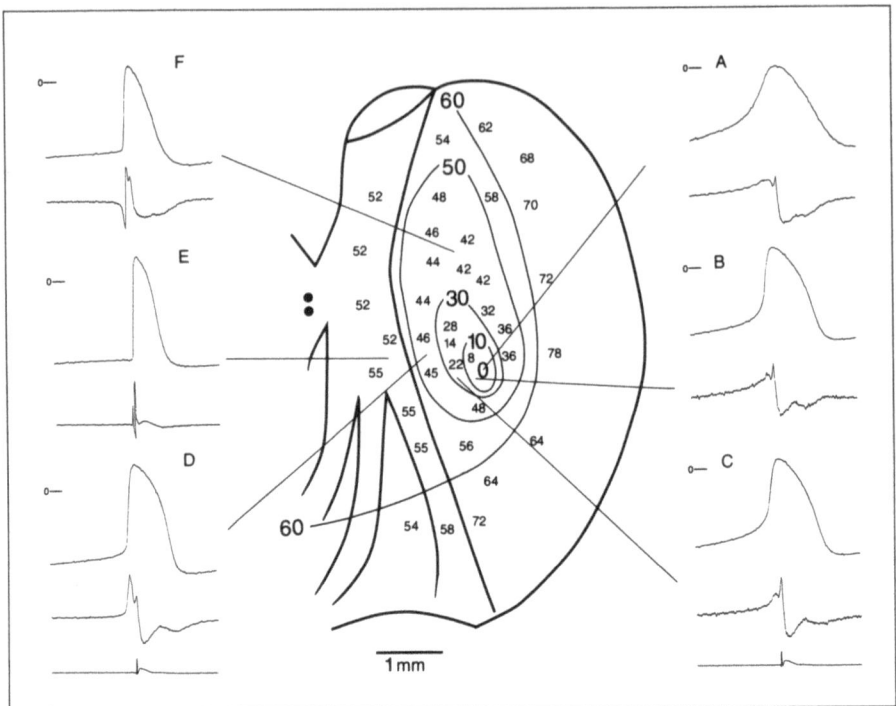

Abb. 13. Vergleich der intrazellulären mit extrazellulärer Ableitung der Sinusknotenaktivität in einem isolierten Sinusknotenpräparat des Kaninchens mit langer sinuatrialer Leitungszeit (52 ms). Die Skizze des Präparates (mit dem Schrittmacherzentrum des Sinusknotens rechts, Vena cava superior oben, Vena cava inferior unten, und Crista terminalis) zeigt das Ergebnis des Mikroelektroden-Mappings bei Spontanrhythmus (Zykluslänge 500 ms). Die Punkte markieren die Position der bipolaren extrazellulären Referenzelektrode. Der Zeitpunkt der frühesten Spontandepolarisation einer Sinusknotenzelle wird als Null-Referenz bezeichnet. Auf der Basis von 45 Zellmessungen werden isochrone Linien konstruiert. Von den Positionen A bis F wurden intrazelluläres Potential (*oben*), extrazelluläres DC-Elektrogram (*darunter*) zusammen mit dem bipolaren Elektrogramm von der Crista terminalis (*unten*) simultan registriert. Zum besseren Vergleich wurde die Polarität des DC-Elektrogrammes umgekehrt. Die Position A stellt das Schrittmacherzentrum dar (aus Haberl et al. 1984)

rend eines herzchirurgischen Eingriffes (Hariman et al. 1980a) sowie anläßlich einer Herzkatheterisierung (Hariman et al. 1980b, Reiffel et al. 1980, Gomes et al. 1982) vorgenommen.

Auch diese Methode haben wir tierexperimentell überprüft (Haberl et al. 1984).

Ein typisches Ergebnis ist in Abbildung 13 dargestellt, wobei für 6 verschiedene Positionen A–F sowohl die intrazelluläre Ableitung mittels Mikroelektrodentechnik als auch das extrazelluläre DC-Elektrogramm dargestellt ist; die Skizze des Sinusknotenpräparates gibt die sinuatriale Erregungsausbreitung bei Sinusrhythmus wieder.

Die Ableitungen zeigen, daß in der DC-Ableitung extrazellulär vom Sinusknotenzentrum tatsächlich die Phase 4 und Phase 0 intrazellulärer Ableitungen der Schrittmacherzellen sich widerspiegeln, so daß daraus die sinuatriale Leitungszeit exakt bestimmt werden kann. Obwohl technisch schwieriger, weist diese Methode mehrere Vorteile gegenüber der Vorhofstimulation auf: die spontane Sinusknotenaktivität wird direkt abgeleitet, eine Vorhofstimulation ist nicht erforderlich, und es können Veränderungen der sinuatrialen Leitungszeit von Schlag zu Schlag wie auch intranodale Lokalisationswechsel der Schrittmacherfunktion erfaßt werden. Unsere experimentelle Untersuchung ergab jedoch auch, daß eine wesentliche Vorbedingung für die Validität dieser Methode ist, daß die extrazelluläre Elektrode zur DC-Ableitung direkt über dem Schrittmacherzentrum lokalisiert wird, was natürlich in der Anwendung beim Menschen nicht kontrolliert werden kann. Bei minimaler Entfernung vom Schrittmacherzentrum können die extrazellulär erfaßten Signale noch typisch für ein Sinusknotensignal aussehen, obwohl damit die tatsächliche sinuatriale Leitungszeit bereits unterschätzt wird. Die mit dieser Methode gemessenen sinuatrialen Leitungszeiten beim Menschen, angegeben in ms, müssen daher mit Vorsicht interpretiert werden und können kürzer sein als die tatsächliche sinuatriale Leitungszeit (Haberl et al. 1984).

e) Atropintest

Bei fraglich pathologischer Sinusknotenfunktion bietet sich als weitere Diskriminierungsmöglichkeit der „Atropintest" an. Dabei werden 1 mg Atropinsulfat intravenös injiziert und unter dieser Vagusblockade das Ausmaß des spontanen Sinusknotenfrequenzanstieges sowie Sinusknotenerholungszeit und sinuatriale Leitungszeit gemessen.

Abbildung 14 gibt diesen Atropineffekt auf Spontanfrequenz, Sinusknotenerholungszeit und sinuatriale Leitungszeit bei einem Kontrollkollektiv von 6 Patienten wieder. Die Spontanfrequenz nimmt zu; nur ein Wert fällt mit 86/min knapp unter 90/min. MSKEZ und SALZ verkürzen sich.

Abbildung 15 zeigt den Atropineffekt auf das Ergebnis der Einzelstimulation bei einem Patienten mit Sinusknoten-Syndrom. Die Frequenz nimmt von 62 auf 83/min zu, ein Anstieg, der, verglichen mit der Kontrolle (s. Abb. 14) gering ausfällt. Der Übergang zu einem nicht kompensatorischen a_2-a_3-Intervall tritt unter Kontrolle bei einem a_1-a_2 von 70% des Grundzyklus a_1-a_1 auf; die sinuatriale Leitungszeit beträgt 145 ms (Abb. 15A). Sehr frühzeitig einfallende Extraschläge werden von einem abrupt verkürzten postextrasystolischen Intervall gefolgt: a_3 fällt zu dem Zeitpunkt ein, zu dem dieser Schlag erwartet worden wäre, wenn nicht eine Zusatzerregung ausgelöst worden wäre (Meßpunkte entlang der gestrichelten Linie in Abb. 15A). Da bei diesen Schlägen kein Anstieg der Latenz zwischen Stimulationszeitpunkt und a_2 beobachtet wurde, die Konfiguration der postextrasystolischen Vorhoferregung im Extremitätenprogramm und im intraatrialen Elektrogramm unverändert war und auch die a_3-a_4-Intervalle dem a_1-a_1-Zyklus entsprachen (Goldreyer u. Damato 1971), spricht dieses Reaktionsmuster für einen vollständigen retrograden Sinusknoteneintrittsblock der Zusatzerregung („komplette Interpolation").

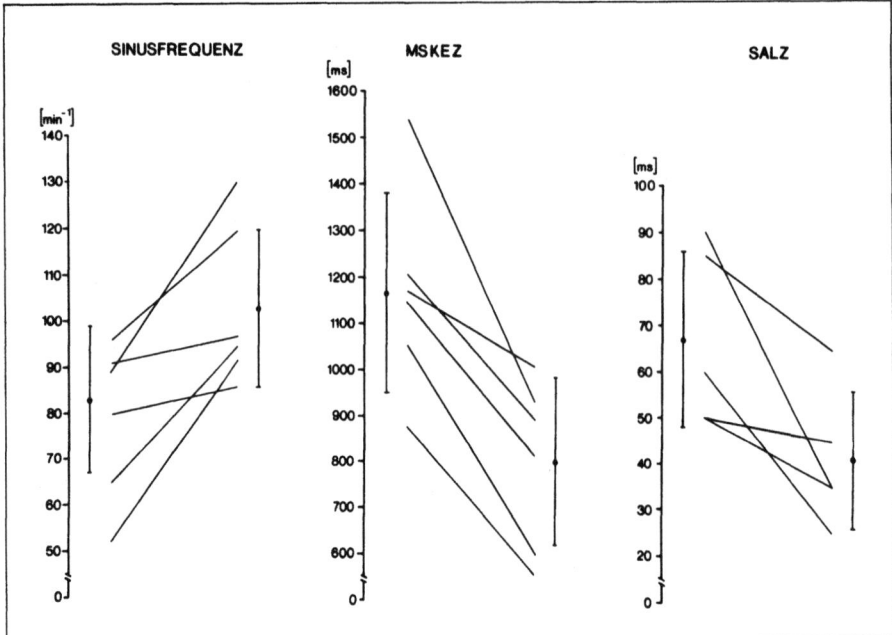

Abb. 14. Beeinflussung von spontaner Sinusknotenfrequenz, maximaler Sinusknotenerholungszeit MSKEZ und „einfacher sinuatrialer Leitungszeit" SALZ durch Atropinsulfat, 1 mg intravenös, bei einem Kontrollkollektiv von 6 Patienten. Die linke Seite gibt jeweils die Werte vor, die rechte Seite nach Vagusblockade an. Darüber hinaus sind Mittelwert und Standardabweichung dieser Parameter vor und nach Atropingabe wiedergegeben. Atropin scheint zu einer Zunahme der Sinusknotenfrequenz und zu einer Abnahme der MSKEZ und der SALZ zu führen; wegen der geringen Fallzahl ist diese Beobachtung jedoch noch nicht als statistisch gesichert anzusehen

Nach Atropin wird das postextrasystolische Vorhofintervall bei Unterschreitung eines a_1-a_2-Intervalls von 85% von a_1-a_1 nicht-kompensatorisch (Abb. 15 B); unter Zugrundelegung eines mittleren a_1-a_1-Intervalls von 726 ms errechnet sich eine sinuatriale Leitungszeit von 55 ms, die sich somit gegenüber dem in Abbildung 15 A dargestellten Befund deutlich verkürzt. Innerhalb des Bereiches der nicht kompensatorischen Pause nimmt das a_2-a_3-Intervall mit zunehmender Vorzeitigkeit der Stimulation kontinuierlich zu; eine abrupte Verkürzung von a_2-a_3 wird nicht mehr beobachtet.

Abbildung 16 gibt das physiologische Verhalten der Sinusknotenerholungszeit unter dem Einfluß von Atropin wieder. Vor und nach Atropin tritt die maximale Pause nach einer Vorhofstimulationsfrequenz von 130/min auf, die mit 1205 bzw. 895 ms im Normbereich liegt. Bei allen untersuchten Stimulationsfrequenzen wird durch Vagusblockade die Sinusknotenerholungszeit deutlich verkürzt (vgl. schwarze mit weißen Säulen in Abb. 16).

In einer Minderheit von Fällen kann es jedoch auch zu einer paradoxen Verlängerung der Sinusknotenerholungszeit kommen (Bashour et al. 1973, Reiffel et al. 1975a, Steinbeck und Lüderitz 1975); dies ist in Abbildung 17 gezeigt. Vor Atropinapplikation wird eine mäßiggradige Verlängerung der

1.1 Sinusknotenfunktionsprüfung

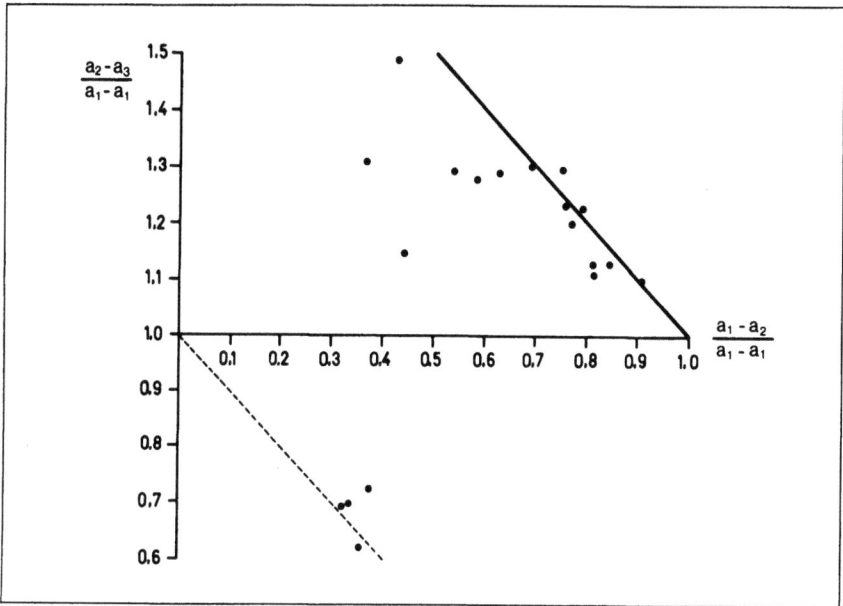

Abb. 15A. Resultat der vorzeitigen atrialen Einzelstimulation bei einem 57jährigen Patienten mit Sinusknoten-Syndrom, Koordinaten wie in Abb. 11. Die kalkulierte sinuatriale Leitungszeit beträgt 145 ms. Vorhofgrundzyklus a_1-a_1: 963 ms ± 54 (± SD); n = 19. Sehr frühzeitig einfallende Vorhofextrasystolen werden von einem abrupt verkürzten a_2-a_3-Intervall gefolgt

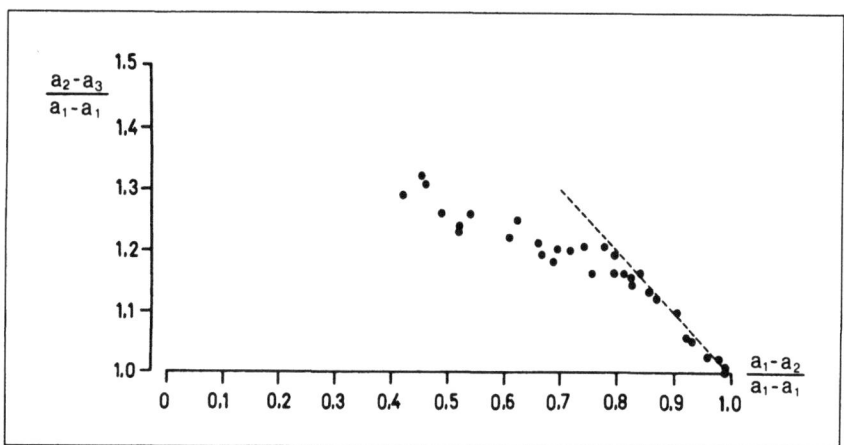

Abb. 15B. Wiederholung der vorzeitigen atrialen Einzelstimulation nach Gabe von Atropin 1 mg intravenös; gleicher Patient wie in Abb. 15A. Vorhofgrundzyklus a_1-a_1; 726 ms ± 14 (± SD); n = 32. Atropin verkürzt die kalkulierte „einfache sinuatriale Leitungszeit" auf 55 ms. Abnorme Verkürzungen der a_2-a_3-Intervalle werden nicht mehr beobachtet

maximalen Sinusknotenerholungszeit von 1640 ms nach einer Stimulationsfrequenz von 80/min registriert (Abb. 17 oben). Nach Gabe von Atropin ist im Anschluß an eine Stimulationsfrequenz von 115/min die präautomatische Pause extrem verlängert auf 4115 ms, die nicht einmal das volle Ausmaß der Sinusknotendepression angibt, da diese Asystoliephase nicht von

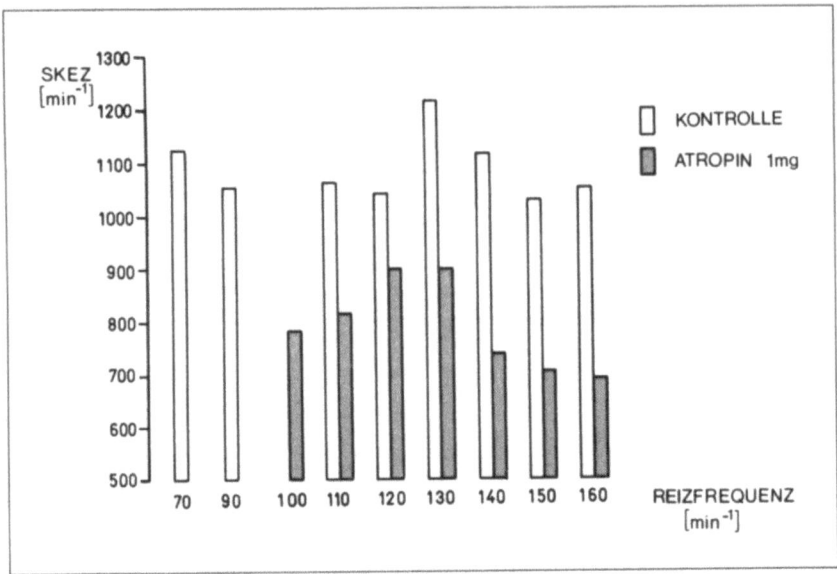

Abb. 16. Abhängigkeit der Sinusknotenerholungszeit SKEZ (*Ordinate*) von der Reizfrequenz (*Abszisse*) bei einem 51jährigen Probanden während Kontrolle (*weiße Säule*) und nach Gabe von Atropinsulfat (1 mg intravenös) (*punktierte Säulen*). Die maximale Erholungszeit tritt vor und nach Vagusblockade nach einer Vorhofstimulationsfrequenz von 130/min auf. Bei allen untersuchten Stimulationsfrequenzen führt Atropin zu einer Verkürzung der Erholungszeit

einem Sinusschlag, sondern von einem suprabifurkalen Ersatzschlag beendet wird (Abb. 17, unten).

Atropin in einer Dosierung von 1 mg intravenös wirkt positiv chronotrop auf die Schrittmacheraktivität des Sinusknotens (s. Abb. 14) und positiv dromotrop auf die sinuatriale Überleitung (s. Abb. 14 und Einzelbeispiel in Abb. 15 B). Der erstgenannte Effekt ließe eine Verkürzung der Sinusknotenerholungszeit erwarten. Im Gegensatz dazu könnte der positiv dromotrope Effekt dadurch, daß ein partieller oder kompletter retrograder Sinusknoteneintrittsblock während Vorhofstimulation durch Atropin aufgehoben wird, auch zu einer Verlängerung der Sinusknotenerholungszeit führen: ein zuvor „geschützter" Sinusknoten wird nach Atropingabe von mehr ektopen Vorhoferregungen pro Zeiteinheit depolarisiert. Überwiegt nun der positiv dromotrope Effekt den positiv chronotropen auf die Sinusknotenerholungszeit, so würde dies die paradoxe und abnorme Zunahme der Sinusknotenerholungszeit als Decouvrierung einer latenten pathologischen Sinusknotenfunktion durch Atropin erklären (Steinbeck u. Lüderitz 1977a).

Da die Sinusknotenerholungszeit der Länge der asystolischen Phase nach spontanem Sistieren von supraventrikulären Tachykardien, Vorhofflattern und Vorhofflimmern entsprechen dürfte, kommt diesem paradoxen Atropineffekt in Einzelfällen praktische Bedeutung zu.

Abbildung 18 faßt die Ergebnisse des Atropintestes bei Patienten mit Sinusknoten-Syndrom zusammen. Auch bei gestörter Sinusknotenfunktion

1.1 Sinusknotenfunktionsprüfung

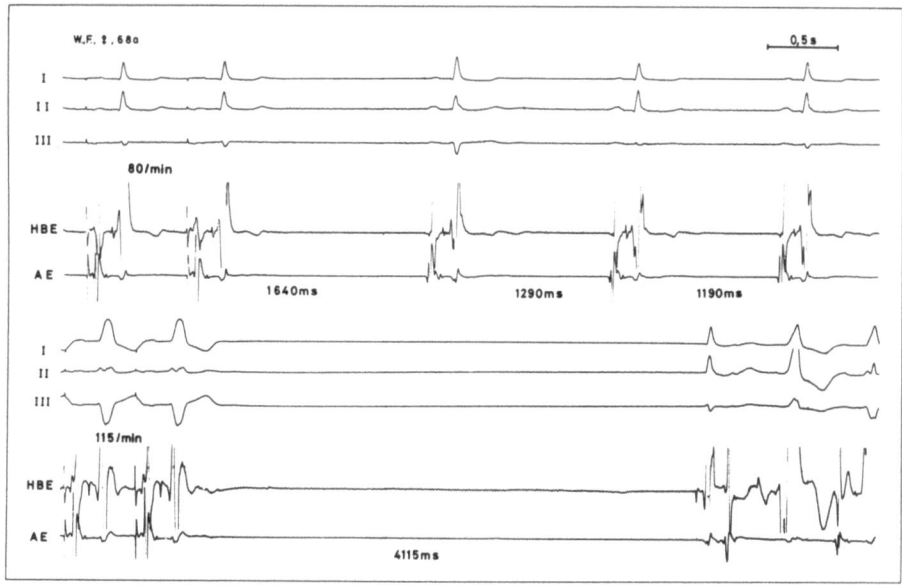

Abb. 17. Paradoxer Atropineffekt auf die Sinusknotenerholungszeit bei einer 68jährigen Patientin mit Sinusknoten-Syndrom. Oben: Registrierung von I, II, III, HBE und AE während und nach einer Vorhofstimulationsfrequenz von 80/min unter Kontrolle. Die Registrierung beginnt mit den letzten zwei stimulationsbedingten Vorhoferregungen. Die Sinusknotenerholungszeit ist mit 1640 ms mäßiggradig verlängert. Unten: Registrierung von I, II, III, HBE und AE während und nach Beendigung einer Vorhofstimulationsfrequenz von 115/min nach Applikation von Atropin 1 mg i.v. Die Erholungszeit ist extrem verlängert auf 4115 ms; die Pause wird beendet von einem suprabifurkalen Ersatzschlag. Die zwei stimulationsbedingten Kammerkomplexe in der unteren Registrierung zeigen eine linksschenkelblockartige Deformierung als Hinweis auf eine Schädigung des linken Tawaraschenkels

wirkt Atropin positiv chronotrop (Anstieg um im Mittel 41%), die erreichte Frequenz liegt jedoch signifikant unter der von Kontrollpersonen erreichten ($p < 0{,}01$): lediglich bei 6 von 25 Patienten mit Sinusknoten-Syndrom steigt die Frequenz über 90/min. Rosen u. Mitarb. (1971) zeigten, daß bei 11 Patienten mit Sinusknoten-Syndrom die Frequenz um 25 bis 125% nach Gabe von 1 mg Atropin intravenös anstieg, bei keinem jedoch auf mehr als 90 Schläge pro Minute. Mandel u. Mitarb. (1972) berichten von einem durchschnittlichen Anstieg um 12 Schläge pro Minute, Dhingra u. Mitarb. (1976a) von einem mittleren Anstieg um 45% mit einer Maximalfrequenz über 90/min bei zwei von 21 Patienten mit gestörter Sinusknotenfunktion. Die maximale Sinusknotenerholungszeit MSKEZ nimmt im Mittel ab ($p < 0{,}02$: siehe Abb. 18, Mitte), in zwei Einzelfällen trat jedoch eine ausgeprägte Verlängerung auf. Entsprechende Befunde konnten von anderen Autoren erhoben werden (Dhingra et al. 1976a, Dhingra et al. 1976b, Mandel et al. 1972, Narula et al. 1972).

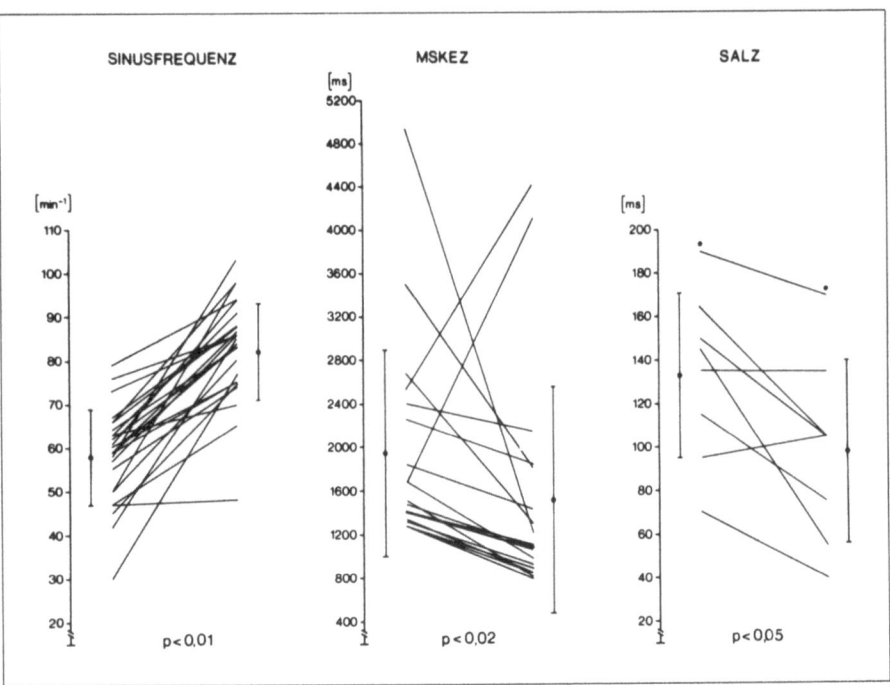

Abb. 18. Beeinflussung der spontanen Sinusknotenfrequenz, der maximalen Sinusknotenerholungszeit MSKEZ und der „einfachen sinuatrialen Leitungszeit" SALZ bei einem Patientenkollektiv mit Sinusknoten-Syndrom durch Atropin. Bezeichnungen und Symbole wie in Abbildung 14. Die linke Seite gibt jeweils die Werte vor, die rechte Seite nach Vagusblockade an. Unter Atropin steigt die Sinusknotenfrequenz an ($p < 0,01$), MSKEZ nimmt ab ($p < 0,02$) trotz zweier paradoxer Reaktionen, und die SALZ verkürzt sich ebenfalls ($p < 0,05$) ⊥. In der rechten Graphik (*SALZ*): SA-Block zweiten Grades

Eine paradoxe Atropinreaktion auf die „sinuatriale Leitungszeit" wurde von uns nur einmal beobachtet; insgesamt kommt es bei Herzgesunden und bei Patienten mit Sinusknoten-Syndrom zu einer Abnahme dieses Parameters ($p < 0,05$, siehe Abb. 18, rechts). Die Mehrzahl anderer Untersucher kam zu gleichen Resultaten (Breithardt et al. 1976, Reiffel et al. 1975a, Reiffel et al. 1975b), während Dhingra u. Mitarb. diese Abnahme nur bei Normalpersonen (1976a), nicht jedoch bei Patienten mit gestörter Sinusknotenfunktion beobachten konnten (1976b). – Zur praktisch-klinischen Bedeutung des Atropintestes ist zu sagen, daß eine physiologische Sinusknotenreaktion eine pathologische Sinusknotenfunktion nicht sicher ausschließt. Der diagnostische Wert dieses pharmakologischen Testes liegt darin, daß ein pathologischer Atropintest den Verdacht auf das Vorliegen einer Sinusknotenerkrankung erhärtet oder ggf. gar erst erste Hinweise auf das Vorliegen einer solchen Erkrankung liefert.

1.1 Sinusknotenfunktionsprüfung

f) Pacemaker-Shift

Bei einzelnen Patienten kann bei sorgfältiger Analyse der Oberflächen- und intrakardialen Potentialableitungen ein Wechsel des Schrittmacherzentrums („Pacemaker-Shift") als Reaktion des Sinusknotens auf vorzeitige atriale Einzelstimulation erkannt werden. Neben ihrem elektrophysiologischen Interesse erlauben diese Beobachtungen alternativ zur Messung der a_2-a_3-Intervalle eine zweite Beurteilungsmöglichkeit der sinuatrialen Leitungszeit; nimmt man an, daß ein Pacemaker-Shift die vorzeitige Depolarisation des Sinusknotens durch eine Vorhofextrasystole anzeigt, so kann mit Hilfe dieses Phänomens beurteilt werden, welche Vorzeitigkeit des Extraschlages notwendig ist, damit dieser retrograd zum Sinusknoten fortgeleitet wird.

Abbildung 19 zeigt ein Beispiel: In A wird eine Vorhofextrasystole spät in der atrialen Diastole hervorgerufen, die gefolgt ist von einer kompensatorischen Pause. Der folgende Zyklus a_3-a_4 ist identisch mit a_1-a_1. Die Konfiguration der Vorhoferregung a_3 und a_4 ist im Extremitätenelektrogramm sowie im intraatrialen Elektrogramm ebenfalls unverändert. In B wird der vorzeitige Extrareiz früher in der atrialen Diastole ausgelöst. Die folgende Pause ist nicht kompensatorisch. Die Kontur von a_3, welches diese Pause beendet, sowie der korrespondierenden P-Wellen in II und III haben sich geändert: a_3 beginnt im Gegensatz zu a_1 mit einem hohen positiven Ausschlag, die P-Welle wird negativ in III und isoelektrisch in II. Das a_2-a_3-Intervall ist verlängert.

In Abbildung 20 ist die Beziehung zwischen der Länge des a_1-a_2 und a_2-a_3-Intervalls beim gleichen Patienten gezeigt. a_1-a_2-Intervalle, die eine kompensatorische Pause hervorrufen, können klar getrennt werden von kürzeren a_1-a_2-Zyklen, die von einer nicht kompensatorischen Pause gefolgt sind. Ein kompensatorisches a_2-a_3-Intervall geht uniform mit einem unveränderten Vorhoferregungsmuster einher (Punkte in Abb. 20), während bei nicht kompensatorisch werdendem Vorhofintervall gleichzeitig ein Pacemaker-Shift sichtbar wird.

Sehr frühzeitig einfallende Extraschläge führen zu einer Verkürzung von a_2-a_3, ebenfalls begleitet von einem Pacemaker-Shift.

Aufgrund der Korrelation zwischen Auftreten eines Pacemaker-Shifts und Länge des a_2-a_3-Intervalls muß geschlossen werden, daß in diesem Falle die Zusatzerregung den Sinusknoten exakt in dem Moment erreicht hat, in dem die Länge von a_2-a_3 von einem kompensatorischen zu einem nicht kompensatorischen Intervall übergeht. Innerhalb der nicht kompensatorischen Pause nimmt a_2-a_3 mit zunehmender Verkürzung von a_1-a_2 kontinuierlich an Länge zu. Dies stellt ein Argument für die Auffassung dar, daß in diesem Falle die a_2-a_3-Länge am Übergang zur nicht kompensatorischen Pause – und nicht die nicht-kompensatorische Pause selbst – als Ausgangspunkt zur Berechnung der sinuatrialen Leitungszeit gewählt werden sollte.

Ähnliche Beobachtungen eines Pacemaker-Shifts wurden von uns bei fünf Patienten gemacht; in zahlreichen weiteren Fällen trat der Pacemaker-

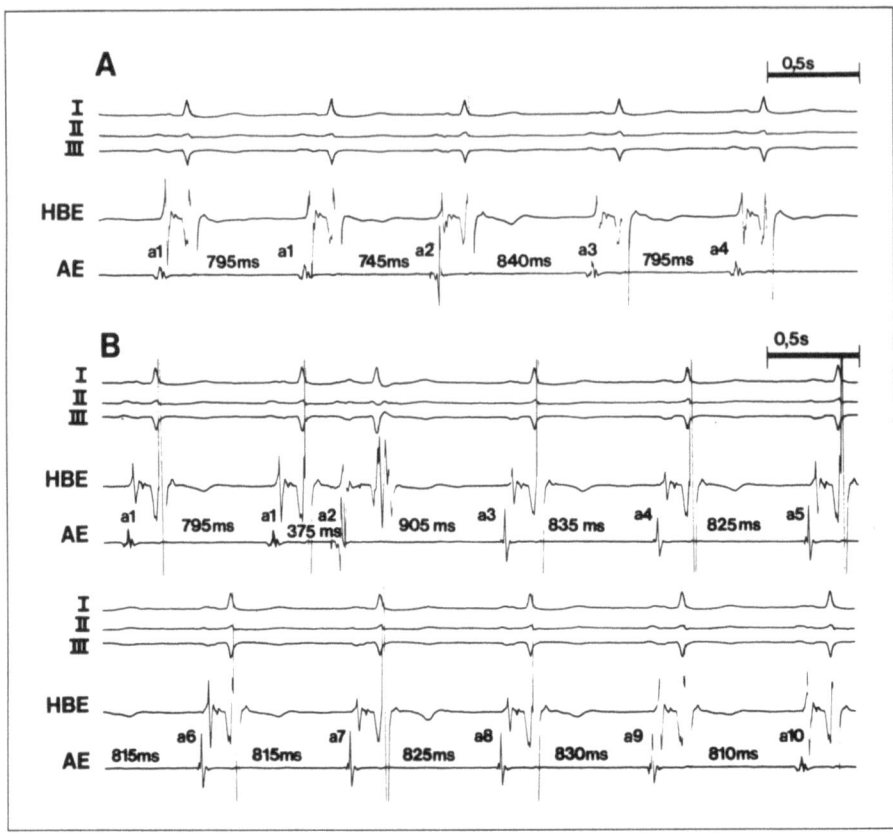

Abb. 19A, B. Ableitung I, II, III, His-Bündel-Elektrogramm (*HBE*) und atriales Elektrogramm (*AE*) während vorzeitiger atrialer Einzelstimulation nach Atropin (1 mg intravenös) bei einem 69jährigen Patienten mit Sinusknoten-Syndrom. **A** Nach der zweiten spontanen Vorhoferregung wird eine Vorhofextrasystole spät in der atrialen Diastole ausgelöst; das folgende a_2-a_3-Intervall ist kompensatorisch (745 ms + 840 ms ≅ 2 × 795 ms). Fünf spontane Vorhofzyklen vor Auslösung der Vorhofextrasystole a_2 betrugen zwischen 785 und 795 ms. **B** Zwei fortlaufende Registrierungen. Das präextrasystolische Vorhofintervall von 375 ms ist gefolgt von einer nicht kompensatorischen Pause (375 ms + 905 ms < 2 × 795 ms). Drei Vorhofzyklen vor a_2 mit einer Konfiguration der Vorhofkomplexe wie bei a_1 betrugen zwischen 795 und 800 ms. Die Veränderung der Vorhofkonfiguration der postextrasystolischen Vorhoferregung wird deutlich im atrialen Elektrogramm ebenso wie in den Oberflächenableitungen (die der Vorhoferregung a_3 und a_4 zugehörigen P-Wellen werden negativ in III und isoelektrisch in II), während diese Veränderungen im His-Bündel-Elektrogramm nicht zur Darstellung kommen. Die Vorhoferregungen von a_5-a_8 stellen ein intermediäres Erregungsmuster dar mit Rückkehr schwach positiver P-Wellen in II, jedoch weiter negativ bleibendem P in III. Mit dem Wiederauftreten eines initial negativen Ausschlages der Vorhoferregung a_9 im atrialen Elektrogramm, und noch deutlicher der a_{10} Erregung, kommt es zu einer gleichzeitigen Normalisierung der P-Wellen (positiv in II, biphasisch in III). Die Vorhofzykluslänge nach der Vorhofextrasystole ist bis zum Intervall a_8-a_9, verglichen mit a_1-a_1, verlängert

1.1 Sinusknotenfunktionsprüfung

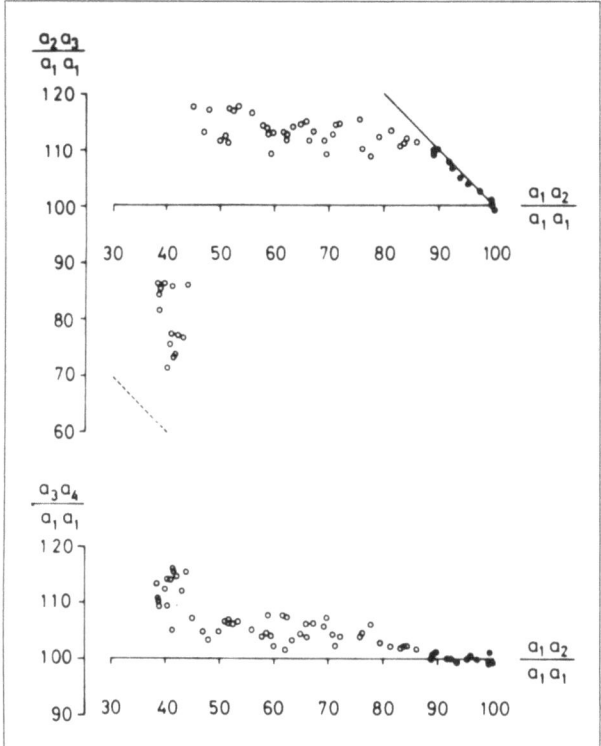

Abb. 20. Resultat der vorzeitigen atrialen Einzelstimulation. Gleicher Patient wie in Abbildung 19, Koordinaten im oberen Teil der Abb. wie in Abbildung 9. *Unterer Teil. Abszisse:* Präextrasystolisches Intervall a_1-a_2, angegeben in Prozent des Vorhofgrundzyklus a_1-a_1. *Ordinate:* Post-postextrasystolisches Vorhofintervall a_3-a_4, angegeben in Prozent des Vorhofgrundzyklus a_1-a_1. Vorhofgrundzyklus a_1-a_1: 795 ms $\pm$ 13 ($\pm$ SD); n = 62. Punkte stellen a_2-a_3-Intervalle dar, die mit einem unveränderten Vorhofkomplex einhergingen (Beispiel in Abb. 19 A). Kreise stellen a_2-a_3- und a_3-a_4-Intervalle dar, die mit einer Veränderung der a_3-Konfiguration einhergingen (Beispiel in Abb. 19 B). Es wird angenommen, daß die vorzeitige Depolarisation des Sinusknotens auftritt beim Übergang des a_2-a_3-Intervalls zu einer nicht kompensatorischen Pause (bei einem a_1-a_2-Intervall von etwa 87,5% des a_1-a_1-Intervalls): die kalkulierte „einfache sinuatriale Leitungszeit" SALZ beträgt 50 ms. Innerhalb der nicht kompensatorischen Pause kommt es zu einer stetigen Verlängerung sowohl der a_2-a_3- als auch der a_3-a_4-Intervalle

Shift nur intermittierend auf, oder eine Lageinstabilität des intrakardialen Elektrodenkatheters machte seine kontinuierliche Registrierung unmöglich. Mit diesen Befunden konnte die Interpretation der Beziehung zwischen prä- und postextrasystolischem Vorhofintervall – und damit die Bestimmung der sinuatrialen Leitungszeit – verbessert werden. Diese Ergebnisse sind u. E. übertragbar auch auf Patienten mit ähnlicher Beziehung zwischen a_1-a_2- und a_2-a_3-Länge ohne elektrophysiologisch nachweisbaren Pacemaker-Shift (Steinbeck u. Lüderitz 1977b). Ob darüber hinaus die Beobachtung eines Pacemaker-Shifts klinische Bedeutung hat und eine pathologische Fraktionierung des Sinusknotens in verschiedene konkurrierende Schrittmacherzentren anzeigt, ist derzeit nicht sicher zu beurteilen.

g) Digitalis und Sinusknotenfunktion

Die Digitalisierung von Patienten mit Sinusknoten-Syndrom ist umstritten. Mit Hilfe der diagnostischen Vorhofstimulation ist der Effekt von Digitalis auf die Sinusknotenfunktion von mehreren Autoren untersucht worden (Bond et al. 1973, Bond et al. 1974, Dhingra et al. 1975a, Engel und Schaal 1973, Goodman et al. 1975, Reiffel et al. 1974). Dabei wurden Spontanfrequenz, Sinusknotenerholungszeit und sinuatriale Leitungszeit bestimmt vor und 30 min nach intravenöser Injektion von g-Strophanthin 0,01 mg/kg Körpergewicht (Bond et al. 1973, Bond et al. 1974, Dhingra et al. 1975a, Engel u. Schaal 1973), 30 min nach intravenöser Gabe von 0,75 mg Digoxin (Reiffel et al. 1974) und 45–60 min nach Applikation von 1,25 mg Digoxin intravenös (Goodman et al. 1975).

Eine Beeinflussung der Sinusknotenfunktion am Patienten durch herzaktive Glykoside ist durch folgende Mechanismen möglich:

1. direkter chronotroper Effekt (Steinbeck et al. 1980),
2. Veränderungen der autonomen Innervation als Folge der positiv inotropen Glykosidwirkung (Moe und Farah 1975),
3. indirekt vagomimetische Wirkung (Chai et al. 1967, Gaffney et al. 1958, Heymans et al. 1932, Krueger u. Unna 1942),
4. sowohl Verstärkung als auch Abschwächung der adrenergen Innervation (Gillis 1969, Mendez et al. 1961, Nadeau u. James 1963).

Die Zeit zur Äquilibrierung zwischen Serum und Gewebe ist abhängig von der Art des Glykosids und ist sicher sowohl für g-Strophanthin als auch Digoxin innerhalb von 30 min nicht vollständig (Doherty 1973). Aus diesem Grunde können die genannten Untersuchungen zur Glykosidwirkung nur bedingt verwertet werden.

Um genauere Auskunft über die klinisch entscheidende Langzeitwirkung herzaktiver Glykoside auf die Sinusknotenfunktion zu bekommen, wurden 9 Kontrollpatienten sowie 12 Patienten mit Sinusknoten-Syndrom vor sowie mehrere Tage nach vollständiger Digitalisierung untersucht (Steinbeck et al. 1978).

Zum Zeitpunkt der Nachuntersuchung bestand bei allen Patienten eine therapeutische Serum-Digoxin-Konzentration (M = 1,3 ng/ml ± 0,6 (± SD)).

Abbildung 21 gibt die Beeinflussung der Sinusknotenfrequenz, der korrigierten Sinusknotenerholungszeit und der sinuatrialen Leitungszeit wieder. Vergleicht man die Spontanfrequenz vor und nach Gabe des Glykosids, so stieg sie in 7 von 21 Fällen an, blieb konstant in 6 von 21, und nahm bei 8 von 21 Patienten ab. Aufgrund dieser Veränderungen in entgegengesetzte Richtungen konnte eine Beeinflussung der Sinusknotenfrequenz am gesamten Patientenkollektiv nicht gesichert werden. Der Parameter der

1.1 Sinusknotenfunktionsprüfung

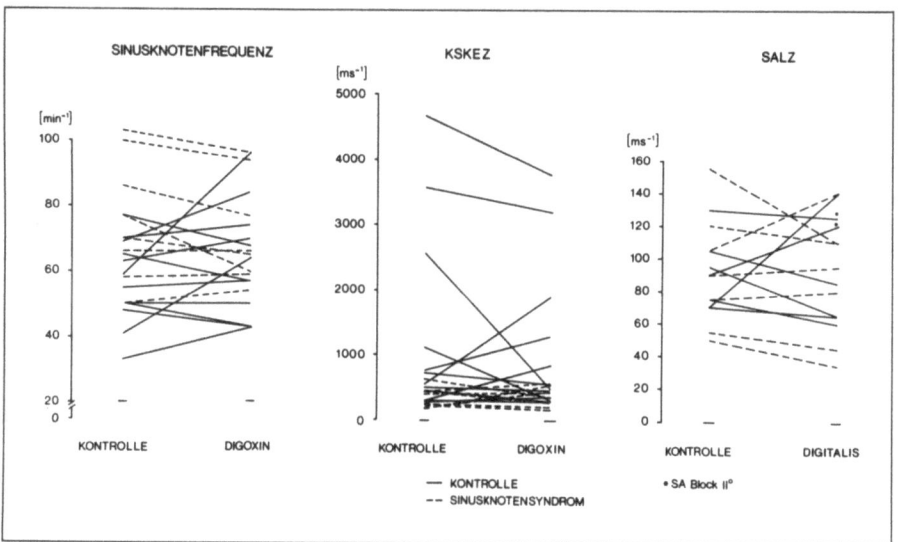

Abb. 21. Beeinflussung der spontanen Sinusknotenfrequenz, der korrigierten Sinusknotenerholungszeit KSKEZ und der „einfachen sinuatrialen Leitungszeit" SALZ durch eine therapeutische Digoxinplasmakonzentration. Aufgrund von Veränderungen in entgegengesetzte Richtungen konnten Veränderungen dieser Parameter durch herzaktive Glykoside nicht statistisch gesichert werden trotz zum Teil ausgeprägter Veränderungen in Einzelfällen

korrigierten Sinusknotenerholungszeit veränderte sich bei der Mehrheit der Patienten nur wenig. Sieht man eine Veränderung des Ausgangswertes um mehr als 500 ms als signifikant an, so wurde eine Zunahme bei 3 und eine Abnahme bei zwei weiteren Patienten beobachtet. Diese deutlichen Veränderungen wurden ausschließlich bei Kranken mit Sinusknoten-Syndrom beobachtet.

Das Beispiel einer schweren depressorischen Digitaliswirkung auf die Sinusknotenfunktion bei einer 56jährigen Patientin mit elektrokardiographisch dokumentiertem Sinusknoten-Syndrom ist in der Abbildung 22 dargestellt. Unter Kontrolle ist die maximale Sinusknotenerholungszeit mit 1430 ms nach einer Vorhofstimulationsfrequenz von 72/min noch normal (oberer Teil der Abb.). 3 Tage später, unter dem Einfluß einer Serum-Digoxin-Konzentration von 1,5 ng/ml, beträgt nach einer Stimulationsfrequenz von 156/min die Sinusknotenerholungszeit 1780 ms (fortlaufende Registrierungen im unteren Teil der Abb.). Eine veränderte P-Wellenkonfiguration in II und III (vgl. mit P-Wellenkontur im untersten Registrierstreifen, wie sie unter Digitalis während Sinusrhythmus vorherrschend war) weist auf einen „Pacemaker-Shift" dieses ersten spontanen Sinusschlages hin. Das darauffolgende Vorhofintervall ist extrem verlängert auf 5240 ms. In diese Pause fallen 2 junktionale Ersatzschläge ein (His-Bündel-Spikes im HBE, die bei fehlender P-Welle den zwei ersten QRS-Komplexen im untersten Registrierstreifen vorangehen). Ab dem vierten QRS-Komplex in diesem Streifen hat der Sinusknoten wieder die Funktion des Impulsgebers übernom-

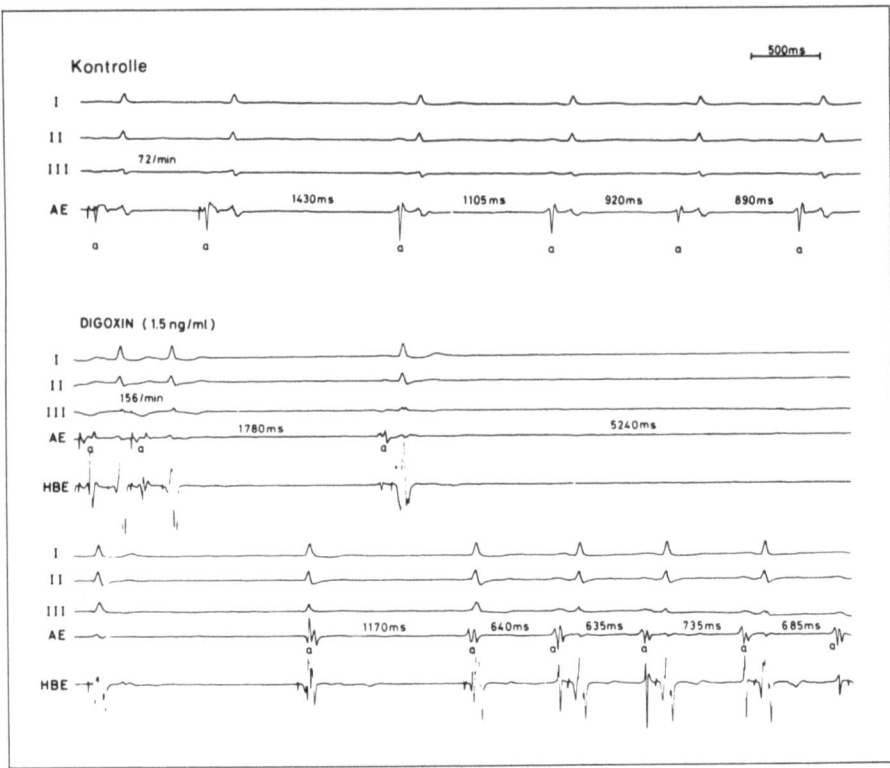

Abb. 22. Bedrohliche Glykosidwirkung auf die Sinusknotenfunktion bei einer 56jährigen Patientin mit Sinusknoten-Syndrom. *Oben:* Registrierung von Ableitung I, II und III sowie des atrialen Elektrogramms während und nach einer Vorhofstimulationsfrequenz von 72/min unter Kontrolle. Die Sinusknotenerholungszeit beträgt 1430 ms. *Unten:* Registrierung von I, II, III, AE und HBE während und nach einer Stimulationsfrequenz von 156/min nach Erreichen einer therapeutischen Digoxinplasmakonzentration von 1,5 ng/ml. Die Sinusknotenerholungszeit beträgt 1780 ms. Das darauffolgende Vorhofintervall ist extrem verlängert auf 5240 ms (s. auch Text)

men. Die maximale korrigierte Sinusknotenerholungszeit betrug unter Digitalis 1900 ms nach einer Stimulationsfrequenz von 146/min (nicht in Abb. 22 gezeigt).

Eine Verlängerung der sinuatrialen Leitungszeit von 30 ms oder mehr wurde bei 3 Patienten beobachtet, eine Abnahme in zwei Fällen. Bei 2 Patienten mit Sinusknoten-Syndrom waren einzelne Vorhofextrasystolen gefolgt von einer ausgeprägten a_2–a_3-Verlängerung, deren Länge vereinbar war mit der Annahme eines Sinusknotenaustrittsblockes. In 7 von 21 Fällen schloß eine ausgeprägte Sinusarrhythmie die indirekte Bestimmung der sinuatrialen Leitungszeit aus. Wie für Spontanfrequenz und Erholungszeit, so ergab sich auch für die Leitungszeit keine statistisch signifikante Beeinflussung durch Digitalis.

Es ist zu diskutieren, daß durch starke intraindividuelle Schwankungen der autonomen Innervation des Herzens und damit der Frequenz ein an

1.1 Sinusknotenfunktionsprüfung

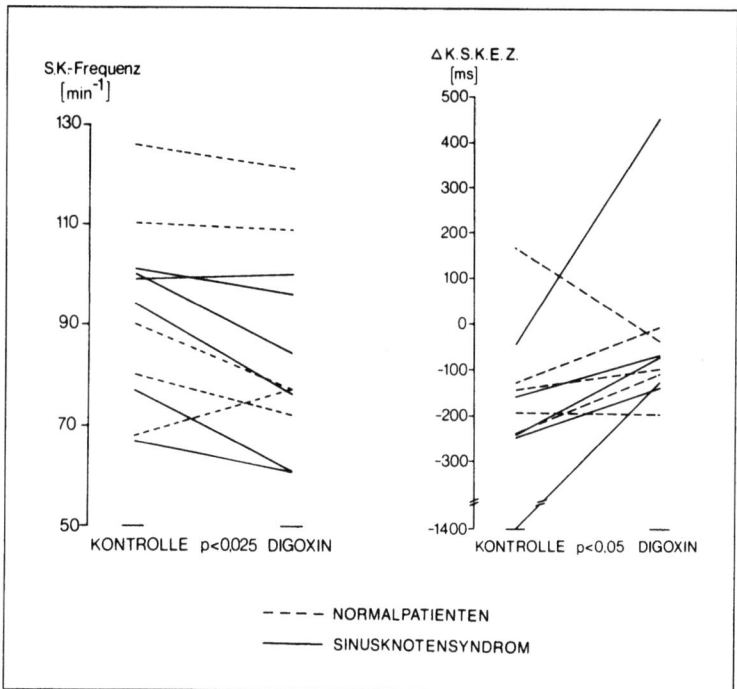

Abb. 23. Durch Atropin, 1 mg i.v., erreichter Frequenzanstieg und Verkürzung der korrigierten Sinusknotenerholungszeit bei 11 Patienten unter Kontrolle (*jeweils links*) und nach therapeutischer Digitalisierung (*rechts*). Erläuterungen siehe Text

sich vorhandener Effekt der Herzglykoside auf Frequenz und Sinusknotenerholungszeit überspielt und mit den genannten Untersuchungen nicht erkannt wird. Bei 11 Patienten, davon 5 ohne und 6 mit Sinusknotensyndrom, wurde deswegen der Frequenzanstieg und die Verkürzung der korrigierten Sinusknotenerholungszeit nach Atropin, 1 mg i.v., unter Kontrolle und nach Digitalisierung miteinander verglichen (Abb. 23).

Während Herzglykoside in Abbildung 21 keine Frequenzänderung zu induzieren scheinen, so fällt in Abbildung 23 links auf, daß vor Digitalisierung die durch Atropin erreichten Frequenzen höher liegen als nach Digitalisierung ($p < 0{,}025$); eine therapeutische Digitalisierung reduziert also den atropin-induzierten Anstieg der Spontanfrequenz.

Ähnliches gilt für die korrigierte Sinusknotenerholungszeit (Abb. 23, rechts). Auf der Ordinate ist aufgetragen die Änderung dieses Parameters durch Atropin, gemessen unter Kontrolle auf der linken und unter Digoxin auf der rechten Seite. Atropin allein führt unter Kontrolle zu einer Abnahme der korrigierten Sinusknotenerholungszeit um 100–300 ms in den meisten Fällen ($p < 0{,}05$; vgl. dazu auch die Abb. 14). Unter herzaktiven Glykosiden nehmen nun diese Änderungen in der Mehrzahl der Fälle ab; es wird also das Ausmaß der atropininduzierten Verkürzung der korrigierten Sinusknotenerholungszeit durch herzaktive Glykoside abgeschwächt.

Zusammenfassend weisen diese Ergebnisse darauf hin, daß unter Vagusblockade doch ein negativ chronotroper Digitaliseffekt (entweder direkt oder z. B. antiadrenerg) nachzuweisen ist, der vermutlich infolge erheblicher Schwankung der autonomen Innervation vor Vagusblockade am untersuchten Patientengut nicht nachweisbar gewesen war. Untersuchungen vor und nach autonomer Blockade mit Propranolol und Atropin kamen zu ähnlichen Ergebnissen (Gomes et al. 1981).

Die pathophysiologisch interessante Frage, ob der durch Digitalis hervorgerufene spontane SA-Block zweiten Grades – eine im übrigen schon früh mitgeteilte klinische Beobachtung (Barlow 1927, Hewlett 1907, Levine 1916, Mackenzie 1902, Schwartz u. Schwedel 1930, Wallace u. Katz 1930) – über eine vollständige Leitungsunterbrechung zwischen Sinusknoten und Vorhof, oder aber über eine Störung der Sinusknotenautomatie zustande kommt, ist nicht schlüssig zu beantworten. Die Beobachtungen, daß eine Digitalisierung nicht generell mit einer Verlängerung der kalkulierten sinuatrialen Leitungszeit verknüpft ist, scheint dagegen zu sprechen, daß eine Leitungsblockierung generell Ursache des unter therapeutischen Digitalisdosen auftretenden sog. SA-„Blockes" zweiten Grades ist. Daraus kann geschlossen werden, daß alternative Erklärungsmöglichkeiten, wie z.B. eine Depression der Schrittmacherautonomie mit dem Resultat unterschwellig bleibender Potentialverläufe für einzelne oder mehrere Schläge (Ferrier und Moe 1973, Ferrier et al. 1973, Steinbeck et al. 1978), stärkere Berücksichtigung finden sollten.

Einzelne Patienten mit Sinusknoten-Syndrom reagierten unter Digitalisierung in therapeutischer Dosierung mit einer exzessiven Verlängerung der Sinusknotenerholungszeit. Diese Beobachtungen zeigen, daß die von anderen Autoren 30 min nach Digitalisinjektion gemessene Verkürzung der Sinusknotenerholungszeit (Dhingra et al. 1975a, Engel u. Schaal 1973) nicht der klinisch entscheidenden Langzeitwirkung entsprechen muß. Im Gegensatz zu diesen pharmakologischen Kurzzeituntersuchungen stehen unsere Befunde im Einklang mit dem Fallbericht eines Patienten, bei dem die Digitaliswirkung ebenfalls über mehrere Tage verfolgt wurde (Margolis et al. 1975). Wir folgern aus unseren Beobachtungen, daß durch Digitalis bei einzelnen Patienten mit Sinusknoten-Syndrom mit einer unvorhersehbaren und schweren Schädigung der Sinusknotenfunktion zu rechnen ist. Eine Langzeitanwendung herzaktiver Glykoside bei pathologischer Sinusknotenfunktion erscheint nur gerechtfertigt, wenn im Langzeit-EKG bzw. bei diagnostischer Vorhofstimulation die beschriebenen unerwünschten Wirkungen ausgeschlossen werden konnten.

h) Diagnostische Vorhofstimulation und Schrittmacherindikation

Um zu prüfen, welche Bedeutung der Vorhofstimulation zur Erkennung von Patienten mit Sinusknoten-Syndrom zukommt, die einen permanenten Schrittmacher benötigen, haben wir ein Kollektiv von 70 Patienten mit Sinusknoten-Syndrom unterteilt in eine Gruppe A, bei der aufgrund der Ana-

1.1 Sinusknotenfunktionsprüfung

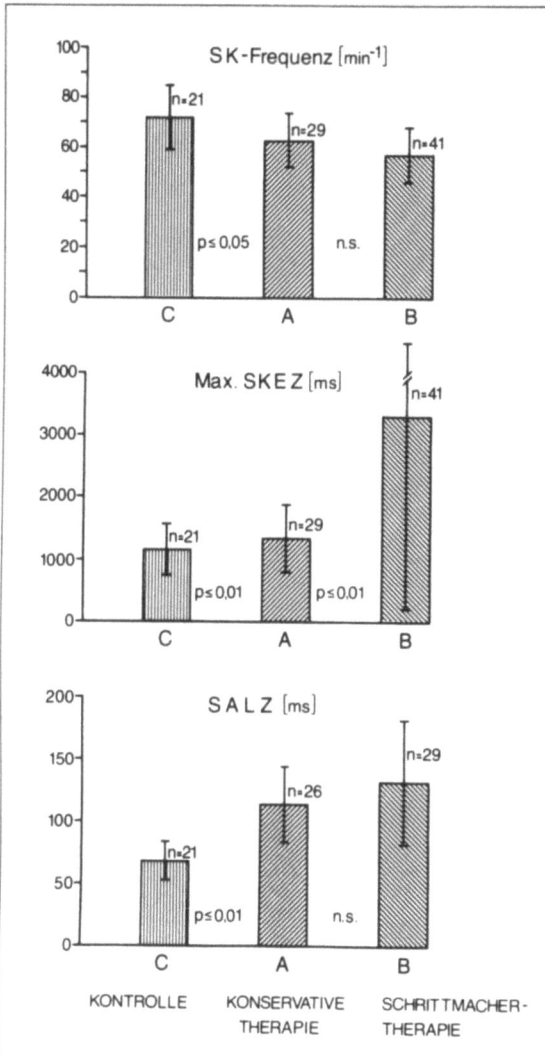

Abb. 24. Spontane Sinusknotenfrequenz, maximale Sinusknotenerholungszeit und „einfache sinuatriale Leitungszeit" bei einem Kontrollkollektiv von 21 Patienten (*C*), 29 Patienten mit Sinusknoten-Syndrom, bei denen aufgrund der klinischen und elektrokardiographischen Befunde eine Schrittmacherimplantation als nicht notwendig erachtet wurde (*A*), sowie 41 Patienten mit Sinusknoten-Syndrom, bei denen eine Schrittmacherimplantation vorgenommen wurde (*B*). Die Spontanfrequenz nimmt mit zunehmendem Ausmaß der Sinusknotenschädigung ab; umgekehrt nimmt die maximale Sinusknotenerholungszeit zu. Während die Bestimmung der „einfachen sinuatrialen Leitungszeit" ebenfalls eine Diskriminierung zwischen normaler und pathologischer Sinusknotenfunktion erlaubt, korreliert sie nicht mit dem Schweregrad der Sinusknotenerkrankung, s. auch Text. Die statistischen Angaben beziehen sich auf Vergleich der Kollektive rechts und links von den jeweils angegebenen Irrtumswahrscheinlichkeiten

mnese, des klinischen und elektrokardiographischen Befundes eine Schrittmacherimplantation als nicht notwendig erachtet wurde (n = 29) und eine Gruppe B, bei der die Implantation vorgenommen wurde (n = 41) (Abb. 24). Im Vergleich zu eigenen früheren Untersuchungen (Lüderitz et al. 1978), die in einem gemischten Kollektiv auch Patienten einschlossen, die neben Hinweisen auf ein Sinusknoten-Syndrom einen hypersensitiven Karotis-Sinus-Reflex bzw. ein Karotis-Sinus-Syndrom oder eine zusätzliche AV-Leitungsstörung aufwiesen, wurde bei diesen 70 Patienten die Indikation zur Schrittmacherimplantation ausschließlich vom Schweregrad des Sinusknoten-Syndroms abhängig gemacht. Die Spontanfrequenz zeigt mit zunehmender Sinusknotenfunktionsstörung fallende Tendenz; sie ist bereits in der Patientengruppe A gegenüber der Kontrolle erniedrigt ($p < 0,05$).

Umgekehrt verhält sich die Sinusknotenerholungszeit; sie nimmt mit zunehmender Sinusknotenschädigung zu. Auch innerhalb des gesamten Patientenkollektivs mit Sinusknoten-Syndrom war dieser Parameter im schrittmacherbehandelten Kollektiv B gegenüber der nicht schrittmacherpflichtigen Gruppe A verlängert ($p < 0,01$).

Demgegenüber war die sinuatriale Leitungszeit in der Gruppe A zwar auch gegenüber der Kontrolle verlängert ($p < 0,01$); andererseits korreliert dieser Parameter nicht mit dem Schweregrad der Erkrankung (Gruppe A und B nicht unterschiedlich). Die indirekt ermittelte sinuatriale Leitungszeit stellt die unidirektionale Leitungszeit zwischen dem aktuellen Ort der Impulsbildung im Sinusknoten und dem Vorhof dar. Ist bei vorliegendem Sinusknoten-Syndrom ein großer Teil des Schrittmacherareals irreversibel geschädigt, so ist zu erwarten, daß die Impulsgeberfunktion für die Vorhöfe und Kammern von Schrittmacherarealen an der sinuatrialen Grenzregion übernommen wird. Solch ein „Pacemaker-Shift" in Richtung auf den Vorhof könnte erklären, warum die Länge der kalkulierten sinuatrialen Leitungszeit nicht mit dem Ausmaß der Sinusknotenerkrankung korrelieren muß.

Aus Abbildung 24 wird ersichtlich, daß eine persistierende pathologische Sinusbradykardie und eine ausgeprägte Verlängerung der Sinusknotenerholungszeit eine höhergradige und damit schrittmacherpflichtige Erkrankung des Sinusknotens anzeigt, während hierfür die sinuatriale Leitungszeit keine relevante Entscheidungshilfe darstellt.

Aufgrund einer Untersuchung an 32 Patienten mit Sinusknoten-Syndrom verschiedener Schweregrade mittels diagnostischer Vorhofstimulation kommen Evans und Mitarb. zur gleichen Auffassung (Evans et al. 1978). Andererseits ist die „sinuatriale Leitungszeit" neben Spontanfrequenz und Sinusknotenerholungszeit hilfreich für die Differenzierung leichterer Formen pathologischer von normaler Sinusknotenfunktion. Eine Verlängerung der SA-Leitungszeit ohne klinische Symptomatik stellt keine Indikation zur Schrittmacherimplantation dar (Dhingra et al. 1977, Lüderitz et al. 1978). Schließlich ist zu betonen, daß ein enger Zusammenhang zwischen isolierter Störung der Sinusknotenautomatie und/oder der sinuatrialen Leitung einerseits und den auf diese Rhythmusstörungen zurückführbaren klinischen Symptomen des Patienten nicht bestehen muß. Beim Ausfall des Sinusknotens bestimmt das Verhalten tiefergelegener Ersatzrhythmen die asystoliebedingte Gefährdung (Rostock u. v. Knorre 1977), die, falls sie rechtzeitig einspringen, das Sinusknoten-Syndrom zu einer symptomarmen Erkrankung machen können. Falls die Ersatzrhythmen ausbleiben oder sehr verzögert einfallen (Sinusknoten-Syndrom als Teil einer generalisierten Erkrankung des Reizbildungs- und -leitungssystems des Herzens nach Kaplan u. Mitarb. (1973)) entspricht die Gefährdung der Patienten durch Adams-Stokes-Anfälle der des totalen AV-Blockes.

Für die Indikationsstellung zur Schrittmacherimplantation beim Sinusknoten-Syndrom sollte zunächst und vor allem die sorgfältig erhobene Anamnese sowie der nicht invasive Nachweis bradykarder Rhythmusstörungen durch das Ruhe- und Langzeit-EKG, das ggf. auch wiederholt eingesetzt werden sollte, herangezogen werden.

Wenn die anamnestischen Angaben und die nicht invasiven diagnostischen Methoden nicht eindeutig sind, sollte die Vorhofstimulation zusätzlich für die Indikationsstellung herangezogen werden (Breithardt et al. 1979, Rosenberger et al. 1980). Dabei kommt eine besondere Bedeutung der Sinusknotenerholungszeit zu (Vera u. Mason 1981). Dieser Parameter wurde bei 103 älteren Patienten mit Sinusbradykardie bestimmt und dieses Patientenkollektiv anschließend prospektiv verlaufsbeobachtet über einen mittleren Zeitraum von 4,6 Jahren (Gann et al. 1979). Dabei wurde die korrigierte Sinusknotenerholungszeit als verlängert angesehen, wenn sie mehr als 525 ms betrug. Dieses Kriterium wies eine Sensitivität von 66%, eine Spezifität von 91% auf; die positive Korrektheit eines abnormen elektrophysiologischen Ergebnisses betrug 90% zur Voraussage eines ausgeprägten Sinusknotensyndroms bei symptomatischen und asymptomatischen Patienten und 100% bei Patienten mit Synkopen.

In dieser Untersuchung erwies sich somit die Sinusknotenerholungszeit als nützlicher und spezifischer Test zur Voraussage einer schwereren, schrittmacherpflichtigen Sinusknotenerkrankung.

Zur gleichen Empfehlung des diagnostischen Einsatzes der Vorhofstimulation bei unauffälligem Langzeit-EKG-Ergebnis kommt von Leitner (v. Leitner u. Schröder 1976, von Leitner 1982) nach einer Untersuchung bei 267 Patienten mit unklaren Synkopen.

Abschließend ist zu betonen, daß kein 100%ig verläßlicher Parameter einer Sinusknotenerkrankung existiert, mit Hilfe dessen man die Bedeutung von Anamnese, EKG-Befund und Vorhofstimulation für die Indikationsstellung zur Schrittmacherimplantation validieren könnte.

Im Grenzfall ist daher die Schrittmacherindikation unter Berücksichtigung aller nicht invasiven und invasiven Einzelbefunde, eingenommener Medikamente sowie kardialer und extrakardialer Begleiterkrankungen individuell abzuwägen.

Literatur

Amory DW, West TC (1962) Chronotropic response following direct electrical stimulation of the isolated sinoatrial node: a pharmacologic evaluation. J Pharmacol Exp Ther 137:14
Barlow P (1927) The clinical occurrence of sino-auricular block. Lancet 1:65
Bashour T, Hemb R, Wickramesekaran R (1973) An unusual effect of atropine on overdrive suppression. Circulation 48:911
Benditt DG, Strauss HC, Scheinman MM, Behar VS, Wallace AG (1976) Analysis of secondary pauses following termination of rapid atrial pacing in man. Circulation 54:436
Blömer H, Wirtzfeld A, Delius W, Sebening H (1977) Das Sinusknoten-Syndrom. Perimed-Verlag, Dr D Straube, Erlangen
Bond RC, Engel TR, Schaal SF (1973) The effect of digitalis on sinoatrial conduction in man. Circulation (Suppl. IV) 48:147
Bond RC, Engel TR, Schaal SF (1974) The effect of digitalis on sinoatrial conduction in man. Am J Cardiol 33:128
Bonke FIM, Bouman LN, Rijn HE van (1969) Change of cardiac rhythm in the rabbit after an atrial premature beat. Circ Res 24:533

Breithardt G, Seipel L (1978) Comparative study of two methods of estimating sinoatrial conduction time in man. Am J Cardiol 42:965

Breithardt G, Seipel L, Both A, Loogen F (1976) The effect of atropine on calculated sinoatrial conduction time in man. Eur J Cardiol 4:49

Breithardt G, Seipel L, Loogen F (1977) Sinus node recovery time and calculated sinoatrial conduction time in normal subjects and patients with sinus node dysfunction. Circulation 56:43

Breithardt G, Seipel L, Wiebringhaus E, Leuner C (1979) Diagnostische Wertigkeit verschiedener Parameter der Sinusknotenfunktion. Z Kardiol 68:382

Chai CY, Wang HH, Hoffman BF, Wang SC (1967) Mechanisms of bradycardia induced by digitalis substances. Am J Physiol 212:26

Cramer M, Siegal M, Bigger JT, Hoffman BF (1977) Characteristics of extracellular potentials recorded from the sinoatrial pacemaker of the rabbit. Circ Res 41:292

Crook B, Kitson D, McComish M, Jewitt D (1977) Indirect measurement of sinoatrial conduction time in patients with sinoatrial disease and in controls. Br Heart J 39:771

Delius W, Wirtzfeld H, Sebening H, Blömer H (1975) Bedeutung der Sinusknotenerholungszeit beim Sinusknotensyndrom. Dtsch Med Wochenschr 100:2305

Dhingra RC, Amat-y-Leon F, Wyndham C, Wu D, Denes P, Rosen KM (1975a) The electrophysiological effects of ouabain on sinus node and atrium in man. J Clin Invest 55:555

Dhingra RC, Wyndham C, Amat-y-Leon F, Denes P, Wu D, Rosen KM (1975b) Sinus nodal responses to atrial extrastimuli in patients without apparent sinus node disease. Am J Cardiol 36:445

Dhingra RC, Amat-y-Leon F, Wyndham C, Denes P, Wu D, Miller RH, Rosen KM (1976a) Electrophysiologic effects of atropine on sinus node and atrium in patients with sinus nodal dysfunction. Am J Cardiol 38:848

Dhingra RC, Amat-y-Leon F, Wyndham C, Denes P, Wu D, Pouget JM, Rosen KM (1976b) The electrophysiologic effects of atropine on human sinus node and atrium. Am J Cardiol 38:429

Dhingra RC, Amat-y-Leon F, Wyndham C, Deedwania PC, Wu D, Denes P, Rosen KM (1977) Clinical significance of prolonged sinoatrial conduction time. Circulation 55:8

Doherty JE (1973) Digitalis Glycosides. Pharmacokinetics and their clinical implications. Ann Intern Med 79:229

Engel TR, Schaal SF (1973) Digitalis in sick sinus syndrome: the effects of digitalis on sinoatrial automaticity and atrioventricular conduction. Circulation 48:1201

Evans TR, Callowhill EA, Krikler DM (1978) Clinical value of tests of sinoatrial function. PACE 1:1

Ferrer MI (1968) The sick sinus syndrome in atrial disease. J Am Med Ass 206:645

Ferrier GR, Moe GK (1973) Effect of calcium on acetylstrophanthidin-induced transient depolarization in canine Purkinje tissue. Circ Res 33:508

Ferrier GR, Saunders JH, Mendez C (1973) A cellular mechanism for the generation of ventricular arrhythmias by acetylstrophanthidin. Circ Res 32:600

Gaffney TE, Kahn JB, Maanen EF van, Acheson GR (1958) A mechanism of the vagal effect of cardiac glycosides. J Pharmac Exp Ther 122:423

Gann D, Tolentino A, Samet P (1979) Electrophysiologic evaluation of elderly patients with sinus bradycardia. A long-term follow-up study. Ann intern Med 90:24

Gillis RA (1969) Cardiac sympathetic nerve activity: changes induced by ouabain and propranolol. Science 166:508

Goldreyer BN, Damato AN (1971) Sinoatrial-node entrance block. Circulation 44:789

Gomes JAC, Kang PS, El-Sherif N (1981) Effects of digitalis on the human sick sinus node after pharmacologic autonomic blockade. Am J Cardiol 48:783

Gomes JAC, Kang PS, El-Sherif N (1982) The sinus node electrogram in patients with and without sick sinus syndrome: techniques and correlation between directly measured and indirectly estimated sinoatrial conduction time. Circulation 66:864

Goodman DJ, Rossen RM, Ingham R, Rider AK, Harrison DC (1975) Sinus node function in the denervated human heart. Effect of digitalis. Br Heart J 37:612

Gupta PK, Lichstein E, Badui E (1974) Appraisal of sinus nodal recovery time in patients with sick sinus syndrome. Am J Cardiol 34:265

Haberl R, Steinbeck G, Lüderitz B (1983) Acceleration of sinus rhythm during slow-rate atrial pacing. Circulation 67:1368

Haberl R, Steinbeck G, Lüderitz B (1984) Comparison between intracellular and extracellular direct current recordings of sinus node activity for evaluation of sinoatrial conduction time. Circulation 70:760

Hariman RJ, Krongrad E, Boxer RA, Bowman FO Jr., Mohn JR, Hoffman BF (1980a) Methods for recording electrograms of the sinoatrial node during cardiac surgery in man. Circulation 61:1024

Hariman RJ, Krongrad E, Boxer RA, Weiss MB, Steeg CN, Hoffman BF (1980b) Method for recording electrical activity of the sinoatrial node and automatic atrial foci during cardiac catheterization in human subjects. Am J Cardiol 45:775

Hewlett AW (1907) Digitalis heart block. Am Med Ass 48:47

Heymans C, Bouckaert JJ, Rejniirs P (1932) Sur le mécanisme réflexe de la bradycardie provoquée par les Digitaliques. Arch Int Pharmacodyn Ther 44:31

Kaplan BM, Langendorf R, Lev M, Pick A (1973) Tachycardia-bradycardia syndrome (so called "sick sinus syndrome"). Am J Cardiol 31:497

Krueger E, Unna K (1942) Comparative studies on the toxic effects of digitoxin and ouabain in cats. J Pharmac Exp Ther 76:282

Kulbertus HE, Leval-Rutten F de, Mary L, Casters P (1975) Sinus node recovery time in the elderly. Br Heart J 37:420

Lange G (1965) Action of driving stimuli from intrinsic and extrinsic sources on in situ cardiac pacemaker tissues. Circ Res 17:449

Leitner ER v (1982) Wertigkeit elektrokardiographischer Untersuchungsmethoden zur Diagnostik bradykarder Rhythmusstörungen. Habilitationsschrift, Berlin

Leitner ER v, Schröder R (1976) Kardiologische Funktionsdiagnostik bei Patienten mit unklaren synkopalen Anfällen. Verh Dtsch Ges Inn Med 82:1218

Levine SA (1916) Observations on sino-auricular heart block. Arch Intern Med 17:153

Lown B (1967) Electrical reversion of cardiac arrhythmias. Br Heart J 29:469

Lu HH, Lange G, Brooks Mc C (1965) Factors controlling pacemaker action in cells of the sinoatrial node. Circ Res 17:460

Lüderitz B, Steinbeck G, Naumann d'Alnoncourt C, Rosenberger W (1978) Relevance of diagnostic atrial stimulation for pacemaker treatment in sinoatrial disease. In: Bonke FIM (ed) The sinus node structure, function and clinical relevance. The Hague: Martinus Nijhoff BV

Mackenzie J (1902) The cause of heart irregularity in influenza. Br Med J 1411

Mandel WJ, Hayakawa H, Danzig R, Marcus HS (1971) Evaluation of sinoatrial node function in man by overdrive suppression. Circulation 44:59

Mandel WJ, Hayakawa H, Allen HN, Danzig R, Kermaier AI (1972) Assessment of sinus node function in patients with the sick sinus syndrome. Circulation 46:761

Margolis JR, Strauss HC, Miller HC, Gilbert M, Wallace AG (1975) Digitalis and the sick sinus syndrome. Clinical and electrophysiologic documentation of a severe toxic effect on sinus node function. Circulation 52:162

Masini G, Dianda R, Graziina A (1975) Analysis of sinoatrial conduction in man using premature atrial stimulation. Cardiovasc Res 9:498

Mendez C, Aceves J, Mendez R (1961) Inhibition of adrenergic cardiac acceleration by cardiac glycosides. J Pharmac Exp Ther 131:191

Miller HC, Strauss HC (1974) Measurement of sinoatrial conduction time by premature atrial stimulation in the rabbit. Circ Res 35:935

Moe GK, Farah AE (1975) Digitalis and allied cardiac glycosides. In: Goodman LS, Gilman A (eds) The pharmacological basis of therapeutics. New York: 5th edition. Macmillan Publishing Co Inc, New York

Nadeau RA, James TN (1963) Antagonistic effects on the sinus node of acetylstrophanthidin and adrenergic stimulation. Circ Res 13:388

Narula OS, Samet P, Javier RP (1972) Significance of the sinus node recovery time. Circulation 45:140

Narula OS, Shanta N, Vasquez M, Towne WD, Linhart JW (1978) A new method for measurement of sinoatrial conduction time. Circulation 58:706

Reiffel JA, Bigger JT, Giardina EGV (1974) The effect of digoxin on sinus node automaticity and sinoatrial conduction (SAC) in man. J Clin Invest 53:64

Reiffel JA, Bigger JT, Giardina EGV (1975a) Paradoxical prolongation of sinus nodal recovery time after atropine in the sick sinus syndrome. Am J Cardiol 36:98

Reiffel JA, Bigger JT, Reid DS (1975b) The effect of atropine on sinus node function in adults with sinus bradycardia. Am J Cardiol 35:165

Reiffel JA, Gang E, Gliklich J, Weiss MB, David JC, Patton NJ, Bigger JT (1980) The human sinus node electrogram: a transvenous catheter technique and a comparison of directly measured and indirectly estimated sino-atrial conduction time in adults. Circulation 62:1324

Rosen KM, Loeb HS, Sinno MZ, Rahimtoola SH, Gunnar RM (1971) Cardiac conduction in patients with symptomatic sinus node disease. Circulation 43:836

Rosenberger W, Steinbeck G, Lüderitz B (1980) Die Bedeutung der Vorhofstimulation für die Indikation zur Schrittmachertherapie beim Sinusknotensyndrom. Verh Dtsch Ges Inn Med 86:615

Rostock K-J, Knorre GH v. (1977) Zur Indikation der Schrittmacherimplantation beim Sinusknoten-Syndrom. Dtsch Gesundh-Wes 32:2177

Sano T, Iida Y, Yamagishi S (1966) Sites of conduction block in the atria in excess potassium and a doubt on the existence of the sinoatrial block. Proc Jpn Acad 42:1197

Scherlag BJ, Lau SH, Helfant RH, Berkowitz WD, Stein E, Damato AN (1969) Catheter technique for recording His bundle activity in man. Circulation 39:13

Schwartz SP, Schwedel JB (1930) Digitalis studies on children with heart disease. II. The effect of digitalis on the sinus rate of children with rheumatic fever and chronic valvular heart disease. Am J Dis Child 39:298

Seipel L, Breithardt G, Both A, Loogen F (1974) Messung der sinuatrialen Leitungszeit mittels vorzeitiger Vorhofstimulation beim Menschen. Dtsch Med Wochenschr 99:1895

Seipel L, Breithardt G, Both A, Loogen F (1975) Diagnostische Probleme beim Sinusknoten-Syndrom. Z Kardiol 64:1

Steinbeck G, Lüderitz B (1975) Comparative study of sinoatrial conduction time and sinus node recovery time. Br Heart J 37:956

Steinbeck G, Lüderitz B (1977a) Störungen der Sinusknotenfunktion, Diagnostik und klinische Bedeutung. Dtsch Med Wochenschr 102:35

Steinbeck G, Lüderitz B (1977b) Sinoatrial pacemaker shift following atrial stimulation in man. Circulation 56:402

Steinbeck G, Rosenberger W (1983) Nature of secondary sinus pauses following atrial and ventricular stimulation in man. Circulation (Suppl. III) 68:354

Steinbeck G, Körber H-J, Lüderitz B (1974) Die Bestimmung der sinuatrialen Leitungszeit beim Menschen durch gekoppelte atriale Einzelstimulation. Klin Wochenschr 52:1151

Steinbeck G, Allessie MA, Bonke FIM, Lammers WJEP (1978) Sinus node response to premature atrial stimulation in the rabbit studied with multiple microelectrode impalements. Circ Res 43:695

Steinbeck G, Rosenberger W, Naumann d'Alnoncourt C, Lüderitz B (1978) Zur Glykosidwirkung beim Sinusknotensyndrom. Z Kardiol 67:190

Steinbeck G, Bonke FIM, Allessie MA, Lammers WJEP (1980) The effect of ouabain on the isolated sinus node preparation of the rabbit studied with microelectrodes. Circ Res 46:406

Strauss HC, Bigger JT (1972) Electrophysiological properties of the rabbit sinoatrial perinodal fibers. Circ Res 31:490

Strauss HC, Saroff AL, Bigger JT, Giardina EGV (1973) Premature atrial stimulation as a key to the understanding of sinoatrial conduction in man. Circulation 47:88

Strauss HC, Bigger JT, Saroff AL, Giardina EGV (1976) Electrophysiologic evaluation of sinus node function in patients with sinus node dysfunction. Circulation 53:763

Theisen K, Krötz J, Rackwitz R, Müller-Seydlitz P, Haider M, Jahrmärker H (1976) Korrigierte sinuatriale Leitungszeit. Verh Dtsch Ges Kreislaufforsch 42:225

Vera Z, Mason DT (1981) Detection of sinus node dysfunction: consideration of clinical application of testing methods. Am Heart J 102:308

Wallace AW, Katz LN (1930) Sino-auricular block. Am Heart J 6:478

West TC (1972) Electrophysiology of the sinoatrial node. In: DeMello WC (ed) Electrical phenomena in the heart. Acad Press, New York London

Wirtzfeld A, Sebening H (1973) Das Sinusknoten-Syndrom. Dtsch Med Wochenschr 98:1

Yabek SM, Jarmakani JM, Roberts NK (1976) Sinus node function in children. Factors influencing its evaluation. Circulation 53:28

1.2 Atrioventrikuläre Erregungsleitung

L. SEIPEL

Die von Scherlag und Mitarb. (1969) in die Klinik eingeführte Methode der His-Bündel Elektrographie wurde ursprünglich fast ausschließlich zur Analyse der atrioventrikulären Erregungsleitung eingesetzt. Wenn sich auch die diagnostischen Schwerpunkte dieser Methode heute ganz wesentlich verlagert haben, so ist die Prüfung der intrakardialen Leitungsverhältnisse auch heute noch das Kernstück jeder elektrophysiologischen Untersuchung. Jeder Untersucher sollte daher über umfassende Kenntnisse des normalen und pathologischen Verhaltens der Erregungsleitung in den einzelnen Kompartimenten des Herzens verfügen. Nur dann kann der diagnostische Wert der Methode voll ausgeschöpft werden.

1.2.1 Methodik der His-Bündel-Elektrographie

Die technischen Voraussetzungen für die His-Bündel-Elektrographie sind praktisch in jedem Krankenhaus gegeben. Für die Durchleuchtung beim Einführen der Elektrodenkatheter genügt ein konventionelles Röntgengerät oder Bildwandler, wenn auch für spezielle Fragestellungen eine biplane Anlage von Vorteil ist. Die Registrierung erfordert ein mehrkanaliges EKG-Gerät, das mit relativ geringem Aufwand für diesen speziellen Zweck umgerüstet werden kann. Für eine Reihe von Stimulationsuntersuchungen kommt man behelfsmäßig mit einem üblichen externen Schrittmacher aus; dennoch wird sich die Anschaffung eines programmierbaren Schrittmachergerätes nicht umgehen lassen, wenn man sich ernsthaft mit dieser Methode beschäftigt. Als „Verbrauchsgüter" fallen insbesondere die verschiedenen Elektrodenkatheter ins Gewicht, deren Lebensdauer begrenzt ist.

Der Patient sollte am Vortage unter Zeugen über den Sinn der Untersuchung, das Vorgehen und die Komplikationsmöglichkeiten aufgeklärt werden. Hierbei ist besonders auf die Möglichkeit der Auslösung potentiell gefährlicher Arrhythmien bei Vorhof- und Ventrikelstimulation hinzuweisen. Der Patient sollte am Tage der Untersuchung nüchtern sein und alle elektrophysiologisch wirksamen Medikamente sollten vorher abgesetzt werden. Hierzu gehört beispielsweise auch Digitalis. Nach der Untersuchung sollte der Patient für mindestens 2 Std. Bettruhe einhalten und entsprechend überwacht werden.

Wichtig ist, daß der Untersucher in Kenntnis der elektrophysiologischen Veränderungen, die ihn bei einem bestimmten Krankheitsbild erwarten, vor Beginn der Katheterisierung einen Untersuchungsplan aufstellt, der eine größtmögliche Information verspricht. Nur so kann der diagnostische Wert der Methode voll ausgeschöpft werden. „Unterlassungssünden", die erst nach Abschluß der Untersuchung auffallen, können nicht wieder gut gemacht werden.

Normalerweise werden zwei oder 3 Elektrodenkatheter in Lokalanaesthesie von der rechten Femoralvene jeweils in den rechten hohen Vorhof, die „His-Position" und die rechtsventrikuläre Spitze zur Ableitung und Stimulation gelegt. Das Einführen der Katheter wurde schon im vorangehenden Kapitel beschrieben, ebenso die Durchführung der starrfrequenten und programmierten Vorhofstimulation (s. Kap. 1.2.4). Hinsichtlich der technischen Einzelheiten sei auf die Literatur verwiesen (Seipel 1978, Lüderitz 1983).

Die Komplikationsrate dieses Verfahrens ist gering (Seipel et al. 1984). Die Verletzungen des Leitungssystems mit meist passagerem AV-Block lassen sich bei entsprechender Erfahrung und Verwendung geeigneter Elektrodenkatheter praktisch vermeiden. Thrombosen, Blutungen oder Bakteriaemien nach einmaliger passagerer Punktion der Femoralvene sind ebenfalls eine Rarität. Wenn man einmal von dem ungewollten Auslösen von Vorhofflimmern absieht, stellt die Induktion supraventrikulärer und ventrikulärer Arrhythmien meist das Ziel der Untersuchung dar und darf nicht als Komplikation im eigentlichen Sinne gewertet werden.

1.2.2 Befunde bei Sinusrhythmus

Vor Beginn der Vorhofstimulation sollte in jedem Falle eine Registrierung aller Ableitungen bei Spontanrhythmus als Ausgangsbefund erfolgen. Abb. 1 zeigt schematisch die simultane Ableitung von Oberflächen-EKG, His- Bündel-Elektrogramm (HBE), hohem rechts-atrialem Elektrogramm (HRA) und rechtsventrikulärem apikalem Elektrogramm (RVA) in Beziehung zur Anatomie des Erregungsleitungssystems. Simultan oder kurz nach Beginn der P-Welle im EKG wird das hohe Vorhofpotential (HRA) registriert. Wenn die Sinuserregung den Vorhof durchlaufen hat, erscheint im HBE eine A-Welle als Zeichen der Depolarisation des basalen rechten Vorhofs. Ein Potential vom AV-Knoten konnte bisher mit dieser Methode nicht zweifelsfrei abgeleitet werden. Das nächste erkennbare Signal ist das H-Potential als Zeichen der Erregung des Hisschen Bündels. Darauf folgt im HBE der Beginn der Ventrikeldepolarisation, der normalerweise simultan mit der Q-Welle im EKG registriert wird. Zuletzt wird die rechtsventrikuläre Spitze (RVA) erregt. Wird der His-Katheter weiter in den Ventrikel hineingeschoben, kann zusätzlich noch ein Potential vom rechten Schenkel (RS) abgeleitet werden. Dieses RS-Signal erscheint zeitlich zwischen H- und V-Potential.

Entsprechend läßt sich ein P–A-Intervall ausmessen, das die rechtsatriale kranio-kaudale Leitungszeit wiedergibt, Da der Beginn der P-Welle im EKG häufig nicht genau zu ermitteln ist, kann statt dessen das Intervall HRA–A ausgemessen werden. Das A–H-Intervall entspricht der Erregungsleitung vom basalen Vorhof zum Hisschen Bündel. Die A–H-Zeit ist

1.2 Atrioventrikuläre Erregungsleitung

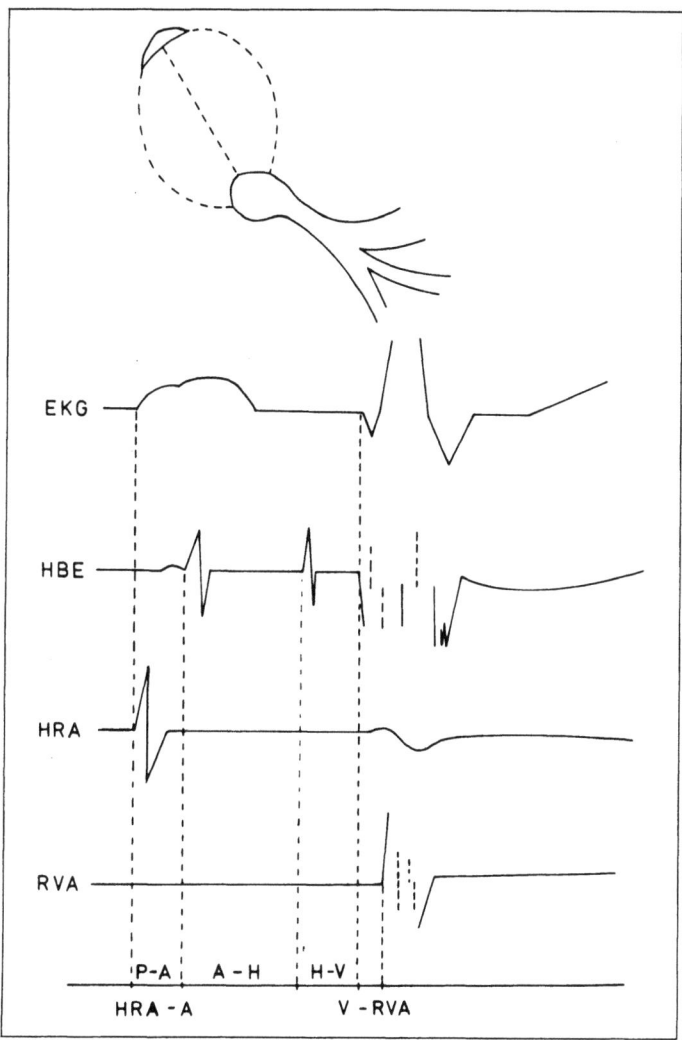

Abb. 1. Schematische Darstellung des His-Bündel-Elektrogramms (*HBE*), des rechten hohen Vorhofelektrogramms (*HRA*) sowie des Elektrogramms von der rechten Ventrikelspitze (*RVA*) in Beziehung zum Oberflächen-Elektrokardiogramm (*EKG*). Darüber schematisch die Abschnitte des Herzens, die zum entsprechenden Zeitpunkt erregt werden

fast ausschließlich durch die Leitung im AV-Knoten bedingt. Das H–V-Intervall repräsentiert die Leitungszeit im Hisschen Bündel bis zur Depolarisation des Ventrikelseptums, das V–RVA-Intervall die Erregungsleitung vom Ventrikelseptum zur rechten Ventrikelspitze. Tabelle 1 gibt die Normalwerte für die einzelnen Intervalle von verschiedenen Arbeitsgruppen wieder. Die Unterschiede können einmal durch unterschiedliche Patientenkollektive bedingt sein, da wirkliche Normalpersonen naturgemäß kaum untersucht werden. Zudem besteht eine gewisse Altersabhängigkeit der Leitungszeiten (Abella et al. 1972, Bekheit et al. 1973, Cohen et al. 1975, Gil-

Tabelle 1. Normalwerte der Intervalle im His-Bündel-Elektrogramm sowie der rechtsventrikulären Leitungszeit bis zur Herzspitze (RVA) nach Literaturangaben und eigenen Untersuchungen

Autor	Pat.	P–A	A–H	H–V	V–RVA
Narula u. Mitarb. (1970)	13	43±11	88±21	41±4	–
Bekheit u. Mitarb. (1971)	20	37±11	78±18	37±5	–
Dhingra u. Mitarb. (1973)	61	27± 9	92±19	43±6	–
Castellanos u. Mitarb. (1973)	6	–	–	–	15–20
Kastor u. Mitarb. (1975)	28	–	–	–	18± 9
Eigene Befunde	51	27± 8	89±17	43±7	17± 7*

* (n = 18)

lette et al. 1975). Außerdem können meßtechnische Probleme eine Rolle spielen. Nach einer inzwischen allgemein anerkannten Empfehlung (Scherlag et al. 1972) sollen die Intervalle jeweils von „Beginn zu Beginn" der einzelnen Potentiale ausgemessen werden, wobei der Beginn dann angesetzt wird, wenn die Abweichung von der Nullinie 45° erreicht. Der Beginn des Ventrikelkomplexes wird mit der frühesten erkennbaren Kammererregung im intrakardialen oder im Oberflächen-EKG angesetzt (Narula et al. 1970). Zur Erfassung des maximalen H–V-Intervalls sollte der His-Katheter soweit aus dem Ventrikel herausgezogen werden, daß die A-Welle größer als das H-Potential ist. Bei kleiner A-Welle besteht immer der Verdacht auf Ableitung vom rechten Schenkel. Das RS–V-Intervall liegt hierbei normalerweise unter 35 ms (Narula et al. 1970, Puech et al. 1970).

1.2.3 Befunde bei starrfrequenter Vorhofstimulation

Die starrfrequente atriale Stimulation wird einmal stufenweise mit konstanter Grundfrequenz durchgeführt. Hierbei beginnt man knapp oberhalb der Spontanfrequenz und steigert nach einer Pause jeweils um 10–20 Impulse pro Minute, bis eine höhergradige AV-Blockierung auftritt. Auf jeder Frequenzstufe sollte etwa 30 s stimuliert werden, da es mit Beginn der Stimulation zunächst zu einer zunehmenden Verlängerung der Leitungszeit im AV-Knoten (A–H-Zeit) kommt, die dann meist ein konstantes Plateau erreicht (Runge et al. 1976). Allerdings gibt es durchaus auch ein anderes Verhalten unter starrfrequenter Stimulation. Hier kann das vegetative Nervensystem eine Rolle spielen. Zudem hängt das Leitungsverhalten zum Teil davon ab, in welcher Phase des Spontanzyklus der erste Stimulus einfällt (Lehmann et al. 1984).

1.2 Atrioventrikuläre Erregungsleitung

Eine weitere Möglichkeit stellt die Stimulation mit kontinuierlich steigender Frequenz dar. Hierbei wird ebenfalls mit niedriger Stimulationsfrequenz begonnen und während der Stimulation ohne abzuschalten die Periodendauer langsam verkürzt. Dieses Vorgehen erlaubt eine bessere Adaptation des Erregungsleitungssystems an die Frequenzsteigerung. Daher ist hier meist bei Frequenzen noch eine 1:1 Überleitung vorhanden, die bei stufenweiser Stimulation schon zur Blockierung führt. Auf diese Weise läßt sich die „maximale Leitungskapazität" des Erregungsleitungssystems etwa bei spontanen Tachykardien besser abschätzen.

Unter starrfrequenter Vorhofstimulation kommt es mit steigender Frequenz zunächst zu einer zunehmenden Verlängerung der A–H-Zeit. Die bei einer kritischen Grenzfrequenz auftretende Wenckebach-Blockierung ist normalerweise im AV-Knoten lokalisiert, d.h. nach einer von Schlag zu Schlag zunehmenden Verlängerung des A–H-Intervalls kommt es zu einer Blockierung distal A. Klinisch wird hierbei nicht selten ein „atypisches" Verhalten der A–H-Zeit vor der Blockierung beobachtet (Castillo et al. 1971, Denes et al. 1975b). Bei weiterer Frequenzsteigerung kommt es normalerweise zu einer 2:1, 3:1 Blockierung nach der A-Welle (Abb. 2). In sehr seltenen Fällen kann eine solche Wenckebach-Periodik auch in anderen Herzabschnitten auftreten, etwa im Vorhof oder im His-Purkinje-System.

Bei der Beurteilung der Ergebnisse muß berücksichtigt werden, daß unter hochfrequenter Stimulation eine grundsätzlich andere Situation vorliegt als bei einem Frequenzanstieg unter körperlicher oder psychischer Belastung. Die natürliche Frequenzsteigerung erfolgt durch eine Erhöhung der sympathischen Aktivität, was mit einer Verkürzung der Überleitungszeit durch Verbesserung der Leitung im AV-Knoten einhergeht. Dem entspricht eine Verkürzung der A–H-Zeit unter körperlicher Belastung (Hombach et al. 1979). Bei atrialer Stimulation verlängert sich dagegen die A–H-Zeit, weil diese sympathische Tonuserhöhung fehlt. Entsprechend können Patienten, die unter Vorhofstimulation schon bei relativ niedrigen Frequenzen im AV-Block blockieren, unter körperlicher Belastung durchaus bei sehr viel höheren Frequenzen noch überleiten. Dieses Verhalten gilt nur für den AV- Knoten, nicht für das His-Purkinje-System. Dem entsprechen elektrophysiologische Unterschiede.

Für die Beurteilung des Normalverhaltens der Leitung im AV-Knoten unter hochfrequenter Stimulation gibt es keine verbindlichen Kriterien. Das gilt sowohl für das Ausmaß der A–H-Verlängerung unter steigender Frequenzbelastung als auch für das Auftreten einer Wenckebach-Blockierung im AV-Knoten. Die A–H-Zeit kann sowohl absolut als auch relativ zum Ausgangswert unter Frequenzsteigerung im individuell sehr unterschiedlichen Ausmaß verlängert werden, so daß Normalwerte kaum angegeben werden können. Dasselbe gilt auch für den Wenckebach-Punkt, d.h. die Grenzfrequenz, bei der ein Wenckebach-Block im AV-Knoten auftritt. Nach einigen Untersuchungen blockieren bei einer Stimulationsfrequenz von 150/min schon etwa 40% der Patienten ohne Leitungsstörungen im AV-Knoten (Dhingra et al. 1973, Fisher 1981). Im eigenen Normalkollektiv

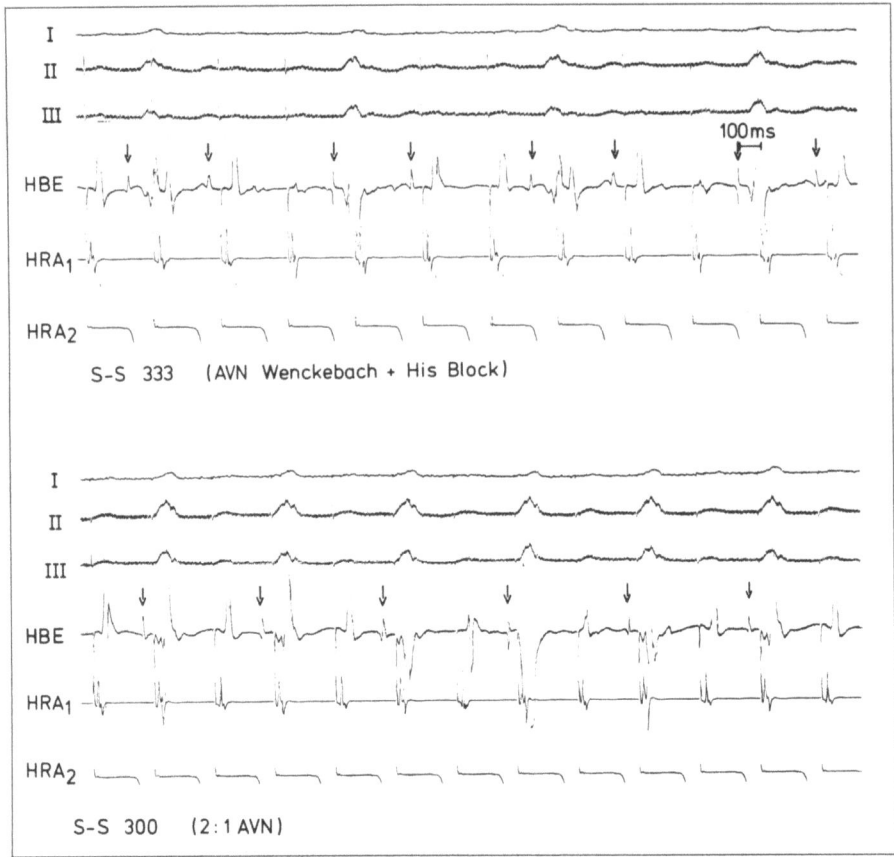

Abb. 2. Verhalten der atrioventrikulären Überleitung unter hochfrequenter Stimulation bei einem Patienten mit Linksschenkelblock. Im oberen Abschnitt ist bei einer Frequenz von 180/min (333 ms Periodendauer) sowohl ein Block im His-Purkinje-System als auch eine typische Wenckebach-Periodik im AV-Knoten zu erkennen. Der erste Schlag wird übergeleitet, der zweite atriale Impuls hat eine verlängerte A–H-Zeit, die Erregung wird aber nach dem H-Potential (*Pfeil*) blockiert. Der dritte Schlag wird nach der A-Welle blockiert, d.h., die Erregung erreicht nicht mehr das Hissche Bündel, sondern endet im AV-Knoten. Bei einer Frequenz von 200/min wird ein 2:1 Block ausschließlich im AV-Knoten registriert (*unteres Bild*)

war bei dieser Frequenz erst in 16% der Fälle ein AV-Block II° aufgetreten (Seipel et al. 1975). Die Leitungsverhältnisse im AV-Knoten sind bei kurzzeitiger Kontrollstimulation relativ konstant, können aber im Einzelfall bis 20 ms von Messung zu Messung differieren (Reddy et al. 1975). Über längere Zeiträume zeigt die Leitung im AV-Knoten teilweise deutliche Schwankungen, wohl in Abhängigkeit vom vegetativen Tonus (Schlepper et al. 1975). Darüber hinaus muß berücksichtigt werden, daß auch bei Stimulation im hohen Vorhof der Erregungsablauf gegenüber dem spontanen Sinusrhythmus verändert ist. Dies allein kann schon zu einer Veränderung

1.2 Atrioventrikuläre Erregungsleitung

der Leitungsverhältnisse im AV-Knoten führen (Amat-y-Leon et al. 1975, Batsford et al. 1974). Verlaufsbeobachtungen von Patienten, die einen Wenckebach-Punkt (WP) schon bei niedrigen Stimulationsfrequenzen aufwiesen, zeigen, daß dieser Befund keineswegs eine sichere Indikation für das Auftreten spontaner höhergradiger AV-Blockierungen im weiteren Verlauf ist (Alfaro et al. 1977). Daher müssen diese Befunde mit großer Vorsicht interpretiert werden, insbesondere, wenn therapeutische Konsequenzen (Schrittmacher) zur Diskussion stehen. In jedem Falle sollte die Stimulation nach Atropin wiederholt werden. Eine Normalisierung der Überleitung unter dieser Medikation spricht für vagale Einflüsse bei der frühzeitigen Blockierung während der Kontrollstimulation.

Für die klinische Prüfung der Leitungsverhältnisse im AV-Knoten reicht im Grunde die starrfrequente Stimulation aus. Dies um so mehr, als eine statistisch gute Korrelation zwischen WP und funktioneller Refraktärzeit (s. u.) besteht. Der gleiche Parameter weist auch eine positive Korrelation zur effektiven Refraktärzeit des AV-Knotens auf, falls diese länger ist als diejenige des Atriums (Bisset et al. 1975).

Demgegenüber läßt sich mit der starrfrequenten Vorhofstimulation normalerweise nichts über die Leitungsverhältnisse im His-Purkinje-System (HPS) aussagen. Einmal hat der AV-Knoten die längste Refraktärzeit des atrioventrikulären Leitungssystems, zudem verlängert sich bei steigender Stimulationsfrequenz die Refraktärzeit des AV-Knotens, während sich diejenige des His-Purkinje-Systems verkürzt. Daher erfolgt bei der hochfrequenten Stimulation die Blockierung normalerweise im AV-Knoten und der Impuls erreicht gar nicht mehr das intraventrikuläre Leitungssystem. Treten unter starrfrequenter Stimulation Blockierungen distal des His-Potentials bei einer Frequenz bis 150/min auf, so ist dieser Befund zumindest sehr auffällig, wenn nicht pathologisch (Motte et al. 1975, Seipel et al. 1979). In unserem Kollektiv wurde dies einmal bei einer „Normalperson" registriert. Besteht eine gute Leistungsfähigkeit des AV-Knotens mit Überleitung auch bei höheren Frequenzen, so kann eine Blockierung im His-Purkinje-System auftreten, ohne daß dies einen pathologischen Befund darstellt. Abb. 2 zeigt bei einem jugendlichen Patienten das gleichzeitige Auftreten einer Blockierung im AV-Knoten (Wenckebach) und im His-Purkinje-System bei einer atrialen Stimulationsfrequenz von 180/min. Solche Blockierungen auf verschiedenen Ebenen können für sog. alternierende Wenckebach-Phänomene verantwortlich sein.

Anders kann die Situation bei abrupter Änderung der Frequenz zu Beginn einer Stimulation sein. Da die Refraktärzeit des His-Purkinje-Systems frequenzabhängig ist, spielt die vorangehende Grundfrequenz und die Vorzeitigkeit des ersten Stimulus im Grundzyklus eine bedeutsame Rolle. Die Situation wird aber dadurch noch komplizierter, daß zu Beginn einer starrfrequenten Stimulation Blockierungen des Impulses im AV-Knoten auftreten können. Entsprechend werden in dieser Phase sehr wechselnde H–H- oder V–V-Intervalle auftreten, was zu einer komplexen dynamischen Änderung der intraventrikulären Leitungsbedingungen von Schlag zu Schlag führt (Denker et al. 1983, Wiener et al. 1981). Wird bei fortlaufender Stimulation insgesamt eine Frequenzanhebung bewirkt, verschwinden funktionelle Blockierungen normalerweise, da sich die Refraktärzeit des His-Purkinje-Systems unter steigender Frequenz verkürzt. Eine solche rein funktionelle Blockierung bei plötzlicher Frequenzsteigerung darf nicht mit einem spontanen Mobitz-Typ II Block gleichgesetzt werden (Damato et al. 1973).

1.2.4 Befunde bei programmierter Vorhofstimulation

Wie schon im früheren Kapitel (Kap. 1.1) erwähnt, kann die programmierte Vorhofstimulation bei Sinusrhythmus und bei konstanter stimulierter Grundfrequenz durchgeführt werden. Die Prüfung der AV-Leitung erfolgt immer mit letzterer Methode. Da die Refraktärzeiten frequenzabhängig sind, können nur auf diese Weise vergleichbare Bedingungen geschaffen werden.

Abb. 3 zeigt schematisch das Normalverhalten der AV-Leitung unter programmierter atrialer Stimulation. Nach einer Grundstimulation mit konstanter Periodendauer (S_1-S_1) von 8–10 Schlägen wird jeweils ein Zusatzimpuls (S_2) appliziert. Man beginnt mit einem sehr weiten Kopplungsintervall des Extrastimulus (S_1-S_2) spätdiastolisch. Hierbei sind zunächst die Leitungszeiten der durch S_2 ausgelösten Zusatzerregung (A_2-H_2, H_2-V_2) praktisch unverändert zum Grundrhythmus (A_1-H_1, H_1-V_1). Entsprechend sind die H_1-H_2 und V_1-V_2-Intervalle gleich den A_1-A_2-Intervallen. Bei weiterer Verkürzung des Kopplungsintervalls kommt es zu einer Verlängerung der Leitungszeit des Zusatzimpulses im AV-Knoten mit entsprechender Verlängerung des A_2-H_2-Intervalls (Abb. 3). Die Leitungsverzögerung im AV-Knoten (AVN) kennzeichnet den Beginn der relativen Refraktärphase (RRP) dieser Struktur. Wie Abb. 4 zeigt, wird bei immer kürzeren Kopplungsintervallen der Zusatzimpuls im Bereich des AV-Knotens zunehmend verzögert, solange er noch in die RRP fällt. Entsprechend verlängert sich das A_2-H_2-Intervall. Dies bedeutet gleichzeitig eine Verlängerung des H_1-H_2- und V_1-V_2-Intervalls. Bei weiterer Verkürzung des Kopplungsintervalles (S_1-S_2, A_1-A_2) tritt normalerweise eine Blockierung nach A_2 auf, ohne daß es vorher zu einer Leitungsverzögerung oder Blockierung im His-Purkinje-System gekommen ist, d.h. die effektive Refraktärperiode (ERP) des AV-Knotens ist erreicht.

Ist in seltenen Fällen die Refraktärzeit des AV-Knotens kürzer als diejenige des ventrikulären Leitungssystems, kann es vor der Blockierung im AV-Knoten zu einer Leitungsverzögerung im His-Purkinje-System (HPS) mit Verlängerung von H_2-V_2 und entsprechender Verlängerung der V_1-V_2-Intervalle gegenüber H_1-H_2 kommen. Das Auftreten einer langsam zunehmenden oder sprunghaften Leitungsverzögerung im intraventrikulären Leitungssystem kennzeichnet die relative Refraktärphase der Struktur (RRP HPS). Hierbei kann auch ein doppeltes His-Potential ("split His", H_2-H_2') oder ein Schenkelblock auftreten (s. Abb. 9). In diesen Fällen ist es möglich, daß bei weiterer Verkürzung des Zusatzimpulses eine Blockierung nach H_2 auftritt, d.h. die effektive Refraktärzeit des His-Purkinje-Systems (ERP

1.2 Atrioventrikuläre Erregungsleitung

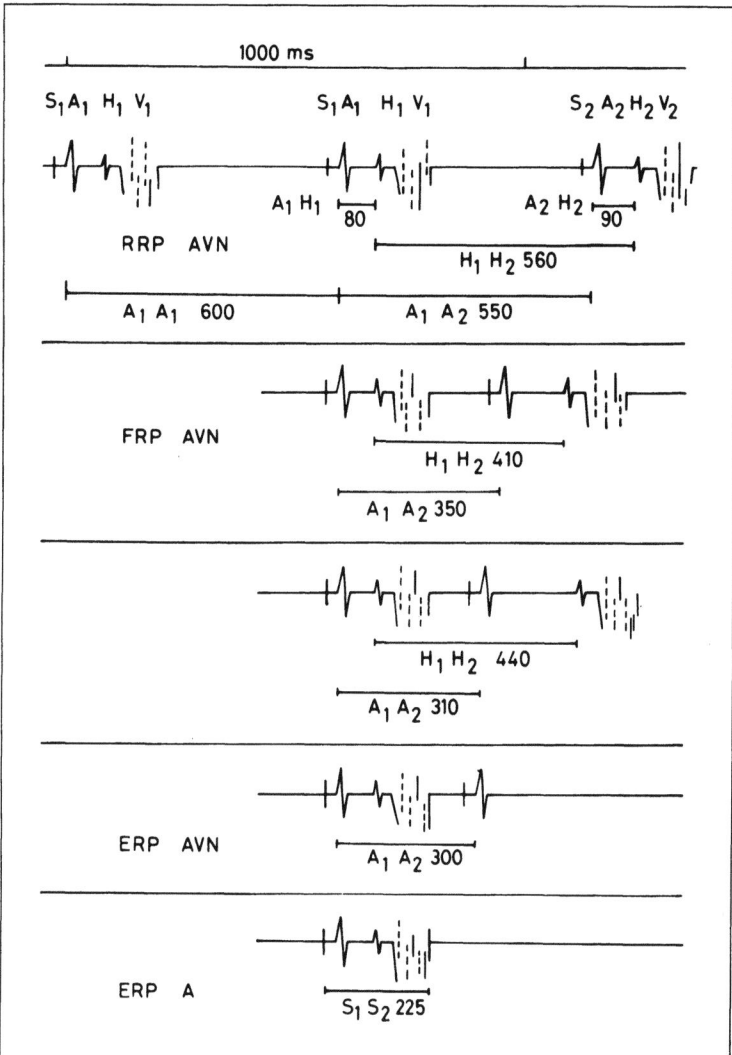

Abb. 3. Normalverhalten der AV-Leitung unter programmierter Vorhofstimulation. S_1-S_1 = stimulierter Grundrhythmus, S_2 = vorzeitiger Zusatzimpuls, *RRP* = relative, *FRP* = funktionelle, *ERP* = effektive Refraktärperiode, *AVN* = AV-Knoten, *A* = Atrium. Erklärung s. Text

HPS) ist erreicht. Das Auftreten von Leitungsverzögerung und Blockierung im HPS ist keineswegs per se ein pathologischer Befund. Es kann immer dann beobachtet werden, wenn die funktionelle Refraktärzeit des AV-Knotens kürzer als die Refraktärität des His-Purkinje-Systems ist, was besonders bei Jugendlichen vorkommt. Begünstigend wirken langsame Grundfrequenzen, da hier die Refraktärzeit des HPS besonders lang ist (s. u.).

Bei sehr kurzem Kopplungsintervall wird der Zusatzimpuls nicht mehr von einer erkennbaren Vorhofdepolarisation gefolgt. Damit ist die effektive Refraktärzeit des Vorhofs (ERP A) erreicht. Vorher kann es noch zu einer

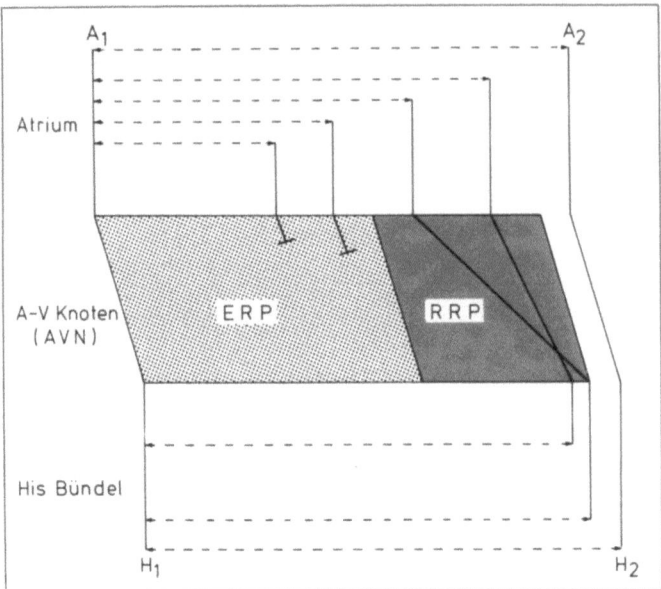

Abb. 4. Verhalten des AV-Knotens unter programmierter Vorhofstimulation. Zusatzimpulse (A_2), die außerhalb der Refraktärzeit eintreffen, werden ohne Verzögerung weitergeleitet. Erregungen, die den AV-Knoten im Bereich der RRP erreichen, können mit einer entsprechenden Verzögerung passieren. Atriale Impulse im Bereich der ERP werden blockiert, können aber mehr oder weniger tief in den AV-Knoten eindringen („verborgene" Erregungsleitung) (nach Childers 1977)

Verlängerung des S_2-A_2-Intervalls mit Deformierung der A-Welle kommen, was auch als relative Refraktärperiode des Vorhofs (RRP A) bezeichnet wird. Sie ist insofern von Bedeutung, als in diesem Bereich häufig atriale Arrhythmien ausgelöst werden. In 15–40% aller untersuchten Fälle ist die ERP A länger als diejenige des AVN (Akhtar et al. 1975, Wit et al. 1970). In diesen Fällen wird 1:1 bis zur Ineffektivität des atrialen Stimulus übergeleitet. Entsprechend kann die Refraktärität des AV-Leitungssystems nicht bestimmt werden, es sei denn, man wählt eine höhere Grundfrequenz bei der programmierten Stimulation.

Die graphische Darstellung des Verhaltens der AV-Überleitung unter vorzeitiger atrialer Stimulation erfolgt meist so, daß die H_1-H_2- und V_1-V_2-Intervalle zur Vorzeitigkeit des jeweiligen Zusatzimpulses aufgetragen werden. Abb. 5 zeigt schematisch das Verhalten der Leitungszeiten in dem genannten Koordinatensystem. Solange bei weitem Kopplungsintervall des Extrastimulus die Leitungszeiten im HBE bei dem vorzeitigen Schlag gegenüber dem Grundrhythmus unverändert sind, kommt es mit zunehmender Verkürzung der A_1-A_2-Intervalle auf der Abzisse zu einer linearen Verkürzung der H_1-H_2- und V_1-V_2-Intervalle auf der Ordinate. Entsprechend bilden diese Punkte eine Grade mit 45° Neigungswinkel. Ab einer bestimmten Vorzeitigkeit des Extrastimulus und damit ab einem bestimmten

1.2 Atrioventrikuläre Erregungsleitung

A_1-A_2-Intervall kommt es zu einer Verzögerung der Leitung im AV-Knoten (A_2-H_2) und damit zu einer zusätzlichen Verlängerung von H_1-H_2 bzw. V_1-V_2. Hiermit ist die RRP AVN erreicht. Entsprechend weichen die Meßpunkte jetzt von der 45°-Linie ab, d.h. die Verkürzung von H_1-H_2 ist nicht mehr so ausgeprägt, wie es der Verkürzung des Kopplungsintervalles (A_1-A_2) entspricht. Bei sehr kurzer Ankopplung des Zusatzimpulses verlängert sich die Leitungszeit im AV-Knoten (A_2-H_2) so stark, daß die H_1-H_2-Intervalle wieder länger (!) werden. Der Knickpunkt dieser Kurve bezeichnet die funktionelle Refraktärphase (FRP) des AV-Knotens, d.h. das kürzeste Intervall (H_1-H_2), mit dem zwei aufeinander folgende Impulse den AV-Knoten passieren können. Bei weiterer Verkürzung von A_1-A_2 wird dann der Impuls im AV-Knoten, d.h. nach A_2 blockiert (ERP AVN).

In den meisten Fällen tritt die Blockierung im AV-Knoten auf, ohne daß es zu einer meßbaren Leitungsverzögerung im H_2-V_2-Intervall kommt. Entsprechend sind die H_1-H_2- und V_1-V_2-Intervalle identisch. Kommt es dagegen zu einer Verlängerung der intraventrikulären Leitung, sind die V_1-V_2-Intervalle als H_1-H_2 und liegen entsprechend nicht mehr auf einer Linie. In diesem Falle kann auch am Abknickpunkt, wo die V_1-V_2 Intervalle wieder länger werden, die FRP HPS bestimmt werden. Hierbei können auch Blockierungen distal H_2 auftreten (s. Abb. 10).

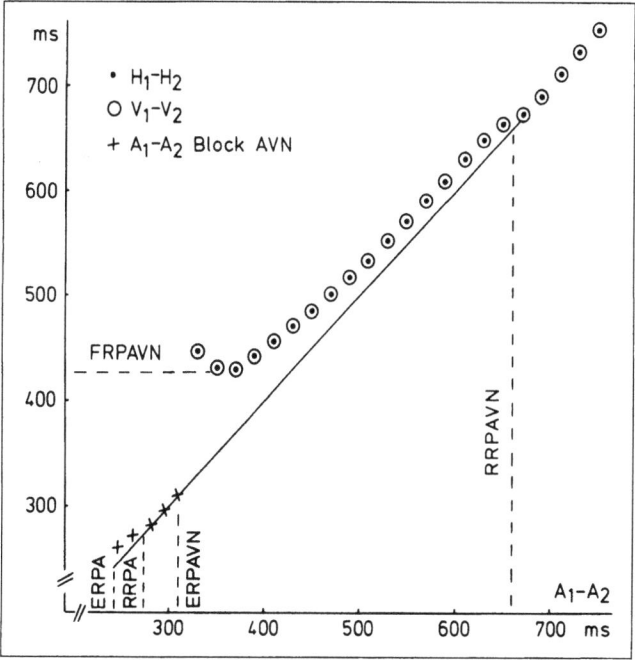

Abb. 5. Schematische Darstellung des Verhaltens der AV-Überleitung unter programmierter atrialer Stimulation bei einer Grundfrequenz von 80/min (A_1-A_1 750 ms). Aufgetragen ist die Länge der H_1-H_2- sowie V_1-V_2-Intervalle in Relation zum Kopplungsintervall (A_1-A_2) des Zusatzstimulus. *AVN* = AV-Knoten, *A* = Atrium, *RRP* = relative Refraktärperiode, *FRP* = funktionelle Refraktärperiode. *ERP* = effektive Refraktärperiode. + = atriale Zusatzimpulse, die nicht mehr übergeleitet werden

Refraktärzeitbestimmung

Die Nomenklatur und Definition der Refraktärphasen in der klinischen Elektrophysiologie sind nicht ganz einheitlich. Folgende Definitionen haben sich weitgehend durchgesetzt (Wit et al. 1970): Die relative Refraktärperiode (RRP) ist das längste Intervall zwischen Grundrhythmus und angekoppeltem vorzeitigem Impuls, bei dem die Leitungszeit des vorzeitigen Schlages in dem entsprechenden Kompartiment gerade noch meßbar gegenüber dem Grundrhythmus verlängert ist. Die funktionelle Refraktärperiode (FRP) ist das kürzeste Intervall zwischen zwei Impulsen, bei dem die vorzeitige Depolarisationswelle noch das jeweilige Kompartiment des Leitungssystems passieren kann und damit distal dieses Abschnittes zu einer Erregung führt. Die effektive Refraktärperiode (ERP) eines Gewebes ist das längste Intervall zweier Impulse, bei dem der zweite Impuls nicht mehr zu einer erkennbaren Erregung des Gewebes führt. Im einzelnen werden folgende Refraktäritätsparameter definiert:

Effektive Refraktärperiode (ERP) des
- Vorhofs (A): Längstes S_1–S_2-Intervall, das zu keiner sichtbaren atrialen Depolarisation nach S_2 führt.
- AV-Knotens (AVN): Längstes A_1–A_2-Intervall, bei dem trotz atrialer Depolarisation keine Überleitung auf das Hissche Bündel nachweisbar ist (Blockierung distal A_2).
- His-Purkinje-Systems (HPS): Längstes H_1–H_2-Intervall ohne nachfolgende Ventrikeldepolarisation (Blockierung distal H_2): Das Auftreten von Schenkelblock- oder Hemiblockbildern wird auch als ERP dieses Faszikels bezeichnet. Allerdings kann eine solche Leitungsstörung sowohl auf Blockierung als auch auf Leitungsverzögerung eines Faszikels im Sinne einer RRP der Struktur beruhen (Wu et al. 1974b)
- des Ventrikels (V): Längestes S_1–S_2-Intervall während programmierter Ventrikelstimulation, bei dem S_2 nicht mehr von einer erkennbaren Ventrikeldepolarisation beantwortet wird.

Funktionelle Refraktärperiode (FRP) von
- AVN: Kürzestes erreichbares H_1–H_2-Intervall unabhängig von der Länge der A_1–A_2 Intervalle.
- HPS: Kürzestes erreichbares V_1–V_2-Intervall. (Kann nur bestimmt werden, wenn eine Verlängerung von H_2–V_2 auftritt, so daß H_1–H_2 und V_1–V_2 nicht mehr identisch sind.)

Relative Refraktärperiode (RRP) von
- A: Längstes S_1–S_2-Intervall, das zu einer Verlängerung des S_2–A_2-Abstandes gegenüber dem Grundrhythmus führt (A_1–A_2 länger als S_1–S_2).
- AVN: Längstes A_1–A_2-Intervall mit gegenüber dem Grundrhythmus verlängerter A_2–H_2-Überleitungszeit (H_1–H_2 länger als A_1–A_2).
- HPS: Längstes H_1–H_2-Intervall, bei dem die H_2–V_2-Zeit verlängert ist gegenüber dem Grundrhythmus (V_1–V_2 länger als H_1–H_2). Auch das Auftreten von Schenkelblockbildern wird als RRP des Faszikels interpretiert.

1.2 Atrioventrikuläre Erregungsleitung

Die vollständige Erholungszeit ("full recovery time") kennzeichnet den Vorzeitigkeitsbereich, bei dem noch ohne (!) meßbare Leitungsverzögerung übergeleitet wird (Drury 1937). Der Beginn der Leitungsverzögerung markiert das Ende der vollständigen Erholungszeit und den Beginn der RRP.

Die Normalwerte für die Refraktärzeiten sind in Tabelle 2 wiedergegeben. Es muß allerdings darauf hingewiesen werden, daß besonders die Refraktäritätsparameter des AV-Knotens erhebliche interindividuelle Schwankungen aufweisen, darüber hinaus aber auch individuell in Abhängigkeit vom vegetativen Tonus sich ändern können (Reddy et al. 1975). Die Dauer der Refraktärzeit weist eine gewisse Altersabhängigkeit auf, wobei die Refraktärität des AV-Knotens mit zunehmendem Alter länger wird (Dubrow et al. 1975).

Wie schon erwähnt, kann auch mit der programmierten atrialen Stimulation über die Refraktäritätsverhältnisse des His-Purkinje-Systems meist nichts ausgesagt werden, da seine Refraktärzeit kürzer als die des AV-Knotens ist. Daher erfolgt normalerweise die Blockierung im AV-Knoten, bevor die ERP HPS erreicht ist. Am ehesten wird noch bei kurzzeitig übergeleiteten Impulsen das Auftreten eines Rechtsschenkelblocks beobachtet, da der rechte Schenkel die längste Refraktärzeit des interventrikulären Leitungssystems aufweist (Moe und Mendez 1971, Chilson et al. 1984). Blockierungen im His-Purkinje-System (distal H) werden normalerweise nur bei sehr kurzen Refraktärzeiten im AV-Knoten, etwa bei Jugendlichen oder beim LGL-Syndrom beobachtet. Entsprechend existieren keine verbindlichen Normalwerte für die ERP HPS. Im eigenen Krankengut wurden Werte über 400 ms nur bei Patienten mit intraventrikulären Leitungsstörungen gemessen (Seipel et al. 1979). Andere Autoren geben Normalwerte von 350 bis 430 ms an (Perrot et al. 1981, Reddy et al. 1978, Pfeiffer et al. 1984). Diese Angaben gelten nur bei Grundfrequenzen über 80/min. Während bradykarder Grundfrequenzen können auch bei Normalpersonen Blockierungen im His-Purkinje-System bei längerem Kopplungsintervall auftreten.

Tabelle 2. Normalwerte für die Refraktärzeiten von Vorhof (A), AV-Knoten (AVN) und Ventrikel (V) bei einer Grundfrequenz von 100/min nach Literaturangaben und eigenen Untersuchungen. RRP = relative Refraktärperiode. FRP = funktionelle Refraktärperiode. ERP = effektive Refraktärperiode

	Wu u. Mitarb. (1975) n = 18	Eigene Untersuchungen n = 16
RRP A	–	241,9 ± 32,3
FRP A	267 (195–365)	–
ERP A	225 (160–335)	205,1 ± 22,3
RRP AVN	–	509,0 ± 38,7
FRP AVN	419 (330–520)	412,0 ± 37,4
ERP AVN	303 (250–365)	301,3 ± 71,2
ERP V	–	215,9 ± 24,5

Zur Frequenzabhängigkeit des Refraktäritätsverhaltens der einzelnen Kompartimente des atrioventrikulären Leitungssystems liegen mehrere klinische Untersuchungen vor (Denes et al. 1974, Fleischmann und Pop 1978, Guss et al. 1976, Runge et al. 1976). Während sich bei steigender Grundfrequenz die ERP des Vorhofs ebenso wie die des Hisschen Bündels und des Ventrikels verkürzen, kommt es zu einer Verlängerung der ERP AVN entsprechend den unterschiedlichen elektrophysiologischen Bedingungen. Über das Verhalten der FRP AVN liegen unterschiedliche Befunde vor; meistens wird eine mäßige Verkürzung beschrieben. Dieses Verhalten resultiert wahrscheinlich daraus, daß die funktionelle Refraktärzeit des AV-Knotens einen sehr komplexen Parameter darstellt. Die Refraktärzeiten des rechten und linken Schenkels scheinen sich mit steigender Frequenz nicht parallel zu verkürzen (Chilson et al. 1984).

Besondere Phänomene der AV-Überleitung unter Vorhofstimulation

Von dem geschilderten Normalverhalten der AV-Überleitung unter programmierter Stimulation sind zahlreiche Abweichungen und Varianten beschrieben worden. Hier sind insbesondere die sog. doppelte AV-Knoten-Bahn, das Lückenphänomen und die sog. supranormale Leitung zu nennen.

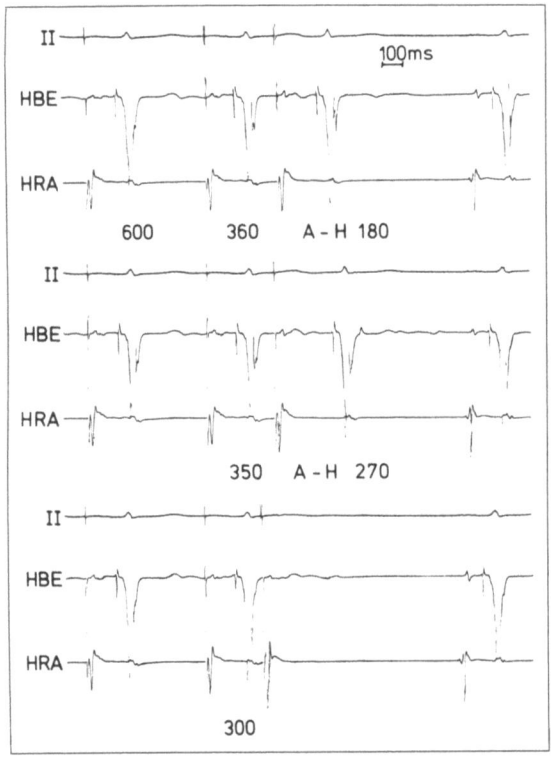

Abb. 6. Sprunghafte Verlängerung der A–H-Zeit von 180 ms auf 270 ms bei Verkürzung des atrialen Kopplungsintervalls um 10 ms. Die ERP AVN wird bei 300 ms erreicht

1.2 Atrioventrikuläre Erregungsleitung

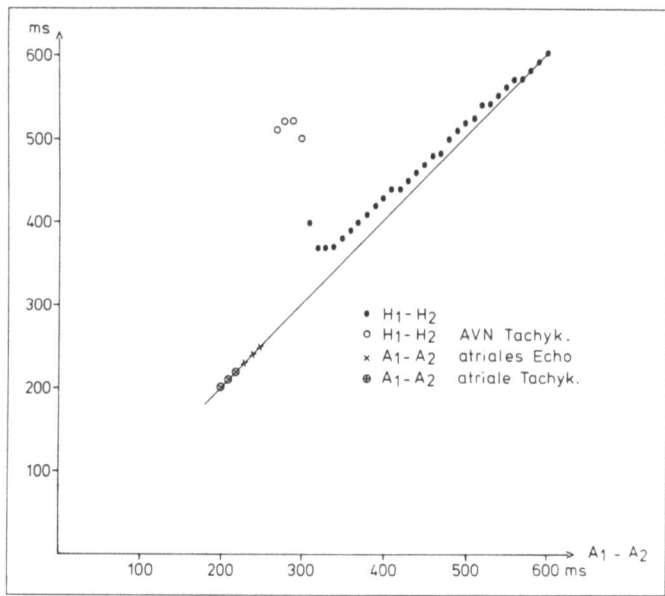

Abb. 7. Schematische Darstellung der AV-Leitung unter programmierter atrialer Stimulation bei „doppelter AV-Knoten-Bahn". Bei einer Vorzeitigkeit des Zusatzimpulses (A_1-A_2) von 300 ms kommt es zu einer sprunghaften Verlängerung der A_2-H_2-Zeit und damit des H_1-H_2-Intervalls. Gleichzeitig werden typische AV-Knoten re-entry-Tachykardien ausgelöst. Bei sehr kurzen Kopplungsintervallen, die nach A_2 (im AVN) blockiert sind, werden kurz vor Erreichen der ERP AVN atriale Tachykardien ausgelöst

Eine relativ häufige Leitungsvariante des AV-Knotens ist eine funktionelle Längsdissoziation. Der charakteristische Befund bei diesen Patienten ist ein sprunghafter Wechsel der Leitungszeit im AV-Knoten, der nicht durch eine entsprechende Änderung der Frequenz bzw. der Vorzeitigkeit erklärt werden kann. Die Modellvorstellungen zur Erklärung dieses Verhaltens basieren auf der Annahme dissoziierter Bahnen im AV-Knoten (α, β), die unterschiedliche Leitungs- und Refraktärzeiten aufweisen (Moe et al. 1956).

Die klinischen Befunde dieser Patienten bei der His-Bündel-Elektrographie sind von zahlreichen Untersuchern beschrieben worden (Bisset et al. 1976, Casta et al. 1980, Denes et al. 1975, Thapar u. Gillette 1979, Touboul et al. 1976). Im typischen Fall ist bei Sinusrhythmus oder bei einer bestimmten Stimulationsfrequenz ein sprunghafter Wechsel der A–H-Zeiten nachweisbar. Die A–H-Zeit kann von Schlag zu Schlag wechseln, oder es wird phasenweise mit kurzem und langem A–H-Intervall übergeleitet. Bei der starrfrequenten Stimulation entscheidet u. U. das Einfallen des ersten effektiven Stimulus darüber, mit welchem A–H-Intervall übergeleitet wird. Bei der programmierten Einzelstimulation kommt es ab einem bestimmten Vorzeitigkeitsintervall von S_2 zu einer sprunghaften Verlängerung ("break") der A_2-H_2-Zeit (Abb. 6). Bei graphischer Darstellung in dem beschriebenen Koordinatensystem resultiert ab einem kritischen A_1-A_2-Intervall eine diskontinuierliche Verlängerung des H_1-H_2-Intervalls (Abb. 7).

Auch bei der Auslösung von AV-Knoten-Echoschlägen oder Tachykardien läßt sich die Benutzung unterschiedlicher Leitungsbahnen dokumentieren. Da die Leitungs- und Refraktäritätsverhältnisse im AV-Knoten frequenzabhängig sind, ist häufig eine diskontinuierliche AV-Leitung nur bei bestimmten Grundfrequenzen nachweisbar. Entsprechend der großen Variationsmöglichkeit der Leitungseigenschaften kann im Einzelfall eine niedrige oder eine hohe Frequenz günstiger sein (Neuss et al. 1975).

Diese Befunde können dadurch erklärt werden, daß eine „schnelle" Bahn mit längerer und eine „langsame" Bahn mit kürzerer Refraktärzeit im AV-Knoten vorliegt. Bei niedriger Grundfrequenz wird über die schnelle Bahn geleitet. Mit steigender Frequenz bzw. kürzerer Ankopplung ist diese Bahn refraktär und der Impuls läuft nun mit entsprechender Verzögerung über die langsame Bahn. Natürlich charakterisiert dieses Modell nur eine von vielen Möglichkeiten. Zahlreiche Variationen der Leitungseigenschaften sind denkbar. Die verschiedenen Befunde bei der elektrophysiologischen Untersuchung solcher Patienten lassen sich zum Teil nur spekulativ durch die Annahme mehrerer „Bahnen" im AV-Knoten mit unterschiedlichem Leitungs- und Refraktäritätsverhalten erklären (Brugada et al. 1980, Dopirak et al. 1980, Kuck et al. 1983, Swiryn et al. 1982).

Während der atrialen Einzelstimulation wird in einigen Fällen ein sog. Lückenphänomen beobachtet (Durrer 1968). Hierbei handelt es sich um den scheinbar paradoxen Befund, daß mit zunehmender Vorzeitigkeit des Extrastimulus zunächst eine Blockierung in einem Abschnitt des Erregungsleitungssystems auftritt, bei weiterer Verkürzung des Kopplungsintervalls aber wieder übergeleitet wird. Die Voraussetzungen hierfür sind gegeben, wenn die Zone der maximalen effektiven Refraktärzeit ("gate") des Erregungsleitungssystems in einem distalen Abschnitt länger als die funktionelle Refraktärzeit des proximalen Abschnittes ist. Hierdurch kommt es bei zunehmend vorzeitiger Stimulation zunächst zu einer Blockierung im distalen Abschnitt ("gap"). Bei kürzeren Kopplungsintervallen muß sich die Impulsleitung im proximalen Abschnitt so verzögern, daß die Erregung den distalen Abschnitt erst erreicht, wenn die effektive Refraktärzeit dieser Zone überschritten ist. Jetzt ist wieder eine Überleitung möglich. Alle Abschnitte des Leitungssystems können ein solches Verhalten zeigen. Mehrere Arten von Lückenphänomenen wurden beschrieben, je nach Lokalisation der maximalen Refraktärzone und der proximalen Leitungsverzögerung. Am bekanntesten ist der Typ I (Wit et al. 1970) und der Typ II (Gallagher et al. 1973a). Abb. 8 zeigt schematisch die prinzipiellen Unterschiede im Leitungsverhalten beider Typen. Bei dem häufigsten Typ I (AV-Knoten "gap") liegt die Zone der maximalen Refraktärität im His-Purkinje-System. Mit zunehmend vorzeitiger Einzelstimulation kommt es zunächst zum Auftreten von Blockierungen nach dem H-Potential. Bei weiterer Verkürzung des Kopplungsintervalls verlängert sich die Leitungszeit des vorzeitigen Impulses im AV-Knoten (A_2-H_2) so stark, daß die effektive Refraktärzeit des Hisschen Bündels beim verzögerten Eintreffen des Impulses bereits überschritten ist und somit eine Weiterleitung wieder möglich ist. In dieser Phase sind dann die H_1-H_2-Intervalle länger als im Bereich der Lücke. Abb. 4

1.2 Atrioventrikuläre Erregungsleitung

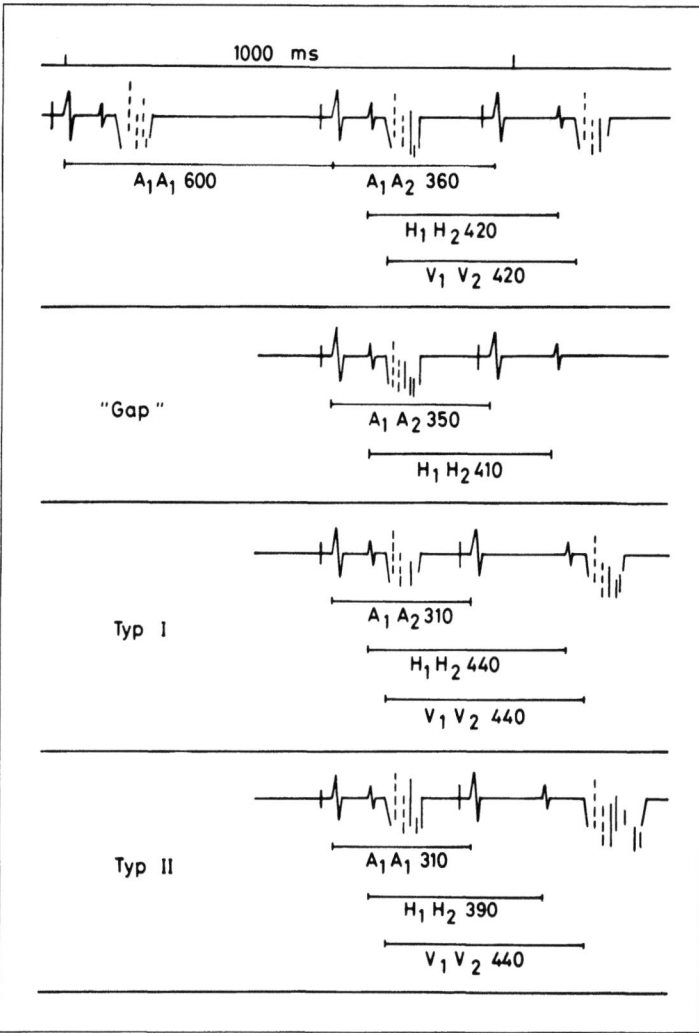

Abb. 8. Verhalten der AV-Überleitung bei Auftreten eines Lückenphänomens („gap") Typ I und Typ II. Erklärung s. Text

demonstriert schematisch, wie ein früher im AV-Knoten eintreffender Impuls durch stärkere Leitungsverzögerung im Bereich der RRP später am Hisschen Bündel eintreffen kann als ein Impuls mit längerem Kopplungsintervall.

Beim Typ II (Intra-His "gap") liegt die maximale Refraktärzone im distalen Anteil des His-Purkinje-Systems. Bei vorzeitiger Stimulation kommt es zunächst ebenfalls zu einem Block distal H_2 oder einem Schenkelblock. Wird das Kopplungsintervall weiter verkürzt, verzögert sich nun die Leitung im Hisschen Bündel proximal der Blockierungsstelle, so daß die distalen Anteile dieser Struktur erst so spät erregt werden, daß eine Überleitung wieder möglich ist. Hierbei kommt es trotz weiterer Verkürzung (!) der

H_1-H_2-Intervalle durch Verlängerung der H_2-V_2-Zeit wieder zu einer Überleitung bei verlängertem V_1-V_2-Intervall (Abb. 8). Die Kammerkomplexe sind in dieser Situation immer abnorm konfiguriert. Manchmal ist beim Wiederauftreten der Überleitung nach dem "gap" auch ein doppeltes His-Potential (H_2-H_2') nachweisbar (Abb. 9). Auf diese Weise läßt sich direkt die Leitungsverzögerung zwischen proximalem und distalem Anteil des Hisschen Bündels demonstrieren (Neuss u. Schlepper 1973, Pop et al. 1975, Wu et al. 1974). Dies wird auch als Typ III „gap" bezeichnet. Typ I und Typ II Lückenphänomene können durchaus beim gleichen Patienten auftreten. Abb. 10 zeigt ein doppeltes Lückenphänomen, wobei zunächst durch Leitungsverzögerung im Hisschen Bündel, bei weiterer Verkürzung des Kopplungsintervalles durch intranodale Leitungsverzögerung jeweils wieder eine Überleitung zustande kommt.

Unter supranormaler Leitung versteht man eine unerwartete Verbesserung der Erregungsleitung. Dies bedeutet nicht, daß die Überleitung besser als normal ist. Die plötzliche Verbesserung der Leitungseigenschaften kann auf unterschiedlichen Phänomenen beruhen (Damato et al. 1971, Gallagher

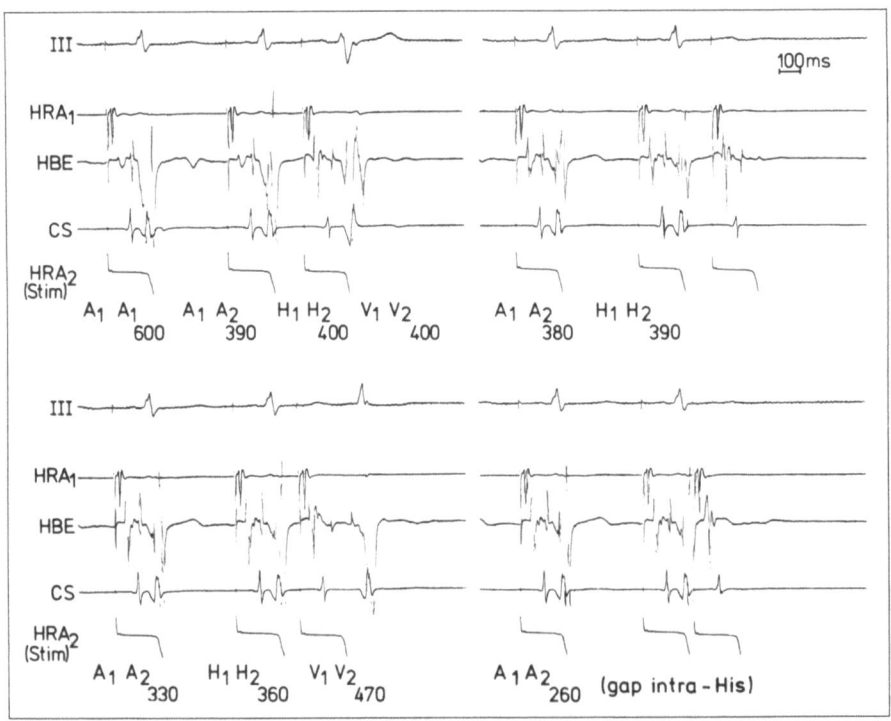

Abb. 9. Lückenphänomen im Bereich des Hisschen Bündels (sog. Typ III gap). Zunächst tritt bei einem H_1-H_2-Intervall von 400 ms ein RSB auf, dann wird bei einem H_1-H_2'-Intervall von 390 ms distal H_2 blockiert (*rechts oben*). Bei weiterer Verkürzung des Kopplungsintervalls und auch des H_1-H_2-Intervalls erfolgt wieder eine Überleitung mit Auftreten eines H_2-H_2'-Potentials und deutlich verlängertem V_1-V_2-Intervall als Zeichen der Leitungsverzögerung im Hisschen Bündel (*links unten*). Schließlich wird nach der A-Welle (im AVN) blockiert

1.2 Atrioventrikuläre Erregungsleitung

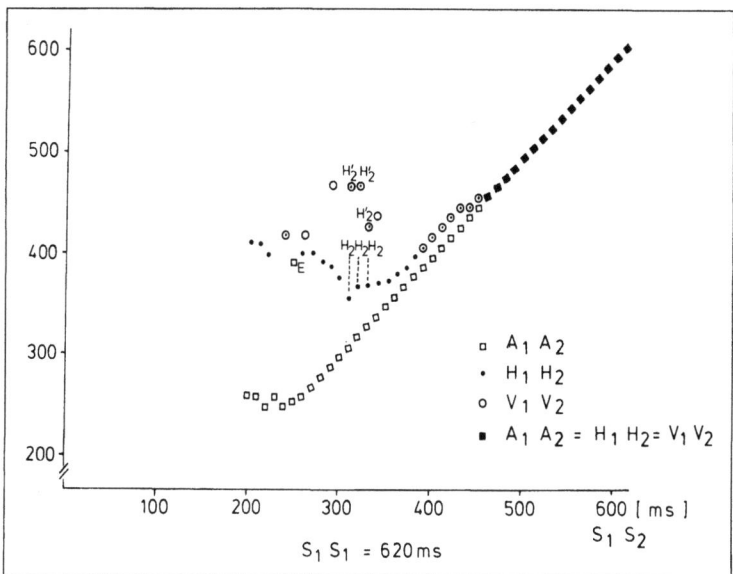

Abb. 10. Mehrfaches Lückenphänomen bei programmierter atrialer Stimulation. Bei Verkürzung des Kopplungsintervalls (S_1–S_2) wird zunächst distal H_2 blockiert. Bei weiterer Verkürzung der Ankopplung und Verkürzung (!) der H_1–H_2-Intervalle kommt es wieder zu einer Überleitung mit deutlich verlängertem H_2–V_2 und damit V_1–V_2-Intervall (gap II). Hierbei ist phasenweise ein H_2–H_2'-Potential nachweisbar (gap III). Bei weiterer Verkürzung wiederum Blockierung distal H_2. Dann kommt es mit zunehmender Leitungsverzögerung im AVN zu einer Verlängerung (!) der A_2–H_2-Intervalle und damit von H_1–H_2, so daß wieder vereinzelt Impulse übergeleitet werden (gap I). Schließlich wird nach der A-Welle (im AVN) blockiert

et al. 1973b, Moe et al. 1968, Neuss u. Schlepper 1973, Camous et al. 1980). Im einfachsten Fall kann ein Lückenphänomen für die erneute Überleitung bei kürzerer Ankopplung verantwortlich sein. Ebenso kann eine funktionelle Längsdissoziation im AV-Knoten zur plötzlichen Verkürzung der Überleitung führen. Auch eine „verborgene" retrograde Impulspenetration ventrikulärer Extrasystolen kann die Leitung des nächsten übergeleiteten Sinusschlages verbessern, was sich auch im Katheterlabor simulieren läßt (Shenasa et al. 1983). Eine Reihe anderer Möglichkeiten werden als Erklärung für bestimmte Fälle herangezogen. Dennoch gibt es immer wieder Beobachtungen, die die Annahme einer echten supranormalen Leitung nahelegen.

1.2.5 His-Bündel-Stimulation

Theoretisch stellt die His-Bündel-Stimulation eine ideale Methode dar, um das intraventrikuläre Leitungssystem zu prüfen, da der leitungsverzögernde AV-Knoten umgangen wird (Narula et al. 1970, Williams et al. 1976). Hierbei wird über den His-Katheter bei unveränderter Position mit möglichst geringer Energie stimuliert. Verwendet werden hierzu Elektrodenkatheter

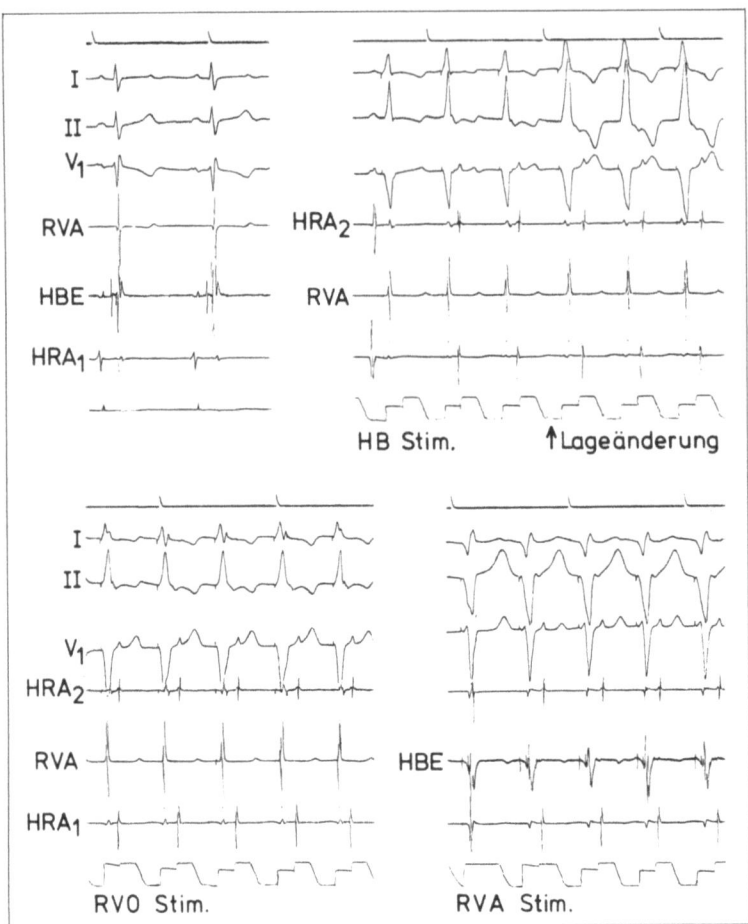

Abb. 11. Versuch einer His-Bündel-Stimulation bei Ableitung eines His-Potentials mit großer Amplitude und normaler H–V-Zeit (45 ms). Die bei Stimulation über den His-Katheter entstehenden Kammerkomplexe sind zwar relativ schmal, aber gegenüber denen bei Sinusrhythmus deformiert. Schon bei minimaler Lageänderung des Katheters werden die QRS- Komplexe breiter (*rechts oben*). Zum Vergleich die Kammerkomplexe bei Stimulation der rechten Ventrikelspitze (*RVA*) und der rechtsventrikulären Ausflußbahn (*RVO*)

mit einem Abstand von 1–2 mm. Bei einer korrekten Stimulation des Hisschen Bündels müssen die QRS-Komplexe denen bei Spontanrhythmus entsprechen und die Zeit zwischen dem Stimulus-Artefakt und dem Beginn des V-Komplexes identisch mit der vorher gemessenen H–V-Zeit sein. Praktisch wird die Bedeutung der Methode dadurch eingeschränkt, daß bei dem Mißverhältnis zwischen Elektrodengröße und -abstand und dem Querschnitt des Hisschen Bündels eine gleichzeitige Aktivierung umgebender Strukturen wie Septummyokard und rechter Schenkel nicht zu vermeiden ist. Darüber hinaus ist die Lage der Katheterspitze nicht völlig stabil, sondern wird herz- und atemsynchron verschoben. Hierdurch können bei

1.2 Atrioventrikuläre Erregungsleitung

der His-Bündel-Stimulation phasenweise Übergänge von Vorhof-, His-Bündel- und Ventrikelerregung registriert werden. Eine korrekte His-Bündel-Stimulation über mehrere Schläge gelingt in den seltensten Fällen. Daher hat dieses Verfahren keine praktische Bedeutung für die Prüfung der intraventrikulären Leitung. Darüber hinaus schließt das Auftreten deformierter Kammerkomplexe bei der His-Bündel Stimulation keineswegs aus, daß vorher in gleicher Position des Katheters ein korrektes His-Potential abgeleitet wurde. Abb. 11 zeigt ein typisches Beispiel für den Versuch einer His-Bündel-Stimulation. Trotz Ableitung eines stabilen His-Potentials mit großer Amplitude treten bei Stimulation über die Ableitungselektroden zwar relativ schmale aber deformierte Kammerkomplexe auf. Die Veränderungen sind allerdings weniger ausgeprägt als bei Stimulation der rechten Ventrikelspitze (RVA) oder der rechtsventrikulären Ausflußbahn (RVO). Schon bei geringem Verschieben des Katheters werden stark verbreiterte QRS-Komplexe registriert.

1.2.6 Methodische Probleme

Die Analyse der atrioventrikulären Erregungsleitung unter klinischen Bedingungen wirft eine Reihe methodischer Probleme auf. Diese betreffen sowohl die endokardiale Ableitung von „Nahpotentialen" als auch die Stimulationsuntersuchungen.

Grundsätzlich besteht kein Zweifel daran, daß mit der beschriebenen Methode ein Potential vom Hisschen Bündel abgeleitet werden kann. Beim Vergleich von endokardialen Katheterableitungen mit direkten intrazellulären Registrierungen läßt sich feststellen, daß das His-Bündel-Potential im HBE ein Summenpotential vom gesamten Hisschen Bündelstamm darstellt. Allerdings beeinflussen lokale Erregungsabläufe in der Nähe der Elektrode das Signal besonders stark (Myerburg et al. 1972, Sano et al. 1972, Varghese et al. 1973). Die Amplitude des Signals wird exponentiell vom Abstand der Elektroden von der leitenden Struktur bestimmt.

In der Klinik kann der Nachweis, daß die registrierten Potentiale vom Hisschen Bündel stammen, nur indirekt und damit unvollständig geführt werden. Ein wichtiges Kriterium ist die formale Beurteilung. Normalerweise ist das H-Potential scharf abgegrenzt und hat eine Dauer bis 20 ms (Alanis et al. 1958). Hierdurch kann es meist schon von Potentialschwankungen, die vom Vorhof stammen, unterschieden werden. Zur weiteren Abgrenzung kann die Vorhofstimulation eingesetzt werden. Mit steigender Frequenz bzw. kürzerem Kopplungsintervall muß sich hierbei der Abstand zwischen der A-Welle und dem H-Potential vergrößern. Dieses Kriterium kann allerdings beim LGL-Syndrom in einzelnen Fällen nicht mehr zutreffen (s. Kap. 3.2). Das größte Problem ist die Abgrenzung gegenüber Potentialen vom rechten Schenkel. Die röntgenologische Kontrolle der Katheterlage reicht hierfür nicht aus. Wichtig ist die Beachtung der zeitlichen Verhältnisse des H-Potentials zum Ventrikelkomplex sowie das Amplitudenverhältnis von Vorhof- und His-Bündel-Potential (s. Kap. 1.2.2.). Am besten lassen sich

Potentiale beider Strukturen unterscheiden, wenn es gelingt, durch Positionsänderung des Katheters hintereinander Ableitungen vom rechten Schenkel und vom Hisschen Bündel durchzuführen. Besonders wichtig ist dies bei Patienten mit geschädigtem intraventrikulärem Leitungssystem, bei denen die Laufzeiten vom rechten Schenkel zum Ventrikel einer normalen H-V-Zeit entsprechen können. Eine theoretisch ideale Möglichkeit zur Identifizierung des abgeleiteten Potentials stellt die His-Bündel-Stimulation dar. Wie schon erwähnt, wird der Wert dieser Methode durch die praktischen Schwierigkeiten entscheidend eingeschränkt.

Prinzipiell problematisch ist auch die Lokalisation von bestimmten Blockierungen im Leitungssystem aufgrund des Befundes im His-Bündel-Elektrogramm. Erfolgt die Unterbrechung nach der A-Welle, wird eine Blockierung im AV-Knoten angenommen. Selbst wenn man von der Möglichkeit eines nicht erfaßten „split His" absieht, ist dies spekulativ, da auch eine Leitungsstörung im proximalen Anteil des Hisschen Bündels zu einem gleichartigen Befund im HBE führen muß. Hier sind die Grenzen der Methode erreicht.

Auch die Vorhofstimulation ist mit erheblichen methodischen Problemen belastet. Bei der starrfrequenten Stimulation beeinflussen viele Faktoren das Verhalten der Überleitung, wie schon an verschiedenen Beispielen demonstriert. Hier sind das Einfallen des ersten Stimulus, die Veränderung der Refraktärität der verschiedenen Kompartimente unter steigender Frequenz sowie die vegetative Reaktion auf die induzierte Tachykardie von großer Bedeutung. Auch die programmierte Stimulationstechnik stellt keine ideale Lösung dar. Da die Struktur, deren Refraktärzeit bestimmt werden soll, meist nicht mit dem Ort der Stimulation identisch ist, können die Leitungseigenschaften der dazwischengeschalteten Kompartimente das Ergebnis mit beeinflussen. Unabhängig hiervon ist die Ermittlung der relativen und funktionellen Refraktärzeit besonders problematisch. Der Beginn der RRP, d.h. der Beginn einer Leitungsverzögerung in einer Struktur hängt ganz entscheidend von der Meßgenauigkeit (z.B. Papiervorschub) ab. Die FRP ist ein sehr komplexer Parameter, der keineswegs immer das kürzeste Intervall wiedergibt, mit dem zwei Impulse eine Struktur passieren können (Ferrier u. Dresel 1974, Simson et al. 1979). Beide Parameter sind auch klinisch nur von untergeordneter Bedeutung. Bei der Bestimmung der ERP von Vorhof und Kammer muß berücksichtigt werden, daß diese Parameter teilweise von der Reizstärke abhängig sind (Greenspan et al. 1981, Plumb et al. 1981). Die Stimulation sollte immer nur mit doppelter Schwellenreizstromstärke erfolgen, wobei der Katheter so lange verlagert werden muß, bis niedrige Schwellenwerte für die effektive Stimulation erreicht werden.

Zusammenfassend wirft die endokardiale Ableitung und Stimulation unter klinischen Bedingungen aus elektrophysiologischer Sicht viele ungelöste Probleme auf. Dies muß allerdings keineswegs die klinische Bedeutung des Verfahrens in gleicher Weise betreffen. Wichtig ist, daß der Untersucher sich der methodischen Unzulänglichkeiten bewußt ist. Die Konsequenzen können nur eine sorgfältige Untersuchungstechnik und eine kriti-

1.2 Atrioventrikuläre Erregungsleitung

sche Interpretation der Ergebnisse besonders im Hinblick auf therapeutische Konsequenzen sein.

1.2.7 Klinische Bedeutung der Methode

Wie schon erwähnt, wurde nach Einführung der His-Bündel-Elektrographie in die Klinik diese Methode zunächst fast ausschließlich zur Diagnostik von atrioventrikulären und intraventrikulären Leitungsstörungen eingesetzt. Inzwischen hat sich der Indikationsschwerpunkt ganz wesentlich zu den tachykarden Rhythmusstörungen verschoben.

Aufgrund zahlreicher Untersuchungen läßt sich heute die Lokalisation eines AV-Blocks mit großer Sicherheit voraussagen. Hinzu kommt, daß sich in den meisten Fällen mit AV-Blockierungen die Schrittmacherindikation aus der Symptomatik einerseits und dem Befund im Langzeit- und Belastungs-EKG andererseits ableiten läßt, ohne daß die Lokalisation der Blockierung mit invasiven Methoden gesichert werden muß. Daher dürften AV-Blockierungen heute nur noch in Ausnahmefällen eine Indikation für eine His-Bündel-Elektrographie darstellen.

Bei den intraventrikulären Leitungsstörungen wird die Bedeutung der invasiven elektrophysiologischen Diagnostik unterschiedlich eingeschätzt. Die Erkenntnis, daß Schenkelblock und „Hemiblock" der Vorläufer erworbener totaler AV-Blockierungen sein können, führte in einigen Zentren zeitweise dazu, daß allen Patienten mit sog. bifaszikulären Blockbildern prophylaktisch ein Schrittmacher implantiert wurde. Prospektive Untersuchungen dieser Patienten haben ergeben, daß die Inzidenz totaler AV-Blokkierungen nur bei etwa 1% pro Jahr liegt (McAnulty et al. 1982). Darüber hinaus waren viele plötzliche Todesfälle in diesem Krankengut nicht durch bradykarde, sondern durch tachykarde Rhythmusstörungen oder durch akute Infarkte bedingt, die durch eine Schrittmachertherapie natürlich nicht verhindert werden können. Leider ist die Bedeutung der H-V-Zeit für die Prognose dieser Patienten im Hinblick auf die Entwicklung höhergradiger AV-Blockierungen bis heute nicht ausreichend geklärt. Zwar konnten histologische Untersuchungen bei einigen verstorbenen Patienten mit verlängerter H-V-Zeit erhebliche Veränderungen im Bereich des His-Purkinje-Systems nachweisen (Bharati et al. 1974, Rosen et al. 1973). Dies erlaubt aber noch keine sicheren prognostischen Schlüsse. Eine frühere Untersuchung unterstrich die prognostische Bedeutung einer verlängerten H-V-Zeit im Hinblick auf eine Schrittmacherindikation (Narula et al. 1975). Spätere Langzeituntersuchungen konnten diese Ergebnisse nicht bestätigen (Mc Anulty et al. 1982, Dhingra et al. 1981). Zwar hatten die Patienten mit verlängerter H-V-Zeit eine schlechtere Prognose, doch war hierfür ganz wesentlich die schwerere kardiale Grunderkrankung verantwortlich, wenn auch diese Patienten häufiger einen totalen AV-Block entwickelten als diejenigen mit normaler H-V-Zeit. Insgesamt rechtfertigt die relativ geringe Inzidenz der AV-Blockierungen keine generelle Schrittmacherindikation bei allen Patienten mit verlängertem H-V-Intervall. Tabelle 3 zeigt das Er-

Tabelle 3. Ergebnis einer prospektiven Langzeitstudie bei 172 Patienten mit intraventrikulären Blockbildern in Abhängigkeit von der gemessenen H–V-Zeit. Seipel u. Mitarb. (1979)

H–V-Zeit	< 60 ms	60–69 ms	≧ 70 ms
Patienten gesamt	70	55	47
Zeitraum (Monate)	29,4 ± 15,5	24,6 ± 15,5	25,4 ± 16,2
Verstorben ges.	5	7	11
nicht kardial	2	1	1
Herzinsuffizienz	0	4	6
plötzlich	1	2	2
ungeklärt	2	0	2
AV Block II°	1/69 [a]	0	0
AV Block III°	0	0	2/37 [b]

[a] 1 Pat. intermitt. AV Block bei Studienbeginn
[b] 10 Pat. intermitt. AV Block bei Studienbeginn

gebnis einer eigenen Langzeitstudie (Seipel et al. 1979). Hiernach trat zwar in der Gruppe mit intraventrikulären Blockbildern und deutlich verlängerter H–V-Zeit (≥ 70 ms) häufiger ein höhergradiger AV-Block auf, doch war das Ereignis auch in diesem Unterkollektiv selten. Dagegen ließen sich diejenigen Patienten gut charakterisieren, die schon zum Zeitpunkt der Untersuchung intermittierend AV-Blockierungen aufwiesen.

Insgesamt wird man heute asymptomatische Patienten nur wegen des Vorliegens eines Schenkelblocks oder Hemiblocks nicht mehr invasiv untersuchen. Bei Patienten mit intraventrikulären Leitungsstörungen und Synkopen implantieren einige Gruppen ohne weitere Diagnostik einen Schrittmacher. Dies ist in jedem Falle dann indiziert, wenn sich intermittierend höhergradige AV-Blockierungen nachweisen lassen. Falls dies nicht gelingt, glauben wir, daß hier die His-Bündel-Elektrographie in der Lage ist, diejenigen Patienten mit intermittierenden AV-Blockierungen recht zuverlässig zu charakterisieren. Auch andere Gruppen implantieren bei fehlendem Nachweis eines intermittierenden AV-Blocks nur dann einen Schrittmacher bei Patienten mit Synkopen und intraventrikulären Leitungsstörungen, wenn sich entsprechende pathologische Befunde in der His-Bündel-Elektrographie nachweisen lassen (Scheinman u. Morady 1983, Dhingra et al. 1981). Inwieweit pharmakologische Tests eine zusätzliche prognostische

Aussage erlauben, ist zur Zeit ebenfalls noch nicht endgültig geklärt (Tonkin et al. 1978, Dini et al. 1982).

Von Leitner u. Mitarb. (1985) gelangen aufgrund einer retrospektiven Studie an 217 Patienten zu folgendem Fazit: Patienten mit Rechtsschenkelblock und linksseitigem Hemiblock haben häufig schwerwiegende kardiale Grundkrankheiten und eine ungünstige Prognose. Patienten, die wegen Synkopen Herzschrittmacher erhielten, hatten eine deutlich geringere Sterblichkeit. Daher – so empfehlen die Autoren – sollte bei Patienten mit bifaszikulärem Block und flüchtigen cerebralen Symptomen die Indikation zur Schrittmacherimplantation großzügig gestellt werden.

Umstritten ist auch, inwieweit die Ursache von Synkopen bei Patienten mit normalen Befunden im EKG (einschl. Langzeit- und Belastungs-Registrierung) mittels His-Bündel-Elektrographie weiter abgeklärt werden können. Einzelne Untersucher konnten auch in dieser Gruppe relativ häufig Leitungsstörungen aufdecken (v. Leitner 1976). Im eigenen Krankengut ergab dagegen die invasive Diagnostik nur in extremen Ausnahmefällen einen zusätzlichen Befund, wenn das Oberflächen-EKG völlig unauffällig war. Dem entsprechen die Erfahrungen anderer Autoren (Dimarco et al. 1981, Gulamhusein et al. 1982, Hess et al. 1982). Dennoch wird man sich zumindestens nach mehreren Synkopen zu einer solchen Diagnostik entschließen, besonders um auch tachykarde Rhythmusstörungen als Ursache von Synkopen auszuschließen. Dies gilt besonders für Patienten mit koronarer Herzerkrankung (Borggrefe et al. 1984).

Insgesamt hat die invasive Elektrophysiologie unser klinisches Verständnis für die normale und pathologische intrakardiale Erregungsleitung wesentlich gefördert. Die Ergebnisse dieser Untersuchungen haben erhebliche praktische Konsequenzen für die Betreuung dieses Krankengutes mit sich gebracht, auch wenn die Methode heute bei vielen Patienten mit Leitungsstörungen nicht mehr eingesetzt zu werden braucht.

Literatur

Abella JB, Teixeira OHP, Misra KP, Hastreiter AR (1972) Changes of atrioventricular conduction with age in infants and children. Am J Cardiol 30:876

Akhtar M, Damato AN, Batsford WP, Ruskin JN, Ogunkelu JB (1975) A comparative analysis of antegrade and retrograde conduction patterns in man. Circulation 53:766

Alanis J, Gonzales H, Lopez E (1958) The electrical activity of the bundle of His. J Physiol (Lond) 142:127

Alfaro FG, Mathur VS, Raizner AE, Chanine RA, Montero AG, Luchi RJ (1977) The clinical significance of atrial pacing-induced Mobitz I atrioventricular block in patients with coronary artery disease. J Electrocardiol 10:95

Amat-y-Leon F, Denes P, Wu D, Pietras RJ, Rosen KM (1975) Effects of atrial pacing site on atrial and atrioventricular nodal function. Br Heart J 37:576

Batsford WP, Akhtar M, Caracta AR, Josephson ME, Seides SF, Damato AN (1974) Effect of atrial stimulation site on the electrophysiological properties of the atrioventricular node in man. Circulation 50:283

Bekheit S, Murtagh JG, Morton P, Fletcher E (1971) Measurements of sinus impulse conduction from electrogram of bundle of His. Br Heart J 33:719

Bekheit S, Morton P, Murtagh JG, Fletcher E (1973) Comparison of sinoventricular conduction in children and adults using bundle of His electrograms. Br Heart J 35:507

Bharati S, Lev M, Wu D, Denes P, Dhingra R, Rosen KM (1974) Pathophysiologic correlations in two cases of split His bundle potentials. Circulation 49:615

Bissett JK, Kane JJ, Soyza N de, Murphy ML (1975) Electrophysiological significance of rapid pacing as a test of atrioventricular conduction. Cardiovasc Res 9:593

Bissett JK, Soyza N de, Kane JJ, Murphy ML (1976) Atrioventricular conduction patterns in patients with paroxysmal supraventricular tachycardia. Am Heart J 91:287

Borggrefe M, Seipel L, Breithardt G (1984) Klinische und elektrophysiologische Befunde bei Patienten mit Synkopen nach Myokardinfarkt. Z Kardiol 73:297

Brugada P, Vanagt EJ, Dassen WR, Gorgels AP, Bär FWHM, Wellens HJJ (1980) Atrioventricular nodal tachycardia with and without discontinuous anterograde and retrograde atrioventricular nodal conduction curves: a reappraisal of the dual pathway concept. Eur Heart J 1:399

Camous JP, Baudouy M, Guarino L, Gibelin P, Patouraux G, Guiran JB (1980) Effects of an interpolated premature ventricular contraction on the AV conduction of the subsequent premature atrial depolarization. J Electrocardiol 13:353

Casta A, Wolff GS, Mehta AV, Tamer D, Garcia OL, Pickoff AS, Ferrer PL, Sung RJ, Gelband H (1980) Dual atrioventricular nodal pathways: a benign finding in arrhythmia-free children with heart disease. Am J Cardiol 46:1013

Castellanos A, Agha AS, Befeler B, Castillo CA, Berkovitz BV (1973) A study of arrival of excitation at selected ventricular sites during human bundle branch block using close bipolar catheter electrodes. Chest 63:208

Castillo C, Mayton O, Castellanos A (1971) His bundle recordings in atypical A–V nodal Wenckebach block during cardiac pacing. Am J Cardiol 27:570

Childers R (1977) The AV node: Normal and abnormal physiology. Prog Cardiovasc Dis 19:361

Chilson DA, Zipes DP, Heger JJ, Browne KF, Prystowsky EN (1984) Functional bundle branch block: discordant response of right and left bundle branches to changes in heart rate. Am J Cardiol 54:313

Cohen LS, Samet P, Yeh BK (1975) A His bundle electrocardiographic analysis of cardiac conduction in the pediatric and adolescent patient. Am Heart J 89:311

Damato AN, Lau SH (1971) Concealed and supernormal atrioventricular conduction. Circulation 43:967

Damato AN, Varghese PJ, Caracta AR, Akhtar M, Lau SH (1973) Functional 2:1 block within the His-Purkinje system. Circulation 47:534

Denes P, Wu D, Dhingra R, Pietras RJ, Rosen KM (1974) The effect of cycle length on cardiac refractory periods in man. Circulation 49:32

Denes P, Wu D, Dhingra R, Amat-y-Leon F, Wyndham C, Rosen KM (1975a) Dual atrioventricular pathways. A common electrophysiological response. Br Heart J 37:1069

Denes P, Levy L, Pick A, Rosen KM (1975b) The incidence of typical and atypical A–V Wenckebach periodicity. Am Heart J 89:26

Denker S, Shenasa M, Gilbert CJ, Akhtar M (1983) Effects of abrupt changes in cycle length on refractoriness of the His-Purkinje system in man. Circulation 67:60

Dhingra RC, Rosen KM, Rahimtoola SH (1973) Normal conduction intervals and responses in sixty-one patients using His bundle recording and atrial pacing. Chest 64:55

Dhingra RC, Palileo E, Strasberg B, Swiryn S, Bauernfeind RA, Wyndham CRC, Rosen KM (1981) Significance of the HV interval in 517 patients with chronic bifascicular block. Circulation 64:1265

Dimarco JP, Garan H, Harthorne JW, Ruskin JN (1981) Intracardiac electrophysiologic techniques in recurrent syncope of unknown cause. Ann Intern Med 95:542

Dini P, Ialongo D, Adinolfi E, Alboni P, Malacarne C, Lotto A, Finzi A, Pagnoni F, Baldi N, Margera T, Gronda M, Rognoni G, Occhetta E, D'Aulerio M (1982) Prognostic value of His-ventricular conduction after ajmaline administration. In: Masoni A, Alboni P (eds) Cardiac electrophysiology today. Acad Press, London 515

Dopirak MR, Schaal SF, Leier CV (1980) Triple A–V nodal pathways in man? J Electrocardiology 13:185

1.2 Atrioventrikuläre Erregungsleitung

Drury AN (1937) Effective refractory period, full recovery time, and premature response interval of ventricular muscle in the intact anaesthetised cat and rabbit. Q J Exp Physiol 26:181

Dubrow IW, Fisher EA, Amat-y-Leon F, Denes P, Wu D, Rosen K, Hastreiter AR (1975) Comparison of cardiac refractory periods in children and adults. Circulation 51:485

Durrer D (1968) Electrical aspects of human cardiac activity: A clinical-physiological approach to excitation and stimulation. Cardiovasc Res 2:1

Ferrier GR, Dresel PE (1973) Role of the atrium in determining the functional and effective refractory periods and the conductivity of the atrioventricular transmission system. Circ Res 33:375

Fisher JD (1981) Role of electrophysiologic testing in the diagnosis and treatment of patients with known and suspected bradycardias and tachycardias. Progr Cardiovasc Dis 24:25

Fleischmann DW, Pop T (1978) Assessment of refractoriness of the human Purkinje system. Cardiovasc Res 13:11

Gallagher JJ, Damato AN, Varghese PJ, Caracta AR, Josephson ME (1973a) Gap in AV conduction in man: types I and II. Am Heart J 85:78

Gallagher JJ, Damato AN, Varghese PJ, Caracta AR, Josephson ME, Lau SH (1973b) Alternative mechanisms of apparent supernormal atrioventricular conduction. Am J Cardiol 31:362

Gillette PC, Reitman JJ, Gutgesell HP, Vargo TA, Mullins CE, McNamara DG (1975) Intracardiac electrography in children and young adults. Am Heart J 89:36

Greenspan AM, Camardo JS, Horowitz LN, Spielman SR, Josephson ME (1981) Human ventricular refractoriness: Effects of increasing current. Am J Cardiol 47:244

Gulamhusein S, Naccarelli GV, Ko PT (1982) Value and limitations of clinical electrophysiologic study in assessment of patients with unexplained syncope. Am J Med 73:700

Guss SB, Kastor JA, Josephson ME, Scharf DL (1976) Human ventricular refractoriness. Circulation 53:450

Hess DS, Morady F, Scheinman MM (1982) Electrophysiologic testing in the evaluation of patients with syncope of undetermined origin. Am J Cardiol 50:1309

Hombach V, Lütticke B, Behrenbeck DW, Tauchert M, Zanker R, Hilger HH (1979) The clinical significance of an exercise test during His-bundle electrocardiography. Basic Res Cardiol 74:288

Kastor JA, Goldreyer BN, Moore EN, Shelburne JC, Manchester JH (1975) Intraventricular conduction in man studied with an endocardial electrode catheter mapping technique. Circulation 51:786

Kuck KH, Kunze KP, Roewer N, Kuch B, Bleifeld W (1983) Elektrophysiologischer Nachweis von drei intranodalen Leitungsbahnen anhand verschiedener Echo-Zeitintervalle. Z Kardiol 72:599

Lehmann MH, Denker S, Mahmud R, Akhtar M (1984) Patterns of human atrioventricular nodal accommodation to a sudden acceleration of atrial rate. Am J Cardiol 53:71

Leitner ER v (1976) His-Bündel-Elektrogramme und Vorhofstimulation bei Patienten mit unklaren Synkopen. Pacemaker Digest 9:83

Leitner ER v, Hoppe R, Schröder R (1985) Prognostische Bedeutung bifaszikulärer Blockierung, Einfluß der Schrittmachertherapie. Herzschrittmacher 5:9

Lüderitz B (Hrsg) (1983) Herzrhythmusstörungen. Handb. inn. Med. Bd. IX/1. Springer, Berlin Heidelberg New York

McAnulty JH, Rahimtoola SH, Murphy E, DeMots H, Ritzmann L, Kanarek PE, Kauffman S (1982) Natural history of "high risk" bundle-branch block. N Engl J Med 307:137

Moe GK, Mendez C (1971) Functional block in the intraventricular conduction system. Circulation 43:949

Moe GK, Preston JB, Burlington H (1956) Physiologic evidence for a dual AV transmission system. Circ Res 4:357

Moe GK, Abildskov JA, Mendez C (1964) An experimental study of concealed conduction. Am Heart J 67:338

Moe GK, Childers RW, Merideth J (1968) An appraisal of "supernormal" A–V conduction. Circulation 38:5

Motte G, Belhassen B, Vogel M, Bellanger P, Welti JJ (1975) Étude critique des explorations endocavitaires dans le diagnostic des blocs auriculo-ventriculaires paroxystiques. Ann Cardiol Angéiol 24:557

Myerburg RJ, Nilsson K, Zoble RG (1972) Relationship of surface electrogram recordings to activity in the underlying specialized conduction system. Circulation 45:420

Narula OS, Scherlag BJ, Samet P (1970) Pervenous pacing of the specialized conduction system in man. Circulation 41:77

Narula OS, Gann D, Samet P (1975) Prognostic value of H–V intervals. In: Narula OS (ed) His bundle electrography and clinical electrophysiology. Philadelphia Davis Comp 437

Neuss H, Schlepper M (1973) Befunde zur supranormalen atrio-ventrikulären Leitung. Z Kardiol 62:267

Neuss H, Schlepper M, Spies HF (1975) Effects of heart rate and atropine on "dual AV-conduction". Br Heart J 37:1216

Perrot B, Cherrier F, Faivre G (1981) Valeurs de la période réfractaire anterograde effective du faisceau de His. Arch Mal Coeur 74:381

Pfeiffer D, Rostock KJ, Schirdewan A, Rathgen K (1984) Zur Schweregradbeurteilung von His-Bündel-Leitungsstörungen. Herz/Kreisl 16:123

Plumb VJ, Karp RB, James TN, Waldo AL (1981) Atrial excitability and conduction during rapid atrial pacing. Circulation 63:1140

Pop T, Fleischmann DW, De Bakker JMT, Effert S (1975) An atrionodal and nodohisian gap phenomenon. Br Heart J 37:1150

Puech P, Latour H, Grolleau R, Dufoix R, Cabasson J, Robin J (1970) L'activité du tissu de conduction auriculo-ventriculaire en électrocardiographie endocavitaire. I. Identification. Arch Mal Coeur 63:500

Reddy CP, Damato AN, Akhtar M, Ogunkelu JB, Caracta AR, Ruskin JN, Lau SH (1975) Time dependent changes in the functional properties of the atrioventricular conduction system in man. Circulation 52:1012

Reddy SP, Damato AN, Akhtar M, Dhatt MS, Gomes JA, Foster JR (1978) Study of the temporal effects on conduction and refractoriness of the His-Purkinje system in man. Am Heart J 96:316

Rosen KM, Rahimtoola SH, Bharati S, Lev M (1973) Bundle branch block with intact atrioventricular conduction. Am J Cardiol 32:783

Runge M, Luckmann E, Narula OS (1976) Die Beeinflussung der funktionellen Eigenschaften des menschlichen Erregungsleitungssystems durch Frequenzbelastung, elektroinduzierte Vorhofextrasystolen und Blockade des autonomen Nervensystems. Basic Res Cardiol 71:565, 588

Sano T, Nakai M, Suzuki F (1972) Nature of His potentials in His electrogram. Jpn Heart J 13:521

Scheinman MM, Morady F (1983) Invasive cardiac electrophysiologic testing: The current state of the art. Circulation 67:1169

Scherlag BJ, Lau SH, Helfant RH, Berkowitz WD, Stein E, Damato AN (1969) Catheter technique for recording His bundle activity in man. Circulation 39:13

Scherlag BJ, Samet P, Helfant H (1972) His bundle electrogram. Circulation 46:601

Schlepper M, Thormann J, Schwarz F (1975) The pharmacodynamics of orally taken verapamil and verapamil retard as judged by their negative dromotropic effects. Arzneim Forsch 25:1452

Seipel L (1978) His-Bündel-Elektrographie und intrakardiale Stimulation. Thieme, Stuttgart

Seipel L, Both A, Loogen F (1975) Klinische Bedeutung der His-Bündel-Elektrographie. Klin Wochenschr 53:499

Seipel L, Breithardt G, Loogen F (1979) Die prognostische Bedeutung der H–V-Zeit bei Patienten mit intraventrikulären Leitungsstörungen. Z Kardiol 68:61

Seipel L, Breithardt G, Borggrefe M (1984) Die Entwicklung der klinischen Elektrophysiologie. Z Kardiol 73:194

Shenasa M, Denker S, Mahmud R, Lehmann M, Gilbert CJ, Akhtar M (1983) Atrioventricular nodal conduction and refractoriness after intranodal collision from antegrade and retrograde impulses. Circulation 67:651

1.2 Atrioventrikuläre Erregungsleitung

Simson MB, Spear J, Moore EN (1979) The relationship between atrioventricular nodal refractoriness and functional refractory period in the dog. Circ Res 44:121

Swiryn S, Bauernfeind RA, Palileo EA, Strasberg B, Duffy E, Rosen KM (1982) Electrophysiologic study demonstrating triple antegrade AV nodal pathways in patients with spontaneous and/or induced supraventricular tachycardia. Am Heart J 103:168

Thapar MK, Gillette PC (1979) Dual atrioventricular nodal pathways: A common electrophysiologic response in children. Circulation 60:1369

Tonkin AM, Heddle WF, Tornos P (1978) Intermittent atrioventricular block: Procaininamide administration as a provocative test. Austr NZ J Med 8:594

Touboul P, Huerta F, Porte J, Delahaye JP (1976) Reciprocal rhythm in patients with normal electrocardiogram: Evidence for dual conduction pathways. Am Heart J 91:3

Varghese PJ, Elizari MV, Lau SH, Damato AN (1973) His bundle electrograms of dog. Correlation with intracellular recordings. Circulation 48:753

Wiener I, Kunkes S, Rubin D, Kupersmith J, Packer M, Pitchon R, Schweitzer P (1981) Effects of sudden change in cycle length on human atrial, atrioventricular nodal and ventricular refractory period. Circulation 64:245

Williams DO, Scherlag BJ, Hope RR, El-Sherif N, Lazzara R, Samet P (1976) Selective versus non-selective His bundle pacing. Cardiovasc Res 10:91

Wit AL, Weiss MB, Berkowitz WD, Rosen KM, Steiner C, Damato AN (1970) Patterns of atrioventricular conduction in the human heart. Circ Res 27:345

Wu D, Denes P, Dhingra RC, Rosen KM (1974a) Nature of the gap phenomenon in man. Circ Res 34:682

Wu D, Denes P, Dhingra RC, Rosen KM (1974b) Bundle branch block. Demonstration of the incomplete nature of some "complete" bundle branch and fascicular blocks by the extrastimulus technique. Am J Cardiol 33:583

Wu D, Denes P, Rosen KM (1975) Refractoriness of atrioventricular conduction. In: Narula OS (ed) His bundle electrocardiography and clinical electrophysiology. Davis Comp, Philadelphia

Tachykarde Rhythmusstörungen

1.3 Intrakardiale Ableitung und programmierte Stimulation

G. Steinbeck

Die Registrierung des Elektrokardiogramms beim Menschen geht auf die Entdeckungen von Waller (1887) und vor allem Einthoven (1901) zurück, welche die klinische Elektrokardiographie als nichtinvasive Methode in der ersten Hälfte dieses Jahrhunderts zu einer anerkannten, weltweit verbreiteten Untersuchungsmethode gemacht haben. Durch Beschreibung von P-Welle, QRS-Komplex, QT-Dauer und ihrer Beziehung zueinander im Oberflächen-EKG sowie Korrelation dieser Beobachtungen mit den Befunden von Anatomen, Pathologen und Physiologen wurde in dieser Zeit die Grundlage dafür geschaffen, was wir heute über die Impulsbildung und Erregungsleitung im Herzen wissen.

Mit der klinischen Einführung der Herzkatheter-Untersuchung wurde die Möglichkeit geschaffen, die elektrische Aktivität des Herzens auch intrakardial abzuleiten. 1969 wurde von Scherlag et al. eine Kathetertechnik mitgeteilt zur Registrierung der His-Bündel-Aktivität beim Menschen. Diese Methode, kurz His-Bündel-Elektrographie genannt, fand rasche Verbreitung und hat in den folgenden Jahren zu einem besseren Verständnis der atrioventrikulären Überleitung, AV-Blockierungen sowie der Wirkung von Pharmaka, speziell Antiarrhythmika, geführt (s. o.).

Eine wesentliche Bereicherung erfuhr die Methode, als die intrakardiale Ableitung mit einer programmierten elektrischen Stimulation des Herzens verbunden wurde (Wellens 1971). Hierdurch wurde es möglich, die Refraktärzeiten von Vorhof, AV-Überleitung und Kammer zu bestimmen, die Sinusknotenfunktion näher zu analysieren und schließlich tachykarde Rhythmusstörungen auf Vorhof- und Kammerebene zu diagnostischen und therapeutischen Zwecken sowohl auszulösen als auch zu unterdrücken. Insbesondere letzteres führte dazu, daß elektrophysiologische Untersuchungen kompliziert, umfangreich und zeitaufwendig wurden.

Serielle Untersuchungen zur Therapiekontrolle lebensbedrohlicher Tachyarrhythmien wie hochfrequente supraventrikuläre Tachykardien, Vorhofflimmern mit schneller AV-Überleitung bzw. bei Vorhandensein einer akzessorischen atrioventrikulären Leitungsbahn sowie Kammertachykardien und Kammerflimmern als die Hauptursache des plötzlichen Herztodes könnten sich in der Zukunft als sicherste und wirksamste Methoden für die Auswahl einer effektiven medikamentösen antiarrhythmischen Behandlung herausstellen. In Verbindung mit endokardialen Ableitungen von multiplen Stellen (Mapping) gewinnen diese Untersuchungen zunehmende Bedeutung zur Erkennung eines anatomischen und pathophysiologischen Substrates, das einer operativen Korrektur von Herzrhythmusstörungen zugänglich ist (aortokoronare Bypass-Operation, zirkuläre endokardiale Ven-

1.3 Intrakardiale Ableitung und programmierte Stimulation

trikulotomie oder endokardiale Resektion, Durchtrennung akzessorischer atrioventrikulärer Leitungsbahnen). Der folgende Beitrag gibt einen Überblick – ohne Anspruch auf Vollständigkeit – über die diagnostischen Möglichkeiten invasiver elektrophysiologischer Techniken bei tachykarden Rhythmusstörungen, indem er auf die technischen und apparativen Voraussetzungen, die praktische Durchführung sowie die verschiedenen Anwendungsgebiete eingeht.

1.3.1 Methodik

Die Durchführung der intrakardialen Ableitung und Stimulation ist an bestimmte technische und apparative Voraussetzungen gebunden. Darüber hinaus ist die Beherrschung der Herzkathetertechnik notwendig.

Elektrophysiologische Untersuchungen sind außerordentlich zeitaufwendig. Zur Abklärung einer komplizierten tachykarden Rhythmusstörung dauert die Katheteruntersuchung durchschnittlich 2½ h; bis zu weitere 5 h werden für die Auswertung benötigt (Ross et al. 1980).

a) Elektrodenkatheter

Verschiedene handelsübliche Elektrodenkatheter mit zumindest zwei Ringelektroden für eine bipolare Ableitung oder Stimulation stehen zur Verfü-

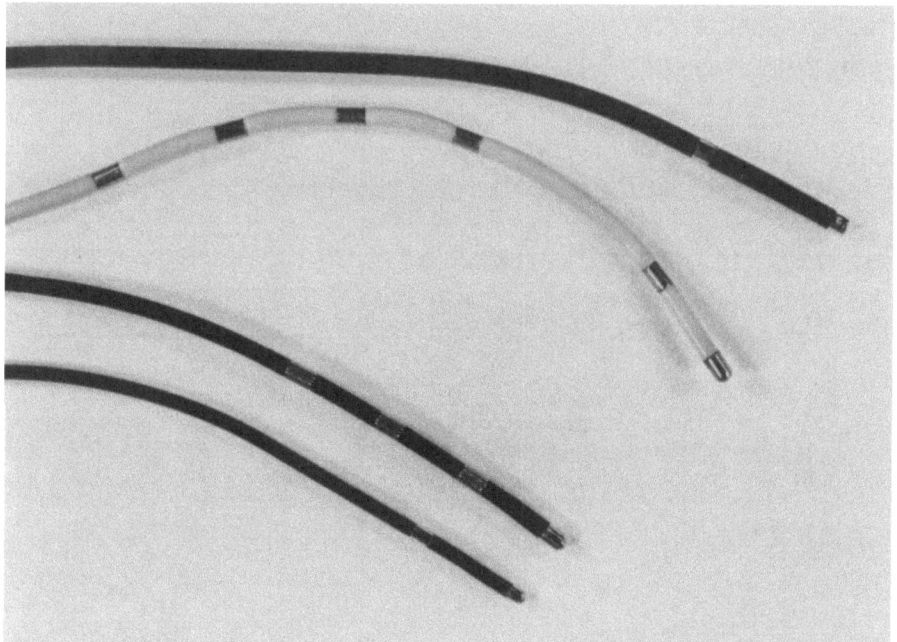

Abb. 1. Elektrodenkatheter. Von oben nach unten: Bipolarer Elektrodenkatheter mit Lumen (Zucker-Katheter); sechspoliger, vierpoliger und bipolarer Katheter. Der Abstand der Ringelektroden zueinander beträgt jeweils 15 bzw. 10 mm

gung (Abb. 1). Wir bevorzugen Dacron-Katheter. Neben ihrer Haltbarkeit und Verformbarkeit haben sie den Vorzug, durch die Körpertemperatur etwas weicher zu werden, so daß ihre Lage im Herzen optimal manipulierbar ist. Die Zahl der Ringelektroden sowie ihr Abstand zueinander kann variiert werden. Soll über einen Katheter gleichzeitig abgeleitet und stimuliert werden, so sind mindestens 4 Ringelektroden notwendig. Zur Ableitung und Stimulation des Vorhofs und des Ventrikels wird gewöhnlich ein vier- oder sechspoliger Katheter benutzt (s. Abb. 1). Die Größe der Katheter beträgt je nach Anzahl der Elektroden 5–7 F. Als sehr vorteilhaft hat sich uns die Benutzung eines „Zucker-Katheters" als einem von mehreren, gewöhnlich zwei oder drei eingeführten Elektrodenkathetern erwiesen. Neben zwei Ringelektroden besitzt dieser Katheter ein Lumen, das es gestattet, zu jeder Zeit während der Untersuchung parenteral Volumen oder Pharmaka zu verabreichen oder Blutentnahmen vorzunehmen, simultan Drücke zu messen (z. B. bei Ebstein-Anomalie) oder in speziellen Fällen den Katheter über einen Führungsdraht in bestimmte Herzregionen zu positionieren. Spezielle Mapping-Katheter bergen wegen ihrer Steifigkeit eine erhöhte Perforationsgefahr in sich (Gallagher et al. 1977). Auch ein einschwemmbarer Ballon-Elektrodenkatheter ist über den Handel erhältlich (Meister et al. 1974). Die multipolaren Katheter sind resterilisierbar und wieder verwendbar; zuvor sollte die Unversehrtheit der elektrischen Leitung zwischen den Ringelektroden an der Spitze sowie den dazugehörigen Anschlußstücken überprüft werden.

b) Registrier- und Stimulationstechnik

Die notwendige Ausrüstung ist schematisch im Blockschaltbild der Abb. 2 dargestellt. Bei Verwendung von Multielektrodenkathetern wird eine Selektorschaltung benötigt, die es gestattet, ein beliebiges Elektrodenpaar an den

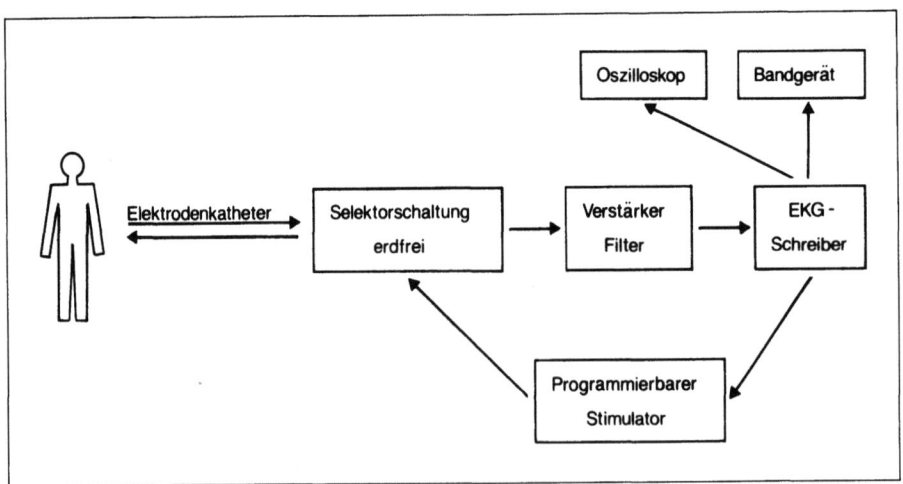

Abb. 2. Blockschaltbild zur intrakardialen Elektrographie und Stimulation

1.3 Intrakardiale Ableitung und programmierte Stimulation

EKG-Schreiber zur Registrierung bzw. an den Stimulator anzuschließen. Patient und Registriereinheit müssen über photoelektrische Kopplung vollständig voneinander getrennt sein, um das Auftreten von Kriechströmen, die über die Elektrodenkatheter direkt zum Herzen gelangen können, zu verhindern. Nach Verstärkung und Filterung (untere Frequenzbegrenzung 20 Hz; obere Frequenzbegrenzung nicht erforderlich) wird das Signal auf einem EKG-Schreiber ausgeschrieben. Der Schreiber sollte mindestens 6 Kanäle besitzen, um ein oder mehrere intrakardiale Signale simultan mit mehreren Oberflächen-Ableitungen (gewöhnlich I, II, III, V_1) registrieren zu können. Der Frequenzbereich sollte mindestens bis 500 Hz, der Papiervorschub variabel bis 200 mm/s reichen. Als Schreiber werden verwendet Photo-, UV- und Düsendirektschreiber, wobei zumeist auch Isolationseinheit, Verstärkung und Filtermöglichkeiten bereits in das Registriersystem integriert sind. Ein Oszilloskop dient zur unmittelbaren Betrachtung, ein Bandgerät ggf. zur Speicherung der EKG-Signale für eine eingehendere spätere Auswertung.

Für detaillierte elektrophysiologische Untersuchungen sind spezielle programmierbare Stimulationsgeräte erforderlich, die aus Sicherheitsgründen batteriebetrieben sein müssen. Folgende Stimulationsmodi müssen möglich sein:

1. Basisstimulation mit konstanter Zykluslänge zwischen 100 und 1500 ms;
2. vorzeitige Einzel- und Mehrfachstimulation, gekoppelt entweder an einen adäquat getriggerten Herzeigenrhythmus (atrial oder ventrikulär), oder gekoppelt an einen vorgegebenen Schrittmacher-Grundrhythmus. Die Vorzeitigkeit muß mit einer Genauigkeit von 1 ms einstellbar, die Anzahl der spontanen oder stimulierten Herzaktionen, nach denen ein vorzeitiger Einfach- oder Doppelimpuls ausgelöst werden soll (z. B. nach jeder 5., 10. Aktion etc.), wählbar bzw. eine derartige spezielle Programmierung manuell auslösbar sein. Nach einer bestimmten Stimulationsserie muß die Impulsabgabe für eine variable Zeit unterbrechbar sein, um das Verhalten des Herzeigenrhythmus zu beobachten.
3. Stimulation mit konstanter Impulsbreite (zumeist 1 ms) und Reizstärke (gemessen in mA), wobei gewöhnlich mit dem Doppelten der diastolischen Reizschwellenstromstärke stimuliert wird.

c) Gefäßzugang

Zur intrakardialen Positionierung der Elektrodenkatheter wird in den meisten Fällen der Zugang über die rechte Femoralvene, falls keine Kontraindikationen hierfür bestehen, benutzt; für spezielle Ableitpositionen kann jedoch auch ein Zugang über eine Armvene vorteilhaft sein (z. B. Sondierung des Koronarsinus). Soll auch das linke Herz untersucht werden, so wird gewöhnlich die A. femoralis gewählt.

Die transkutane Einführung erfolgt mittels Seldinger-Technik (Instrumentarium s. Abb. 3). Hierzu wird die Femoralvene in Lokalanästhesie (1%ige Lidocain-Lösung) mit einer Cournand-Nadel 1–2 cm unterhalb des

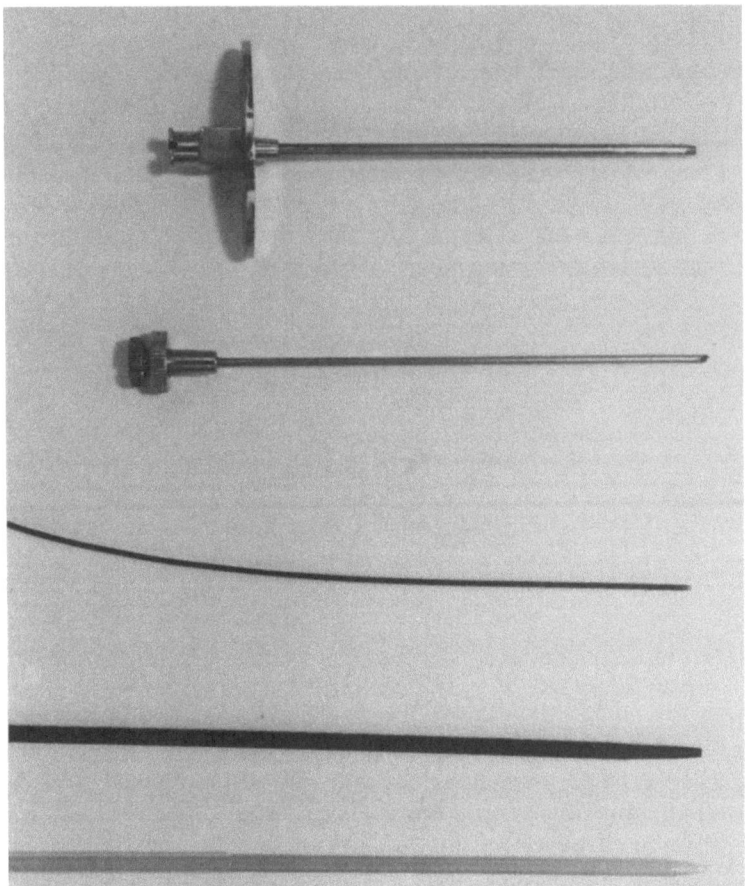

Abb. 3. Instrumentarium zur Kathetereinführung nach der Seldinger-Technik. *Von oben nach unten:* Cournand-Nadel, Mandrin, Spirale, Vorbohrer, Schleuse

Leistenbandes punktiert. Nach Einführen eines Mandrins in das Gefäß wird die Punktionskanüle zurückgezogen und über den Mandrin zunächst ein Vorbohrer und anschließend ein Zuckerkatheter bzw. eine Schleuse eingeführt, über die nun andere mehrpolige Elektrodenkatheter zum rechten Herzen vorgeschoben werden können. Ohne Schwierigkeiten können zwei Katheter über dasselbe Gefäß eingeführt werden (zweite Punktionsstelle 0,5 cm unterhalb der ersten). Wird unbeabsichtigt die A. femoralis punktiert, so sollte entweder die Punktionsnadel zurückgezogen und die Punktionsstelle 5–10 min komprimiert werden (Gefahr der Ausbildung einer arteriovenösen Fistel); alternativ hierzu können über Mandrin flüssigkeitsgefüllte Katheter eingeführt werden, über die der arterielle Druck während der Untersuchung zudem überwacht werden kann. Erfolgt der Zugang über die obere Extremität, so werden oberflächliche, nach medial ziehende Kubitalvenen entweder direkt transkutan punktiert oder aber eine Venae sectio vorgenommen.

1.3 Intrakardiale Ableitung und programmierte Stimulation

d) Intrakardiale Ableitungen

Rechter Vorhof

Der rechte Vorhof ist sowohl von der oberen als auch unteren Extremität leicht zugänglich, wobei eine stabilere Katheterposition von der rechten Femoralvene aus zu erreichen ist. Hierzu hat es sich uns bewährt, mit dem Katheter eine Schleife im rechten Vorhof zu bilden, so daß die Spitze der lateralen Vorhofwand anliegt.

His-Bündel

Über die Trikuspidalklappe wird der Katheter in den rechten Ventrikel vorgeführt und die Spitze anschließend langsam unter Röntgenkontrolle zurückgezogen. Ist dabei initial lediglich ein Kammerpotential hoher Amplitude zu registrieren, so erscheint mit dem Rückzug zwischen größer werdendem Vorhof-Komplex und der Depolarisation der Kammer ein bi- oder triphasischer His-Bündel-Spike. Gelegentlich verbessert eine leichte Drehung des Katheters im Uhrzeigersinn die His-Bündel-Ableitung durch besseren Kontakt der Katheterspitze mit dem Kammerseptum. Als abweichend von der eigentlichen His-Bündel-Ableitung ist zu unterscheiden die Registrierung vom distalen Bündel bzw. rechten Tawara-Schenkel, wenn die Katheterspitze weiter ventrikulär liegt (His-Spike 30 ms oder weniger vor QRS-Beginn, sehr kleiner Ausschlag des Vorhof- im Vergleich zum Kammerkomplex).

Für die allermeisten Untersuchungen hat sich uns ein bipolarer Elektrodenkatheter mit einem Elektrodenabstand von 10 mm (Breite der Ringelektrode 1–2 mm) für die His-Bündel-Elektrographie als geeignet erwiesen.

Ist ein Zugang über die Femoralvene nicht möglich oder kontraindiziert, so kann das His-Bündel-Potential auch über den Arm abgeleitet werden, allerdings mit niedrigerer Erfolgsrate. Hierzu notwendig sind entweder die Bildung einer Schleife des Katheters im rechten Vorhof oder spezielle Katheter mit Drahtzug, um ihnen an der Spitze eine bestimmte Form zu geben (Gallagher et al. 1973, Narula et al. 1973). Schließlich ist das His-Bündel-Elektrogramm prinzipiell auch retrograd arteriell von der Aortenwurzel bzw. vom Kammerseptum unterhalb der Aortenklappe ableitbar (Narula et al. 1970).

Rechter Ventrikel

Der rechte Ventrikel ist über alle venösen Gefäßzugänge leicht erreichbar. Die Spitze dient gewöhnlich als stabile Katheterposition sowohl zur Ableitung als auch zur Stimulation. Ebenfalls leicht erreichbar sind das interventrikuläre Septum und die Ausflußbahn.

Linker Vorhof

Der linke Vorhof ist erreichbar über einen Vorhofseptumdefekt, ein offenes Foramen ovale oder, falls erforderlich, mittels transseptaler Punktion, wobei jeweils der Zugang über die Vena femoralis rechts der bestgeeignete ist. Gewöhnlich jedoch gelangt man zum Zweck der Ableitung und Stimulation zum linken Vorhof indirekt über den Koronarsinus, der am einfachsten vom linken Arm aus zu sondieren ist. Bei Zugang von der V. femoralis ist der Koronarsinus meist nur durch Bildung einer Schleife der Katheterspitze im rechten Vorhof zu erreichen.

Die Sicherung der Katheterlage im Koronarsinus erfolgt durch

1. Röntgenkontrolle (Katheterspitze erreicht linken Herzrand in p.a.-Position und liegt dorsal auf seitlicher Aufnahme),
2. simultane Ableitung von Vorhof- (posteriore Anteile des linken Vorhofs) und Kammerpotentialen,
3. Aspiration stark sauerstoffuntersättigten Blutes (O_2-Gehalt 30%).

Auch über den Ösophagus (s. Franke 1952) oder über eine Katheterlage im Hauptstamm der Arteria pulmonalis oder der proximalen rechten Pulmonalarterie kann elektrische Aktivität indirekt vom linken Vorhof abgeleitet werden (Amat-y-Leon et al. 1977, Breithardt und Seipel 1980); zur Stimulation sind jedoch höhere Stromstärken erforderlich (Gallagher et al. 1982).

Linker Ventrikel

Nur in einzelnen Fällen von WPW-Syndrom oder ventrikulärer Tachykardie ist eine direkte Ableitung oder Stimulation vom linken Ventrikel erforderlich (Zugang über A. femoralis oder A. brachialis bzw. transseptal). Direkt unterhalb der Aortenwurzel ist ein Potential vom His-Bündel bzw. linken Tawara-Schenkel ableitbar. Auch von den übrigen Anteilen des linken Ventrikels inkl. Aneurysmen kann endokardial abgeleitet werden (z.B. präoperatives endokardiales Mapping während Sinusrhythmus zur Suche nach lokaler Verzögerung der Erregungsleitung oder während ventrikulärer Tachykardie zur Lokalisation ihres Ursprungs) (Josephson et al. 1982).

e) Elektrische Stimulation des Herzens

Die elektrische Stimulation des Herzens stellt eine unerläßliche Ergänzung der intrakardialen Ableitung bei elektrophysiologischen Untersuchungen an Patienten mit tachykarden Rhythmusstörungen dar. Im einzelnen dient sie zur:

– Charakterisierung der elektrophysiologischen Eigenschaften des Sinusknotens, des Vorhofs, der AV-Überleitung sowie der Kammer.
– Induktion und Unterbrechung tachykarder Rhythmusstörungen.
– Analyse der Wirkung von Pharmaka, insbesondere Antiarrhythmika, auf die elektrophysiologischen Eigenschaften der verschiedenen Herzabschnitte.

Die an das Stimulationsgerät zu stellenden Anforderungen sind bereits dargelegt. Von besonderer Bedeutung ist dabei eine stabile Positionierung des Stimulationskatheters sowie eine Stimulation mit definierter Reizstärke (z.B. doppelter diastolischer Schwellenreizstromstärke), da z.B. Refraktärzeitmessungen abhängig von der applizierten Reizstärke sind.

Vorhofstimulation

Sie wird vorgenommen zur Refraktärzeitbestimmung der einzelnen Kompartimente der AV-Überleitung, Auslösung und Unterbrechung supraventrikulärer und ventrikulärer Tachykardien, ferner auch zur Diagnostik bradykarder Rhythmusstörungen (Sinusknotenfunktion, AV-Überleitung). Es wird begonnen mit einer Stimulationsfrequenz knapp oberhalb Spontanrhythmus, die dann in konsekutiven Stimulationsserien stufenweise bis auf 180–250/min erhöht werden kann. Insbesondere bei Vorliegen oder Verdacht auf ein WPW-Syndrom empfiehlt sich eine Stimulation nicht nur des rechten, sondern auch des linken Vorhofs über den Koronarsinus.

Ventrikuläre Stimulation

Die ventrikuläre Stimulation wird eingesetzt zur Auslösung und Unterbrechung ventrikulärer, aber auch supraventrikulärer Tachykardien, ferner zur Analyse der ventrikuloatrialen Erregungsleitung. Gewöhnlich wird von der Spitze des rechten Ventrikels aus stimuliert und begonnen mit Stimulationsfrequenzen knapp oberhalb des Spontanrhythmus; je nach Indikationsstellung werden anschließend höhere Stimulationsfrequenzen und andere Stimulationsorte gewählt (Septum und Ausflußtrakt des rechten Ventrikels, linker Ventrikel).

Refraktärzeitbestimmung

Als Refraktärperiode wird die sich an eine Depolarisation anschließende Phase der Unerregbarkeit des Herzens bezeichnet. Beim Menschen wird die Refraktärzeit üblicherweise mittels vorzeitiger Einzelstimulation bestimmt. Dabei wird nach etwa 8–10 Spontanaktionen bzw. einem stimulierten Grundrhythmus ein vorzeitiger Impuls induziert, wobei in konsekutiven Stimulationsserien das Kopplungsintervall zur vorangehenden Spontanaktion bzw. zum stimulierten Grundrhythmus kontinuierlich – gewöhnlich in Schritten von 10 ms – verkürzt wird. Zur Refraktärzeitermittlung eines bestimmten Herzabschnittes sollte möglichst nahe der interessierenden Strukturen stimuliert werden. Refraktärperioden des Vorhofs, AV-Knotens und des His-Purkinje-Systems sind mit vorzeitiger atrialer Stimulation sowie Vorhof- und His-Bündel-Ableitung, die Refraktärzeit des Ventrikels mittels vorzeitiger ventrikulärer Einzelstimulation zu ermitteln.

Folgende Refraktärzeitparameter finden in der klinischen Elektrophysiologie Verwendung:
Effektive Refraktärperiode: das längste Kopplungsintervall, das von der zu untersuchenden Herzstruktur nicht mehr fortgeleitet wird (Ableitung proximal vom refraktären Myokardareal).

Funktionelle Refraktärperiode: kürzester zeitlicher Abstand zwischen zwei aufeinanderfolgenden entlang einem bestimmten Kompartiment geleiteten Erregungen (Ableitung distal der untersuchten Herzstruktur).

Relative Refraktärperiode: das längste Kopplungsintervall (zwischen Basisstimulation und vorzeitigem Impuls), das im interessierenden Leitungskompartiment zu einer Leitungsverzögerung gegenüber der Basisstimulation führt. Da die Refraktärzeit frequenzabhängig ist, sollte der Messung bei möglichst mehreren fixfrequenten Basisstimulationen der Vorzug gegeben werden.

Während die Refraktärperioden des Vorhofs, des His-Purkinje-Systems und der Ventrikelmuskulatur mit zunehmender Stimulationsfrequenz abnehmen, nimmt die effektive Refraktärzeit des AV-Knotens zu (Cagin et al. 1973, Denes et al. 1974). Ferner nimmt die Refraktärperiode von Vorhof- und Ventrikelmuskulatur mit zunehmender Reizstärke ab.

Aus diesen Gründen sollte, insbesondere wenn z.B. die Wirkung einer Substanz auf die Refraktärperiode analysiert werden soll, mit konstanter Grundfrequenz und definierter Reizstärke (z.B. dem Doppelten der diastolischen Schwellenreizstromstärke) stimuliert werden.

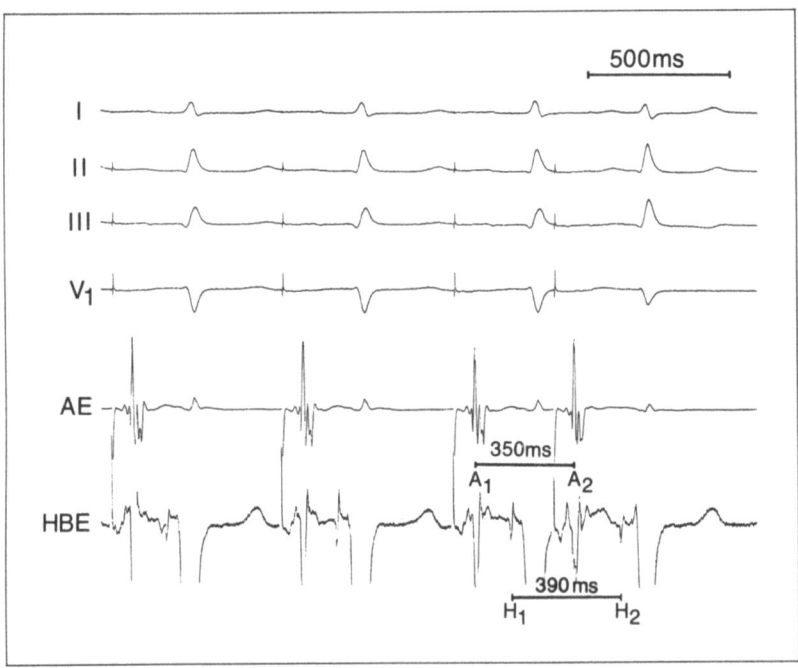

Abb. 4. Refraktärzeitbestimmung der AV-Überleitung mittels vorzeitiger atrialer Einzelstimulation. Registriert sind die Ableitungen I, II, III, V_1, AE und HBE. Während einer Basisstimulation des rechten Vorhofs mit einem Intervall von 600 ms wird ein vorzeitiger Impuls im Vorhof abgegeben (Kopplungsintervall 350 ms) und die AV-Überleitung in Abhängigkeit von der Vorzeitigkeit der Stimulation geprüft

1.3 Intrakardiale Ableitung und programmierte Stimulation

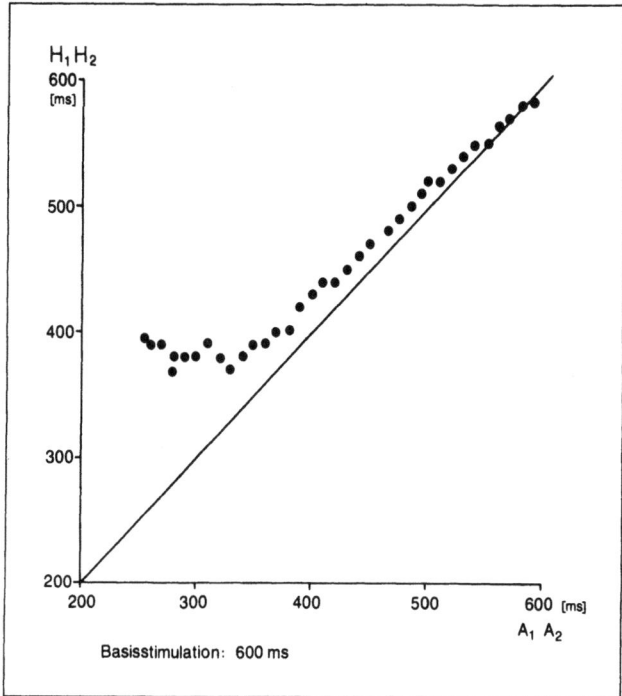

Abb. 5. Refraktärzeitbestimmung der AV-Überleitung mittels vorzeitiger atrialer Einzelstimulation; graphische Darstellung des H_1-H_2-Intervalls (*Ordinate*) in Abhängigkeit vom Vorhofkopplungsintervall A_1-A_2 (*Abszisse*). Basisstimulationsintervall 600 ms

Vorzeitige atriale Einzelstimulation

Ein typisches Beispiel der Refraktärzeitbestimmung des AV-Überleitungssystems mit programmierter Vorhofstimulation und His-Bündel-Elektrographie ist in Abbildung 4 dargestellt.

Während festfrequenter Vorhofstimulation (S_1-S_1-Intervall 600 ms) wird ein vorzeitiger Vorhofimpuls induziert (S_1-S_2 350 ms; A_1-A_2 350 ms; H_1-H_2 390 ms; V_1-V_2 390 ms).

In konsekutiven Stimulationsserien wird nun das Kopplungsintervall S_1-S_2 ausgehend von sehr spät in die Diastole einfallenden Impulsen in 10-ms-Schritten verkürzt, bis S_2 vom Vorhof nicht mehr übernommen wird. Zur Veranschaulichung der Ergebnisse wird nun das H_1-H_2-Intervall auf der Ordinate als Funktion des A_1-A_2-Intervalls auf der Abszisse graphisch dargestellt (Abb. 5). Für lange A_1-A_2-Intervalle fallen die Meßpunkte entlang der Geraden mit der Steigung +1.

Mit zunehmender Vorzeitigkeit von A_2 nimmt die Leitungszeit durch den AV-Knoten und damit das A_2-H_2-Intervall zu: die Meßpunkte weichen nach oben von der Geraden ab (= relative Refraktärperiode; im Fallbeispiel der Abb. 5: 350 ms). Die H_1-H_2- und V_1-V_2-Intervalle sind gleich lang. Mit weiterer Verkürzung von A_1-A_2 nimmt das H_1-H_2-Intervall durch Leitungsverzögerung im AV-Knoten immer weniger ab, um schließlich gar wieder zuzunehmen. Das dabei auftretende minimale H_1-H_2-Inter-

Tabelle 1. Normalbefunde effektiver Refraktärzeiten (ERP)

Autor	ERP rechter Vorhof (ms)	ERP AV-Knoten (ms)	ERP His-Purkinje-System (ms)	ERP rechter Ventrikel (ms)
Denes et al. (1974)	150–360	250–365	–	–
Akhtar et al. (1975)	230–330	280–430	340–430	190–290
Josephson u. Seides (1979)	170–300	230–425	330–450	170–290

vall stellt die funktionelle Refraktärzeit des AV-Knotens dar. Schließlich fällt A_2 so vorzeitig ein, daß diese Erregung im AV-Knoten blockiert wird (dieses A_1-A_2-Intervall = effektive Refraktärperiode des AV-Knotens) oder aber S_2 nicht mehr vom rechten Vorhof übernommen wird (dieses S_1-S_2-Intervall = effektive Refraktärperiode des Vorhofs). Die Refraktäritätsparameter des His-Purkinje-Systems sind nur bestimmbar, wenn sie länger sind als die des proximal davon gelegenen Erregungsleitungssystems (Vorhof und AV-Knoten). In diesem Fall kommt es mit zunehmender Verkürzung von A_1-A_2 dazu, daß das V_1-V_2-Intervall durch Zunahme von H_2-V_2 länger wird als H_1-H_2 (nicht dargestellt in Abb. 5). Damit geht regelhaft eine Verbreiterung des vorzeitig übergeleiteten QRS-Komplexes einher.

Zur Bestimmung von Refraktärzeiten des His-Purkinje-Systems sollte die Basisstimulationsfrequenz so niedrig wie möglich gewählt werden, da hierbei die effektive Refraktärzeit des AV-Knotens relativ am kürzesten, die des spezifischen intraventrikulären Leitungssystems relativ am längsten ist. Tabelle 1 gibt eine Übersicht über in der Literatur mitgeteilte Normalbefunde zur Länge effektiver Refraktärperioden beim erwachsenen Patienten wieder. Diese Werte sind jedoch nur als Anhaltspunkte zu verstehen, da sie abhängig sind von der Reizstärke, der verwendeten Basisstimulationsfrequenz, die Refraktärperiode des AV-Knotens zudem von der autonomen Innervation während der Untersuchung abhängt.

Vorzeitige ventrikuläre Stimulation

Die rechte Kammer wird für 8–10 Aktionen festfrequent stimuliert und daran ein vorzeitiger ventrikulärer Impuls angekoppelt. Damit wird die effektive Refraktärperiode des Ventrikels bzw. der retrograden ventrikuloatrialen Leitung bestimmt. Normalwerte für die effektive Refraktärperiode des rechten Ventrikels sind in Tabelle 1 aufgeführt. Der Ort retrograder Leitungsverzögerungen bzw. Blockierungen nach zunehmender Vorzeitigkeit des Einzelimpulses bleibt zumeist spekulativ, wenn nicht infolge retrograder Leitungsverzögerung im His-Purkinje-System ein His-Spike hinten aus dem QRS-Komplex heraustritt. Durch vorzeitige ventrikuläre Stimulation ist die Auslösung von ventrikulären Echos via AV-Knoten mit schmalem

1.3 Intrakardiale Ableitung und programmierte Stimulation

QRS-Komplex möglich (Goldreyer u. Bigger 1970, Schuilenburg u. Durrer 1969).

Ebenfalls als Normalbefund anzusehen und bei Patienten ohne ventrikuläre Rhythmusstörungen vorkommend, können durch vorzeitige ventrikuläre Einzelstimulation spontan ventrikuläre Echos (V_3) mit verbreitertem QRS-Komplex ausgelöst werden. Diese sind auf eine Kreiserregung im spezifischen intraventrikulären Erregungsleitungssystem (rechter Ventrikel → linker Ventrikel → retrograde Leitung via linker Tawara-Schenkel → antegrade Leitung via rechter Tawara-Schenkel) bezogen worden, wenn

1. nach sehr vorzeitiger Kammererregung der rechte Tawara-Schenkel unidirektional blockiert und die retrograde Leitungszeit zum His-Bündel via linkes Tawara-System (V_2-H_2) verlängert ist,
2. ein His-Potential dem ventrikulären Echo (V_3) mit normaler oder verlängerter HV-Zeit vorangeht,
3. der QRS-Komplex des Echos dem stimulierten Kammerkomplex ähnelt (Linksschenkelblock bei überdrehtem Linkstyp) (Akhtar et al. 1974, 1978; Josephson et al. 1978a).

Es kommt gewöhnlich jedoch nur zur Auslösung eines Echoschlages (V_3). Dieser Befund ist häufig und kann nicht als Ausdruck einer gesteigerten myokardialen Erregbarkeit angesehen werden (Wellens et al. 1976).

Von diesem „physiologischen" interventrikulären Reentry abzugrenzen ist das Auftreten intraventrikulärer Reentry-Phänomene (Josephson et al. 1978a), wie sie bei der Auslösung von Kammertachykardien, -flattern und Kammerflimmern mittels programmierter Ventrikelstimulation beobachtet werden bei Patienten mit auch spontanem Auftreten dieser malignen Rhythmusstörungen.

1.3.2 Spezielle elektrophysiologische Diagnostik tachykarder Rhythmusstörungen

Neben einem generellen Untersuchungsprotokoll, das Grundlage jeder invasiven elektrophysiologischen Untersuchung ist, kommen, je nach vermuteter bzw. vorhandener Rhythmusstörung, spezielle Untersuchungstechniken bzw. Auswertungen zur Anwendung. Im folgenden wird auf diesen speziellen, auf die Indikationsstellung abgestimmten Untersuchungsteil eingegangen und jeweils pathophysiologische Grundlagen sowie charakteristische Untersuchungsbefunde diskutiert.

Auf das WPW- und LGL-Syndrom wird darüber hinaus an anderer Stelle in diesem Buch eingegangen (vgl. S. 393, 403).

a) Regelmäßige supraventrikuläre Tachykardien

Als Ursache ektoper tachykarder Rhythmusstörungen sind zwei unterschiedliche pathogenetische Prinzipien zu nennen: die fokale Impulsbil-

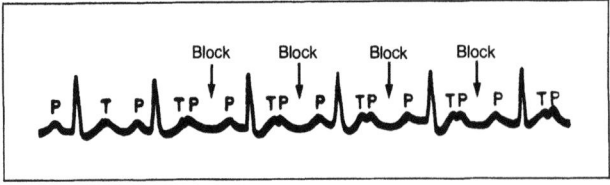

Abb. 6. Atriale Tachykardie mit 2:1 AV-Block

dung und die kreisende Erregung. Es sind fokal bedingte supraventrikuläre Tachykardien beschrieben worden, die mittels programmierter Stimulation weder initiiert noch unterbrochen werden können (Goldreyer et al. 1973, Scheinman et al. 1974, Gillette u. Garson 1977). Diese ektopen atrialen Tachykardien sind charakterisiert durch einen allmählichen, nicht paroxysmalen Beginn und eine Vorhoffrequenz von 150–220/min. Die P-Wellen-Konfiguration entspricht weder der normaler Sinusaktionen noch vom Ventrikel retrograd geleiteter Vorhoferregungen. Zumeist besteht gleichzeitig ein AV-Block II°; das PQ-Intervall übergeleiteter Schläge ist normal oder etwas verlängert, d.h. die P-Welle geht dem QRS-Komplex während der Tachykardie voran. Eine typische Registrierung ist in Abbildung 6 dargestellt.

Das Auftreten derartiger atrialer Tachykardien geht regelhaft mit einer fortgeschrittenen kardialen Grunderkrankung einher, z.B. akuter Myokardinfarkt, akutes (z.B. Pneumonie) oder chronisches Cor pulmonale, Zustand nach Myokarditis, Digitalisüberdosierung bzw. -intoxikation. In letzterem Fall besteht gleichzeitig ein AV-Block unterschiedlichen Grades (atriale Tachykardie mit Block).

Nach den Erfahrungen von Lown et al. ist die atriale Tachykardie mit Block in der Mehrzahl durch eine Glykosidüberdosierung bzw. -intoxikation, ggf. begünstigt durch eine Hypokaliämie, bedingt. Da die Morphologie der P-Wellen denen bei Sinusrhythmus in diesen Fällen weitgehend entspricht, wird ursächlich ein zu ektoper Impulsbildung befähigter Fokus im rechten Vorhof vermutet (Lown et al. 1960). Von diesen Autoren wurde dafür der Begriff „paroxysmale atriale Tachykardie mit Block" geprägt, der jedoch nicht mehr ganz korrekt erscheint, da die Rhythmusstörung nicht paroxysmal sondern allmählich beginnt (und endet), und ferner die Rhythmusstörung nicht im Vorhof, sondern im Sinusknoten entstehen dürfte (Steinbeck et al. 1980).

Andere Autoren konnten eine Glykosidüberdosierung als prävalierende Ursache von atrialen Tachykardien nicht bestätigen und empfehlen im Gegenteil Glykoside zur Therapie dieser Rhythmusstörung (Morgan und Breneman 1962).

In jedem Fall einer atrialen Tachykardie sollte vor Behandlung eine Glykosidüberdosierung ausgeschlossen werden. Während supraventrikuläre Tachykardien trotz hoher Frequenz gewöhnlich hämodynamisch gut toleriert werden, kann es durch eine atriale Tachykardie bei vorgeschädigtem Herzen zur bedrohlichen hämodynamischen Dekompensation kommen. Nur in Ausnahmefällen ist diese Rhythmusstörung eine Indikation zur invasiven elektrophysiologischen Untersuchung (z. B. intraatriales Mapping zur Ursprungslokalisierung, evtl. Versuch der Überführung in Vorhofflimmern durch hochfrequente atriale Stimulation).

Klinisch spielen Tachykardien infolge eines Reentry-Mechanismus auf Vorhofebene die größere Rolle. Derartige Tachykardien mit Inkorporation von Sinusknotengewebe in den Erregungskreis wurden erstmals 1943 erwähnt (Barker et al. 1943). In neuerer Zeit erschienen klinische Fallbeobachtungen, in denen ein Sinusknoten-Reentry als Ursache atrialer Echoschläge und supraventrikulärer Tachykardien postuliert wurde (u. a. Narula 1974, Gomes et al. 1985).

In tierexperimentellen Untersuchungen mit multiplen Mikroglasableitungen im Sinusknotenareal konnte gezeigt werden, daß einzelnen atrialen Echoschlägen tatsächlich ein Sinusknoten-Reentry zugrunde liegen kann (Han et al. 1968, Allessie u. Bonke 1979), während zur Aufrechterhaltung persistierender Tachykardien der Sinusknoten nicht beteiligt war (Bonke 1968).

Da unter klinischen Bedingungen trotz intrakardialer Ableitungen ein Sinusknoten-Reentry kaum von supraventrikulären Tachykardien anderen Ursprungs, z. B. intraatrialen Reentrys, sicher zu unterscheiden ist, ist das Vorkommen von Sinusknotenreentry-Tachykardien weiterhin als ungeklärt anzusehen (Steinbeck 1978).

Von ungleich größerer klinischer Bedeutung sind Kreiserregungen mit Einbeziehung des AV-Knotens. Zum Verständnis dieser Rhythmusstörungen hat das Konzept einer funktionellen Längsdissoziation des AV-Knotens wesentlich beigetragen (Moe et al. 1956). Es postuliert zwei funktionell getrennte Leitungsbahnen α und β im AV-Knoten mit unterschiedlicher Refraktärzeit und Leitungsgeschwindigkeit. Fällt ein Impuls, z. B. vom Vorhof kommend, vorzeitig ein, so wird er in der β-Leitungsbahn blockiert. Dagegen wird die Erregung langsam entlang α fortgeleitet und vermag nun den Leitungsweg β in retrograder Richtung zu benutzen: Es resultiert ein atriales „Echo" durch Reentry im AV-Knoten. Diese Kreiserregung kann sich beliebig oft wiederholen (Janse et al. 1971, Mendez u. Moe 1966). Beim Patienten können diese Tachykardien reproduzierbar mittels programmierter Stimulation ausgelöst und unterbrochen werden; mittels His-Bündel-Elektrographie läßt sich indirekt die funktionelle Längsdissoziation des AV-Knotens nachweisen. Zur Charakterisierung dieser Rhythmusstörung unter dem Begriff LGL-Syndrom bzw. auch zur Therapiekontrolle nach Gabe von Antiarrhythmika leistet die invasive elektrophysiologische Untersuchung daher einen wesentlichen Beitrag; darüber wird an anderer Stelle in diesem Buch eingehend berichtet (Kap. 1.2 u. Kap. 3.2).

Besteht neben der normalen atrioventrikulären Überleitung via AV-Knoten und His-Bündel eine akzessorische Leitungsbahn zwischen Vorhof und Ventrikel, so liegen ideale Bedingungen für ein Reentry vor. Man unterscheidet atrioventrikuläre (Kent-Bündel), atriofaszikuläre (James-Bündel) und faszikuloventrikuläre (Mahaim-Bündel) akzessorische Leitungsbahnen; unter ihnen ist das WPW-Syndrom mit Vorliegen eines Kent-Bündels am weitesten verbreitet. Die Abklärung der Differentialdiagnose tachykarder Rhythmusstörungen infolge akzessorischer Leitungsbahnen ist eine klassische Indikation zur His-Bündel-Elektrographie und programmierter Stimulation; auch diese Rhythmusstörungen werden an anderer Stelle gesondert abgehandelt (Kap. 1.2; 3.1). Bisweilen ist eine supraventrikuläre Tachykardie bedingt durch eine Kreiserregung infolge einer akzessorischen Leitungsbahn, die nur in retrograder Richtung vom Ventrikel zum Vorhof zu leiten vermag. Wegen antegrader Leitungsblockierung der akzessorischen Bahn weisen diese Patienten keine Delta-Welle bei Sinusrhythmus auf (sog. „verborgenes" WPW-Syndrom) (Josephson und Seides 1979, Neuss et al. 1975). Die wichtige und zugleich einfache Unterscheidung dieser beiden Tachykardieformen ist möglich durch eine Analyse der zeitlichen Beziehung von P und QRS-Komplex zueinander (Benditt et al. 1979).

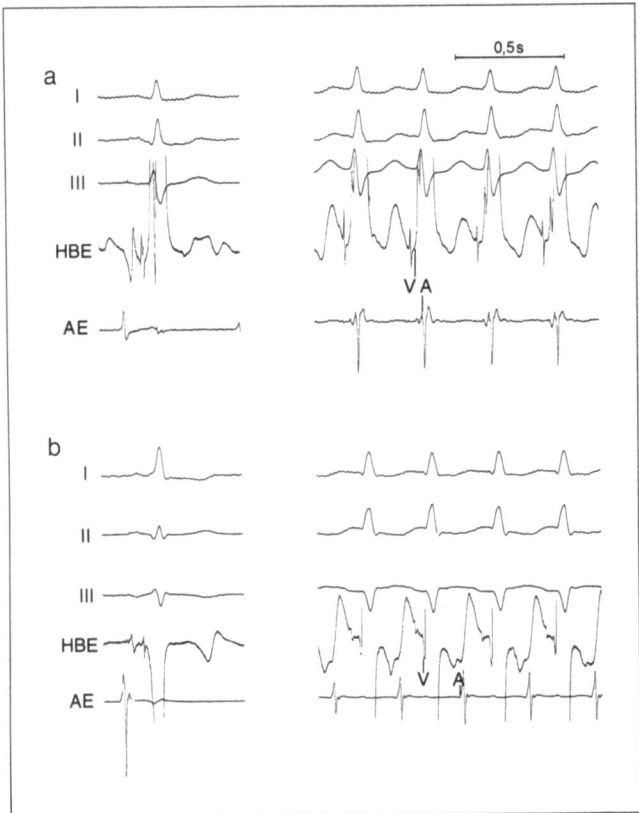

Abb. 7. a AV-Knoten-Reentry. Registrierung von I, II, III, HBE (His-Bündel-Elektrogramm) und AE (rechtsatriales Elektrogramm) links während Sinusrhythmus, rechts während supraventrikulärer Tachykardie. Während der Tachykardie erfolgen Kammer- und Vorhoferregung kurz aufeinander. Das ventrikuloatriale (VA-) Intervall ist kurz. Im Oberflächen-EKG ist die P-Welle im QRS-Komplex verborgen. **b** WPW-Syndrom. Registrierung von I, II, III, HBE und AE links während Sinusrhythmus, rechts während supraventrikulärer Tachykardie. Während der Tachykardie folgt die Vorhof- der Kammererregung deutlich nach (längeres VA-Intervall). Im Oberflächen-EKG ist die P-Welle in der ST-Strecke verborgen

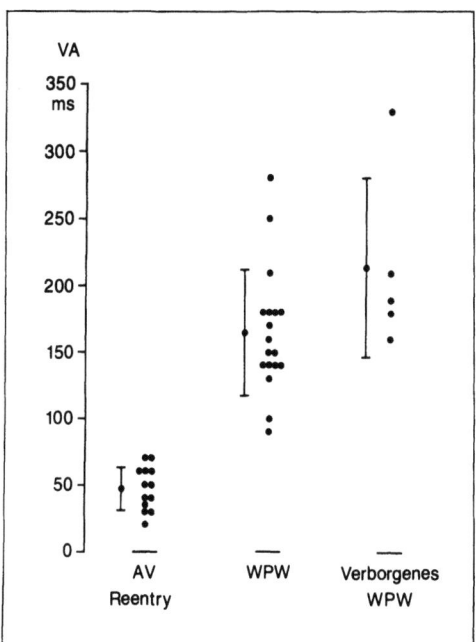

Abb. 8. Ventrikuloatriales (VA-) Intervall während supraventrikulärer Tachykardie bei AV-Knoten-Reentry (n=13), WPW-Syndrom (n=18) sowie verborgenem WPW-Syndrom (n=5). Neben den Einzelwerten ist für jede Patientengruppe der Mittelwert ± SD angegeben

Während bei AV-Knoten-Reentry die Erregung im AV-Knoten kreist und von dort Vorhof und Kammer mehr oder weniger gleichzeitig erregt werden, muß bei Kreiserregungen infolge WPW-Syndroms die Erregung antegrad via AV-Knoten erst den Ventrikel depolarisieren, bevor sie via akzessorische Bahn zum Vorhof zurückkehrt. Deswegen ist eine P-Welle bei AV-Knoten-Reentry im Oberflächen-EKG nicht abgrenzbar (simultane Erregung von Vorhof und Kammer in Abb. 7a), während die P-Welle bei Reentry-Tachykardie mit schmalem QRS-Komplex bei verborgenem WPW-Syndrom zeitmäßig in die ST-Strecke fällt (s. Abb. 7b).

Abbildung 8 bestätigt diesen Zusammenhang im eigenen Krankengut von 36 invasiv elektrophysiologisch untersuchten Patienten, aus der hervorgeht, daß das VA-Intervall (Zeitintervall vom Beginn der Kammer- bis zum Beginn der Vorhoferregung während der Tachykardie) bei AV-Knoten-Reentry eindeutig kürzer ist als bei Reentry via Kent-Bündel. Dies gilt sowohl für das typische WPW-Syndrom mit Delta-Welle bei Sinusrhythmus (akzessorische Bahn antegrad und retrograd leitend) als auch für das verborgene WPW-Syndrom (akzessorische Bahn nur retrograd leitend).

Mittels zeitlicher Zuordnung von P und QRS während Tachykardie im Oberflächen-EKG (Ösophagus-EKG bzw. intraatriales EKG im Zweifelsfall), kann daher schnell und einfach zwischen AV-Knoten-Reentry und akzessorischer Leitungsbahn unterschieden werden.

Wenn es mit Auftreten einer Leitungsblockierung (Rechts- oder Linksschenkelblock) während supraventrikulärer Tachykardie zu einer Frequenzabnahme kommt, so spricht dies für eine akzessorische Leitungsbahn ipsilateral zur Leitungsblockierung gelegen.

Eine negative P-Welle während Tachykardie in Ableitung I weist auf ein linksseitig gelegenes akzessorisches Bündel hin. Akzessorische, den AV-Knoten umgehende Leitungsbahnen (atriohisär; James-Bündel) führen bei Sinusrhythmus zu einem kurzen PQ-Intervall mit normalem QRS-Komplex; in Verbindung mit dem Auftreten paroxysmaler supraventrikulärer Reentry-Tachykardien (EKG wie bei AV-Knoten-Reentry) spricht man vom Lown-Ganong-Levine-Syndrom (Benditt et al. 1978).

b) Vorhofflattern und Vorhofflimmern

Bei Patienten mit dokumentiertem bzw. vermutetem Auftreten von Vorhofflattern oder -flimmern wird die programmierte Stimulation in Verbindung mit intrakardialen Ableitungen eingesetzt:

- zur Auslösung dieser Arrhythmien aus diagnostischen Gründen bzw. zur Therapiekontrolle unter antiarrhythmischer Behandlung,
- zur Terminierung von Vorhofflattern aus therapeutischen Gründen.

Auslösung

Fällt ein vorzeitiger Impuls in die vulnerable Phase des Vorhofs ein, so können einzelne Vorhof-Echos, Vorhofflattern oder -flimmern ausgelöst werden (Haft et al. 1968). Dieses Prinzip macht man sich zur Auslösung der Arrhythmien mittels programmierter Stimulation zunutze.

Ein Beispiel ist in Abb. 9 dargestellt. Ein vorzeitiger Vorhofimpuls mit einem Kopplungsintervall von 200 ms, abgegeben während einer Basisstimulation des rechten Vorhofs von 100/min, löst eine Serie zunächst regel-

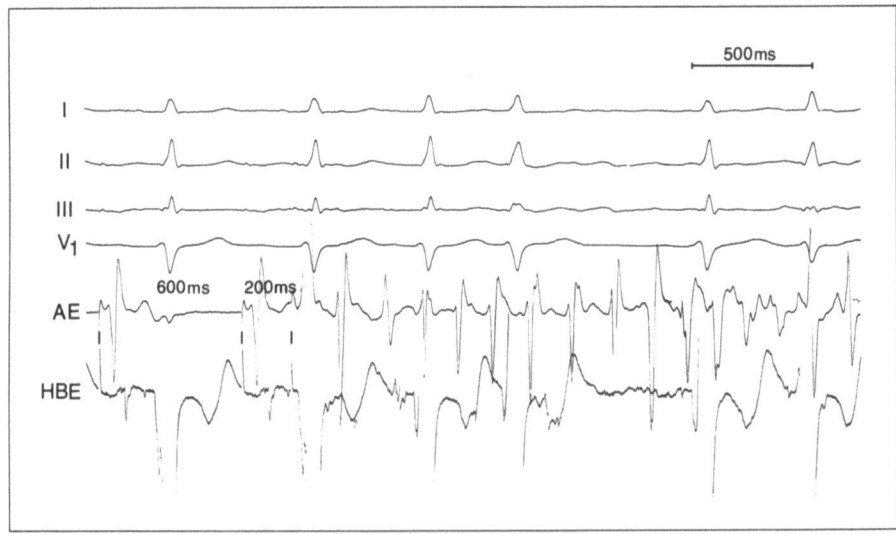

Abb. 9. Auslösung von Vorhofflimmern mittels programmierter Vorhofstimulation. Registrierung von I, II, III, V_1, AE und HBE. Basisstimulationsintervall 600 ms; ein vorzeitiger atrialer Impuls mit einem Kopplungsintervall von 200 ms löst Vorhofflimmern aus

mäßig einfallender Vorhoferregungen aus, deren Konfiguration und zeitlicher Abstand gegen Ende der Registrierung zunehmend unregelmäßiger werden (Übergang in Vorhofflimmern). Untersuchungen an Patienten ergaben, daß spontanes Vorhofflattern oder -flimmern ebenfalls durch kritisch vorzeitig einfallende spontane Vorhofextrasystolen ausgelöst wird (Killip u. Gault 1965, Bennett u. Pentecost 1970).

Je vorzeitiger der Vorhofimpuls einfällt, je höher die Stromstärke und je kürzer das Basisstimulationsintervall (Engel u. Gonzalez 1978, Wyndham et al. 1977), desto größer ist diese Vorhofvulnerabilität.

Als Mechanismus des durch eine spontane oder elektrisch induzierte Extrasystole ausgelösten Vorhofflatterns oder -flimmerns kommt in Betracht:

1. Auslösung von getriggerter Aktivität (Wit u. Cranefeld 1976).
2. Auslösung von Reentry (Allessie et al. 1973, 1976, 1977 a, b).

Tierexperimentelle Mapping-Untersuchungen (Allessie et al. 1973), die Korrelation ihres Auftretens mit einer Inhomogenität der Erregungsrückbildung (Allessie et al. 1976), ihre pharmakologische Beeinflußbarkeit, vor allem die Unwirksamkeit von Verapamil (Allessie et al. 1977 a, b) und der Nachweis intraatrialer Leitungsstörungen (Leier et al. 1978, Watson u. Josephson 1980) weisen darauf hin (ohne den Beweis zu führen), daß es sich beim klinischen Auftreten von Vorhofflattern und -flimmern um Reentry-Phänomene handelt.

Der erfolgversprechendste Auslösemechanismus ist eine schnelle Vorhofstimulation mit einer Zykluslänge von 200–350 ms bzw. die vorzeitige Einfach- und Doppelstimulation des Vorhofs, vor allem bei hoher Basisstimulationsfrequenz (Watson u. Josephson 1980).

Elektrokardiographisch bestehen bei Vorhofflattern regelmäßig einfallende P-Wellen (Sägezahnmuster) mit einer Frequenz um 280–320/min, wobei die untere Grenze zur Vorhoftachykardie nicht exakt abgrenzbar ist.

Aufgrund der Morphologie wird eine gewöhnliche Form (Typ I) des Vorhofflatterns mit negativen P-Wellen in II, III und aVF von einer ungewöhnlichen Form (Typ II) mit positiven P-Wellen in II, III und aVF unterschieden (Prinzmetal et al. 1952, Wells et al. 1979) (typische Beispiele in Abb. 10 a, b). Üblicherweise besteht eine 2 : 1 atrioventrikuläre Überleitung, wobei der übergeleitete Schlag mit einem verlängerten PQ-Intervall einhergeht (Besoin-Santander et al. 1950).

Dabei ist jede zweite Vorhoferregung im QRS-Komplex des Oberflächen-EKGs verborgen. Diagnostische Klärung kann hier der Karotisdruckversuch bringen, wodurch infolge höhergradigerer AV-Blockierung das Vorhofflattern nun im EKG klar zutage tritt. Nur in Ausnahmefällen ist aus diagnostischen Gründen bei dieser Rhythmusstörung eine intraatriale Ableitung erforderlich. Unter Therapie werden häufiger auch 4 : 1 Blockierungen angetroffen, selten sind 1 : 1- (Kammerfrequenz dabei um 300/min, zumeist aberrierende AV-Überleitung) und 3 : 1-Überleitungen.

Wechselt der Grad der AV-Blockierung von Schlag zu Schlag, resultiert ein Bigeminus. Geht Vorhofflattern mit einem totalen AV-Block einher, so

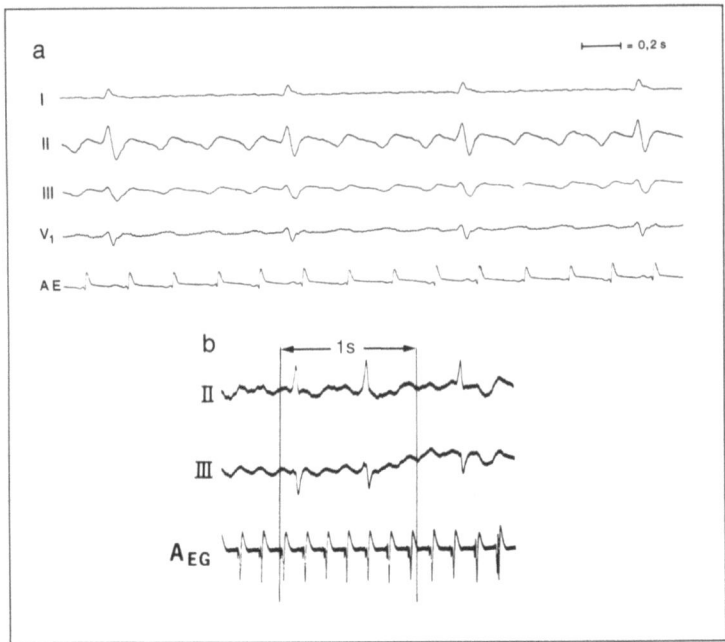

Abb. 10. a Gewöhnliches Vorhofflattern (Typ I); Registrierung von I, II, III, V_1 sowie einer rechtsatrialen Ableitung AE. **b** Ungewöhnliches Vorhofflattern (Typ II); Registrierung von II, III sowie einer atrialen Ableitung (aus Wells et al. 1979)

zeigt der langsame Ersatzrhythmus keine Beziehung zu den Vorhofflatterwellen.

Ist die Vorhoferregung im intraatrialen Elektrogramm nicht mehr geordnet mit konstantem Intervall, sondern „chaotisch" mit kleinen, unregelmäßigen und fraktionierten Komplexen, so besteht Vorhofflimmern. Aufgrund tierexperimenteller Befunde ist davon auszugehen, daß beim Vorhofflattern eine einzige Erregungswelle während einer Umlaufzeit beide Vorhöfe depolarisiert, während beim Vorhofflimmern multiple, kleinste Erregungswellen kreisen; der Übergang von einer in die andere Arrhythmieform, auch Flimmern einzelner und Flattern anderer Vorhofabschnitte, ist möglich.

Durch programmierte Stimulation auslösbares und anhaltendes Vorhofflattern oder Vorhofflimmern wird regelhaft nur bei Patienten beobachtet, die spontan diese Rhythmusstörungen aufweisen (Watson u. Josephson 1980, Josephson u. Seides 1979). Daher kann dieses Verfahren Anwendung finden zur Diagnostik bzw. auch wiederholt zur Therapiekontrolle unter antiarrhythmischer Therapie (Bauernfeind et al. 1982). Allerdings müssen wesentliche therapeutische Entscheidungen zu erwarten sein (z.B. Marcumarisierung wegen Emboliegefahr) oder das spontane Auftreten von Vorhofflimmern hämodynamisch bedrohlich sein (z.B. bei WPW-Syndrom), um die Indikation zur invasiven elektrophysiologischen Untersuchung gerechtfertigt erscheinen zu lassen.

Der Ort atrioventrikulärer Blockierungen bei Vorhofflattern und -flimmern ist üblicherweise der AV-Knoten, gelegentlich jedoch auch das His-Purkinje-System, ohne daß diesem Befund die prognostische Bedeutung wie beim Auftreten während Sinusrhythmus zukäme.

Gelegentlich ist die Unterscheidung zwischen supra- und ventrikulärem Ursprung verbreiterter QRS-Komplexe bei Vorhofflimmern von Belang. Geht dabei dem Auftreten eines verbreiterten QRS-Komplexes ein besonders langes RR-Intervall voran, so spricht dies für aberrierende Leitung (Gouaux und Ashman 1947). Je länger das Intervall vom verbreiterten bis zum folgenden schlanken QRS-Komplex im Vergleich zu vorangehenden RR-Abständen, desto wahrscheinlicher ist ein ventrikulärer Ursprung (Pritchett et al. 1980).

Schließlich können einige Rückschlüsse aus der Konfiguration des verbreiterten QRS-Komplexes gezogen werden (Marriott u. Sandler 1966), wobei z. B. das Vorliegen eines Rechtsschenkelblockbildes für aberrierende Leitung spricht.

Die His-Bündel-Elektrographie gestattet eine definitive Unterscheidung: Geht dem verbreiterten QRS-Komplex ein His-Spike mit normalem oder etwas verlängertem H–V-Intervall voran, so handelt es sich um eine aberrierende, aber supraventrikulär entstandene Erregung; ist ein His-Spike nicht nachweisbar oder das H–V-Intervall abnorm kurz, so ist der Ursprung ventrikulär.

Terminierung von Vorhofflattern

Vorhofflattern ist als instabile, potentiell lebensbedrohliche Rhythmusstörung einzustufen (Gefahr der 1:1-AV-Überleitung), seine alleinige medikamentöse Behandlung ist aus diesen Gründen riskant. Deswegen bietet sich vor allem bei Zuständen, welche die Gabe von negativ inotropen oder die Erregbarkeit steigernden Pharmaka unerwünscht erscheinen lassen (z.B. postoperativ nach kardiochirurgischen Eingriffen; frischer Myokardinfarkt) die Vorhofstimulation als risikoarme, beliebig oft wiederholbare Behandlungsmethode an. Während eine Unterbrechung mittels vorzeitiger Einfach- und Doppelstimulation gewöhnlich nicht möglich ist, gelingt dies regelhaft mittels kontinuierlicher schneller atrialer Stimulation (Massumi et al. 1967, Waldo et al. 1977). Stimuliert wird für wenige Sekunden, die effektive Stimulationsfrequenz liegt gewöhnlich zwischen 150 und 600/min (Barold 1975).

Ein Beispiel einer erfolgreichen Anwendung der Elektrostimulation bei Vorhofflattern Typ I ist in Abb. 11 dargestellt. Es wird eine atriale Hochfrequenzstimulation vorgenommen, wodurch Vorhofflimmern resultiert, das nach 60 min spontan sistiert.

Bemerkenswert ist, daß Vorhofflattern Typ I so gut wie immer durch Elektrostimulation vom rechten Vorhof her beeinflußbar ist (Überführung entweder in Sinusrhythmus, Vorhofflimmern oder Vorhofflattern Typ II), während dies bei Vorhofflattern Typ II praktisch nie gelingt (Wells et al. 1979, Wellens et al. 1978a, b).

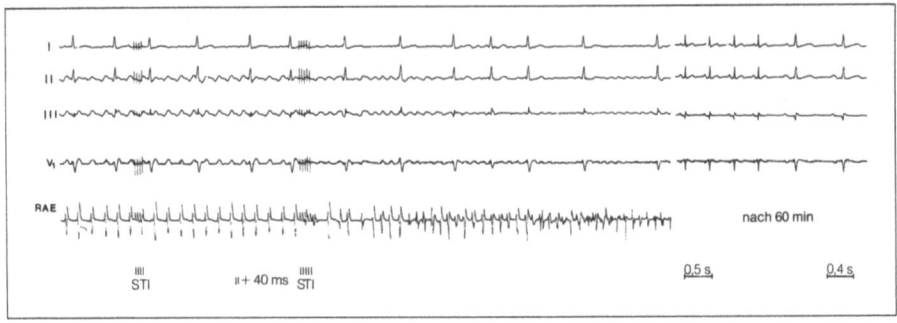

Abb. 11. Atriale Serienstimulation bei Vorhofflattern. *RAE* = bipolares Elektrogramm des rechten Vorhofs. Eine atriale Stimulationsserie von 4 Impulsen in je 40 ms Abstand führt zu keinem Erfolg. Erst mit 5 Stimuli in gleichem Abstand erfolgt die Konversion in Vorhofflimmern, das (60 min später) in Sinusrhythmus übergeht

Die höhere Vorhofflatterfrequenz bei Typ II, ein kleinerer Reentry-Kreis oder die Entstehung im linken Vorhof könnten erklären, warum bei dieser Form des Vorhofflatterns die Erfolgsaussichten der Stimulation vom rechten Vorhof her gering sind.

Je höher die verwendete Stimulationsfrequenz, desto wahrscheinlicher ist, daß Vorhofflattern nicht direkt in Sinusrhythmus, sondern in Vorhofflimmern überführt wird, das nach mehr oder weniger langer Zeit in Sinusrhythmus umschlägt.

Auch ein langsamer Rückgang der Stimulationsfrequenz nach „Einfangen" des Vorhofs durch die elektrischen Impulse („Rampdown-Technik") soll hinsichtlich der Häufigkeit des zu erzielenden Sinusrhythmus günstiger sein als ein abruptes Abschalten der Stimulation. Tritt Vorhofflattern rezidivierend auf und ist medikamentös therapierefraktär, so kommt für den Fall, daß es reproduzierbar mittels hochfrequenter atrialer Stimulation unterbrechbar ist, die Implantation eines antitachykarden Schrittmachersystems in Betracht (Lüderitz et al. 1982).

Bei Vorhofflimmern ist die intraatriale Stimulation unwirksam. Häufigste Ursache einer unwirksamen Stimulation bei Vorhofflattern ist, daß es sich nicht um reines Vorhofflattern, sondern um einen Übergang zu Vorhofflimmern bzw. bereits vorhandenes Vorhofflimmern einzelner Vorhofabschnitte gehandelt hat.

c) Ventrikuläre Tachykardie

Eine ventrikuläre Tachykardie ist definiert als drei oder mehr konsekutive Erregungen ventrikulären Ursprungs mit einer Frequenz von mehr als 100/min. Gewöhnlich wird die Tachykardie durch eine ventrikuläre Extrasystole (spät oder früh einfallend) ausgelöst. Die Frequenz der Tachykardie beträgt zumeist zwischen 150 und 250/min (max. 300/min), der QRS-Komplex ist verbreitert ($\geq$ 120 ms).

Ventrikuläre Tachykardien treten in extrasystolischer und permanenter Form auf; gewöhnlich gehen sie mit einer manifesten kardialen Grunder-

1.3 Intrakardiale Ableitung und programmierte Stimulation

krankung (zumeist koronare Herzkrankheit mit Zustand nach Myokardinfarkt, Herzwandaneurysma) einher. Bei diesen bedrohlichen Rhythmusstörungen kann die invasive elektrophysiologische Untersuchung zu folgenden Zwecken eingesetzt werden:

1. Differentialdiagnose zwischen ventrikulärer Tachykardie und supraventrikulärer Tachykardie mit aberrierender Überleitung,
2. Auslösung ventrikulärer Tachykardien aus diagnostischen Gründen bzw. zur Therapiekontrolle unter antiarrhythmischer Therapie,
3. Unterbrechung ventrikulärer Tachykardien.

Differentialdiagnose von Tachykardien mit breitem QRS-Komplex

Gelingt im Oberflächen-EKG der Nachweis einer AV-Dissoziation während einer Tachykardie mit breitem QRS-Komplex, so spricht dies für einen ventrikulären Ursprung, wenn es auch selten bei Knoten-Tachykardien mit retrograder Blockierung anzutreffen ist. Eine 1:1-Beziehung zwischen Vorhof- und Kammeraktion schließt einen ventrikulären Ursprung nicht aus.

Mittels intrakardialer Ableitungen wurde festgestellt, daß in ca. 50% aller Fälle von Ventrikeltachykardien eine 1:1 ventrikuloatriale Leitung, in den restlichen 50% ein unabhängiger Vorhofrhythmus besteht (Wellens et al. 1978a).

Fusionsschläge (intermittierend während der Tachykardie einfallende Sinusschläge, die mit schmalem QRS-Komplex auf die Kammern überge-

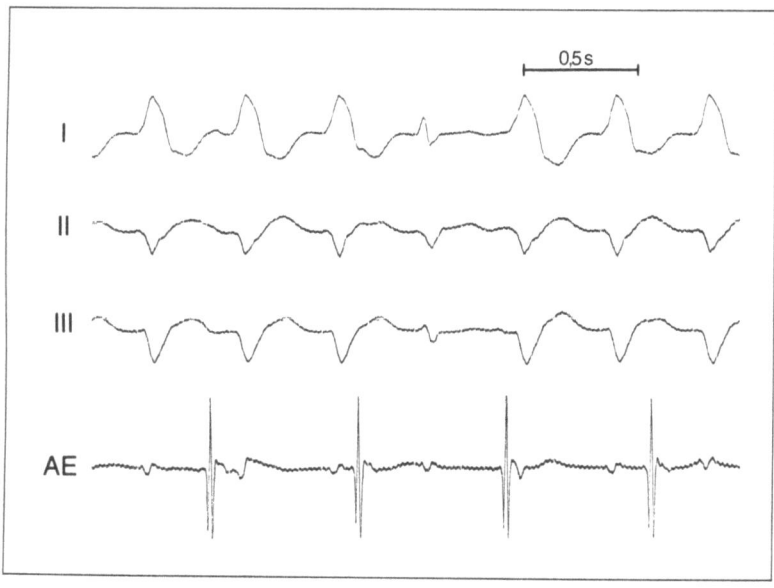

Abb. 12. Fusionsschläge während Kammertachykardie. Registrierung von I, II, III und einer rechtsatrialen Ableitung AE. Der vorzeitig einfallende schmale QRS-Komplex während der Tachykardie ist eine vom Vorhof übergeleitete Kammeraktion

Tabelle 2. Morphologie rechtsschenkelblockartig deformierter QRS-Komplexe während Tachykardie (aus Wellens et al. 1978)

QRS-Komplex in V_1	Aberrierende Leitung	Ventrikuläre Tachykardie
	–	12
	7	9
	12	2
	28	2
	–	4
	1	12
	–	4
Gesamt:	48	45
QRS-Komplex in V_6		
	31	2
	15	10
	2	18
	–	11
	–	3
	–	1
Gesamt:	48	45

1.3 Intrakardiale Ableitung und programmierte Stimulation

leitet werden) beweisen das Vorliegen einer ventrikulären Tachykardie (Beispiel in Abb. 12), können jedoch bei höherfrequenter Tachykardie kaum nachgewiesen werden. Darüber hinaus hilfreich zur Unterscheidung zwischen supraventrikulärem und ventrikulärem Ursprung ist die Morphologie der QRS-Komplexe (Sandler u. Marriot 1965, Wellens et al. 1978a b). Von Wellens et al. wurden 140 Registrierungen von Tachykardien einer retrospektiven Untersuchung unterzogen, wobei die Diagnose jeweils durch intrakardiale Ableitungen bestätigt wurde.

Für Tachykardien mit Rechtsschenkelblockbild sind diese Ergebnisse in Tabelle 2 wiedergegeben.

Ist demnach ein rsR'-Komplex in V_1 vorhanden, so spricht dies für supraventrikulären Ursprung mit aberrierender AV-Leitung. Sind dagegen monophasische R-Potentiale oder negative QS-Komplexe durchgehend in den Brustwandableitungen V_1 bis V_6 nachweisbar, so weist dies auf eine Kammertachykardie hin. Auch eine QRS-Breite über 0,14 s und eine Drehung des Hauptvektors des QRS-Komplexes in der Frontalebene nach links machen einen ventrikulären Ursprung wahrscheinlich (Wellens et al. 1978a).

Dagegen kann unter einem Valsalva-Manöver eine Abnahme der Tachykardiefrequenz nicht nur bei supraventrikulärer, sondern auch bei ventrikulärer Tachykardie beobachtet werden (Waxman u. Wald 1977).

Bleibt die Diagnose unklar, so ist mittels intrakardialer Ableitung und ggf. zusätzlicher Stimulation die Diagnose mit Sicherheit zu stellen.

Ist dabei ein His-Spike mit normalem bzw. etwas verlängertem HV-Intervall (Vergleich mit Sinusrhythmus) vor dem verbreitertem QRS-Komplex abgrenzbar, so spricht dies für eine supraventrikuläre Tachykardie.

Umgekehrt ist bei ventrikulärer Tachykardie ein His-Spike entweder vor dem QRS-Komplex gar nicht nachweisbar oder das HV-Intervall abnorm kurz, ein His-Spike in variablen Zeitabständen nach QRS einfallend bzw. in gar keiner zeitlichen Beziehung zum QRS-Komplex auftretend (Josephson et al. 1978a). Voraussetzung hierfür ist natürlich eine korrekte Lage des Katheters zur His-Bündel-Ableitung (Validisierung durch Ableitung bei Sinusrhythmus vor bzw. nach Unterbrechung der Tachykardie).

Wenn während der Tachykardie durch etwas höherfrequente Vorhofstimulation die Kammer „eingefangen" werden kann mit Normalisierung des QRS-Komplexes, so beweist dies auch ohne His-Bündel-Ableitung das Vorliegen einer ventrikulären Tachykardie; ein entsprechendes Beispiel ist in Abb. 13 dargestellt.

Schließlich muß immer das Vorhandensein akzessorischer atrioventrikulärer Leitungsbahnen differentialdiagnostisch bei Tachykardie mit verbreitertem QRS-Komplex erwogen werden.

Für letztere Rhythmusstörungen typisch, insbesondere bei Vorhofflimmern mit schneller AV-Überleitung via akzessorischer Leitungsbahn, sind die Variabilität der Morphologie der QRS-Komplexe sowie die Unregelmäßigkeit der RR-Abstände. Liegt eine antidrome regelmäßige Tachykardie bei WPW-Syndrom vor (antegrade Leitung via akzessorische Leitungsbahn, retrograde Leitung via AV-Knoten), so ist diese Tachykardie nicht von einer Kammertachykardie zu unterscheiden.

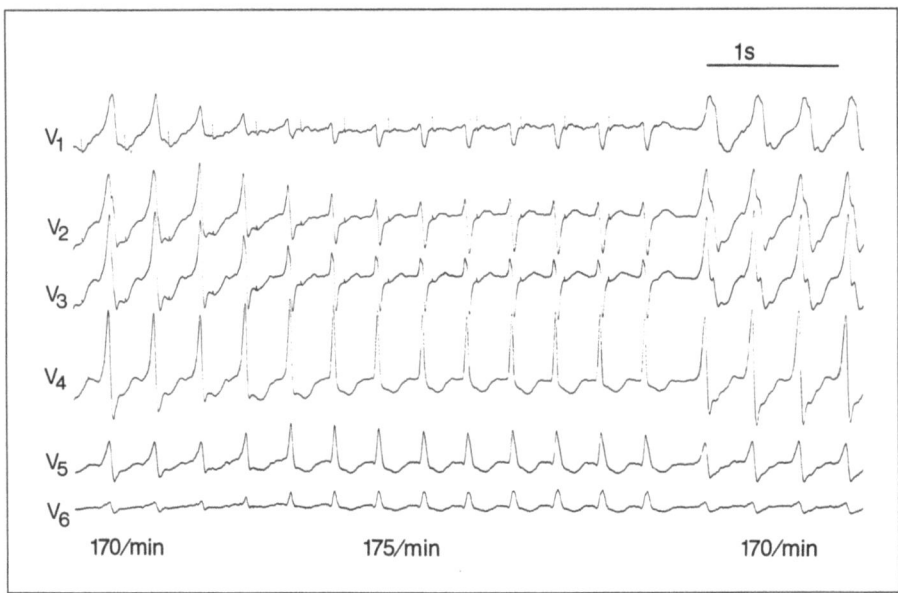

Abb. 13. Vorhofstimulation bei Kammertachykardie. Registrierung von V_1 bis V_6 während einer Kammertachykardie mit Rechtsschenkelblockbild in einer Frequenz von 170/min. Mit Aufnahme einer Vorhofstimulation in einer etwas höheren Frequenz von 175/min kommt es zu einer Normalisierung der QRS-Komplexe; nach Terminierung der atrialen Stimulation persistiert die Kammertachykardie

Auslösung ventrikulärer Tachykardien

Bei Patienten mit chronisch rezidivierenden, anhaltenden Kammertachykardien lassen sich diese Rhythmusstörungen durch programmierte rechtsventrikuläre Stimulation reproduzierbar unter kontrollierten Bedingungen auslösen und auch regelhaft unterbrechen (Wellens et al. 1972, 1976, Josephson et al. 1978a). Dies kann diagnostische und prognostische Bedeutung haben; ferner ist damit die Wirksamkeit einer eingeschlagenen antiarrhythmischen Therapie zu überprüfen (siehe unten). Folgendes Stimulationsprotokoll sollte verwendet werden zur Provokation der Rhythmusstörung:

1. schnelle Vorhofstimulation (bis 180–200/min),
2. vorzeitige atriale Einzelstimulation bei Sinusrhythmus bzw. atrialer Basisstimulation,
3. vorzeitige ventrikuläre Einzelstimulation bei Sinusrhythmus,
4. vorzeitige ventrikuläre Einzel- und Doppelstimulation bei ventrikulärer Basisstimulation mit verschiedener Zykluslänge (z.B. 600, 500, 400, 330 ms), ggf. verschiedene Stimulationsorte (Spitze, Septum und Ausflußbahn des rechten Ventrikels),
5. ggf. schnelle ventrikuläre Stimulation bis 240/min.

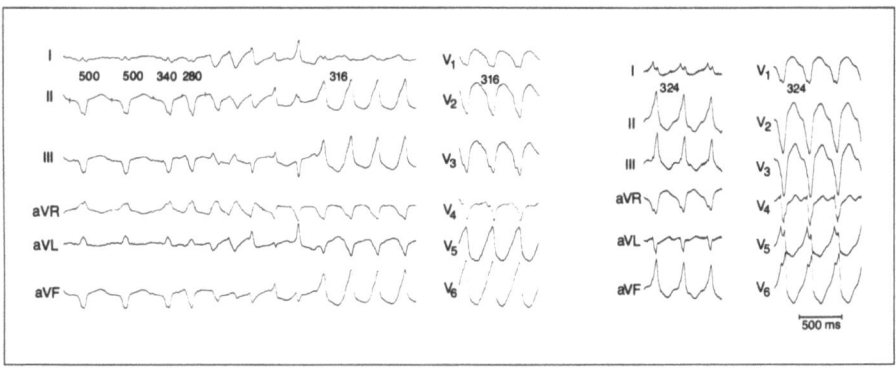

Abb. 14. Anwendung der programmierten Ventrikelstimulation zur Kammertachykardieauslösung. Registriert sind die 12 Standardableitungen während der Tachykardieauslösung (*links*) sowie die gleichen Ableitungen während einer drei Wochen zuvor spontan aufgetretenen Tachykardie (*rechts*) (vgl. Text)

Die Sensitivität dieser Methode zur Auslösung der Rhythmusstörung bei Patienten mit chronisch rezidivierenden Kammertachykardien muß mit 80–95% sehr hoch veranschlagt werden (Fisher et al. 1977, Josephson et al. 1978a, Mason u. Winkle 1978, Vandepol et al. 1980, Steinbeck et al. 1981, Naccarelli et al. 1982). Abbildung 14 gibt ein Beispiel. Zwei vorzeitige Impulse mit einem Kopplungsintervall von 340 bzw. 280 ms bei einem Basisstimulationsintervall des rechten Ventrikels von 500 ms lösen nach vier polymorphen ventrikulären Echos eine persistierende Kammertachykardie mit Linksschenkelblockbild und einer Zykluslänge von 316 ms aus. Vergleicht man diese Tachykardie mit einer drei Wochen zuvor auswärts registrierten Tachykardie (rechte Seite der Abb. 14), so besteht eine weitgehende Übereinstimmung hinsichtlich Frequenz und QRS-Morphologie.

Die Beobachtungen, daß die Auslösung der Tachykardie mit einer Leitungsverzögerung einhergeht (Josephson et al. 1978b), ein bestimmtes Kopplungsintervall dazu notwendig ist (Wellens et al. 1976, Josephson et al. 1978a), sprechen dafür, daß es sich bei ventrikulären Tachykardien pathophysiologisch um Kreiserregungen handelt; dem spezifischen ventrikulären Erregungsleitungssystem kommt dabei für die Entstehung und Aufrechterhaltung des Reentry keine besondere Bedeutung zu (Wellens et al. 1976, Josephson et al. 1978a).

Bei negativem Stimulationsresultat kann gelegentlich noch durch Applikation dreier vorzeitiger Stimuli bzw. durch Stimulation vom linken Ventrikel aus eine Tachykardieauslösung möglich sein (Vandepol et al. 1980); andererseits ist mit zunehmender Aggressivität des Stimulationsprotokolles auch mit der Auslösung artifizieller, nicht klinisch zu beobachtender Tachykardien zu rechnen (Brugada et al. 1984).

Bei belastungsabhängig auftretenden oder ischämieinduzierten Tachykardien ist gelegentlich eine Tachykardie erst nach vorheriger Gabe von Isoproterenol (Reddy u. Gettes 1979) auslösbar.

Ziel einer endokardialen Ableitung vom rechten sowie auch linken Ventrikel kann es sein, den Ursprung einer ventrikulären Tachykardie zu lokalisieren (Josephson et al. 1982). Dabei wird nach Orten gefahndet, die bei Sinusrhythmus ein Spätpotential, d. h. eine nach Ende des QRS-Komplexes einfallende Aktivierung als Ausdruck einer lokalen Leitungsverzögerung aufweisen, die dann nach induzierter Kammertachykardie als Ausdruck der Beteiligung dieser lokalen Leitungsverzögerung an der Kreiserregung dem QRS-Komplex der Kammertachykardie vorangehen soll (Josephson et al. 1982, Klein et al. 1982).

Diese Untersuchungen sind von Bedeutung für den Fall, daß sich die ventrikuläre Rhythmusstörung als medikamentös therapierefraktär herausstellt und als Alternative eine herzchirurgische Maßnahme zur Ausschaltung des Ursprungsherdes der ventrikulären Tachykardie erwogen wird (Guiraudon et al. 1978, Harken et al. 1979).

In Abbildung 15 sind derartige Spätpotentiale nach Ende des QRS-Komplexes in einer endokardialen Ableitung vom linksventrikulären Septum nachweisbar.

Nach dem zweiten Sinusschlag scheint aus dem zweiten Spätpotential eine ventrikuläre Extrasystole hervorzugehen, da diese Aktivität der ektopen Ventrikelerregung zeitlich eindeutig vorangeht.

In Abbildung 16 ist bei einem anderen Patienten mit der Anamnese von rezidivierenden anhaltenden Kammertachykardien das Verhalten derartiger ventrikulärer Spätpotentiale während programmierter Stimulation zur Auslösung der Kammertachykardie gezeigt.

Nach vorzeitiger ventrikulärer Einzelstimulation bei vorgegebenem Kammergrundrhythmus kommt es in der endokardialen Ableitung vom

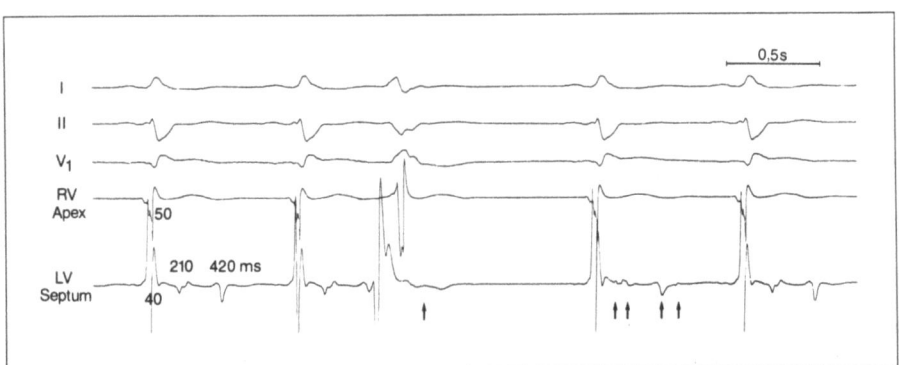

Abb. 15. Registrierung von I, II, V$_1$ von der rechtsventrikulären Herzspitze sowie vom linksventrikulären Septum endokardial bei Sinusrhythmus sowie einer spontanen ventrikulären Extrasystole nach dem zweiten Sinusschlag. Beachte das Auftreten zweier lokaler Spätpotentiale 210 und 420 ms nach dem QRS-Komplex in der Ableitung vom linksventrikulären Septum, wobei das zweite Spätpotential zeitlich dem Auftreten der ventrikulären Extrasystole vorangeht. Dieser folgt kein Spätpotential (*siehe Pfeil*). Beachte auch die Veränderung der Spätpotentiale hinsichtlich des Zeitpunktes und der Amplitude der postextrasystolischen Kammererregung (*siehe 4 Pfeile*)

1.3 Intrakardiale Ableitung und programmierte Stimulation

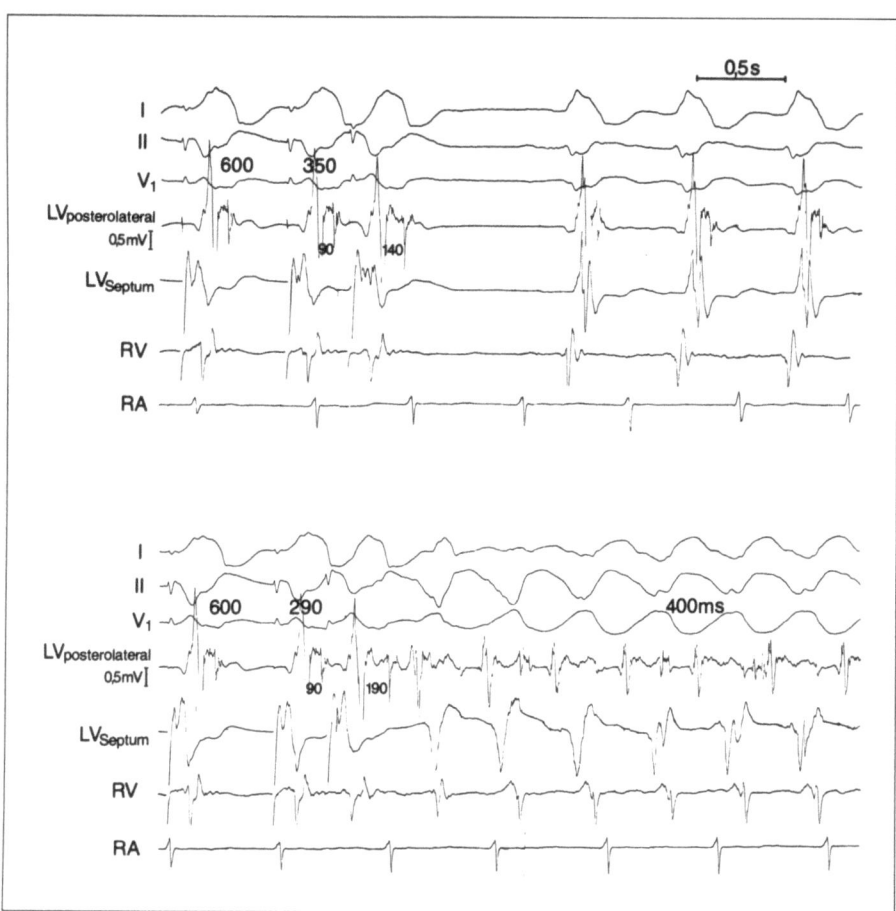

Abb. 16. Endokardiales Mapping zur Ursprungslokalisierung einer Kammertachykardie mittels programmierter Ventrikelstimulation bei einem Patienten mit rezidivierenden Kammertachykardien. Registriert sind die Ableitungen I, II, V_1 sowie eine endokardiale Ableitung vom linken Ventrikel posterolateral, li. Ventrikel septal sowie rechten Ventrikel und eine intraatriale Ableitung (*RA*). Durch vorzeitige rechtsventrikuläre Einzelstimulation bei einem vorgegebenen stimulierten Kammergrundrhythmus mit einem Intervall von 600 ms kommt es zur Verzögerung lokal vom li. Ventrikel posterolateral registrierter Erregung. Mit zunehmender Vorzeitigkeit der Stimulation (unten) wird eine anhaltende Kammertachykardie ausgelöst. Weitere Einzelheiten s. Text

linken Ventrikel posterolateral zu einer deutlichen Verzögerung der dort lokal zu registrierenden Erregung (oben). Mit zunehmender Vorzeitigkeit der Stimulation (unten) kommt es zur Auslösung einer anhaltenden Kammertachykardie, wobei nun die an dieser Stelle registrierte Aktivität dem QRS-Komplex der Kammertachykardie deutlich vorangeht als Hinweis auf den Ursprung der Kammertachykardie von diesem Areal; der örtliche Erregungseintritt des linksventrikulären Septums und des rechten Ventrikels folgen eindeutig nach.

Von Bedeutung ist, daß nicht persistierende, sondern salvenförmig auftretende ventrikuläre Tachykardien (u. a. bei Herzgesunden, Mitralklappenprolaps, Kardiomyopathie, medikamentös induziert, Hypokaliämie) mittels programmierter Stimulation kaum oder wesentlich schlechter reproduziert werden können (Naccarelli et al. 1982, Steinbeck et al. 1984b); möglicherweise macht jedoch die programmierte Stimulation bei Patienten mit komplexen ventrikulären Rhythmusstörungen und nur salvenartigen Kammertachykardien auf dem Boden einer koronaren Herzkrankheit zur Vorhersage bedrohlicher Rhythmusstörungen eine positive Ausnahme (Naccarelli et al. 1982, Marchlinski et al. 1983, Gomes et al. 1984).

Unterbrechung ventrikulärer Tachykardien

Ebenso wie Ventrikeltachykardien provoziert, so können sie in der Regel durch programmierte Ventrikelstimulation wieder unterbrochen werden. Dies wird zunächst mit einer vorzeitigen Einzelimpulsabgabe, getriggert mittels des QRS-Komplexes der Tachykardie versucht. Gelingt dies nicht (was die Regel ist bei Tachykardien mit Frequenzen höher als 180/min), so werden zwei vorzeitige Impulse eingesetzt und auch der Stimulationsort gewechselt. Gelingt auch damit keine Unterbrechung, so hat sich uns die Wie-

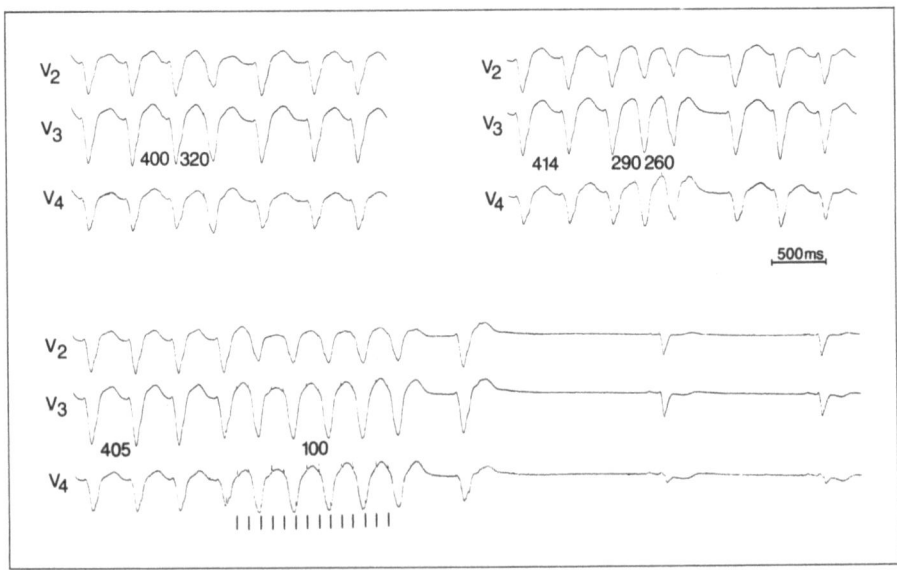

Abb. 17. Unterbrechung einer Kammertachykardie durch programmierte Ventrikelstimulation. In den beiden oberen sowie in der unteren Registrierung sind jeweils die Brustwandableitungen V_2, V_3 und V_4 dargestellt. *Obere Registrierung links:* Einzelne vorzeitige Impulse verkürzen das RR-Intervall, unterbrechen jedoch nicht die Tachykardie. *Obere Registrierung rechts:* Vorzeitige Doppelimpulse sind ebenfalls ineffektiv. *Untere Registrierung:* Eine Serie 14 konsekutiver Stimuli, abgegeben in einem Intervall von 100 ms, unterbrechen die Kammertachykardie

1.3 Intrakardiale Ableitung und programmierte Stimulation

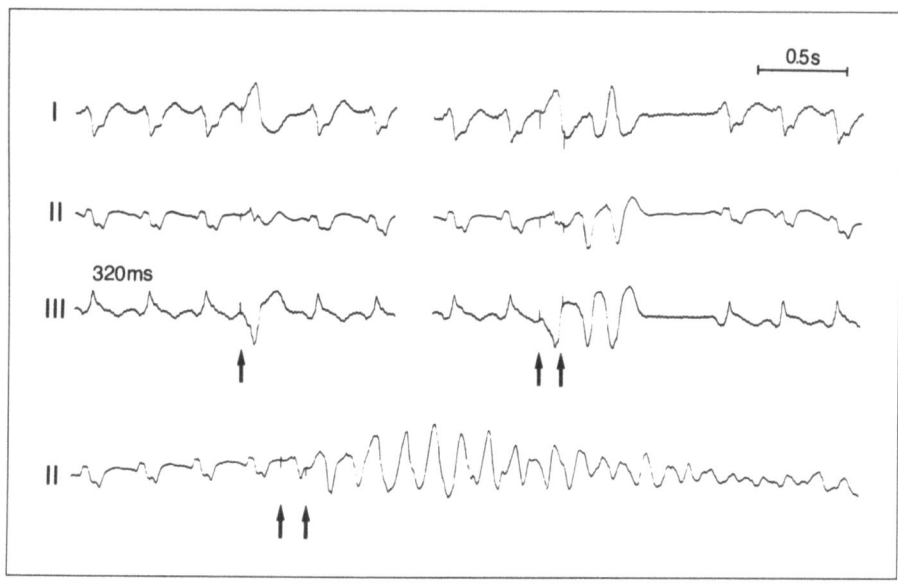

Abb. 18. Degeneration einer Kammertachykardie zu Kammerflimmern durch programmierte Stimulation. Dargestellt sind die Ableitungen I, II und III. *Obere Registrierung links:* Applikation eines einzelnen vorzeitigen Impulses ineffektiv. *Obere Registrierung rechts:* Applikation zweier vorzeitiger Impulse, gefolgt von einem ventrikulären Echo und im Anschluß daran Persistenz der Kammertachykardie. *Untere Registrierung:* Nach Zunahme der Vorzeitigkeit des zweiten vorzeitigen Impulses wird Kammerflimmern induziert

derholung der Stimulation nach Senkung der Tachykardiefrequenz durch Ajmalin 50 mg i. v. bewährt. Als letzter Schritt wird eine kurzfristige höherfrequente Dauerstimulation des Ventrikels („overdrive", bzw. „burst-pacing") zur Terminierung eingesetzt.

Ein derartiges Beispiel einer Unterbrechung einer Kammertachykardie ist in Abbildung 17 dargestellt.

Es ist berichtet worden, daß eine Erhöhung der Reizstromstärke die Wahrscheinlichkeit erhöht, eine Rhythmusstörung zu terminieren (Waxman et al. 1983) ebenso wie auch die Abgabe eines oder zweier vorzeitiger Impulse angekoppelt an eine Stimulationsserie einer Überstimulation (Gardner et al. 1982).

Je aggressiver das Stimulationsprotokoll zur Terminierung der Tachykardie, desto wahrscheinlicher ist es, daß die ventrikuläre Tachykardie durch die Stimulation nicht unterbrochen wird, sondern in Kammerflimmern degeneriert. Ein derartiges Beispiel ist in Abbildung 18 dargestellt. Einzelne vorzeitige Impulse, abgegeben während Kammertachykardie, sind ineffektiv, die Abgabe zweier vorzeitiger Impulse (rechts oben dargestellt) ist von einem ventrikulären Echo gefolgt. Als das Kopplungsintervall der beiden vorzeitigen Impulse verkürzt wurde (unterer Teil der Abbildung) wird Kammerflimmern induziert, so daß der Patient DC-kardiovertiert werden mußte.

Beim Versuch, eine Kammertachykardie durch programmierte Stimulation zu unterbrechen, kommt es in ca. 30% der Fälle zu einer Akzeleration der Tachykardiefrequenz. Eine DC-Kardioversion ist notwendig bei etwa jedem 3. Patienten.

Gelingt mittels eines bestimmten Stimulationsprogramms reproduzierbar die Unterbrechung der Tachykardie, so kann dieses Prinzip bei medikamentöser Therapieresistenz therapeutisch ggf. zur Implantation antitachykarder Schrittmachersysteme genutzt werden (Lüderitz et al. 1982, Fisher et al. 1982).

Medikamentöse Therapiekontrolle

Ist bei einem Patienten reproduzierbar eine Kammertachykardie auszulösen, so ergibt sich die Möglichkeit, die Wirksamkeit einer eingeschlagenen antiarrhythmischen Therapie auf Auslösbarkeit und Frequenz der induzierten Kammertachykardie zu überprüfen und somit eine effektive Therapie im Einzelfall herauszuarbeiten (Fisher et al. 1977, Mason u. Winkle 1978, Horowitz et al. 1978).

Die serielle elektrophysiologisch-pharmakologische Austestung eines Patienten ist in Abb. 19 dargestellt. Unter Kontrolle (Abb. 19a) ohne antiarrhythmische Therapie wird durch vorzeitige Doppelstimulation des rechten Ventrikels eine schnelle persistierende Tachykardie induziert, wobei morphologisch eine Übereinstimmung mit der spontanen Tachykardie besteht. Vorhöfe und Kammern schlagen getrennt voneinander als Hinweis auf den ventrikulären Ursprung der Tachykardie. Auch unter oraler Dauertherapie mit Disopyramid 600 mg täglich ist durch vorzeitige Doppelstimulation eine Kammertachykardie induzierbar, doch hat jetzt die Zykluslänge von 230 ms auf 310 ms zugenommen (Abb. 19b). Schließlich wird zu Disopyramid zusätzlich Amiodaron 600 mg per os täglich gegeben. Die programmierte Ventrikelstimulation (getestet bei allen Basisstimulationsintervallen und verschiedenen Stimulationsorten) vermag nun nur noch zwei konsekutive ventrikuläre Echos, jedoch keine persistierende Ventrikeltachykardie mehr auszulösen (Abb. 19c).

Die Austestung unter antiarrhythmischer Therapie kann nach intravenöser Gabe bzw. unter oraler Dauertherapie erfolgen. Da die Wirkung nach intravenöser Gabe trotz gleicher Plasmaspiegel nicht der unter oraler Therapie entsprechen muß und es durch akute intravenöse Gabe auch zu unerwünschten arrhythmogenen Wirkungen (Auslösung artifizieller Tachykardie) kommen kann, führen wir die Austestung unter oraler Dauertherapie durch. Abbildung 20 gibt die derart an einem eigenen Patientenkollektiv ermittelte Wirksamkeit von insgesamt 6 verschiedenen Antiarrhythmika unter oraler Dauertherapie bei Patienten mit chronisch rezidivierenden Kammertachykardien an. Untersucht wurde dabei, ob unter Therapie die Tachykardie weiterhin auslösbar war; wenn ja, mit welcher Tachykardiefrequenz im Vergleich zur Kontrolluntersuchung. Aprindin (Amidonal®) führte bei 21% der Patienten zur vollständigen Unterdrückung der Auslösbarkeit der Tachykardie; die anderen Patienten wiesen eine Abnahme der

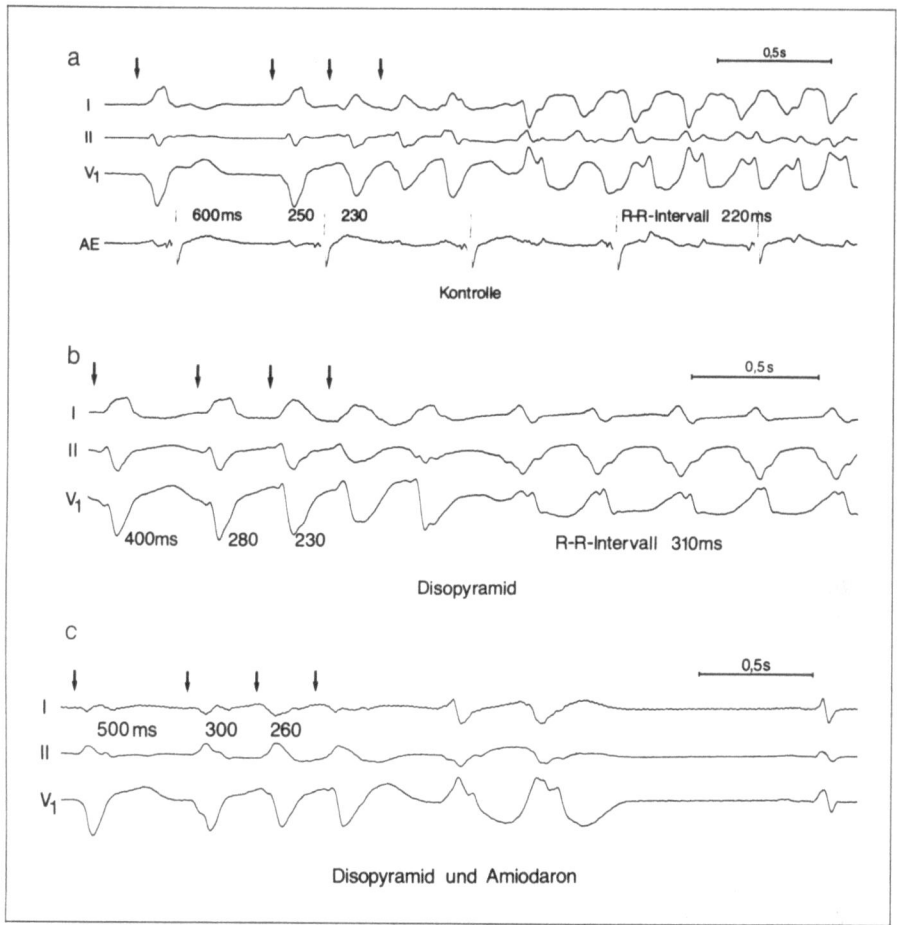

Abb. 19. a Programmierte Ventrikelstimulation ohne antiarrhythmische Therapie bei einem 52jährigen Patienten mit spontanem Auftreten von Kammertachykardien auf dem Boden einer koronaren Herzkrankheit. Registrierung von I, II, V_1 sowie einer rechtsatrialen Ableitung (AE). Basisstimulationsintervall (S_1-S_1) 600 ms; durch zwei vorzeitige Impulse (S_1-S_2 250 ms; S_2-S_3 230 ms) wird eine Tachykardie mit Rechtsschenkelblockbild (s. V_1) und einer Zykluslänge von 230 ms induziert. Die Frequenz und QRS-Morphologie entsprechen der spontan aufgetretenen Tachykardie dieses Patienten. Unterbrechung durch Bolusinjektion von Lidocain 60 mg i.v. **b** Programmierte Ventrikelstimulation unter oraler Dauertherapie mit Disopyramid 600 mg täglich per os; gleicher Patient wie in Abb. 19a. Registriert sind I, II und V_1. Basisstimulationsintervall (S_1-S_1) 400 ms; durch zwei vorzeitige Impulse (S_1-S_2 280 ms; S_2-S_3 230 ms) wird wiederum eine persistierende Tachykardie mit RSB-Bild (s. V_1) ausgelöst; die Zykluslänge hat auf 310 ms zugenommen (Kammerfrequenz von 194/min). Unterbrechung durch kurzfristige höherfrequente rechtsventrikuläre Stimulation („overdrive"). **c** Programmierte Ventrikelstimulation unter Disopyramid 600 mg täglich per os und Amiodaron 600 mg täglich per os für 14 Tage, gleicher Patient wie in Abb. 19a, b. Registriert sind I, II und V_1. Basisstimulationsintervall (S_1-S_1) 500 ms; durch zwei vorzeitige Impulse (in diesem Beispiel S_1-S_2 300 ms; S_2-S_3 260 ms) werden maximal zwei konsekutive spontane ventrikuläre Echos ausgelöst, jedoch keine persistierende Tachykardie

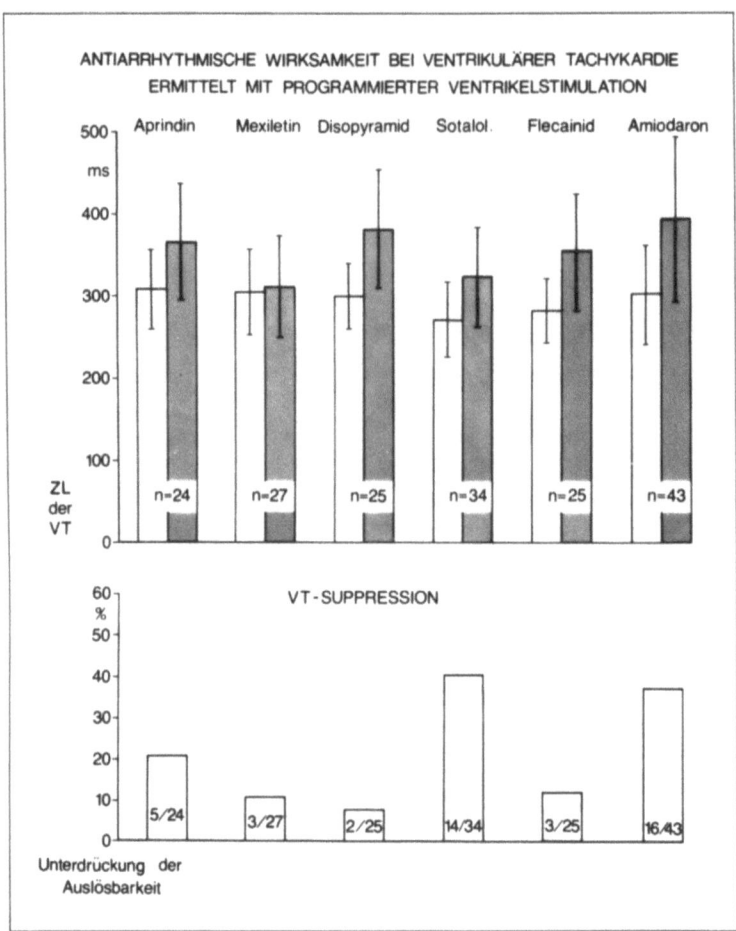

Abb. 20. Wirksamkeit oraler antiarrhythmischer Therapie mit Aprindin, Mexiletin, Disopyramid, Sotalol, Flecainid, Amiodaron bei Patienten mit chronisch rezidivierender ventrikulärer Tachykardie, ermittelt mit programmierter Ventrikelstimulation. Dargestellt ist in der oberen Bildhälfte die Wirkung auf die Zykluslänge der Kammertachykardie, unten die Auslösbarkeit der Rhythmusstörung. Innerhalb der Säulen ist die Anzahl der untersuchten Patienten angegeben

induzierten Tachykardiefrequenz von im Mittel 200 auf 165/min auf (Steinbeck et al. 1982a).

Weniger häufig scheint die vollständige Unterdrückbarkeit durch Mexiletin (Mexitil®) und Disopyramid (Norpace® bzw. Rythmodul®) zu sein; mit Mexitil war darüber hinaus in unserem Patientenkollektiv keine nennenswerte Senkung der Tachykardiefrequenz zu erzielen.

Eine Dauertherapie von 19 Patienten mit einer der beiden Substanzen über durchschnittlich 24 Monate zeigte, daß eine vollständige Beherrschung von ventrikulären Tachykardien durch Mexiletin oder Disopyramid

1.3 Intrakardiale Ableitung und programmierte Stimulation

nur in einer Minderheit von Fällen erreicht werden kann (Manz et al. 1983).

Sotalol (Sotalex®), ein Beta-Blocker mit zusätzlicher antiarrhythmischer Wirkung der Klasse III, führte bei immerhin 41% zur vollständigen Unterdrückung, das neue Antiarrhythmikum der Klasse IC, Flecainid (Tambocor®), zu einer deutlichen Frequenzsenkung, dagegen jedoch nur in 12% der untersuchten Patienten zur Unterdrückung der Auslösbarkeit.

Das wohl potenteste Antiarrhythmikum für diese Indikation scheint das Amiodaron (Cordarex®) zu sein: Bei 37% der Patienten waren die Tachykardien nicht mehr auslösbar, die übrigen wiesen eine deutlich gesenkte Tachykardiefrequenz auf. Den positiven Amiodaron-Wirkungen in der Langzeittherapie (Heger et al. 1981, Kaski et al. 1981, Steinbeck et al. 1982c) stehen allerdings erhebliche Nebenwirkungen der Substanz gegenüber.

Wie sehen nun unsere Langzeitergebnisse aller antiarrhythmisch behandelten Patienten in Beziehung zum Resultat der programmierten ventrikulären Stimulation aus (vgl. Abb. 21)?

Insgesamt kamen 98 medikamentös-antiarrhythmische Therapieversuche bei 90 Patienten zur Auswertung, die Verlaufsbeobachtung betrug im Mittel 20 Monate (Steinbeck et al. 1984a).

34mal wurden Patienten entlassen unter einer Therapie, unter der die Rhythmusstörung nicht mehr auslösbar gewesen war; dementsprechend zeigte sich ein ausgezeichnetes Langzeit-Therapieergebnis dieser Patienten. Demgegenüber war in 69% der Fälle, die entlassen werden mußten unter einer Therapie bzw. Kombination verschiedener Antiarrhythmika, die nicht zu einer Suppression geführt hatten, ein Tachykardierezidiv im Langzeitverlauf zu verzeichnen.

In dieser Patientengruppe verstarben ferner 12 an plötzlichem Herztod, verglichen mit nur einem plötzlich verstorbenen Patienten in der Gruppe mit dem elektrophysiologisch günstigen Stimulationsresultat.

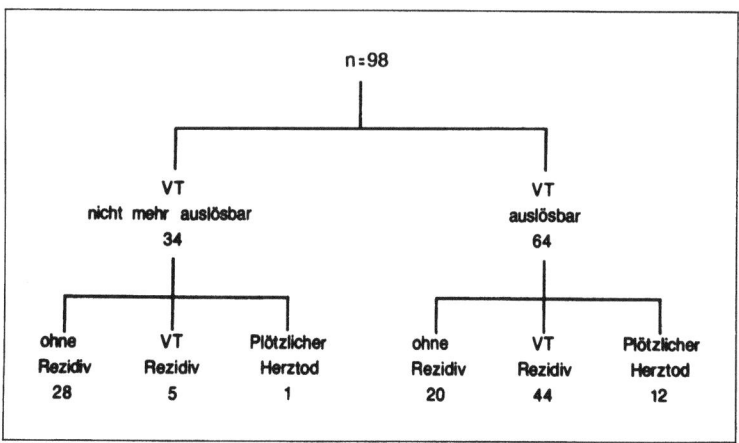

Abb. 21. Verlauf von Patienten mit rezidivierenden ventrikulären Tachykardien, dargestellt an 98 medikamentös-antiarrhythmischen Therapieversuchen bei 90 Patienten, die mittels programmierter Ventrikelstimulation kontrolliert wurden

Übereinstimmend mit diesen Ergebnissen wird in der Literatur berichtet, daß sich die positive oder negative Wirkung einer Substanz bei der elektrophysiologischen Austestung in der Langzeittherapie bestätigt (Horowitz et al. 1978, Mason und Winkle 1978, 1980, Breithardt et al. 1980, Steinbeck et al. 1981, Manz et al. 1983, Lüderitz et al. 1983, Ruskin et al. 1980, Swerdlow et al. 1983); die programmierte Stimulation scheint in dieser bedeutsamen Hinsicht dem 24-Stunden-Langzeit-EKG zur Therapiekontrolle überlegen (Chua et al. 1983, Skale et al. 1983, Steinbeck et al. 1982b).

Die prognostische Aussage der Stimulation scheint unabhängig von der jeweils eingesetzten Substanz zu sein (Horowitz et al. 1982, Mason et al. 1982); möglicherweise macht Amiodaron jedoch eine Ausnahme (Heger et al. 1981, Nademanee et al. 1982, Steinbeck et al. 1982c, Mason et al. 1982).

Hinsichtlich der Interpretation aller bisher vorgelegten Langzeittherapieergebnisse ist zu vermerken, daß von der Anlage der Studie her nicht zu unterscheiden ist, ob die programmierte Ventrikelstimulation lediglich Patienten identifiziert, die eine gute oder schlechte Prognose haben, oder aber ob die derart kontrollierte, antiarrhythmische Therapie zu einer günstigen Prognose führt.

Deswegen kann der eindeutige Nachweis des Nutzens der antiarrhythmischen Therapie unter Hinzuziehung insbesondere der neuen Antiarrhythmika nur durch kontrollierte, prospektive Studien erbracht werden.

Indikationsstellung zur programmierten Ventrikelstimulation

Tabelle 3 führt aus unserer heutigen Sicht die Indikation zur programmierten Ventrikelstimulation bei ventrikulären Tachyarrhythmien auf, wobei zwischen gesicherten und fraglichen Indikationen unterschieden wird.

Aufgrund des im vorangegangenen Kapitel Gesagten dürfte die programmierte Ventrikelstimulation zukünftig einen festen Platz in der Diagnostik ebenso wie in der Therapiekontrolle von Patienten mit chronisch

Tabelle 3. Indikation zur programmierten Ventrikelstimulation bei ventrikulären Tachyarrhythmien

Gesichert:	dokumentierte anhaltende Kammertachykardie
	dokumentiertes Kammerflimmern
	Synkope und/oder akut einsetzende bedrohliche Symptomatik bei Vorhandensein einer kardialen Grunderkrankung
Fraglich:	chronischer Verlauf der koronaren Herzkrankheit bzw. Zustand nach Myokardinfarkt
	salvenförmige Kammertachykardie
	dilative Kardiomyopathie
	hypertrophe Kardiomyopathie

1.3 Intrakardiale Ableitung und programmierte Stimulation

rezidivierenden ventrikulären Tachykardien, verbunden mit schwerwiegender klinischer Symptomatik, einnehmen.

Erste Ergebnisse sprechen dafür, daß dies auch für Patienten gilt, die wegen primären Kammerflimmerns (ohne zeitlichen Zusammenhang mit akutem Myokardinfarkt) erfolgreich reanimiert worden waren (Ruskin et al. 1980, Josephson et al. 1980). Einschränkend ist jedoch zu sagen, daß bisher nur kleine Patientenkollektive mit Kammerflimmern elektrophysiologisch untersucht wurden und diese Rhythmusstörung weniger gut als die Kammertachykardie im Katheterlabor reproduziert werden kann. Auch Synkopen auf dem Boden einer organischen Herzerkrankung fassen wir als eine gesicherte Indikation auf, da die Prognose dieser Patienten schlecht ist (Kapoor et al. 1983), bei einem großen Teil dieser Patienten anhaltende Tachykardien auf Kammerebene als mutmaßliche Synkopenursache ausgelöst werden können (Borggrefe et al. 1984), und diese Patienten von einer gezielt eingesetzten, antiarrhythmischen Therapie profitieren (Morady et al. 1983). Allerdings liegen auch für diese Indikation bisher nur erste Erfahrungen vor, die der Bestätigung bedürfen.

Es wurde berichtet, daß das Auftreten repetitiver Kammererregungen nach vorzeitiger ventrikulärer Einzelimpulsabgabe bei festfrequenter atrialer Basisstimulation Patienten mit gesteigerter Kammererregbarkeit und Gefahr des plötzlichen Herztodes identifiziert und prognostische Aussagen ermöglicht (Greene et al. 1978).

Was Patienten mit Kammertachykardie anbetrifft, so konnte weder die Häufigkeit ventrikulärer Echos noch die Inzidenz des plötzlichen Herztodes in Abhängigkeit von der Kammervulnerabilität von anderen Untersuchern reproduziert werden (Mason 1980, Naccarelli et al. 1981).

Eine Bestätigung der Befunde von Greene et al. hinsichtlich einer prognostischen Aussagemöglichkeit zum plötzlichen Herztod bei Patienten nach Myokardinfarkt oder im chronischen Verlauf einer koronaren Herzkrankheit liegt ebenfalls noch nicht vor.

Ob die programmierte Ventrikelstimulation bei stimuliertem Grundrhythmus neben einer fraglos höheren Sensitivität auch eine ausreichend hohe Spezifität besitzt und prognostische Aussagen ermöglicht, kann derzeit nicht definitiv beantwortet werden (s. u. a. Farshidi et al. 1980, Naccarelli et al. 1981, Breithardt et al. 1982, Meinertz et al. 1982, Richards et al. 1983, Haerten et al. 1984).

Auch für die Indikationen salvenförmige Kammertachykardien, dilative Kardiomyopathie mit komplexen Rhythmusstörungen und hypertrophe Kardiomyopathie liegen entweder negative oder so vorläufige Ergebnisse vor (s. u. a. Marchlinski et al. 1983, Gomes et al. 1984, Steinbeck et al. 1984b, Naccarelli et al. 1982, Kuck et al. 1984, Kowey et al. 1984), daß der Einsatz der programmierten Ventrikelstimulation hierbei generell entweder nicht zu empfehlen ist, oder aber zukünftige Untersuchungsergebnisse an größeren Patientengruppen abgewartet werden sollten.

Risiken und Komplikationen invasiver elektrophysiologischer Untersuchungen

Im Rahmen invasiver elektrophysiologischer Untersuchungen kann es zu folgenden Komplikationen wie lokalen Nachblutungen, lokalen Thrombosen, Thromboembolien, Phlebitis, Angina pectoris, Myokardinfarkt, Auslösung von Vorhofflimmern, Kammertachykardien und Kammerflimmern sowie auch zu akuten Todesfällen kommen.

Größere Nachblutungen sind möglich nach Punktion der Femoralregion, insbesondere der A. femoralis. Zur Prophylaxe wird nach Abschluß der Untersuchung ein Druckverband angelegt und 6 Stunden Bettruhe in Rückenlage verordnet; nach arterieller Punktion zusätzlich Sandsack für 6 Stunden und Bettruhe für 24 Stunden.

Wegen der nicht auszuschließenden Gefahr der Entstehung lokaler Thrombosen und Thromboembolien empfehlen wir bei mehrstündigen elektrophysiologischen Untersuchungen die prophylaktische Gabe von 10 000 IE Heparin i. v. während der Untersuchung. Ebenso kann es in seltenen Fällen zum Auftreten einer Phlebitis, vor allem bei längerer Verweildauer der Katheter im Gefäß, kommen.

Im eigenen Patientengut von 600 untersuchten Patienten trat 1mal eine AV-Fistel, 5mal eine tiefe Thrombophlebitis und bei 3 Patienten eine Lungenembolie auf. Die Fistel wurde chirurgisch verschlossen; der weitere Verlauf der anderen Patienten unter systemischer Heparinisierung war ohne Komplikationen.

Durch Vorhof- oder Kammerstimulation ist die Auslösung von Angina pectoris oder Atemnot als Ausdruck einer Linksherzinsuffizienz möglich.

Vor einer programmierten Ventrikelstimulation müssen die Patienten über das Risiko und die Komplikationen dieser speziellen Untersuchungsmethode aufgeklärt werden. Dazu gehören die prinzipell mögliche Auslösung artifizieller Tachykardien, die Akzeleration der Tachykardiefrequenz beim Versuch sie mittels Stimulationen zu unterbrechen sowie die Notwendigkeit der DC-Kardioversion in ca. 35–44% der Fälle (Steinbeck et al. 1981, Mason und Winkle 1978, Mason et al. 1982).

Bei weltweiter Anwendung der Methode sind bisher zwei Todesfälle bekannt geworden (Horowitz et al. 1982). Die Methode sollte nur durchgeführt werden von einem in diesen elektrophysiologischen Untersuchungen besonders erfahrenen Team bei liegendem zentralvenösen Zugang und entsprechenden Sicherheitsvorkehrungen unter Intensivstationsbedingungen, die jederzeit den sofortigen Einsatz von Reanimationsmaßnahmen (DC-Kardioversion, Intubation und Beatmung, intravenöse Applikation von Antiarrhythmika, Plasmaexpandern, Katecholaminen etc.) gewährleisten.

Literatur

Akhtar M, Gilbert C, Wolf FG, Schmidt DH (1978) Reentry within the His-Purkinje system. Elucidation of reentrant circuit using right bundle branch and His bundle recordings. Circulation 58:295

Akhtar M, Damato AN, Batsford WP, Ruskin JN, Ogunkelu JB (1975) A comparative analysis of antegrade and retrograde conduction patterns in man. Circulation 52:766

Akhtar M, Damato AN, Batsford WP, Ruskin JN, Ogunkelu JB, Vargas G (1974) Demonstration of re-entry within the His-Purkinje system in man. Circulation 50:1150

Allessie MA, Bonke FIM (1979) Direct demonstration of sinus node reentry in the rabbit heart. Circ Res 44:557

Allessie MA, Bonke FIM, Schopman FJG (1973) Circus movement in rabbit atrial muscle as a mechanism of tachycardia. Circ Res 33:54

Allessie MA, Bonke FIM, Schopman FJG (1976) Circus movement in rabbit atrial muscle as a mechanism of tachycardia. II. The role of nonuniform recovery of excitability in the occurrence of unidirectional block, as studied with multiple microelectrodes. Circ Res 39:168

Allessie MA, Bonke FIM, Lammers WJEP (1977a) The effects of carbamylcholine, adrenaline, ouabain, quinidine and verapamil on circus movement tachycardia in isolated segments of rabbit atrial myocardium. In: Kulbertus HE (Hrsg) Reentrant arrhythmias – mechanisms and treatment. MTP Press, Lancaster

Allessie MA, Bonke FIM, Schopman FJG (1977b) Circus movement in rabbit atrial muscle as a mechanism of tachycardia. III. The "leading circle" concept: A new model of circus movement in cardiac tissue without the involvement of an anatomic obstacle. Circ Res 41:9

Amat-y-Leon F, Deedwania P, Miller RH, Dhingra RC, Rosen KM (1977) A new approach for indirect recording of anterior left atrial activation in man. Am Heart J 93:408

Barker PS, Wilson FN, Johnston FD (1943) Mechanism of ventricular paroxysmal tachycardia. Am Heart J 26:435

Barold SS (1975) Therapeutic use of cardiac pacing in tachyarrhythmias. In: Narula OS (Hrsg) His bundle electrocardiography and clinical electrophysiology. Davis, Philadelphia

Bauernfeind RA, Swiryn SP, Strasberg B, Palileo E, Scagliotti D, Rosen KM (1982) Electrophysiologic drug testing in prophylaxis of sporadic paroxysmal atrial fibrillation: Technique, application and efficacy in severely symptomatic preexcitation patients. Am Heart J 103:941

Benditt DG, Pritchett ELC, Smith WM, Gallagher JJ (1979) Ventriculo-atrial intervals: diagnostic use in paroxysmal supraventricular tachycardia. Ann Intern Med 91:161

Benditt DG, Pritchett ELC, Smith WM, Wallace AG, Gallagher JJ (1978) Characteristics of atrioventricular conduction and the spectrum of arrhythmias in Lown-Ganong-Levine syndrome. Circulation 57:454

Bennet MA, Pentecost BL (1970) The pattern of onset and spontaneous cessation of atrial fibrillation in man. Circulation 41:981

Besoin-Santander M, Pick A, Langendorf R (1950) A–V conduction in auricular flutter. Circulation 2:604

Bonke FIM (1968) De atrium-extrasystole. Thesis, Hollandia offset

Borggrefe M, Seipel L, Breithardt G (1984) Klinische und elektrophysiologische Befunde bei Patienten mit Synkope nach Myokardinfarkt. Z Kardiol 73:297

Breithardt G, Seipel L (1980) Recording of left atrial potentials from pulmonary artery in man. Br Heart J 43:689

Breithardt G, Seipel L, Abendroth RR, Loogen F (1980) Serial electrophysiological testing of antiarrhythmic drug efficacy in patients with recurrent ventricular tachycardia. Eur Heart J 1:11

Breithardt G, Seipel L, Meyer T, Abendroth RR (1982) Prognostic significance of repetitive ventricular response during programmed ventricular stimulation. Am J Cardiol 49:693

Brugada P, Green M, Abdollah H, Wellens HJJ (1984) Significance of ventricular arrhythmias initiated by programmed ventricular stimulation: the importance of the type of ventricular arrhythmia induced and the number of premature stimuli required. Circulation 69:87

Cagin NA, Kunstadt D, Wolfish P, Levitt B (1973) The influence of heart rate on the refractory period of the atrium and A–V conducting system. Am Heart J 85:358

Chua W, Roth H, Summers C, Zheutlin TA, Kehoe RF (1983) Programmed stimulation versus ambulatory monitoring for therapy of malignant arrhythmias. Circulation 68:II, III-55

Denes P, Wu D, Dhingra R, Pietras RJ, Rosen KM (1974) The effects of cycle length on cardiac refractory periods in man. Circulation 49:32

Einthoven W (1901) Un nouveau galvanomètre. Arch Neerl Sci Exactes Nat 6:625

Engel TR, Gonzalez ADC (1978) Effects of digitalis on atrial vulnerability. Am J Cardiol 42:570

Farshidi A, Michelson EL, Greenspan AM, Spielman SR, Horowitz LN, Josephson ME (1980) Repetitive responses to ventricular extrastimuli: incidence, mechanism and significance. Am Heart J 100:59

Fisher JD, Kim SG, Furman S, Matos JA (1982) Role of implantable pacemakers in control of recurrent ventricular tachycardia. Am J Cardiol 49:194

Fisher JD, Cohen HL, Mehra R, Altschuler H, Escher DJW, Furman S (1977) Cardiac pacing and pacemakers. II. Serial electrophysiologic-pharmacologic testing for control of recurrent tachyarrhythmias. Am Heart J 93:658

Franke H (1952) Zur Beurteilung der Vorhofspotentiale im Ösophagus- und intrakardialen EKG. Verh Dtsch Ges Kreislaufforsch 18:172

Gallagher JJ, Damato AN, Lau SH, Tower AR, Caracta AR, Varghese PJ, Josephson ME (1973) Antecubital vein approach for recording His bundle activity in man. Am Heart J 85:199

Gallagher JJ, Smith WM, Kerr CR, Kasell J, Cook L, Reiter M, Sterba R, Harte M (1982) Esophageal pacing: a diagnostic and therapeutic tool. Circulation 65:336

Gallagher JJ, Pritchett ELC, Benditt DG, Tonkin AM, Campbell RWF, Dugan FA, Bashore TM, Tower A, Wallace AG (1977) New catheter techniques for analysis of the sequence of retrograde atrial activation in man. Eur J Cardiol 6:1

Gardner MJ, Waxman HL, Buxton AE, Cain ME, Josephson ME (1982) Termination of ventricular tachycardia. Evaluation of a new pacing method. Am J Cardiol 50:1338

Gillette PC, Garson A Jr (1977) Electrophysiologic and pharmacologic characteristics of automatic ectopic atrial tachycardia. Circulation 56:571

Goldreyer BN, Bigger JT Jr (1970) Ventriculo-atrial conduction in man. Circulation 41:395

Goldreyer BN, Gallagher JJ, Damato AN (1973) The electrophysiologic demonstration of atrial ectopic tachycardia in man. Am Heart J 85:205

Gomes JA, Hariman RJ, Kang PS, Chowdry IH (1985) Sustained symptomatic sinus node reentrant tachycardia: Incidence, clinical significance, electrophysiologic observations and the effects of antiarrhythmic agents. J Am Coll Cardiol 5:45

Gomes JAC, Hariman R, Kang PS, El-Sherif N, Chowdry I, Lyons J (1984) Programmed electrical stimulation in patients with high-grade ventricular ectopy: electrophysiologic findings and prognosis for survival. Circulation 70:43

Gouaux HL, Ashman R (1947) Auricular fibrillation with aberration simulating ventricular paroxysmal tachycardia. Am Heart J 34:366

Greene HL, Reid PR, Schaeffer AH (1978) The repetitive ventricular response in man. N Engl J Med 299:729

Guiraudon G, Fontaine G, Frank R, Esconde G, Etievent P, Cabrol C (1978) Encircling endocardial ventriculotomy: a new surgical treatment for life-threatening ventricular tachycardias resistant to medical treatment following myocardial infarction. Am Thorac Surg 26:438

Haerten K, Schepers J, Borggrefe M, Abendroth R-R, Seipel L, Breithardt G (1984) Häufigkeit und prognostische Bedeutung auslösbarer ventrikulärer Arrhythmien im frühen Postinfarktstadium. Z Kardiol 73:199

Haft JI, Lau SH, Stein E, Kasowsky BD, Damato AN (1968) Atrial fibrillation produced by atrial stimulation. Circulation 37:70

Han J, Malozzi AM, Moe KG (1968) Sino-atrial reciprocation in the isolated rabbit heart. Circ Res 22:355

Harken AH, Josephson ME, Horowitz LN (1979) Surgical endocardial resection for the treatment of malignant ventricular tachycardia. Ann Surg 190:456

Heger JJ, Prystowsky EN, Jackman WM, Naccarelli GV, Warfel KA, Rinkenberger RL, Zipes DP (1981) Amiodarone – Clinical efficacy and electrophysiology during long-term therapy for recurrent ventricular tachycardia or ventricular fibrillation. N Engl J Med 305:539

Horowitz LN, Spielman SR, Greenspan AM, Josephson ME (1982) Role of programmed stimulation in assessing vulnerability to ventricular arrhythmias. Am Heart J 103:604

Horowitz LN, Josephson ME, Farshidi A, Spielman SR, Michelson EL, Greenspan AM (1978) Recurrent sustained ventricular tachycardia. 3. Role of the electrophysiologic study in selection of antiarrhythmic regimens. Circulation 58:986

1.3 Intrakardiale Ableitung und programmierte Stimulation

Janse MJ, van Capelle FJL, Freud GE, Durrer D (1971) Circus movement within the A–V node as a basis for supraventricular tachycardia as shown by multiple microelectrode recordings in the isolated rabbit heart. Circ Res 28:403

Josephson ME, Seides SF (1979) Clinical cardiac electrophysiology. Lea & Febiger, Philadelphia

Josephson ME, Horowitz LN, Farshidi A, Kastor JA (1978a) Recurrent sustained ventricular tachycardia. I. Mechanisms. Circulation 57:431

Josephson ME, Horowitz LN, Farshidi A (1978b) Continuous local electrical activity. A mechanism of recurrent ventricular tachycardia. Circulation 57:659

Josephson ME, Horowitz LN, Spielman SR, Greenspan AM (1980) Electrophysiologic and hemodynamic studies in patients resuscitated from cardiac arrest. Am J Cardiol 46:948

Josephson ME, Horowitz LN, Spielman SR, Waxman HL, Greenspan AM (1982) Role of catheter mapping in the preoperative evaluation of ventricular tachycardia. Am J Cardiol 49:207

Kapoor WN, Karpf M, Wieand S, Peterson JR, Levey GS (1983) A prospective evaluation and follow-up of patients with syncope. N Engl J Med 309:197

Kaski JC, Girotti LA, Messuti H, Rutizky B, Rosenbaum MB (1981) Long-term management of sustained, recurrent, symptomatic ventricular tachycardia with amiodarone. Circulation 64:273

Killip T, Gault JH (1965) Mode of onset of atrial fibrillation in man. Am Heart J 70:172

Klein H, Karp RB, Konchonkos NT, Zorn GL, James TN, Waldo AL (1982) Intraoperative electrophysiologic mapping of the ventricles during sinus rhythm in patients with a previous myocardial infarction. Circulation 66:847

Kowey PR, Eisenberg R, Engel TR (1984) Sustained arrhythmias in hypertrophic obstructive cardiomyopathy. N Engl J Med 310:1568

Kuck KH, Dernedde J, Schlüter M, Geiger M (1984) Programmed electrical stimulation of the heart in patients with hypertrophic cardiomyopathy. Relation to clinical symptoms and ambulatory ECG results and clinical follow-up. Circulation 70:370 (Suppl. II)

Leier CV, Meacham JA, Schaal SF (1978) Prolonged atrial conduction. A major predisposing factor for the development of atrial flutter. Circulation 57:213

Lown B, Wyatt NF, Levine HD (1960) Paroxysmal atrial tachycardia with block. Circulation 21:129

Lüderitz B, Manz M, Steinbeck G (1983) Medikamentöse Langzeittherapie bei ventrikulären Herzrhythmusstörungen. Dtsch Med Wochenschr 108:1663

Lüderitz B, Naumann d'Alnoncourt C, Steinbeck G, Beyer J (1982) Therapeutic pacing in tachyarrhythmias by implanted pacemakers. PACE 5:366

Manz M, Steinbeck G, Nitsch J, Lüderitz B (1983) Treatment of recurrent sustained ventricular tachycardia by mexiletine and disopyramide. Control by programmed ventricular stimulation. Brit Heart J 49:222

Marchlinski FE, Buxton AE, Waxman HL, Josephson ME (1983) Identifying patients at risk of sudden death after myocardial infarction: value of the response to programmed stimulation, degree of ventricular ectopic activity and severity of left ventricular dysfunction. Am J Cardiol 52:1190

Marriott HJI, Sandler IA (1966) Criteria, old and new, for differentiating between ectopic ventricular beats and aberrant ventricular conduction in the presence of atrial fibrillation. Prog Cardiovasc Dis 9:18

Mason JW (1980) Repetitive beating after single ventricular extrastimuli: Incidence and prognostic significance in patients with recurrent ventricular tachycardia. Am J Cardiol 45:1126

Mason JW, Winkle RA (1978) Electrode-catheter arrhythmia induction in the selection and assessment of antiarrhythmic drug therapy for recurrent ventricular tachycardia. Circulation 58:971

Mason JW, Winkle RA (1980) Accuracy of the ventricular tachycardia-induction study for predicting long-term efficacy and inefficacy of antiarrhythmic drugs. N Engl J Med 303:1073

Mason JW, Swerdlow CD, Winkle RA, Griffin JC, Ross DL, Keefe DL, Chusin WT (1982) Programmed ventricular stimulation in predicting vulnerability to ventricular arrhythmias and their response to antiarrhythmic therapy. Am Heart J 103:633

Massumi RA, Kistin AD, Tawakkol AA (1967) Termination of reciprocating tachycardia by atrial stimulation. Circulation 36:637

Meinertz T, Treese N, Kasper W, Zotz R, Geibel A, Bechtold H, Rückel A, Pop T (1982) A comparison of programmed electrical stimulation and Holter monitoring in patients with coronary artery disease. Circulation 66:26 (Suppl. II)

Meister SG, Banka VS, Chadda KD, Helfant RH (1974) A balloon-tipped catheter for obtaining His bundle electrograms without fluoroscopy. Circulation 44:43

Mendez C, Moe GK (1966) Demonstration of a dual A–V nodal conduction system in the isolated rabbit heart. Circ Res 19:378

Moe GK, Preston JB, Burlington H (1956) Physiologic evidence for a dual A–V transmission system. Circ Res 4:357

Morady F, Shen E, Schwartz A, Hess D, Bhandari A, Sung RJ, Scheinman MM (1983) Long-term follow-up of patients with recurrent unexplained syncope evaluated by electrophysiologic testing. J Am Coll Cardiol 2:1053

Morgan WL, Breneman GM (1962) Atrial tachycardia with block treated by digitalis. Circulation 25:787

Naccarelli GV, Prystowsky EN, Jackman WM, Heger JJ, Rahilly GT, Zipes DP (1982) Role of electrophysiologic testing in managing patients who have ventricular tachycardia unrelated to coronary artery disease. Am J Cardiol 50:165

Naccarelli GV, Prystowsky EN, Jackman WM, Heger JJ, Rinkenberger RL, Zipes DP (1981) Repetitive ventricular response. Prevalence and prognostic significance. Br Heart J 46:152

Nademanee K, Hendrickson JA, Kannan R, Singh BN (1982) Antiarrhythmic efficacy and electrophysiologic actions of amiodarone in patients with life-threatening ventricular arrhythmias: potent suppression of spontaneously occurring tachyarrhythmias versus inconsistent abolition of induced ventricular tachycardia. Am Heart J 103:950

Narula OS (1974) Sinus node reentry. A mechanism for supraventricular tachycardia. Circulation 50:1114

Narula OS, Runge M, Samet P (1973) A new catheter technique for His bundle recordings via the arm veins. Br Heart J 35:1226

Narula OS, Scherlag BJ, Samet P (1970) Pervenous pacing of the specialized conduction system in man: His bundle and AV nodal stimulation. Circulation 41:77

Neuss H, Schlepper M, Thormann J (1975) Analysis of re-entry mechanism in three patients with concealed Wolff-Parkinson-White syndrome. Circulation 51:75

Prinzmetal M, Corday E, Brill IC, Oblath RW, Kruger HE (1952) The auricular arrhythmias. Thomas, Springfield. Ill.

Pritchett ELC, Smith WM, Klein GJ, Hammill SC, Gallagher JJ (1980) The "compensatory pause" of atrial fibrillation. Circulation 62:1021

Reddy CP, Gettes LS (1979) Use of isoproterenol as an aid to electric induction of chronic recurrent ventricular tachycardia. Am J Cardiol 44:705

Richards DA, Cady DV, Denniss AR, Russell PA, Young AA, Uther JB (1983) Ventricular electrical instability: a predictor of death after myocardial infarction. Am J Cardiol 51:75

Ross DL, Farrè J, Bär FWHM, Vanagt E, Dassen WRM, Wiener I, Wellens HJJ (1980) Comprehensive clinical electrophysiologic studies in the investigation of documented or suspected tachycardias. Circulation 61:1010

Ruskin JN, Di Marco JP, Garan H (1980) Out-of-hospital cardiac arrest. Electrophysiologic observations and selection of longterm antiarrhythmic therapy. N Engl J Med 303:607

Sandler IA, Marriott HJL (1965) The differential morphology of anomalous ventricular complexes of RBBB type in lead V_1. Ventricular ectopy versus aberration. Circulation 31:551

Scheinman MM, Basu D, Hollenberg M (1974) Electrophysiologic studies in patients with persistent atrial tachycardia. Circulation 50:266

Scherlag BJ, Lau SH, Helfant RH, Berkowitz WD, Stein E, Damato AN (1969) Catheter technique for recording His bundle activity in man. Circulation 39:1

Schuilenburg RM, Durrer D (1969) Ventricular echo beats in the human heart elicited by induced ventricular premature beats. Circulation 40:337

Skale BT, Miles WM, Heger JJ, Zipes DP, Prystowsky EN (1983) Survivors of cardiac arrest: results of management guided by electrophysiologic testing or electrocardiographic monitoring. Circulation 68 II:III-244

Steinbeck G (1978) Zur Pathogenese von Herzrhythmusstörungen. Internist 19:200

Steinbeck G, Manz M, Lüderitz B (1981) Möglichkeiten und Risiken der programmierten Ventrikelstimulation bei Patienten mit chronisch rezidivierenden Kammertachykardien. Klin Wochenschr 59:111

Steinbeck G, Manz M, Lüderitz B (1982a) Therapie chronisch rezidivierender ventrikulärer Tachykardien mit Aprindin. Verh Dtsch Ges Inn Med 88:182

Steinbeck G, Manz M, Lüderitz B (1982b) Vergleich von programmierter Ventrikelstimulation und Langzeit-EKG zur Therapieeinstellung ventrikulärer Tachykardien. Z Kardiol 71:201

Steinbeck G, Manz M, Lüderitz B (1982c) Amiodaron bei ventrikulären Tachykardien. Münch Med Wochenschr 124:723

Steinbeck G, Manz M, Lüderitz B (1984a) Neue Möglichkeiten in der Therapie bedrohlicher tachykarder Rhythmusstörungen: medikamentös – elektrisch – operativ. Internist 25:351

Steinbeck G, Manz M, Lüderitz B (1984b) Diagnostic value of programmed ventricular stimulation in patients with unsustained ventricular tachycardia. Eur Heart J (Abstr. Suppl. 1) 5:247

Steinbeck G, Bonke FIM, Allessie MA, Lammers WJEP (1980) The effect of ouabain on the isolated sinus node preparation of the rabbit studied with microelectrodes. Circ Res 46:406

Swerdlow CD, Winkle RA, Mason JW (1983) Determinants of survival in patients with ventricular tachyarrhythmias. N Engl J Med 308:1436

Vandepol CJ, Farshidi A, Spielman SR, Greenspan AM, Horowitz LN, Josephson ME (1980) Incidence and clinical significance of induced ventricular tachycardia. Am J Cardiol 45:725

Waldo AL, McLean WAH, Karp RB, Kouchoukas NT, James TN (1977) Entrainment and interruption of atrial flutter with atrial pacing. Studies in man following open heart surgery. Circulation 56:737

Waller AD (1887) A demonstration on man of electromotive changes accompanying the heart's beat. J Physiol 8:229

Watson RM, Josephson ME (1980) Atrial flutter. I. Electrophysiologic substrates and modes of initiation and termination. Am J Cardiol 45:732

Waxman MB, Wald RW (1977) Termination of ventricular tachycardia by an increase in vagal drive. Circulation 56:385

Waxman HL, Cain ME, Greenspan AM, Josephson ME (1983) Termination of ventricular tachycardia with ventricular stimulation: salutatory effect of increased current strength. Circulation 65:800

Wellens HJJ (1971) Electrical stimulation of the heart in the study and treatment of tachycardias. Stenfort Kroese, Leiden

Wellens HJJ, Schuilenburg RM, Durrer D (1972) Electrical stimulation of the heart in patients with ventricular tachycardia. Circulation 46:216

Wellens HJJ, Düren DR, Lie KI (1976) Observations on mechanisms of ventricular tachycardia in man. Circulation 54:237

Wellens HJJ, Bär FWHM, Lie KI (1978a) The value of the electrocardiogram in the differential diagnosis of a tachycardia with a widened QRS complex. Am J Med 64:27

Wellens HJJ, Bär FW, Gorgels AP, Muncharaz JF (1978b) Electrical management of arrhythmias with emphasis on the tachycardias. Am J Cardiol 41:1025

Wells JL, McLean WAH, James TN, Waldo AL (1979) Characterization of atrial flutter. Studies in man after open heart surgery using fixed atrial electrodes. Circulation 60:665

Wit AL, Cranefield PF (1976) Triggered activity in cardiac muscle fibers of the simian mitral valve. Circ Res 38:85

Wyndham CRC, Amat-y-Leon F, Wu D, Denes P, Dhingra R, Simpson R, Rosen KM (1977) Effects of cycle length on atrial vulnerability. Circulation 55:260

2 Therapeutische Elektrostimulation

Bradykarde Rhythmusstörungen

2.1 Entwicklungsstand künstlicher Schrittmacher

J. NITSCH

2.1.1 Schrittmachercode

Nach Bewältigung der elektrotechnischen Probleme in den 50er Jahren und der Implantation transvenöser endokardialer Stimulationselektroden hat die Schrittmachertherapie bei Bradyarrhythmien eine weite Verbreitung gefunden. Durch elektronische Weiterentwicklung kommen heute extern multiprogrammierbare und AV-sequentielle Schrittmachersysteme zum Einsatz. Stimulations- und Detektionsort können rechter Vorhof und rechter Ventrikel sein. Die Detektion von Eigenaktionen kann zu einer Inhibition der Stimulation (sog. Demand-Funktion) oder zu einer Triggerung einer weiteren Schrittmacheraktion führen. Bei Inhibition wird die Schrittmacherstimulation durch Eigenaktionen unterdrückt, bei Triggerung eine Schrittmacheraktion nach Signalwahrnehmung (z. B. Vorhofaktion) ausgelöst. Von der „Inter-Society Commission for Heart Disease Resources" wurde ein Buchstaben-Code entwickelt:

1. Position: Stimulationsort (V = Ventrikel, A = Vorhof (Atrium), D = sequentiell Vorhof und Ventrikel),
2. Position: Detektionsort (V = Ventrikel, A = Vorhof, D = Vorhof und Ventrikel),
3. Position: Betriebsart (I = Inhibition, T = Triggerung, D = R-Wellen-inhibiert, P-Wellen-getriggert auf Ventrikelebene, P-Wellen-inhibiert auf Vorhofebene)
4. Position: Programmierbarkeit (P = bis 2 Funktionen programmierbar, M = multi-, 0 = nicht-programmierbar),
5. Position: Antitachykardie-Funktion (0 = keine, B = Burst, S = Scanning (Stimulation mit progressivem Kopplungsintervall), E = Externe Triggerung) (*Tabelle 1*) (Parsonnet et al. 1981).

2.1 Entwicklungsstand künstlicher Schrittmacher

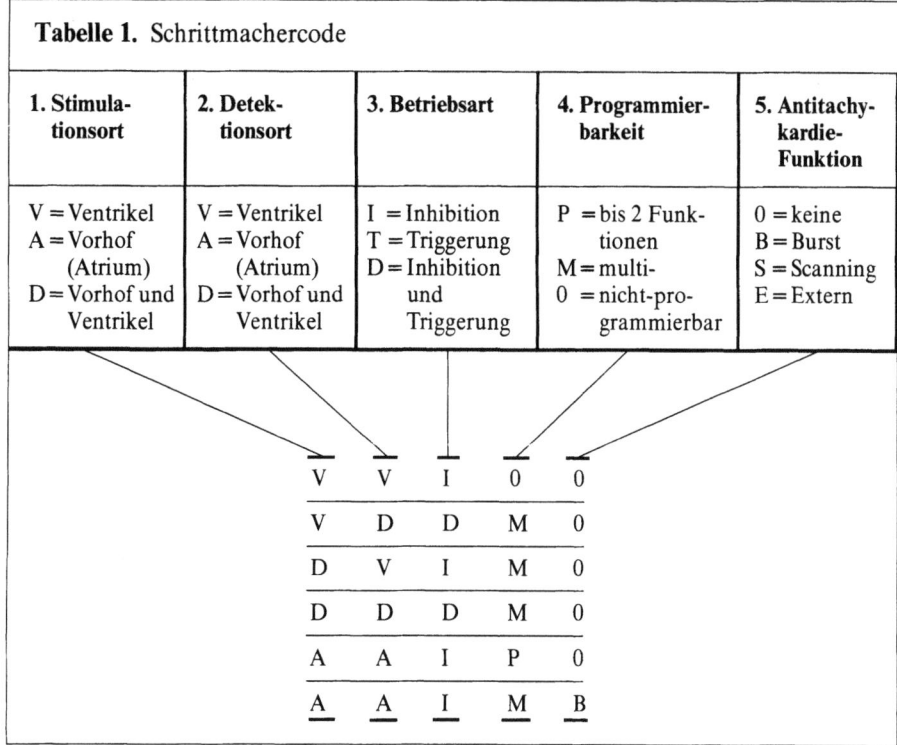

Tabelle 1. Schrittmachercode

1. Stimulationsort	2. Detektionsort	3. Betriebsart	4. Programmierbarkeit	5. Antitachykardie-Funktion
V = Ventrikel A = Vorhof (Atrium) D = Vorhof und Ventrikel	V = Ventrikel A = Vorhof (Atrium) D = Vorhof und Ventrikel	I = Inhibition T = Triggerung D = Inhibition und Triggerung	P = bis 2 Funktionen M = multi- 0 = nicht-programmierbar	0 = keine B = Burst S = Scanning E = Extern
V	V	I	0	0
V	D	D	M	0
D	V	I	M	0
D	D	D	M	0
A	A	I	P	0
A	A	I	M	B

Folgende Stimulationsarten finden eine Anwendung:

1. **AAI-Stimulation** = Vorhof-Demand-Schrittmacher: Der Stimulus wird in den rechten Vorhof abgegeben, falls die Eigenfrequenz niedriger als die Interventionsfrequenz des Schrittmachers wird. Bei Vorhofeigenaktionen wird der Schrittmacher inhibiert.
2. **VVI-Stimulation** = Ventrikel-Demand-Schrittmacher: Bei Bedarf wird der rechte Ventrikel stimuliert, atrioventrikulär geleitete Eigenaktionen oder ventrikuläre Extrasystolen inhibieren die Schrittmacherfunktion.
3. **DDD-Stimulation** = AV-sequentielle Stimulation: Mit einem programmierten AV-Intervall werden Vorhof und Kammer AV-sequentiell stimuliert. Bei Vorhofeigenaktionen wird der atriale Impuls unterdrückt, jedoch der ventrikuläre Stimulus getriggert. Eigenaktionen werden auf Vorhof- und Kammerebene erkannt.
4. **DVI-Stimulation**: Diese Form der AV-sequentiellen Stimulation wird nur programmiert, wenn Detektionsprobleme auf Vorhofebene aufgetreten sind. Der Schrittmacher wird nur noch durch Ventrikelpotentiale inhibiert. Interferenzen zwischen Vorhofstimuli und Vorhofeigenaktionen sind möglich, so daß Vorhofflimmern ausgelöst werden kann.
5. **VDD-Stimulation** = P-Wellen-synchronisierte Ventrikelstimulation: Der Schrittmacher stimuliert nicht auf Vorhofebene, sondern lediglich bei Bedarf ventrikulär. Der Ventrikelstimulus wird durch die Vorhofaktion getriggert. Vorteile gegenüber der DDD-Stimulation sind nicht erkennbar,

sinnvoll ist der VDD-Modus nur bei physiologischer Sinusknotenfunktion.
6. **VAT-Stimulation** = P-Wellen-synchrone Ventrikelstimulation: Dieser Schrittmacher stimuliert nur im Ventrikel, die Detektion erfolgt lediglich im Vorhof. Ein Vorteil dieses Stimulationsmodus ist nicht zu erkennen. Diese Stimulationsart muß als obsolet angesehen werden, da ventrikuläre Potentiale nicht erkannt werden können und die Ventrikelstimulation in die vulnerable Phase einer ventrikulären Spontanaktion fallen kann.
7. **SSI-Schrittmacher:** Dieser Terminus wird gelegentlich von Herstellern (z.B. Biotronik) eingesetzt, um für AAI- *und* VVI-Stimulation geeignete Schrittmacher von Aggregaten abzugrenzen, die auf Vorhof- *oder* Kammerebene einzusetzen sind. Der Buchstabe S in erster und zweiter Position steht für „Single chamber pacing" (Einkammerstimulation). Das Aggregat kann als Vorhof- und als Ventrikelschrittmacher implantiert werden.

99,8% aller 1984 in der Bundesrepublik Deutschland registrierten Schrittmacherimplantationen stimulierten nach VVI-, AAI- oder DDD-Modus (Irnich u. Batz 1985). Für andere antibradykarde Stimulationsformen gibt es kaum Indikationen, so daß nur wenige Stimulationscodierungen im klinischen Sprachgebrauch vorkommen.

2.1.2 Energiequellen

In den ersten Schrittmachern wurde die Stimulationsenergie durch Zink-Quecksilber-Batterien bereitgestellt (Mallory-Batterien). Schrittmacher mit Mallory-Batterien waren durch geringe Schrittmacherlaufzeit, Korrosion, Gewicht zwischen 150 und 200 g und hohe Selbstentladung charakterisiert. Weiterhin traten gelegentlich Undichtigkeiten des Schrittmachergehäuses auf, da bei der Entladung Wasserstoffgas entstand, das zu hoher Druckentwicklung im Schrittmachergehäuse führte. Wegen dieser unbefriedigenden Technologie wurden intensiv alternative Lösungen für die Energiebereitstellung gesucht, z.B. Radioisotopen-Batterien, körpereigene Energien (biogalvanische und piezo-elektrische Zellen) und wiederaufladbare Nickel-Cadmium-Akkumulatoren. Wegen der verstärkten Berücksichtigung des Strahlenschutzes wurde die Entwicklung der Radioisotopen-Batterien nicht fortgeführt. Die vorteilhafte relativ lange Lebensdauer dieser Schrittmacher verlor an Bedeutung, als mit Einführung der Lithium-Primärelemente durch Greatbatch der technologische Durchbruch gelang.

1972 wurde erstmals ein Schrittmacher mit Lithium-Batterie implantiert. Die Festkörperelemente bestehen aus kristallinem Lithium-Jodid. Metallisches Lithium (Anode) und molekulares Jod (Kathode) sind in einer Matrix aus Polyvinylpyridin eingelagert. Lithium erwies sich wegen des geringen spezifischen Gewichts und der hohen Normalspannung – im Vergleich zu anderen Alkalimetallen – als Anodenmaterial besonders geeignet.

2.1 Entwicklungsstand künstlicher Schrittmacher

Die folgende elektrochemische Reaktion beschreibt den Vorgang der Elektrizitätsgewinnung:

$$2\,Li + J_2 \rightarrow 2\,LiJ + 2\,Elektronen$$

Durch die Zellentladung entsteht Lithium-Jodid, das sich als Trennschicht zwischen Lithium und Jod absetzt und den Batterieinnenwiderstand bis auf 50 kOhm kontinuierlich erhöht. Spannungsabfall und Entladung sind fast bis zur vollständigen Erschöpfung der Kapazität linear. Der von den Zink-Quecksilber-Batterien bekannte rasche Spannungsabfall am Ende der Lebensdauer tritt nicht auf. Die Entladung der Lithium-Jodid-Batterie ist durch eine kontinuierliche langsame Abnahme der Klemmenspannung charakterisiert. Die initiale Spannung beträgt um 2,8 V. Die Austauschkriterien werden bei annähernd 2,2 V erreicht. Erst wenn die Ausgangsspannung 1,8 V erreicht hat, ist mit einem endgültigen raschen Spannungsabfall zu rechnen. Die Selbstentladung ist mit weniger als 1% pro Jahr gering (Schneider und Tepper 1978).

Die *Explosionsgefahr* von Lithium-Batterien bei hohen Temperaturen ist zu berücksichtigen, wenn eine Feuerbestattung vorgesehen ist. Vor Einäscherung sollten üblicherweise mit Lithium-Elementen ausgestattete moderne Schrittmacheraggregate explantiert werden. Bei der ärztlichen bzw. amtsärztlichen Leichenschau sollten ggf. vorgenommene Schrittmacherimplantationen vermerkt werden.

Die Lithium-Jodid-Zellen haben wegen Zuverlässigkeit, Lebensdauer und geringen Abmessungen die weiteste Verbreitung gefunden (Friedberg et al. 1977). Alternative Lösungen sind Lithium-Batterien mit einem flüssigen Elektrolyten. Verwendung finden Lithium-Kupfersulfid-Batterie (Typ Cordis), Lithium-Silberchromat- (Saft 210a und 355, z.B. bei Biotronik, Siemens) und Lithium-Mangandioxid-Batterien (Celsa). Für die Entladungscharakteristik der Lithium-Silberchromat-Zellen ist eine erneute Plateaubildung der Ausgangsspannung bei fortgeschrittener Entladung typisch. Die stufenförmige Entladung ist auf eine weitere elektrochemische Energiegewinnung durch Reaktion von Lithium und Chrom zurückzuführen. Zusammen mit dem konstanten Innenwiderstand könnte in dieser Entladungscharakteristik ein Vorteil liegen, da Umprogrammierungen, z.B. bei Mikroprozessor-gesteuerten Schrittmachern, außerordentlich stromverbrauchend sein können. Kurz vor Erreichen der „end-of-life-"Kriterien ist ein kritischer Spannungsabfall bei Festkörperelementen denkbar. Die durchschnittliche Kapazität üblicher Lithium-Jodid-Batterien beträgt 1,8 Ah; bei einem durchschnittlichen Stromfluß von 20 µA errechnet sich eine Batterielebensdauer von annähernd 10 Jahren.

Als Austauschkriterien bei kritischem Abfall der Ausgangsspannung wurde je nach Hersteller festgelegt: Frequenzabfall, Auftreten einer definierten Magnetfrequenz, Wechsel zu Einkammerstimulation und Impulsdauerzunahme (s. S. 417ff.). Der Anstieg der Impulsdauer hat als Marker an Bedeutung verloren, ursprünglich war auch an eine zusätzliche Systemsicherheit bei Erreichen der „end-of-life"-Kriterien gedacht. Gemessen an der Zuverlässigkeit und Wirtschaftlichkeit ist ein hoher Standard der Energiequellentechnologie erreicht worden. Unter der Voraussetzung einer regelmäßigen ärztlichen Schrittmacherkontrolle sind Gefährdungen der Patienten durch plötzliche Batterieerschöpfung extrem unwahrscheinlich geworden. Anzuregen ist, daß der Trend zu immer kleineren und leichteren Aggregaten kritisch überdacht wird. Etwas größere Abmessungen erscheinen tolerabel, da eine Batteriekapazität über 2,0 Ah und eine entsprechende längere Lebensdauer erstrebenswert ist.

2.1.3 Konventionelle Schrittmacheraggregate

a) Ventrikelsteuerung

Bei Absinken der Eigenfrequenz unter eine eingestellte Interventionsfrequenz setzt die ventrikuläre Schrittmacherstimulation ein. Ein *VVT-Modus* wird nur noch gewählt werden, wenn die seltene Situation auftritt, daß die Einwirkung starker elektromagnetischer Störfelder nicht auszuschließen ist (vgl. S. 259). Die Stimulation erfolgt im Ventrikel, Eigenaktionen triggern einen zusätzlichen Ventrikelstimulus. Kombinationsaktionen resultieren. Störsignale, die bei VVI-Stimulation zur Unterdrückung der Schrittmacheraktionen führen würden, sind bei VVT-Betriebsart unproblematisch. Eine besondere Eigenschaft der R-Wellen-gesteuerten VVT-Schrittmacher wurde gelegentlich zur elektrophysiologischen Diagnostik und antitachykarden Stimulation ausgenutzt. Mit einem externen Impulsgeber können Schrittmacheraktionen getriggert werden, so daß nicht-invasiv eine programmierte Ventrikelstimulation möglich ist (Naumann d'Alnoncourt u. Lüderitz 1979).

Der *VVI-Schrittmacher* (negativ R-Wellen-gesteuert) wurde von allen Systemen mit 92,2% auch 1984 am häufigsten implantiert (Irnich u. Batz 1985). Stimulation und Detektion erfolgen im Ventrikel (vgl. S. 259–261). Bei atrioventrikulär übergeleiteten Eigenaktionen, bei ventrikulären Extrasystolen und ventrikulärer Tachykardie wird die Impulsabgabe supprimiert. Die Stimulation wird für die Zykluslänge zurückgesetzt, die der Interventionsfrequenz entspricht, z.B. für 1000 ms bei einer Schrittmacherbasisfrequenz von 60/min. Der ventrikulär inhibierte Schrittmacher registriert über die Elektrode das intrakardiale EKG. Somit kann die Inhibition durch mechanische oder elektrisch instabile Elektroden gestört werden. Die in modernen Schrittmachern integrierten Filter garantieren, daß P- oder T-Wellen nicht als Signale detektiert werden. Bei zu hoch eingestellter Empfindlichkeit ist jedoch eine Inhibition durch Muskelpotentiale möglich (Gerckens et al. 1985). Die Refraktärzeit liegt zwischen 250 und 325 ms und ist bei den weiterentwickelten VVI-Schrittmachern extern programmierbar. Die Demand-Funktion kann bei Magnetauflage passager ausgeschaltet werden. Diese Schaltung (Reed Relay) wurde konzipiert, um Schrittmacherkontrollen bei höherfrequenten Eigenaktionen durchführen zu können. Beim Magnettest resultiert ein festfrequenter VOO-Stimulationsmodus.

Ventrikelgesteuerte Schrittmacher sind teilweise mit einer programmierbaren *Hysterese*-Funktion ausgestattet. Dadurch wird die hämodynamisch

2.1 Entwicklungsstand künstlicher Schrittmacher

ungünstige Situation eines fortlaufenden Wechsels von Eigen- und Schrittmacherhythmus vermieden: Sinkt die Eigenfrequenz unter die Schrittmacherbasisfrequenz (z. B. RR-Intervall 1000 ms = 60/min), setzt die Stimulation erst nach einem Intervall ein, das deutlich länger als das Stimulationsintervall ist (z. B. nach 1200 ms = 50/min). Die Stimulation erfolgt dann mit dem Stimulationsbasisintervall.

Abbildung 1 zeigt das Blockschaltbild eines Signal-inhibierten Demand-Schrittmachers mit Zeitgeber und Detektionseinheit als wesentliche Elemente. Ein instabiler Multivibrator als Zeitgeber triggert die Ausgangsstufe und ruft den Stimulatorimpuls ab. Bei Registrierung einer R-Welle wird in eine instabile Kippsstufe zurückgestellt und dadurch der Aktionszyklus neu eingeleitet. Eine Differenzierung von R- und T-Wellen ist mit spezifischen Eingangsfiltern durch Frequenzspektrum, unterschiedliche Amplitude und Anstiegssteilheit gegeben. Die Refraktärzeit wird über einen zweiten Multivibrator geregelt. Für eine festgelegte Dauer, z. B. 300 ms, nach Stimulation oder Detektion kann die Grundfrequenz-Kippstufe nicht zurückgestellt werden. Die Schrittmacher sind im Eingangskreis durch eine Zenerdiode vor Defibrillatorenergie weitgehend geschützt. Durch den Magnetschalter (Reed Relay) kann der Detektor umgangen werden und festfrequente Stimulation erfolgen. Der Schalter fällt ohne Magneteinwirkung in die Ausgangsposition zurück.

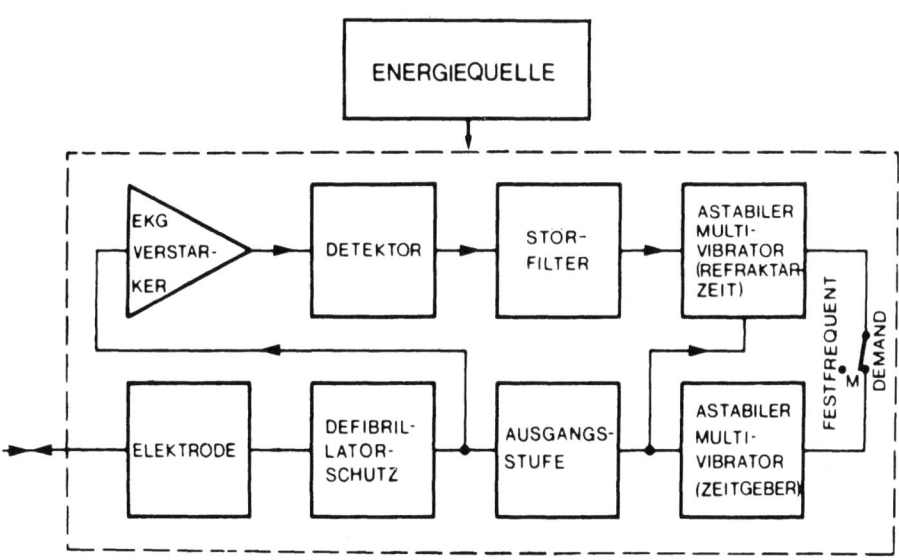

Abb. 1. Blockschaltbild eines signalinhibierten Bedarfsschrittmachers. Das intrakardiale EKG wird über die Stimulationselektrode, eine Verstärker- und eine Detektionseinheit dem Zeitgeber zugeführt und stellt diesen jeweils an den Anfang des Stimulationszyklus zurück. Die Refraktärzeiteinheit verhindert die Rückstellung des Zeitgebers innerhalb einer programmierten Zeit nach Stimulation und Detektion. Der Störfilter identifiziert elektrische und magnetische Wechselfelder und stellt den Zeitgeber auf festfrequente Arbeitsweise um. Durch Auflegen eines Magneten wird der Reed-Schalter betätigt und der Detektor umgangen, eine festfrequente Stimulation erfolgt

b) Vorhofsteuerung

Die *VAT-Stimulation* ist eine Vorhof-gesteuerte Ventrikelstimulation und ist als obsolet anzusehen, da eine ventrikuläre R-auf-T-Stimulation erfolgen kann und heute weniger risikobelastete Stimulationsformen zur Verfügung stehen.

Klinische Relevanz hat die Vorhof-gesteuerte Vorhofstimulation (*AAI-Modus*). Über eine Vorhofsonde erfolgt atriale Stimulation und Detektion (vgl. S. 262). Die Betriebsart ist eine P-Wellen-Inhibition. Ventrikuläre Extrasystolen führen nicht zu einer Inhibition. Ob ein Schrittmacheraggregat für AAI- oder VVI-Stimulationsmodus oder für beide Stimulationsformen geeignet ist, hängt von der vorgegebenen Detektionsempfindlichkeit, Impulsamplitude bzw. -dauer und vor allem von der Programmierbarkeit der Refraktärzeit ab. Für Vorhof- oder Ventrikelstimulation sind unterschiedliche Refraktärzeiten geeignet.

c) Nicht- und einfach-programmierbare Einkammersysteme

Ein komplettes Programm von nicht-programmierbaren, einfach- und multi-programmierbaren Einkammerschrittmachern und multiprogrammierbaren Zweikammerschrittmachern wird von den meisten Herstellern angeboten. Nicht-programmierbare Systeme sind wegen der zurückgehenden, aber immer noch erheblichen Nachfrage weiterhin verfügbar: Von 1982 bis 1984 war ein Rückgang der nichtprogrammierbaren Systeme von 44,3% auf 29,5% und der einfachprogrammierbaren Schrittmacher von 27,7% auf 10,6% zu verzeichnen (Irnich u. Batz 1985). Dementsprechend nahm die Implantationshäufigkeit von multi-programmierbaren Einkammersystemen von 30% auf 53,3% zu (Irnich u. Batz 1985). Wesentliche technische Unterschiede zwischen nicht- und einfach-programmierbaren Schrittmachern verschiedener Hersteller sind nicht erkennbar. Gewicht, Abmessungen, Batteriekapazität und Laufzeit sind proportional. Das Gewicht beträgt 31 g (z.B. Biotronik Leptos M) bei niedriger Batteriekapazität (1,6 Ah) und kürzerer Lebensdauer (6,8 Jahre), 37 g bei höherer Batteriekapazität (2,0 Ah) und längerer Laufzeit (8,6 Jahre, Biotronik Leptos). Ein hohes Gewicht (68 g) korreliert mit rechnerisch langer Laufzeit (14,8 Jahre, Omni-Stanicor Theta, Cordis). Bei Auswahl der Schrittmacher sollte berücksichtigt werden, daß eine höhere Batteriekapazität und längere Laufzeit sich auf den Preis der Aggregate auswirken. Ein Vergleich identischer Aggregate mit 7 und 9 Jahren Laufzeit ergibt eine Verteuerung von 10–20% für eine 2 Jahre längere Lebensdauer.

Der Ausgangsstrom, Impulsdauer und -amplitude differieren teilweise signifikant: z.B. 7,5 mA (Stanicor S Cordis) und 10,4 mA (Prima, Intermedics). Eine unterschiedliche Systemsicherheit ist jedoch nicht bekannt geworden. Als Schutz gegen elektromagnetische Störfelder (z.B. starke Radiosender in unmittelbarer Nähe) schalten Schrittmacher automatisch auf eine starrfrequente Stimulationsform um. Weiterhin wird hochfrequentes

2.1 Entwicklungsstand künstlicher Schrittmacher

Tabelle 2. Programmierbare Parameter

Frequenz	Hysterese	Refraktärzeit
Impulsamplitude	Polarität	Stimulationsmodus
Impulsdauer	Empfindlichkeit	AV-Intervall

Schrittmacherrasen durch eine Frequenzlimitierung verhindert (z.B. 130/min Leptos, Biotronik). Auffällig ist bei einigen einfachen VVI-Aggregaten eine relativ hohe maximale Schrittmacherfrequenz von 190/min (z.B. Prima, Intermedics).

Hysterese-Funktion fehlt den einfachen Einkammersystemen. Prinzipiell programmierbare Parameter sind in Tabelle 2 wiedergegeben. Bei den einfach-programmierbaren Schrittmachern sind 2–3 Parameter ausgewählt: z.B. Frequenz und Ausgangsstrom (z.B. Omni-Stanicor, Cordis) oder Frequenz, Impulsamplitude und Hysterese (z.B. Neos, Biotronik). Einige Hersteller tragen zur Unübersichtlichkeit bei, wenn Schrittmacher mit drei programmierbaren Funktionen (Frequenz, Impulsbreite, Empfindlichkeit) bereits als multi-programmierbare Schrittmacher bezeichnet werden (z.B. Cyberlith von Intermedics, Spectrax-S von Medtronic).

Nicht- und einfach-programmierbare Einkammersysteme weisen gegenüber den multi-programmierbaren Systemen den Nachteil auf, daß auf neu aufgetretene klinische Situationen, z.B. Inhibition durch Muskelpotentiale (Gerckens et al. 1985), nicht durch Neuprogrammierung reagiert werden kann, so daß der aktuelle Erkenntnisstand von Einkammersystemen durch die multi-programmierbaren Schrittmacher repräsentiert wird. Zu berücksichtigen ist jedoch ein Preisvergleich von 3- und 7fach programmierbaren VVI-Schrittmachern. Die Multiprogrammierbarkeit verteuert das Aggregat um 15–25%.

d) Multi-programmierbare Einkammersysteme

Eine Programmierbarkeit der *Frequenz* wurde von den Herstellern zuerst verwirklicht. Frequenzen zwischen 30 und 120/min können im allgemeinen programmiert werden. Stimulationsfrequenzen von 150/min werden in der Praxis wohl selten indiziert sein (z.B. Multicor II von Cordis, Prolog von Siemens). Teilweise sind innerhalb dieses Frequenzbereichs mehr als 15 Frequenzen wählbar und erlauben eine optimale Einstellung unter rhythmologischen (z.B. bei ventrikulärer Extrasystolie) und hämodynamischen Gesichtspunkten.

Nach Schrittmacherimplantation wird allgemein die maximale *Impulsamplitude* und eine *Impulsbreite* von 0,5 ms eingestellt, um eine Systemsicherheit für die Zeit der akuten Reizschwellenerhöhung zu garantieren. Die Programmierbarkeit der Parameter Impulsamplitude und -breite wurde angestrebt, um unnötig hohe Stimulationsenergien zu vermeiden und die potentielle Laufzeit der Aggregate zu verlängern. Die chronische Reizschwelle wird nach 1–3 Monaten erreicht, Impulsamplitude und -breite können dann niedriger eingestellt werden, wobei ein 100%-Sicherheitsbereich berücksichtigt wird. Von Gascon et al. 1985 wurde untersucht, von welchen Parametern die Systemsicherheit und Energieersparnis mehr beeinflußt wird. Nach 6 Monaten zeigten alle Patienten mit 2,5 V und 0,5 ms (jährlicher Energieverbrauch 7,1%) eine effektive Stimulation, bei Stimulation mit 5,0 V und 0,1 ms (jährlicher Energieverbrauch 6,9%) wurde überwiegend die Reizschwelle unterschritten. Danach kann empfohlen werden, die Impulsdauer eher mit annähernd 0,5 ms konstant zu halten und eine optimale Energieeinsparung durch Programmierung der Amplitude anzustreben. Die Programmierbarkeit von Impulsamplitude und -dauer kann sehr hilfreich sein, wenn nach Implantation eine Mitstimulation von Zwerchfell und Skelettmuskulatur auftritt. Bei einigen Schrittmachern von Cordis (Multicor, Gamma) ist der Ausgangsstrom programmierbar. Die spannungskonstante Stimulation ist hierbei durch eine stromkonstante Stimulation ersetzt. Eine geringgradig höhere Impulsdauer ist dabei vorgegeben. Für die Einstellung des 100%-Sicherheitsbereichs ist die Programmierung eines einzigen Parameters (Ausgangsstrom) praktikabler. Beim Multicor II-Gamma Schrittmacher ist zusätzlich zum Ausgangsstrom die Impulsdauer einstellbar.

Die bei einigen Schrittmachern integrierte *Variofunktion* (z.B. Prolog und Dialog von Siemens) hat sich besonders bei Schrittmacherkontrolluntersuchungen bewährt. Dabei wird die Impulsamplitude fortlaufend, z.B. über 16 Impulse, kontinuierlich erniedrigt. Die Reizschwelle ist bei ineffektiver Stimulation erkennbar. Die Untersuchung kann bei unterschiedlicher Impulsdauer wiederholt werden. Mit der sogenannten Variofunktion wird die optimale Einstellung von Impulsamplitude und -dauer wesentlich erleichtert.

Die Detektion wird durch die *Eingangsempfindlichkeit* (*Sensitivität*) des Schrittmachers geregelt. Programmierbar sind die R- oder P-Amplitude (in mV), die als intrakardiales Signal detektiert werden können. Der Bereich der Eingangsempfindlichkeit reicht von 0,5–6 mV. Zusätzlich zur Amplitude werden Frequenzspektrum und Anstiegssteilheit eines Signals detektiert, um Inhibitionen durch T-Wellen und Störsignale auszuschließen. Frequenzen unter 10 und über 100 Hz, die bei intrakardialen Signalen nicht vorkommen, werden gefiltert. Die Programmierbarkeit der Eingangsempfindlichkeit war von großem klinischen Interesse, da es möglich wurde, Detektionsstörungen (sog. Under- oder Oversensing) nicht-invasiv zu beheben. Bei Undersensing ergibt sich elektrokardiographisch der Befund einer Parasystolie: Eigen- und Schrittmacheraktionen unterschiedlicher Frequenzen treten nebeneinander auf. Besonders auf Vorhofebene treten Detektionsstörungen wegen der niedrigamplitudigen Signale relativ häufig auf. Bei zu hoch eingestellter Empfindlichkeit (Oversensing) können Interferenzen mit Störsignalen (z.B. Muskelpotentialen) entstehen. Die Detektion von T-Wellen oder Nachpotentialen ist heute wegen der geringen Elektro-

2.1 Entwicklungsstand künstlicher Schrittmacher

denpolarisation sehr selten geworden. Teilweise wird die Inhibition durch Muskelpotentiale nicht diagnostiziert und EKG-Befunde als Undersensing interpretiert, wenn das Stimulationsintervall nach Detektion von Störsignalen zurückgesetzt wird und der Stimulus relativ früh nach einer Eigenaktion einfällt (vgl. S. 275–279).

Die Programmierbarkeit der *Refraktärzeit* ist von ausschlaggebender Bedeutung für Vorhof-stimulierende Schrittmacher, entweder als AAI- oder DDD-Modus (Markewitz et al. 1985). Die Refraktärzeit folgt der sogenannten Blankingzeit, in der eine weitere Stimulation oder Detektion, eine Inhibition oder Triggerung nicht erfolgen kann. In der anschließenden Refraktärphase ist keine *logische* Weiterverarbeitung von Signalen möglich. Der Schrittmacher ist jedoch nicht funktionslos. Bei hochfrequenten Störsignalen während der Refraktärzeit schaltet der Schrittmacher auf festfrequente Stimulation um. Die Refraktärzeit ist häufig auf Ventrikelebene mit 300 ms, auf Vorhofebene mit 400 ms vorgegeben. Die Größenordnung im Ventrikel ist mit der physiologischen Refraktärzeit nach Ventrikeldepolarisation annähernd vergleichbar. Bei Vorhofstimulation wird unter Berücksichtigung der AV-Überleitungszeit eine längere Refraktärzeit gewählt. Schrittmacherrefraktärzeit und Blanking haben den Sinn, eine Inhibition und Rückstellung des Zeittaktes durch die Stimulus-induzierte Depolarisation und Repolarisation zu verhindern. Eine Verlängerung des Stimulationsintervalles, d.h. ein Absinken der Stimulationsfrequenz würde resultieren. Aggregate mit programmierbarer Refraktärzeit eignen sich für VVI- und AAI-Modus und werden von einigen Herstellern als SSI-Schrittmacher bezeichnet, wobei der Buchstabe S für „Single-chamber-pacing" steht (s. Schrittmachercode).

Die *Hysterese* wird von multi-programmierbaren Einkammersystemen als Funktion angeboten. Zur Prophylaxe des Schrittmachersyndroms bei VVI-Stimulation wird zunehmend versucht, einen steten Wechsel von Eigen- und Schrittmacherrhythmus annähernd gleicher Frequenzen durch Hysterese zu vermeiden (s. Ventrikelsteuerung).

Der *Stimulationsmodus* ist bei Einkammersystemen ebenfalls durch Programmierung zu ändern. Wählbar sind anstelle von AAI- bzw. VVI-Stimulation ein AOO- bzw. VOO-Modus. Zusätzlich wird die Programmierungsmöglichkeit AAT- bzw. VVT-Modus angeboten. Die klinische Relevanz dieser Programmoptionen ist jedoch sehr gering, da Indikationen für die festfrequente oder getriggerte Stimulation kaum vorliegen.

Eine klinisch sinnvolle Option ist die programmierbare *Elektrodenpolarität*. Der Hersteller Cordis bietet für sein avanciertestes multi-programmierbares Einkammersystem die Wahl zwischen unipolarer und bipolarer Stimulation an (z.B. Multicor II). Die meisten Schrittmacher stimulieren unipolar, d.h. Elektrodenspitze und Schrittmachergehäuse haben die Funktionen von Kathode und Anode. Im Vergleich zur bipolaren Stimulation ist eine bessere EKG-Darstellung der Schrittmacheraktionen vorteilhaft, nachteilig sind die potentiellen Interferenzen mit Störsignalen aufgrund der räumlichen Distanz von Kathode und Anode. Wenn Muskelpotentiale trotz minimaler Empfindlichkeit zu einer Inhibition führen oder eine niedrige

Empfindlichkeit zu Undersensing beiträgt, kann die Umprogrammierung von unipolarer auf bipolare Stimulation die Detektionsstörung beheben. Zwei Elektrodenpole stellen Kathode und Anode dar. Es handelt sich bei der programmierbaren Elektrodenpolarität um eine sinnvolle Erweiterung der Therapie mit multi-programmierbaren Schrittmachern.

Eine weitere wesentliche Zusatzfunktion multi-programmierbarer Einkammersysteme ist die *Telemetrie*. Diese Funktion kann durch die Software-Steuerung realisiert werden. Telemetrisch können kardiale Signale und Schrittmacherparameter erfaßt werden. Im einzelnen werden folgende Informationen ablesbar: Programmierte Parameter, R- und P-Wellen-Amplitude und Elektroden- bzw. Batterieinnenwiderstand. Die Telemetrie von programmierten Parametern wird von mehreren Herstellern angeboten (z.B. Classix von Medtronic, Programalith von Pacesetter, Orion 40 von Sorin, Ceryx von Vitatron). Eine bedeutsame Weiterentwicklung ist die Integration einer Holterfunktion. Aggregate wie der DPG I-Schrittmacher von Vitatron verfügen über einen Speicher, der Kammerarrhythmien (Extrasystolen, Tachykardien) quantitativ erfaßt. Acht Bereiche des Histogramms lassen sich einstellen, die das Intervall poststimulatorisch unterteilen und Frequenzen zwischen 30–240/min dokumentieren können. Die Dauer des Histogramms kann zwischen 0,5 und 25 Tagen variiert werden.

Durch Multiprogrammierbarkeit erhöht sich der Schrittmacherpreis, so daß sich die Frage ergibt, ob die Optionen von den betreuenden Ärzten genutzt werden. Irnich stellte fest, daß von explantierten zwei- oder mehrfach-programmierbaren Schrittmachern 35,1% in der Frequenz, 37,5% in der Empfindlichkeit und 3,2% in der Hysterese verändert waren. 36,5% waren in keinem Parameter umprogrammiert worden (Irnich 1985).

Eklatante technische Unterschiede vergleichbarer multiprogrammierbarer Einkammerschrittmacher unterschiedlicher Hersteller sind nicht erkennbar. Die Schrittmacher-Therapie muß unter technologischen und ökonomischen Gesichtspunkten diskutiert werden. Für die Auswahl eines Schrittmachersystems sollte berücksichtigt werden, ob alle Optionen der Batteriekapazität, des Stimulationsmodus und der Programmierbarkeit voraussichtlich genutzt werden können. Die Vielfalt der angebotenen Schrittmacher erlaubt es, ein individuell optimales Schrittmachersystem zu wählen (Abb. 2).

e) Vorhof- und Ventrikelsteuerung

Atrioventrikuläre (AV-)sequentielle Schrittmacher sind mit Vorhof- und Ventrikelsonden ausgestattet (vgl. S. 263). Die Systeme können auf Vorhof- und Ventrikelebene detektieren und stimulieren, wenn die Spontanfrequenz unter die Schrittmacherbasisfrequenz absinkt. Im Ventrikel wird konsekutiv nach der Vorhofaktion stimuliert, wenn die spontane AV-Überleitungszeit länger als das programmierte AV-Intervall der sequentiellen Stimulation ist. Die „optimierten AV-sequentiellen Schrittmacher" (Funke 1978) stimulieren somit nach dem *DDD-Modus:* Stimulation und Detektion

2.1 Entwicklungsstand künstlicher Schrittmacher

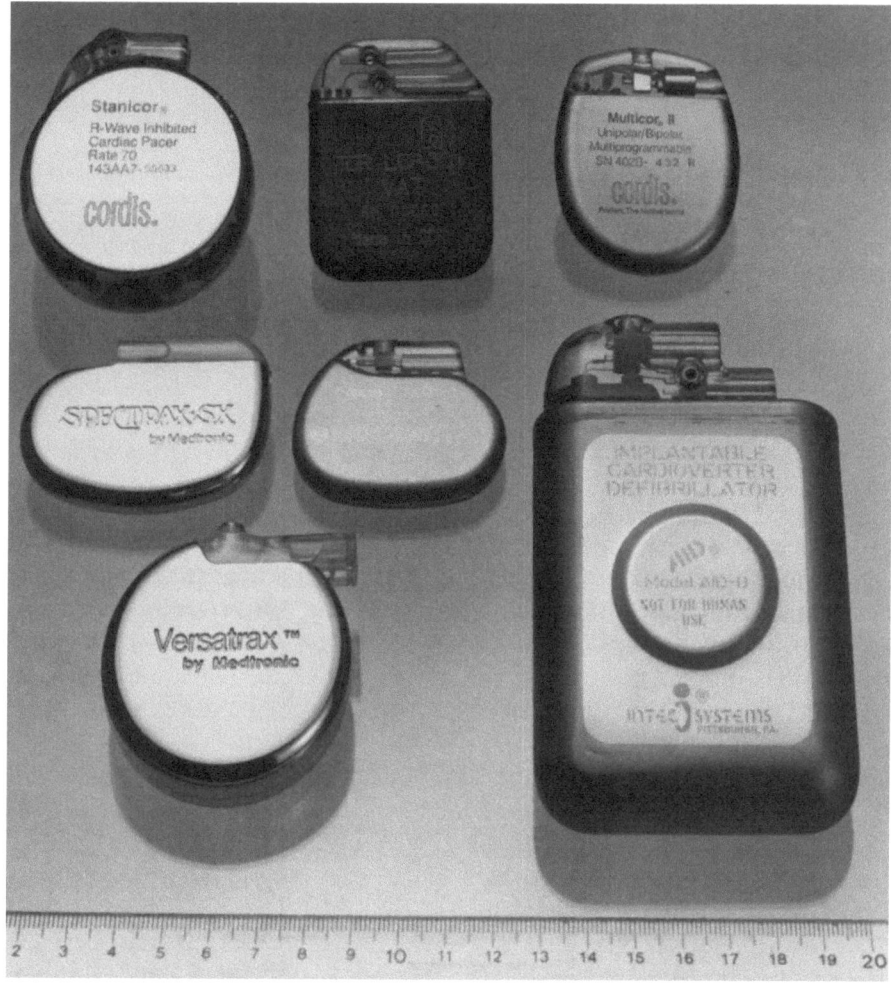

Abb. 2. Übersicht über ältere und moderne Schrittmacheraggregate (*von oben links nach unten rechts*): Stanicor (Cordis), TUR LCP 301 (hergestellt in der DDR), Multicor II (Cordis), Spectrax-SX (Medtronic), Neos (Biotronik), Versatrax (Medtronic), AID-B (Implantable Cardioverter Defibrillator, Intec)

in Vorhof und Ventrikel, Inhibierung der Schrittmacheraktion durch atriale bzw. ventrikuläre Signale und Triggerung des ventrikulären Stimulus durch die Vorhofaktion.

Der *DVI-Modus* findet nur noch bei Vorhofdetektionsstörungen Anwendung. In diesen Fällen kann es – als Alternative zur VVI-Stimulation – gerechtfertigt sein, die AV-sequentielle R-inhibierte Stimulation zu programmieren. Von einigen Zentren werden noch Schrittmacher mit *VDD-Modus* implantiert, obwohl ein Vorteil gegenüber der DDD-Stimulation nicht erkennbar ist. Die Häufigkeit betrug in der Bundesrepublik 1983 0,25% und 1984 1,3% (Irnich u. Batz 1985). Der Schrittmacher stimuliert im Ventrikel, detektiert jedoch atrial und ventrikulär.

f) Zweikammersysteme

Zweikammersysteme sind in jedem Fall multi-programmierbar, wobei für die störungsfreie Funktion den Parametern Refraktärzeit und Empfindlichkeit besondere Bedeutung zukommt. In der Konzeption und der Ausführung der *Multiprogrammierbarkeit* unterscheiden sich die verfügbaren modernen DDD-Schrittmacher kaum. Bei den Aggregaten der ersten Generation war die Anwendung eingeschränkt, z.B. beim Diplos 03 (Biotronik) durch fehlenden Tachykardie- oder DVI-Modus und geringe Programmauswahl (AV-Intervalle von 100 und 150 ms). Bei Schrittmachern der nachfolgenden Generation, z.B. Diplos 04 und 05 (Biotronik), sind weitere Funktionen ergänzt worden. Die modernen DDD-Schrittmacher weisen sämtliche Programmoptionen auf: Frequenz, Impulsamplitude und -dauer, Sensitivität, Refraktärzeit, Hysterese, obere Frequenzbegrenzung, AV-Intervall und Stimulationsmodus. Unterschiede ergeben sich in der Programmierbarkeit der Polarität (z.B. vorhanden bei Delta-Schrittmachern von CPI), bei der Zusatzfunktion *Telemetrie* und hinsichtlich des gewählten *Tachykardiemodus.*

Mehrere DDD-Schrittmacher liefern telemetrisch alle Daten über die programmierten Parameter. Einige Systeme wurden als Software-gesteuerte Schrittmacher konzipiert, so daß die *Telemetriefunktion* besonders umfangreich sein kann. So ist der Cosmos-Schrittmacher von Intermedics durch eine besonders umfassende Telemetrie charakterisiert. Zusätzlich zu programmierten Parametern und gemessenen Betriebsdaten können als klinisch relevante diagnostische Daten Häufigkeit von ventrikulären Extrasystolen bzw. ventrikulären Tachykardien und von Vorhof- bzw. Ventrikelstimulationen abgefragt werden. Weiterhin wird als Hinweis auf mögliche Schrittmacher-Reentry-Tachykardien registriert, wie oft die obere Grenzfrequenz erreicht wurde. Der in moderne DDD-Schrittmacher integrierte Speicher liefert Informationen, die eine optimale Langzeitprogrammierung von Minimal- und Maximal-Frequenz und vom AV-Intervall ermöglichen. Die gespeicherten Daten erweitern die diagnostischen Möglichkeiten bei tachyarrhythmischen Eigenaktionen und Schrittmacher-Reentry-Tachykardien.

Durch intensive Entwicklungsarbeiten wurde versucht, einen *Tachykardiemodus* zu finden, um Schrittmacher-induzierte Tachykardien und eine inadäquate Schrittmacherfunktion bei Vorhoftachykardien zu vermeiden (Tab. 3). Unerwünschte Reentry-Tachykardien traten bei DDD-Schrittmachern auf, wenn eine Ventrikelaktion retrograd ventriculo-atrial geleitet wurde. Die verzögerte VA-Leitung kann länger als die Refraktärzeit des Vorhofverstärkers nach Ventrikelstimulation oder -detektion sein. Dann

2.1 Entwicklungsstand künstlicher Schrittmacher

Tabelle 3. Tachykardiemodus bei DDD-Schrittmachern

Verlängerte atriale Refraktärzeit
Inhibition einer einzelnen P-Wellen-getriggerten Ventrikelaktion
Frequenz-limitierte Stimulation (2:1 Blockierung, Wenckebach-Periodik, Fallback)
Frequenzdämpfung („rate smoothing")

wird der Vorhof erregt und konsekutiv eine erneute Kammerstimulation erfolgen. Die kreisende Erregung verläuft atrio-ventrikulär via Schrittmacher und ventriculo-atrial via spezifisches Erregungsleitungssystem (vgl. S. 268 Abb. 12). Durch Programmierung einer langen Refraktärzeit und einer Begrenzung der maximalen Stimulationsfrequenz wurde versucht, dieses Problem zu lösen.

Die retrograde P-Welle tritt in der Regel 200–300 ms nach der ventrikulären Depolarisation auf. Refraktärzeiten bis 400 oder 600 ms sind bei modernen Schrittmachern auf Vorhofebene programmierbar. Jedoch wird mit Zunahme der Refraktärzeit gleichzeitig die maximale Stimulationsfrequenz begrenzt, z.B. bei belastungsinduzierter Sinustachykardie. Da in der Regel ventrikuläre Extrasystolen zu retrograder Vorhoferregung führen, war eine automatische Verlängerung der Refraktärzeit auf Vorhofebene nach vorzeitigen ventrikulären Aktionen erstrebenswert. Diese automatische Anpassung für einen Zyklus ist z.B. in folgenden DDD-Schrittmachern realisiert worden: AFP-Schrittmacher (Pacesetter), Cosmos (Intermedics) und Symbios (Medtronic). Mit kurzen atrialen Refraktärzeiten und automatischer Verlängerung bei ventrikulären Extrasystolen sind in Belastungssituationen hohe maximale ventrikuläre Triggerfrequenzen möglich.

Auch bei relativ langen Vorhofrefraktärzeiten sind Schrittmacher-Reentry-Tachykardien nicht ausgeschlossen, da auch unsystematisch einfallende Muskelpotentiale Ventrikelaktionen triggern und die Tachykardie einleiten können. Als optimal ist ein Schrittmacher-Algorithmus anzusehen, der bei plötzlichem Anstieg der Vorhoffrequenz automatisch die Tachykardie terminiert. So kann bei Erreichen der oberen Grenzfrequenz eine einzelne P-Wellen-getriggerte Ventrikelaktion inhibiert werden. So läßt der Cosmos-Schrittmacher (Intermedics) 15 aufeinanderfolgende Ventrikeltachykardien bei plötzlichem Frequenzanstieg zu, die 16. Aktion fällt aus. Liegt eine Schrittmacher-Reentry-Tachykardie vor, ist die kreisende Erregung unterbrochen.

Weiterhin ist zur Erhöhung der Schrittmacher-Sicherheit eine obere Grenzfrequenz programmierbar (90–180/min). Als Tachykardiemodus erfolgt bei Erreichen der oberen Grenzfrequenz eine Blockierung, eine Wenckebach-Periodik oder ein sogenanntes Fallback. Die Ventrikelfrequenz halbiert sich, z.B. bei programmierter 2:1 Blockierung, wenn die obere Grenzfrequenz erreicht ist. Bei DDD-Schrittmachern mit programmierter 2:1 Blockierung ist nachteilig, daß bei Erreichen der oberen Grenzfrequenz von z.B. 120/min akut ein Frequenzabfall auf 60/min resultiert. Teilweise wird die Blockierung allein durch die Refraktärzeit des Vorhofverstärkers hervorgerufen und z.B. jede 2. Vorhofaktion als Triggersignal nicht wahrgenommen.

Alternativ zur Blockierung kann (z.B. bei Diplos 04 und Diplos 05, Biotronik) die Wenckebach-Periodik programmiert werden. In diesem Fall verlängert sich das Intervall zwischen Vorhofaktion und getriggerter Ventrikelstimulation sukzessiv, bis Vorhofaktionen in die Schrittmacher-Refraktärphase fallen und die Ventrikeltriggerung ausbleibt. Die Schrittmacherfrequenz fällt nicht zurück, sondern bleibt im Bereich der programmierten oberen Grenzfrequenz. Eine weitaus günstigere Frequenz-limitierende Funktion ist die „Fallback"-Funktion, die von mehreren Herstellern (z.B. CPI und Intermedics) angeboten wird. Zur Fallback-Frequenz wird die ventrikuläre Stimulationsfrequenz zurückgeführt, wenn die Vorhoffrequenz die obere Grenzfrequenz überschritten hat. Programmierbar sind die Fallback-Frequenz und die Geschwindigkeit der stufenförmigen Frequenzabnahme. Mit einer Frequenzdämpfung („rate smoothing", CPI) als zusätzliche Funktion wurde angestrebt, eine bessere Anpassung des Schrittmachers an tachykarde Vorhofaktionen zu erreichen. Durch zusätzliche variable Refraktärzeiten werden abrupte pathologische Änderungen der Herzfrequenz vermieden. Die maximal akzeptierte prozentuale Änderung von einem Stimulationsintervall zum darauf folgenden ist zwischen 3 und 25% (Delta, CPI) programmierbar. Z.B. ist bei 25%-Einstellung eine akute Frequenzzunahme von 60/min (RR-Intervall 1000 ms) auf 80/min (750 ms) möglich. Plötzlichen ausgeprägten Änderungen der Zykluslänge folgt der Schrittmacher nicht.

Durch die komplexen Programmierungsmöglichkeiten ist die Handhabung schwieriger geworden. Teilweise werden die angebotenen Programmoptionen nicht vollständig genutzt. Im Einzelfall können auch einfach zu programmierende und preisgünstige DDD-Schrittmacher das Schrittmachersystem der Wahl darstellen.

g) Programmiergeräte

Mit der Programmierbarkeit wurde eine wesentliche Voraussetzung für die moderne Schrittmachertherapie erfüllt (vgl. S. 289). Ein Ansatz zeigte sich mit der Konzeption eines Schrittmacher-Magnetschalters. Bei Auflegen eines Magneten extern auf das Aggregat wird ein Magnetschalter geschlossen und eine starrfrequente Betriebsart induziert. Zur Programmierung sind gepulste Magnetfelder geeignet. Rhythmisches Öffnen und Schließen eines eingebauten Magnetschalters codiert die Programminformation. Diese technische Lösung wurde von einigen Herstellern verlassen, da mechanische Schaltungen relativ störanfällig sind. Als Weiterentwicklung wurden in den Schrittmacher und den Programmierkopf Spulen integriert. Die codierte In-

2.1 Entwicklungsstand künstlicher Schrittmacher

formation wird übertragen, indem durch ein hochenergetisches Magnetfeld Strom erzeugt wird. Die Information kann auch durch Radiofrequenzen zwischen 30 und 150 kHz übermittelt werden. Alle Informationen sind dabei binär codiert, d. h. jede Information setzt sich aus der Kombination von kurzen und langen Signalen zusammen. Bei der Telemetrie ist das gleiche Prinzip verwirklicht. Für die Übertragung von Informationen vom Schrittmacher auf externe Programmiergeräte sind Radiofrequenzen geeignet, da die Energie des Schrittmachers limitiert ist.

Abbildung 3 zeigt einige der heute eingesetzten Programmiergeräte. Äußere Merkmale der Programmiergeräte sind u. a. Flüssigkristall-Sichtanzeigen oder Sichtschirme. Die Einstellung der Programmierdaten erfolgt über flache Membrantastaturen, Zeilen und Spaltenschiebeschalter oder spezielle Signalstifte zur Auswahl der Programme am Bildschirm. Die Schrittmacherprogrammierung wird folgendermaßen vorgenommen: Eingabe des Schrittmachermodells, des Parameters und dessen Wert, Placierung der Übertragungsfläche des Programmiergerätes über dem Schrittmacher und Auslösung der Programmierung durch Betätigung einer Programmtaste. Teilweise ist die Übertragungsfläche in das Programmiergerät integriert. Von einigen Herstellern wurde die Konzeption eines Tischprogrammiergerätes mit einem über Kabel verbundenen Programmierhandgriff vorgezogen. Zur Messung der Schrittmacherfrequenz und Impulsdauer sowie zum Erkennen des Schrittmacher-Erkennungsimpulses wird das Programmiergerät mit einem Kabel an die Hautelektroden angeschlossen. Das Datenmaterial des implantierten Schrittmachers kann über einen angeschlossenen Drucker aufgezeichnet werden.

Der Anteil von multi-programmierbaren Herzschrittmachern an der Gesamtzahl der neu implantierten Aggregate nimmt ständig zu. Es besteht die Gefahr, daß ein Schrittmacherprogramm durch ein nicht geeignetes Programmiergerät teilweise gelöscht oder verfälscht wird (Pannizzo u. Furman 1979). So kann eine Fehlprogrammierung zu einer gestörten Stimulations- und Detektionsfunktion führen. Neben dem Gebrauch eines falschen Programmiergerätes sind Fehlprogrammierungen durch Aufsetzen eines Schrittmacheranalysegerätes, durch äußere wechselnde Magnetfelder, elektromagnetische Interferenzen, Kardioversion oder Defibrillationen möglich. Selten tritt eine fehlerhafte Programmierung bei adäquatem Programmiergerät auf. Über einen nicht reversiblen Impulsfrequenzanstieg auf 1000/min bei dem Versuch, die Impulsamplitude zu reduzieren, wurde berichtet. Zu einer iatrogenen Fehlprogrammierung kommt es bei falscher Bedienung des Programmiergerätes und bei Programmierungsversuchen, die von dem Aggregat als Programmänderung nicht akzeptiert und nicht als frustran erkannt wurden. Durch die weite Verbreitung der Schrittmacherprogrammierung sind spezielle Kenntnisse erforderlich geworden, um die teilweise komplizierte Handhabung der Programmiergeräte zu gewährleisten.

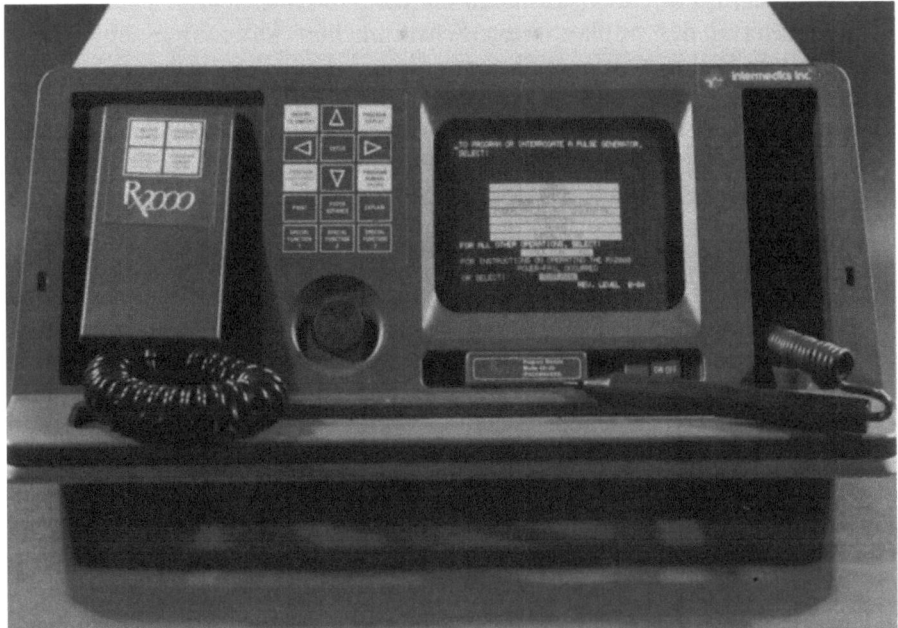

Abb. 3. a Tastatur des Programmiergerätes von Medtronic. In der obersten Reihe sind die programmierbaren Schrittmacheraggregate durch Druck des Tastenfeldes jeweils anwählbar; in der zweiten und dritten Reihe sind die einzelnen Parameter (Frequenz, Impulsbreite, Sensitivität, Impulsamplitude, Refraktärzeit und Hysterese) bzw. der Stimulationsmodus programmierbar. Zahlenwerte werden mit dem Tastenfeld (unten Mitte) eingegeben. **b** Programmiergerät des Herstellers Intermedics (RX 2000) mit integriertem Programmierkopf (links), Signalstift (rechts), eingeschobenem Programm-Modul und Tastenfeld. Auf dem Sichtbildschirm werden die Programmschritte und Parameter dargestellt; sie sind mit dem Signalstift anwählbar

2.1 Entwicklungsstand künstlicher Schrittmacher

2.1.4 Neue Schrittmacherentwicklungen

a) Frequenzadaptive Schrittmacher

Ein optimales Schrittmachersystem ist durch erhaltene atrioventrikuläre (AV) Koordination und belastungsangepaßte Frequenzsteigerung charakterisiert (Shapland et al. 1983). Trotz der weit fortgeschrittenen Entwicklung der sogenannten physiologischen Schrittmachersysteme, die die AV-Sequenz aufrechterhalten, ist unbefriedigend geblieben, daß unter Belastungen eine Frequenzadaptation bei Patienten mit gestörter Sinusknotenfunktion oder Vorhofflimmern nicht möglich ist. Unter Belastung wirkt sich eine erhaltene Frequenzanpassung wesentlich stärker auf das Herzzeitvolumen aus als die atriale Kontribution. In den vergangenen Jahren wurden Schrittmachersysteme entwickelt, die über physiologische Parameter die Stimulationsfrequenz steuern (Hauser 1984, Cammilli et al. 1982). Sensoren erfassen biologische Signale, die mit den metabolischen Anforderungen korrelieren und die frequenzregulierende Funktion des Sinusknotens ersetzen (vgl. S. 265).

An biologische Signale, Sensoren und den Schrittmacheralgorithmus sind bei frequenzadaptierenden Schrittmachern mehrere Anforderungen zu stellen. Physiologische Größen sind zur Steuerung der Frequenz geeignet, wenn die Zeitkonstante angemessen ist. Der biologische Parameter muß sich bei Belastung schnell und signifikant ändern, so daß der notwendig werdende Frequenzanstieg annähernd so rasch erfolgt wie bei physiologischer Sinusknotenfunktion. Das Signal soll auf eine Belastungssituation hochspezifisch und empfindlich reagieren und zusätzlich auch andere erhöhte metabolische Anforderungen widerspiegeln, z. B. psychologischen Streß.

Die Stabilität im Langzeitverlauf und die Langlebigkeit des Sensors sind generelle Probleme bei allen vorgeschlagenen frequenzadaptierenden Schrittmachersystemen. Ein niedriger Energieverbrauch ist Voraussetzung für eine akzeptable Lebensdauer der Aggregate. Die Einstellung des „Slope", der Anstiegssteilheit der Frequenzadaptation, soll automatisiert über die Schrittmacher-Software erfolgen. Die hier aufgeführten Bedingungen werden von keinem verfügbaren System vollständig erfüllt, so daß die Entwicklung frequenzadaptierender Schrittmacher noch nicht als abgeschlossen anzusehen ist.

Gegenwärtig sind frequenzadaptive Einkammersysteme verfügbar, voraussichtlich können in naher Zukunft Zweikammersysteme implantiert werden. Ventrikuläre Einkammersysteme mit Frequenzadaptation über biologische Sensoren markieren für die Patientengruppe mit absoluter Bradyarrhythmie heute schon die Grenzen der möglichen Schrittmacherentwicklung. Trotz der aufgetretenen Probleme der Schrittmachertherapie mit AV-sequentiellen Systemen (schrittmacherinduzierte Reentry-Tachykardien, Detektion atrialer Aktionen über den ventrikulären Kanal, hohe atriale Reizschwelle, Inhibition durch Muskelpotentiale) können Systeme mit Frequenzadaptation nicht als therapeutische Alternative aufgefaßt wer-

Tabelle 4. Biologische Parameter zur Frequenzadaptation
1. QT-Intervall (Rickards et al. 1979) 2. Atemfrequenz (Ionescu 1980) 3. Muskelaktivität (Humen et al. 1983) 4. Temperatur (Griffin et al. 1983) 5. pH-Wert (Cammilli et al. 1983) 6. Sauerstoffsättigung (Wirtzfeld 1978) 7. Volumina (Salo et al. 1984) 8. Druck (Cohen 1984)

den. Es zeichnet sich vielmehr eine Entwicklung ab, an deren Ende ein freiprogrammierbarer AV-sequentieller, durch biologische Signale getriggerter Schrittmacher steht.

In Tabelle 4 sind potentielle Meßgrößen für frequenzadaptierende Schrittmacher aufgeführt. Folgende Indikatoren finden klinische Anwendung oder sind in Erprobung: QT-Intervall, Atemfrequenz, Muskelaktivität, Schlagvolumen, Sauerstoffsättigung, Temperatur und pH-Wert. Als nachteilig muß angesehen werden, daß der Regelkreis zur Frequenzadaptation bei mehreren Regelgrößen nicht nur Herzfrequenz, sondern auch das Herzzeitvolumen einschließt, so bei Sauerstoffsättigung, pH-Wert und Temperatur. Bei Herzinsuffizienz, hypertropher obstruktiver Kardiomyopathie und Mitralstenose kann im Einzelfall bei Steigerung der Stimulationsfrequenz das Herzzeitvolumen passager absinken, so daß eine inadäquate Verstärkung des Steuersignals resultiert.

QT-Intervall

Von Rickards et al. wurde 1979 darauf hingewiesen, daß das QT-Intervall nicht nur frequenzabhängig ist – wie von Bazzett 1920 angegeben –, sondern auch durch die aktuelle Katecholaminkonzentration beeinflußt wird. Hinweisend waren Untersuchungen, daß sich das QT-Intervall bei atrialer Stimulation weniger verkürzt als unter Belastung und vergleichbarer Herzfrequenz. Als Erklärung bot sich die additive Wirkung der Kreislaufhormone unter Belastung an (Fanazapir et al. 1985). Rickards und Norman (1981) zeigten, daß die QT-Zeit unter Belastung bei AV Block III. Grades und festfrequenter Kammerstimulation abnimmt und als Indikator des Sympathikotonus aufgefaßt werden kann (Abb. 4). Die Annahme einer direkten Katecholaminwirkung wurde von Milene et al. (1980) gestützt, die den Einfluß des Beta-Rezeptorenblockers Propranolol auf das QT-Intervall untersuchten. Von Rickards et al. (1983) wurde ein Schrittmachersystem beschrieben, das QT-Intervalle nach Stimulation intrakardial erfaßt und die ventrikuläre Stimulationsfrequenz über einen Software-Algorithmus adaptiert (Abb. 5). Der erste QT-getriggerte Schrittmacher wurde im August

2.1 Entwicklungsstand künstlicher Schrittmacher

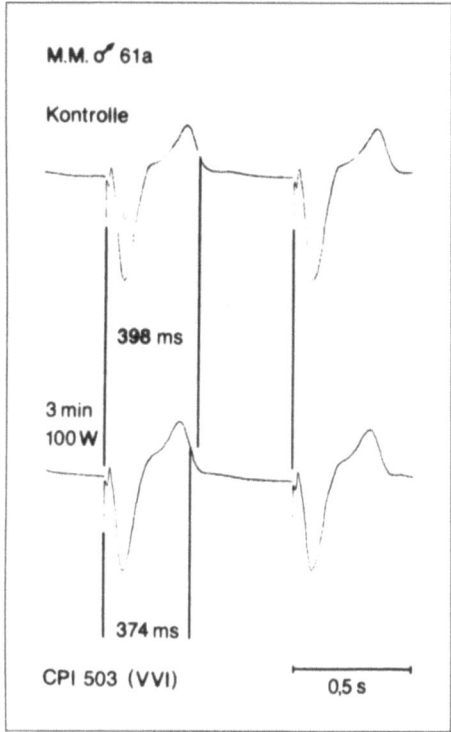

Abb. 4. Änderung des QT-Intervalls bei ventrikulärer Stimulation unter Belastung. Belastungsinduziert kommt es bei 100 Watt Belastung über 3 Minuten zu einer Verkürzung

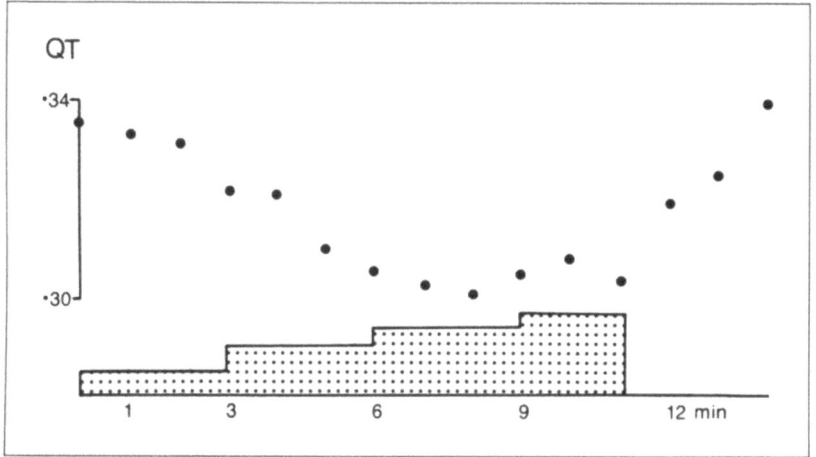

Abb. 5. Auswirkung einer stufenförmigen ergometrischen Belastung auf das QT-Intervall. Über die Schrittmacherelektrode wurde endokardial bei konstanter Stimulationsfrequenz von 70/min die T-Welle detektiert (Rickards et al. 1983)

1982 in den Niederlanden eingesetzt, bis März 1985 wurden mehr als 1000 Aggregate implantiert.

Frequenzadaptation: Der frequenzadaptierende QT-getriggerte Schrittmacher erfaßt die evozierte T-Welle und speichert das Stimulus-T-Intervall. Bei Änderung dieses Intervalles wird die Stimulationsfrequenz nachgeregelt: Bei Verkürzung erhöht sich die Frequenz, bei Verlängerung nimmt die Stimulationsfrequenz ab. Ist die Stimulus-T-Zeit konstant, wird die Stimulationsfrequenz bis zur unteren Frequenzgrenze zurückgeführt, um durch Medikamenten- oder Elektrolyteinflüsse keine langdauernden inadäquaten Frequenzsteigerungen zu provozieren. Die Repolarisation wird unipolar getriggert, Stimulation und QRS-Detektion können bipolar erfolgen. Bei intrakardialer unipolarer Ableitung ist die evozierte T-Welle monophasisch konfiguriert. Dadurch ist die Triggerung auch dann unproblematisch, wenn im Oberflächen-EKG ST-Streckensenkungen oder negative T-Wellen auftreten. Folgende Voraussetzungen mußten für das Funktionsprinzip des QT-getriggerten Schrittmachers erfüllt sein:

1. Die evozierte T-Welle weist eine höhere Amplitude auf als eine T-Welle nach Spontanaktion.
2. Ein schneller Rückladeimpuls (kleiner als 300 ms) verringert die Polarisation der Elektrode.
3. Ein zweiter Filter für die Detektion der T-Welle muß verfügbar sein.

Nach Abgabe des Stimulationsimpulses ist der Schrittmacher, z.B. für 200 ms refraktär. Danach ist lediglich ein Fenster zur Detektion von T-Wellen geöffnet. Die Zeitspanne des Detektionsfensters ist auf 200–450 ms programmierbar. Erst danach ist die Detektion von Eigenaktionen möglich. Die Breite des T-Wellen-Detektionsfensters determiniert die obere Grenzfrequenz, z.B. 140/min bei einer Breite von 400 ms. Verfügbar ist der Schrittmacher Quintech TX (Vitatron), der mit unterschiedlichen Verstärkern und Filtern für QRS-Signale und evozierte T-Welle ausgerüstet ist. Dadurch treten im Vergleich zu den Prototypen TX1 und TX2 nur noch selten T-Wellen-Detektionsfehler auf. Über 95% der T-Wellen werden richtig erkannt. Fehlerquellen der ersten Schrittmachergeneration waren Nachpotentiale, die in annähernd 10% zu einer falschen Detektion führten. Weitere Ursachen einer fehlerhaften T-Wellenerkennung sind Spontanaktionen während der Stimulus-T-Zeitmessung und Anstieg des Elektrodenwiderstandes. Bei Patienten nach Myokardinfarkt ist zu berücksichtigen, daß die evozierte T-Wellenamplitude kritisch erniedrigt sein kann.

„Slope": Der Schrittmacheralgorithmus adaptiert die Stimulationsfrequenz entsprechend den Informationen des Sensors. Eine Anforderung an den Schrittmacheralgorithmus war, die Empfindlichkeit des Systems programmieren zu können. Die Geschwindigkeit der Frequenzadaptation bzw. die Anstiegssteilheit der Beziehung Stimulus-T-Zeit und Stimulationsfrequenz wird über den sogenannten „Slope" festgelegt. QT-Zeit und Frequenz verlaufen nur zwischen RR-Intervallen von 600–1000 ms annähernd linear. Die Korrelation variiert von Patient zu Patient und intraindividuell auch im

2.1 Entwicklungsstand künstlicher Schrittmacher

zeitlichen Verlauf, insbesonders bei Änderung der medikamentösen Therapie. Im Einzelfall müssen daher Slope-Programmierungen nach den Ergebnissen von Ergometrie und Langzeit-EKG wiederholt durchgeführt werden. Die Bestimmung des Schrittmacher-Slope erfolgt in Ruhe in liegender Position. Mehrere Stimulationsfrequenzen werden untersucht und das resultierende Stimulus-T-Intervall registriert. Während körperlicher Belastung liegt der Slope-Wert etwa 10% höher. Bei der Einstellung müssen medikamentöse Behandlung und Äquilibrierungszeit nach körperlicher Belastung oder Änderung der Stimulationsfrequenz (2–3 Minuten) berücksichtigt werden. Da die Berechnung des Slope zudem relativ aufwendig ist, wurde eine automatische Slope-Anpassung über spezielle Schrittmacher-Software angestrebt (de Jongste et al. 1985). Die Programmierung des Slope soll 80% der Anstiegssteilheit der Funktion von QT-Zeit und Frequenz in Ruhe betragen. Auf die aufwendige Bestimmung des Schrittmacher-Slope unter ergometrischer Belastung wird allgemein verzichtet. Ein geringerer Slope ist indiziert, wenn von erhöhten Katecholaminkonzentrationen ausgegangen werden kann (z.B. bei schwerer Herzinsuffizienz oder bei vegetativ instabilen und zu überschießenden Kreislaufreaktionen neigenden Patienten). Der Slope sollte bei Beta-Rezeptorenblocker-Therapie auf 90–100% des in Ruhe ermittelten Wertes programmiert werden. Bei Patienten mit zu hohem Slope kann das sogenannte Oszillationsphänomen auftreten. Ein Circulus vitiosus wird in Gang gesetzt, wenn die Stimulationsfrequenz durch Katecholamin-bedingte-QT-Verkürzung überproportional ansteigt und dann weiter durch frequenzbedingte QT-Verkürzung bis zur Grenzfrequenz zunimmt (Winter et al. 1985). Konsekutiv wird die Frequenz zurückgeführt und wieder die Phase der Frequenzzunahme eingeleitet (Oszillation).

Die Problematik der Empfindlichkeit frequenzadaptierender Schrittmachersysteme wird bei QT-gesteuerten Schrittmachern besonders deutlich. Einerseits soll ein nicht-leistungsentsprechender Frequenzanstieg vermieden werden, andererseits müssen emotional ausgelöste Schrittmachertachykardien bei zu hoher Systemempfindlichkeit ausgeschlossen werden.

Tracking-Modus: Die QT-Zeit kann nur nach Stimulation als Stimulus-T-Intervall gemessen werden, da die T-Wellen nach Spontanaktionen eine zu niedrige Amplitude aufweisen. Somit fehlt die Frequenzanpassung bei Patienten mit inadäquatem Frequenzanstieg bei Belastung und einer Ruhefrequenz, die oberhalb der Schrittmacher-Interventionsfrequenz liegt. Bei den weiter entwickelten QT-getriggerten Schrittmachern (Quintech TX) wurde versucht, diese Problematik durch eine Änderung des Algorithmus auszuschalten. Die Schrittmacher-Software wurde durch einen sogenannten Tracking-Mechanismus ergänzt: Wenn die VVI-Stimulation unter Belastung durch Eigenaktionen inhibiert ist, erfolgt eine kontinuierliche Verkürzung des Stimulationsintervalles um 6,4 ms bis die Schrittmacherfrequenz gerade über der Eigenfrequenz liegt. Dadurch wird eine Messung der QT-Zeit und eine frequenzadaptierende Stimulation auch bei Spontanfrequenzen möglich, die oberhalb der programmierten Schrittmacher-Interventionsfrequenz liegen.

Bewertung der Frequenzadaptation durch QT-Messung: Im Vergleich zu anderen Schrittmachern mit Frequenzadaptation ist vorteilhaft, daß für Detektion und Stimulation herkömmliche Elektroden ohne zusätzliche Sensoren verwendet werden. Im Vergleich zu AV-sequentiellen Schrittmachern können keine Reentry-Tachykardien auftreten. Weiterhin ist eine adäquate Funktion der Schrittmacher mit QT-Triggerung auch bei problematischer atrialer Detektion und atrialen Tachyarrhythmien gewährleistet. Eine obere Grenzfrequenz – wie bei AV-sequentiellen Schrittmachern – muß nicht programmiert werden, so daß belastungsinduzierte Tachykardien bis zu Frequenzen von 160–180/min möglich sind (physiologische Grenzfrequenz). Nachteilig ist, daß der Stimulationsmodus mit QT-Triggerung bislang auf die VVI-Stimulation beschränkt ist. Auf eine AV-Koordination muß bei diesen Systemen vorerst verzichtet werden, da eine Detektion der niedrigen Repolarisationsamplitude im Vorhof nicht möglich ist. Zudem wird das QT-Intervall durch Medikamente (Beta-Rezeptorenblocker und Antiarrhythmika, besonders der Klasse III, wie Amiodaron bzw. Sotalol) beeinflußt (Donaldson und Rickards 1982). Die Funktion ist bei Patienten mit absoluter Bradyarrhythmie durch wechselnde QT-Intervalle eingeschränkt. Die Programmierung der Empfindlichkeit (Slope) ist schwierig, emotional ausgelöste Schrittmachertachykardien (hohe Empfindlichkeit) und zu langsame Frequenzadaptation bei körperlicher Belastung (niedrige Empfindlichkeit) sind möglich. Weiterhin ist die Frequenzadaptation bei Ausdauerbelastungen und wiederholten Intervallbelastungen nicht befriedigend.

Klinische Ergebnisse: Die Erfahrungen mit Frequenz-adaptierenden Schrittmachern nach dem QT-Prinzip werden zunehmend größer (Goicolea et al. 1985, Nordlander et al. 1985, Winter et al. 1985). Bei den Schrittmachern der ersten TX-Generation waren die Software und die Detektion unbefriedigend. In Untersuchungen über den verbesserten Schrittmacher der zweiten Generation (Quintech TX) werden selten T-Wellen-Detektionsstörungen beschrieben, so in einer mehrmonatigen Verlaufskontrolle an 20 Patienten mit TX-Schrittmachern (de Jongste et al. 1985). Im Vergleich zu festfrequenter Kammerstimulation kann eine wesentlich höhere Belastbarkeit unter TX-Stimulation erreicht werden. Die resultierende Leistung ist jedoch vergleichbar mit vorhofsynchroner Kammerstimulation (Fanapazir et al. 1985). Aus den hämodynamischen Ergebnissen von Zegelmann et al. 1985 läßt sich ableiten, in welcher Patientengruppe die frequenzadaptive Stimulation besonders vorteilhaft ist. Verglichen wurde das Herzzeitvolumen unter Belastung bei VVI- und TX-Stimulation. Bei Patienten ohne Eigenrhythmus (n = 7) ließ sich unter Belastung eine signifikante Differenz nachweisen. Die hämodynamischen Vorteile zeigten einen Langzeiteffekt (Zegelman et al. 1985) (Abb. 6).

Indikationen: Der TX-Schrittmacher stellt ein alternatives System bei bradykarden Vorhofarrhythmien (z. B. Vorhofflimmern) und inadäquater oder fehlender Frequenzzunahme bei Belastung dar (Donaldson und Rickards 1983). In Einzelfällen ist die Position atrialer Schrittmacherelektroden nicht

2.1 Entwicklungsstand künstlicher Schrittmacher

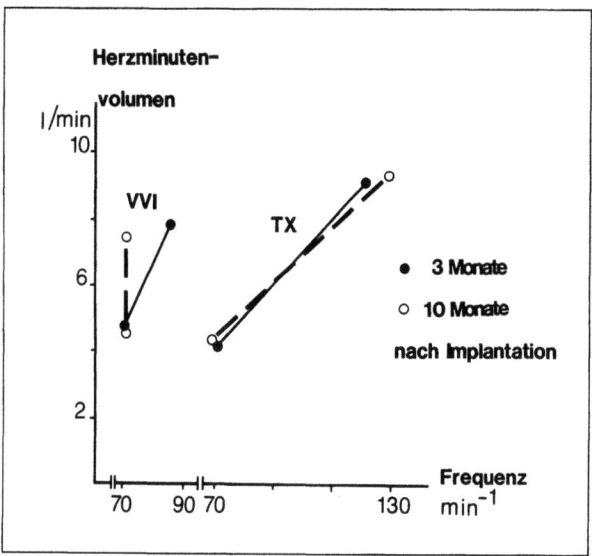

Abb. 6. Herzfrequenz und Herzzeitvolumen unter VVI- und QT-gesteuerter Stimulation 3 Monate (*offene Kreise*) und 10 Monate (*geschlossene Kreise*) nach Implantation (Belastung 50 Watt, 6 min). Die QT-gesteuerte Frequenzadaptation führte bei dem 71jährigen Patienten zu einem deutlich höheren Herzzeitvolumen unter Belastung (Zegelman et al. 1985)

möglich. Für diese Patienten wird eine Leistungssteigerung durch erhöhte Ventrikelfrequenz möglich. Für die Indikation zur TX-Schrittmacherimplantation sind Patientenalter und Lebensform zusätzlich bedeutungsvoll. Besonders ältere Patienten können die eröffnete Leistungsreserve häufig nicht nutzen. Die Alltagsbelastung dieser Patientengruppe entspricht in der Regel nicht dem fahrradergometrischen Ergebnis. So wird die Indikation zu TX-Schrittmachern häufiger bei relativ jungen körperlich aktiven Patienten gestellt.

Atemfrequenz

Als weiterer frequenzadaptierender Schrittmacher wurden Systeme mit Atemfrequenzsensoren klinisch erprobt (Ionescu 1980). Bisher wurden mehr als 300 Aggregate (Biorate RDP 3, Biotec) – vereinzelt auch bei AAI-Stimulationsmodus und Sinusknotensyndrom – implantiert. Die physiologische Regelgröße Atemfrequenz ermöglicht eine rasche Belastungsreaktion, da die Regulation über das vegetative Nervensystem erfolgt. Der Indikator Atemfrequenz ist jedoch zur Frequenzadaptation keine ideale physiologische Größe, da inter- und intraindividuelle Schwankungen bekannt sind. Wegen der Variation der Beziehung von Atem- und Herzfrequenz wird ein programmierbarer Algorithmus notwendig. Technisch hat sich die Messung der Thoraxbewegung über eine Impedanzmessung bewährt. Alternative Sensoren, die zumindest teilweise den Indikator Atemfrequenz wiedergeben, sind Temperatur und Druck bzw. Volumen des rechten Herzens. Subkutan wird vom Schrittmacheraggregat eine Hilfselektrode über das Ster-

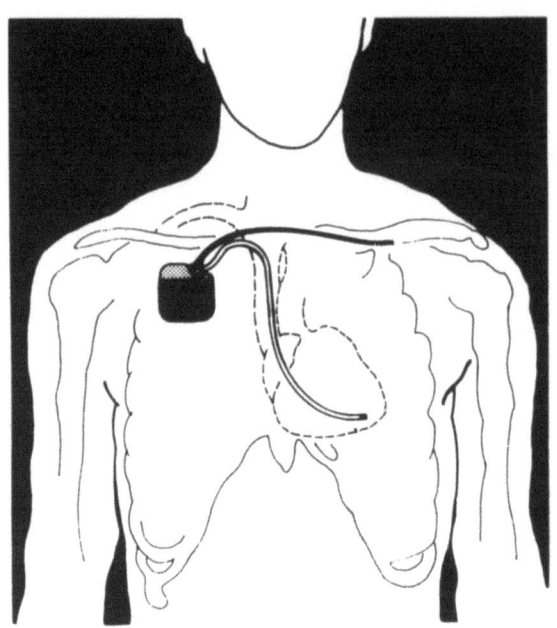

Abb. 7. Frequenzadaptierendes Schrittmachersystem mit Atemfrequenzsensoren. Subkutan wird vom Schrittmacheraggregat eine Hilfselektrode über das Sternum auf der kontralateralen Seite plaziert. Die Impedanzmessung erfolgt mit einem hochfrequenten Signal, das vom Schrittmacher auf die Elektrode gegeben wird

Alpha Biorate RDP 3

num auf der kontralateralen Seite plaziert (Abb. 7). Die Impedanzmessung erfolgt mit einem hochfrequenten Signal, das vom Schrittmacher auf die Elektrode gegeben wird. Schrittmacheraggregat und Hilfselektrode sind als Dipol geschaltet. Atemsynchrone Thoraxexkursionen verändern die Dipollänge und die elektrische Impedanz (Rossi et al. 1983).

Vorteilhaft ist das relativ einfache Triggerprinzip. Mechanische Umformer oder elektrische Sensoren sind nicht notwendig. Anstiegsgeschwindigkeit (Slope) und Empfindlichkeit des Systems sind programmierbar. Auch bei diesen Schrittmachern kann – wie bei anderen frequenzadaptierenden Systemen – die optimale Einstellung der Beziehung zwischen Atem- und Stimulationsfrequenz problematisch sein. Die variable Atemempfindlichkeit wurde gewählt, um Thorax- und Armbewegungen als Artefakte ausschalten zu können. Die rheographische Detektion der Impedanzänderung ist noch nicht optimal, da häufig die höchste Empfindlichkeit programmiert werden muß (Wagner et al. 1985). Dieses Funktionsproblem kann besonders bei Emphysempatienten relevant werden. So sind teilweise auch bei höchster Empfindlichkeitseinstellung Atemzugvolumina von mehr als 500 ml notwendig, um die Triggerschwelle zu überschreiten. Die subkutan verlaufende Respirationselektrode wird überwiegend gut toleriert. Dislokation und lokale Schmerzen bei Seitenlage treten jedoch vereinzelt auf. Durch Änderung des Algorithmus, z.B. Regulation durch Atemfrequenz *und* Atemtiefe, läßt sich das System in Zukunft möglicherweise weiter optimieren. Lokale Komplikationen durch die Meßsonde und Empfindlichkeit

2.1 Entwicklungsstand künstlicher Schrittmacher

der Impedanzdetektion werden charakteristische Probleme dieses Stimulationssystems bleiben.

Muskelaktivität

Als frequenzadaptierendes Schrittmachersystem ist ein Aggregat mit körperaktiviertem Sensor hinzugekommen (Humen et al. 1983, 1984). Das Meßprinzip besteht in einer direkten Detektion von Muskelaktivität und Körperbewegung über einen piezoelektrischen Sensor, der in das Schrittmacheraggregat integriert ist (Humen et al. 1985). Der piezoelektrische Effekt ist auf eine elektrische Polarisation (Dipolbildung) zurückzuführen, die als Folge von mechanischen Verformungen an Kristallen auftritt. Jeder Schrittmacher bewegt sich geringgradig bei körperlicher Aktivität in der Schrittmachertasche. Die resultierende Verformung des Kristallsensors an der Innenseite des Schrittmachergehäuses kann detektiert werden. Ein Algorithmus setzt dieses Signal in Frequenzzunahme um (Humen et al. 1985, Ryden et al. 1984).

Verfügbar ist ein Schrittmacher des Herstellers Medtronic (Activitrax). Mehrere Empfindlichkeitsstufen sind programmierbar, um die Frequenzreaktion des Systems auf das mechanische Signal einzustellen. Eine schnelle Anfangsreaktion nach 10 s und eine langsame Rückkehrreaktion bis 45 s charakterisieren die Frequenzantwort. Der untere Schwellenwert der Muskel und Körperaktivitätsmessung ist ebenfalls programmierbar und kann im Einzelfall Anlaß für Therapieprobleme sein. Eine exakte Einstellung unter unterschiedlichen Belastungen einschließlich Laufband- und Fahrradergometrie ist notwendig. Bei inadäquater Einstellung des Aktivitätsschwellenwertes sind Frequenzanstiege durch die Vibration während einer Autofahrt möglich (Ryden et al. 1984). Unter Laufband- und Alltagsbelastungen resultieren überwiegend leistungsadäquate Frequenzanpassungen (Ryden et al. 1984). Nachteilig sind fehlende Frequenzadaptation bei psychischem Streß und artifizielle Reaktionen durch Beklopfen und Verschieben des Schrittmachers. Auf leichte Übungen oder isolierte Aktivität der Beinmuskulatur (z.B. Fahrradfahren) reagiert das System weniger gut. Problematisch erscheint, daß überproportionale Frequenzanstiege resultieren können, wenn Schulter- und Pectoralismuskulatur auf der Implantationsseite angespannt werden (Wagner et al. 1985) (*Abb. 8*). Dieser Effekt sollte bei der Wahl des Implantationsortes berücksichtigt werden, so daß z.B. bei Rechtshändern die linke Thoraxseite vorzuziehen ist.

Temperatur

Als Steuerparameter für Schrittmachersysteme wurde die zentralvenöse Bluttemperatur untersucht (Alt et al. 1985, Griffin et al. 1983, Fearnot et al. 1984, Jolgren et al. 1984). Implantierbare Bluttemperatur-gesteuerte Systeme sind noch nicht allgemein verfügbar. Bei körperlicher Belastung steigt die Bluttemperatur im rechten Ventrikel und in der Pulmonalarterie annähernd um 1 Grad Celsius. Die durch Muskelkontraktionen entwickelte Wärme wird teilweise durch den venösen Blutstrom abtransportiert. – So

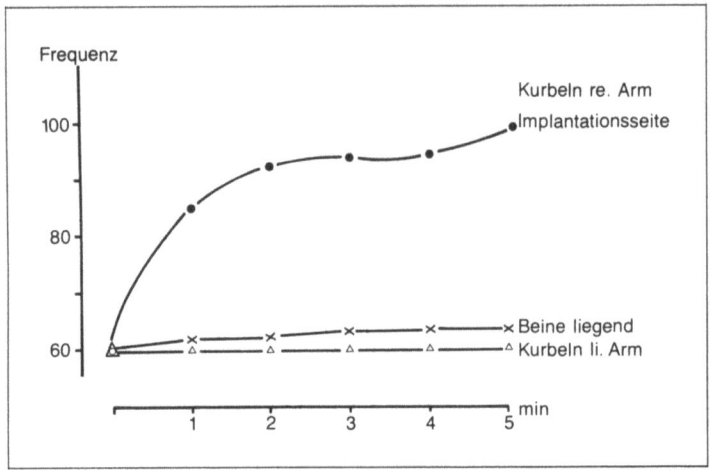

Abb. 8. Körperaktivitätsgesteuerte Frequenzadaptation bei einem Patienten mit jeweils 25 Watt Belastung. Die Frequenzadaptation hängt wesentlich von der Ausführung der Belastung ab (Wagner et al. 1985)

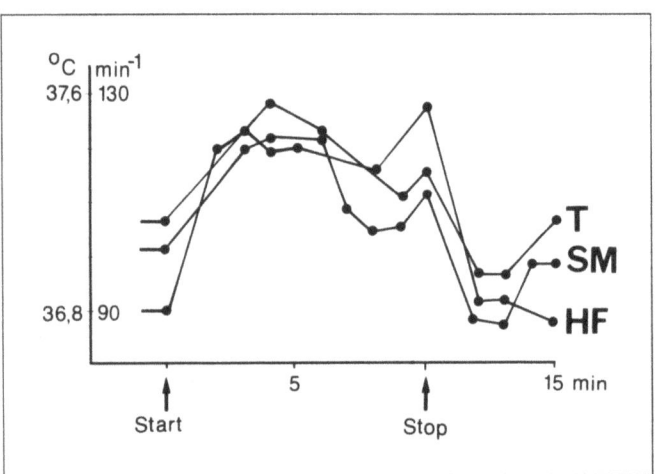

Abb. 9. Zunahme der Temperatur (T) und Anstieg der spontanen Herzfrequenz (HF) und Schrittmacherfrequenz (SM) unter Belastung. Die Stimulation erfolgte bei einer Versuchsperson mit einem externen Bluttemperatur-gesteuerten frequenzadaptierenden Schrittmachersystem (Laczkovics 1984)

korrelieren Metabolismus bei Muskelarbeit und Bluttemperatur (Aschoff et al. 1971). In Ruhe beträgt der Anteil der Skelettmuskulatur an der Wärmeproduktion 18%, unter Belastung bis zu 75%. Problematisch scheint die Zeitkonstante zu sein. Bei niedrigen Belastungsstufen können 5–10 Minuten bis zum signifikanten Anstieg der Temperatur vergehen. Die Belastungstemperatur normalisiert sich in der Erholungsphase wesentlich lang-

2.1 Entwicklungsstand künstlicher Schrittmacher

samer als die Herzfrequenz. Die Bluttemperatur ist einfach und zuverlässig meßbar. Die Thermistoren haben im Langzeitverlauf jedoch einen hohen Energiebedarf. Daraus ergibt sich möglicherweise für implantierbare Systeme eine Relevanz hinsichtlich der Aggregatlaufzeit.

Tierexperimentelle Untersuchungen von Jolgren et al. (1984) mit einem Prototyp eines externen temperaturgesteuerten Schrittmachers zeigten, daß körperliche Belastung und Temperatur proportional sind. Die Verzögerung zwischen Belastungsbeginn und Frequenzanstieg bzw. Belastungsende und Frequenzabfall betrug jedoch 35–120 s. – Laczkovics (1984) betonte die besondere Wärmeregulation des Menschen und untersuchte eine passagere bipolare Stimulationselektrode mit integriertem Thermistor bei einem Patienten bzw. bei einer Versuchsperson. Bei niedrigen Belastungen war keine signifikante Zunahme der zentralvenösen Bluttemperatur registrierbar. Bei mittleren bzw. hohen Belastungsstufen stieg die Temperatur um 0,6–0,75 bzw. 1,35 Grad Celsius an, die zeitliche Verzögerung betrug jeweils mehrere Minuten (3–5 min) (Laczkovics 1984) (Abb. 9). Inwieweit Außentemperaturen, z. B. Schwimmen in kaltem Wasser, Fieber und Temperatur von Nahrungsmitteln das Sensorsystem beeinflussen, ist nicht hinreichend geklärt.

pH-Wert

Die Detektion des pH-Wertes kann zur Messung des Stoffwechselbedarfs unter Belastung herangezogen werden. Bei körperlicher Belastung nimmt der pH-Wert durch Anstieg des CO_2-Gehaltes ab. Das Ausmaß der venösen Azidose korreliert mit dem Herzzeitvolumen, nicht direkt mit der Herzfrequenz. Somit kann der pH-Wert nicht als ideale Regelgröße angesehen werden, da im Einzelfall bei Herzinsuffizienz unter Stimulationsfrequenzanstieg das Herzzeitvolumen passager absinken und die venöse Azidose verstärken kann (vgl. Kapitel Hämodynamik nach Schrittmacherimplantation).

Von Cammilli et al. (1983) wurde ein System mit pH-Sensor beschrieben und bis 1979 sieben Patienten implantiert. Erste Untersuchungen waren erfolgversprechend, gute Reaktionen auf körperliche und emotionale Belastungen wurden registriert und hämodynamisch mit der Radionuklid-Ventrikulographie nachgewiesen (Cammilli et al. 1983). Der Blut-pH-Wert fällt jedoch relativ spät und nur bei annähernd 50% der individuell maximalen Sauerstoffabnahme ab (Astrand 1960).

Problematisch scheint die langfristige Sensorstabilität zu sein. Der Sensor besteht aus einem Iridiumring, der einer konventionellen Stimulationselektrode angepaßt ist. Eine dünne Silikonbeschichtung war notwendig, um die Ablagerung von biologischem Material zu verhindern. Für Wasserstoffionen ist die Beschichtung zwar durchlässig, das biologische Signal wird jedoch deutlich abgeschwächt. Veränderungen des Grundlinienpotentials des Sensors und Abschwächung der Sensorantwort auf pH-Änderungen limitieren die weite Verbreitung dieses Schrittmachersystems zum jetzigen Zeitpunkt.

Sauerstoffsättigung

1978 wurde von Wirtzfeld die Frequenzadaptation durch Messung der zentralvenösen Sauerstoffsättigung vorgestellt. Dieses Schrittmachersystem wurde mit externen Prototypen an Patienten untersucht (Wirtzfeld et al. 1982). Eine Implantation eines Aggregats mit dieser Steuerung wurde bis 1985 nicht mitgeteilt. Im Gegensatz zu den Belastungsindikatoren pH-Wert und Bluttemperatur wird die zentralvenöse Sauerstoffsättigung ausschließlich durch Herzzeitvolumen und den peripheren Sauerstoffbedarf determiniert. Zwischen diesen Größen besteht ein Regelkreis, der für die Schrittmacherfunktion benutzt wird: Unter Belastung steigt der Sauerstoffbedarf rasch an, die Reduktion der Sauerstoffsättigung wird durch Zunahme des Herzzeitvolumens ausgeglichen. Die Rückkoppelung erfolgt über den Anstieg der Sauerstoffsättigung. Bei gesunden Probanden ist die Beziehung dieser Größen annähernd linear. Ein überproportionaler Abfall der Sauerstoffsättigung bei Belastungsbeginn kann jedoch bei Herzinsuffizienz auftreten. Dadurch ist mit dem bisherigen Algorithmus die Anwendung bei chronischen Herz-Lungenerkrankungen und bereits in Ruhe verminderter Sauerstoffsättigung limitiert. Diese Patienten können bei geringen Belastungen mit einer abrupten Abnahme der Sauerstoffsättigung reagieren, die bei weiterer Belastung nur noch geringgradig differiert.

Ein zusätzlicher Kritikpunkt ist die relativ langsame Reaktion des Systems. Bis unter Belastung ein „Steady-State" der Sauerstoffsättigung erreicht wird, vergehen 1–3 min, die Frequenzadaptation wirkt sich auf die Regelgröße erst nach weiteren 1–3 min aus. Die Messung der zentralvenösen Sauerstoffsättigung ist relativ kompliziert, die Langzeitstabilität der Sensoren ist nicht erwiesen. Für die Detektion wird ein optischer Sensor genutzt, der der Stimulationselektrode anliegt und nach Implantation im rechten Ventrikel positioniert ist. Der Sauerstoffsättigungssensor besteht aus einer Licht aussendenden Diode und einem Phototransistor als Empfänger des Lichtsignals. Licht einer Wellenlänge von 660 nm wird emittiert und von den roten Blutkörperchen reflektiert. Die resultierende Spannung beträgt annähernd 2,5 V und ist proportional zur zentralvenösen Sauerstoffsättigung. Die Licht aussendende Diode leuchtet mit 1 ms sehr kurz auf, so daß der Stromverbrauch akzeptabel ist. Durch die Bewegung des Sensors während der Herzaktionen ist das Signal nicht stabil. Eine Stabilität wird durch intermittierende enddiastolische Messung erhalten. Dabei wird das intrakardiale EKG (Schrittmacher- oder Eigenaktion) als Triggersignal registriert. Fibrinablagerungen auf den Sensor treten auf, führen in der Regel aber nicht zum Funktionsverlust. Es resultiert lediglich eine Verschiebung der Funktionskurve von Spannung und Sauerstoffsättigung. Eine Abflachung als Hinweis für eine Dämpfung wurde nicht beobachtet (Wirtzfeld et al. 1983). Der Algorithmus und die Langzeitstabilität des Sensors sind Probleme, die im Vergleich zu alternativen frequenzadaptierenden Systemen einer weiten Verbreitung noch entgegenstehen.

Volumina

Untersuchungen über rechtsventrikuläre Volumina zur Frequenzadaptation an Belastungssituationen haben großes Interesse gefunden (McKay et al. 1984, Salo et al. 1984). Im Vergleich zu Indikatoren der peripheren Zirkulation (pH-Wert, Sauerstoffsättigung, Bluttemperatur) erscheint besonders vorteilhaft, daß das Schlagvolumen direkt abhängig ist von allen Determinanten der kardialen Pumpfunktion. Daraus resultiert eine besonders kurze Verzögerungszeit des Regelkreises, die erstmals von Salo et al. (1984) demonstriert werden konnte. Nach maximaler Kurzzeitbelastung nahm das Schlagvolumen abrupt zu, der Herzfrequenzanstieg auf 140–150 min war innerhalb von zwei Minuten möglich (Salo et al. 1984).

Bei Schrittmacherpatienten, die sich wegen fehlenden Eigenaktionen an Belastungen durch Frequenzzunahme nicht anpassen können, steigt als Anpassungsreaktion das Schlagvolumen an. Das rechtsventrikuläre Schlagvolumen kam als Regelgröße für eine Frequenzadaptation in Betracht, als ein Elektrodenkatheter zur Verfügung stand, mit dem Volumina kontinuierlich gemessen werden konnten (McKay et al. 1984). Genutzt wurden Wechselstromwiderstände von Gewebe oder Blutflüssigkeit (Impedanzen).

Die Untersuchungen gehen auf Rushmer et al. (1953) und Geddes et al. (1966) zurück. Baan et al. (1981 und 1982) setzten einen Katheter mit 20 kHz ein und stellten tierexperimentell an Hunden eine gute Korrelation zwischen linksventrikulärer Impedanz und Schlagvolumen fest. Der von McKay et al. (1984) vorgestellte Katheter erlaubt eine Schlag-zu-Schlag Analyse der Impedanz. Versuche, die linksventrikulären Funktionsparameter und Volumina durch externe Impedanzmessung abzuleiten, ergaben keine befriedigenden Resultate, da der thorakale Widerstand durch mehrere variable Größen beeinflußt wird. Mit der multipolaren Kammerelektrode kann jedoch zuverlässig invasiv das strömende Blutvolumen zwischen den Elektroden gemessen werden. Ein hochfrequentes Sinussignal geringer Amplitude wird auf den Elektrodenkatheter gegeben. Über zwei Pole innerhalb des erzeugten elektrischen Feldes werden Widerstandsänderungen registriert, die durch die geänderte Ventrikelgeometrie auftreten.

Die Möglichkeit, absolute Volumina in ml zu messen, ist zwangsläufig eingeschränkt, da der Einfluß weiterer Faktoren auch auf die Impedanzmessung berücksichtigt werden muß: Ventrikelgeometrie, myokardiale Impedanz, Variation des Blutwiderstandes durch Blutflußgeschwindigkeit, Hämatokrit, Elektrolyte und Temperatur. Zur Frequenzadaptation sind jedoch relative Volumenänderungen ausreichend, so daß die Anwendung zur Schrittmachersteuerung nicht wesentlich limitiert erscheint.

Die kontinuierliche zentralvenöse Impedanzmessung wurde von Salo et al. (1984) zur Frequenzadaptation eines externen Schrittmachersystems eingesetzt. Die hämodynamischen Ergebnisse wurden radionuklidventrikulographisch kontrolliert und zeigten im Vergleich zu festfrequenter VVI-Stimulation mit 70/min eine signifikante Zunahme des Herzzeitvolumens in allen Belastungsstufen. Vorbedingung war die Entwicklung eines entsprechenden Schrittmacheralgorithmus, der konstante Schlagvolumina unter

Belastung durch Nachregelung der Stimulationsfrequenz anstrebt. Hervorzuheben ist, daß mit diesem Algorithmus die Wandspannung und der Sauerstoffverbrauch des Myokards unter Belastung positiv beeinflußt wird. Mit anderen Steuerungsgrößen, wie pH-Wert und Bluttemperatur, läßt sich die hämodynamisch ungünstige und unphysiologische ventrikuläre Volumenzunahme unter Belastung nicht strikt begrenzen.

Vorerst externe Schrittmachersysteme mit Frequenzadaptation durch Impedanzmessung stehen zur Verfügung (CPI, Medtronic). Bis zur weiteren klinischen Anwendung als implantierbare Systeme sind noch wesentliche Probleme zu lösen. Nicht geklärt sind die Zuverlässigkeit der Impedanzelektroden, die Langzeitstabilität des Sensors und die Beeinflussung durch externe Störquellen. Weiterhin fehlen klinische Untersuchungen, besonders bei Herzinsuffizienz oder Vitien. So ist denkbar, daß bei Mitralstenose, hypertropher obstruktiver Kardiomyopathie, Hypertension und besonders bei hypovolämischen Zuständen eine Steuerung der Belastungsfrequenz über Änderung des Volumens nur eingeschränkt möglich ist. Von einem Hersteller ist projektiert (CPI), das Sensorsystem in implantierbare Defibrillatorsysteme zu integrieren, um mit einem hämodynamischen Parameter die Relevanz von Ventrikeltachykardien erfassen zu können.

Druck

Erste Untersuchungen über Druck als Sensor für frequenzadaptierende Schrittmacher liegen vor (Ko 1983). Von Cohen (1984) wurde der rechtsatriale Druck zur Frequenzsteuerung vorgeschlagen, da sich der rechtsventrikuläre enddiastolische Druck und der periphere Widerstand auf diese Steuergröße auswirken. Ein besonderes Interesse richtet sich jedoch auf rechtsventrikuläre Volumengrößen. In Betracht kommen der rechtsventrikuläre enddiastolische Druck als Vorlastindikator und die Katecholaminabhängige Druckanstiegsgeschwindigkeit (dp/dt). Die Signale eignen sich jedoch für die Herzfrequenzregulation in Belastungssituationen nur mit Einschränkungen, da sich unter Belastung Atemfrequenz, Herzfrequenz und Pulmonalisdruck ändern, die ihrerseits den rechtsventrikulären enddiastolischen Druck sowie dp/dt beeinflussen. So ist ein komplexer Algorithmus erforderlich, der über Herzfrequenz und Druckanstiegsgeschwindigkeit eine Stimulationsfrequenzanpassung erlaubt. Voraussetzung für Sensorsysteme sind stabile und zuverlässige Meßdaten und geringer Energieverbrauch. Ein praktikables externes oder implantierbares druckgesteuertes Schrittmachersystem ist bisher nicht vorgestellt worden.

Ausblick

Die frequenzadaptierenden Schrittmachersysteme eröffnen eine neue Perspektive der Schrittmachertherapie. Den Endpunkt der Entwicklung markiert ein multiprogrammierbares frequenzadaptierendes Schrittmachersystem mit AV-sequentieller Zweikammerstimulation. Systeme sind u. E. erfolgversprechend, die als Belastungsindikatoren QT-Intervall oder rechtsventrikuläre Schlagvolumina durch Impedanzmessung erfassen. Abzusehen

2.1 Entwicklungsstand künstlicher Schrittmacher

ist, daß mehrere Biosensoren in Kombination eingesetzt werden, z. B. Messung der Impedanz und der Muskelaktivität. Die hohe Inzidenz einer gestörten Sinusknotenfunktion mit inadäquater Frequenzregulation bei Schrittmacherpatienten unterstreicht die Notwendigkeit eines universellen frequenzadaptierenden Schrittmachersystems. Erst dann wird der Begriff einer physiologischen Schrittmacherstimulation berechtigt sein.

b) Automatisierte Impulsamplitude und -breite

Durch optimale Programmierung ist besonders bei DDD-Schrittmachern eine wesentliche Energieeinsparung möglich. In einer Untersuchung von Gascon et al. (1985) zeigte sich, daß eine optimale und auch sichere Energieeinsparung am ehesten durch Variation der Impulsamplitude zu erreichen ist. Eine verlängerte Betriebsdauer der Schrittmacher erscheint möglich, wenn Stimulationsenergien durch Variation von Impulsamplitude und -breite automatisch auf das niedrigst mögliche Niveau eingestellt werden. Nach dem Stimulus würde ein Zeitfenster während der Refraktärzeit geöffnet und die Deflexion als effektive Stimulation detektiert werden. Bisher sind Systeme mit automatischer Einstellung der Impulsamplitude und -breite nicht verwirklicht worden. Es ist jedoch davon auszugehen, daß zukünftige Schrittmacher diese Option anbieten.

c) Diagnostisch-therapeutische Schrittmacher mit Holterfunktion

Die Weiterentwicklung der Schrittmachertechnologie zielt darauf ab, durch Schrittmacherspeicher mit relativ großer Kapazität die diagnostischen Möglichkeiten bei Brady- und Tachyarrhythmien zu erweitern. Durch Software-gesteuerte Schrittmacher kann das Prinzip des diagnostischen Schrittmachers mit Holter-Monitorfunktionen verwirklicht werden. Erste klinische Ergebnisse über langfristige diagnostische Stimulation liegen vor (Hemmer et al. 1984, Saborowski et al. 1985, Winter et al. 1985). Mit dem DPG 1-Schrittmacher (Vitatron) und dem Cosmos-Modell 283-01 (Intermedics) wurde versucht, dieses Konzept zu verwirklichen. Als programmierbare Holterfunktionen werden die Häufigkeit von Extrasystolen, Inhibitionen, Stimulationen und Erreichen der maximalen Frequenz registriert. Weiter werden Histogramme erstellt. Abzusehen ist, daß durch die Software-Steuerung weiterentwickelte Schrittmacher detaillierte Holterfunktionen übernehmen können.

d) Software-gesteuerte Schrittmacher

Der entscheidende Fortschritt in der Elektronik wurde durch die Entwicklung von Microprozessoren eingeleitet (Wittkampf et al. 1984, Bisping 1984). Microprozessoren sind durch einen standarisierten elektronischen

Aufbau (Hardware) charakterisiert. Auf eine spezielle Anwendung ausgerichtete Schaltungen liegen nicht vor. Die vorgesehene Funktion des Systems wird von der Programmierung (Software) determiniert. In der Schrittmacherentwicklung werden Systeme, die Elektronik mit Microprozessoren realisieren, als Software-gesteuerte Schrittmacher bezeichnet. Der Vorteil dieser Entwicklung ist evident: Für alle Funktionen gibt es ein programmierbares Standardaggregat, Neuentwicklungen beschränken sich auf die Programmschreibung, erst im Verlauf der Schrittmachertherapie indizierte Funktionen (z. B. antitachykarde oder Holter-Funktionen) lassen sich frei programmieren. So basieren das multiprogrammierbare Zweikammersystem Cosmos und der antitachykarde Schrittmacher Intertach auf identischer Hardware (Intermedics). Gefordert werden muß, daß der Übergang von der Hardware- zur Software-Konzeption in der Schrittmachertechnologie nicht zu einer zusätzlichen Patientengefährdung durch Programmfehler führt. Weiterhin müssen eine korrekte Funktion bei niedriger Batteriespannung und eine akzeptable Funktionsdauer gewährleistet sein. Microprozessoren-Schrittmacher haben zur Zeit noch einen deutlich höheren Stromverbrauch als Hardware-Schrittmacher (Leckron et al. 1982). Die Probleme der Systemsicherheit und des relativ hohen Stromverbrauchs werden voraussichtlich in den kommenden Jahren gelöst werden.

Ein nicht-programmierbarer VVI-Schrittmacher ist auch in Zukunft als Hardware-Schrittmacher preiswert und einfach zu realisieren. Bei multiprogrammierbaren VVI- und Zweikammersystemen bietet sich auch unter ökonomischen Gesichtspunkten eine Microprozessorlösung an. Besonders bei DDD-Schrittmachern mit komplexen Stimulationsstrategien wird eine Hardware-Realisierung durch die weitere Entwicklung verdrängt werden, da die Microprozessor-Lösung bereits heute auf Dauer ökonomischer und technisch einfacher ist.

Für Microprozessor-Systeme werden spezielle Speicher zum Ablegen der Software eingesetzt, entweder ein Festwertspeicher (ROM = Read-only-memories) oder ein frei programmierbarer Speicher (RAM = Random-access-memories). Unter dem Aspekt der Patientensicherheit sind ROM-Speicher vorzuziehen. Das Schrittmacherprogramm ist bei Produktion festgelegt, nur variable Parameter werden programmiert. Der Speicherinhalt kann nicht verändert, gelöscht oder überschrieben werden. Dem RAM-Speicher gehört möglicherweise die Zukunft, da Softwareänderungen besonders einfach durchzuführen sind und für neue Schrittmacheraggregate keine Entwicklungszeit und -kosten notwendig sind. Bei RAM-Speichern ist jedoch bei zu niedriger Spannung ein Datenverlust möglich, die Programmierung wird schwieriger und störanfälliger. Deshalb könnten ROM- und RAM-Speicher kombiniert werden, wobei das Programm im ROM-Speicher bei Datenverfälschung oder -verlust eine effektive Stimulation in einem Standardstimulationsmodus garantiert. Spezielle Funktionen, wie Holterfunktionen, werden im RAM-Speicher abgelegt.

Diese technologische Entwicklung ist im Ansatz bei einigen Schrittmachern realisiert: z. B. DPG 1 (Vitatron) und Cosmos (Intermedics). In Zukunft dürften durch neue Microprozessor-Schrittmacher komplexe Schritt-

2.1 Entwicklungsstand künstlicher Schrittmacher

macherkonzepte extrem rasch und preisgünstig verwirklicht werden können.

2.1.5 Universal-Stimulatoren

Externe programmierbare Stimulationsaggregate mit besonderen Detektions- und Stimulationseigenschaften werden als Universal-Herzstimulatoren bezeichnet. Besonderes Charakteristikum sind programmierbare Stimulationsfolgen, die zur Messung elektrophysiologischer Parameter und zur Diagnostik der Reizbildung und Erregungsleitung dienen. Die Stimulatoren können extern an Elektrodenkatheter angeschlossen werden, die im rechten Atrium, rechten Ventrikel oder im Sinus coronarius plaziert sind. Simultan kann eine Stimulation und eine intrakardiale elektrokardiographische Ableitung erfolgen. Über einen speziellen Schrittmacherausgang wird das intrakardiale EKG auf einem Monitor dargestellt und registriert. Neuere Systeme werden über eine Microprozessor-Zentraleinheit (Software) gesteuert (Biotronik, Cordis). So besteht der EP-Stimulator (sogenanntes elektrophysiologisches Labor) von Cordis im wesentlichen aus Software für einen DEC-PC 350 Computer. Notwendige Programmänderungen aufgrund eines erweiterten Kenntnisstandes lassen sich in Zukunft ohne größere Entwicklungsarbeit ermöglichen.

Mehrere Universal-Stimulatoren stehen zur Verfügung: Cardio-Stimulateur Orthorythmique (Savita), Conduction System Analyzer (Medtronic 5325), Universalherzstimulatoren USM 30 und UHS 20 (Biotronik) und der EP-Stimulator (Cordis) (vgl. Tabelle 5). Die Stimulation kann mit diesen Systemen als festfrequente Stimulation (AOO/VOO), Demand-Stimulation (AAI-VVI) und als Hochfrequenz (bis 800–1200/min) bzw. Impulsfolgen-Stimulation durchgeführt werden.

Eine gekoppelte Stimulation kann mit zwei (Medtronic), 1–4 (Biotronik UHS-20, Cordis EP-Stimulator) oder 10 Folgestimuli (Savita) erfolgen. Die Impulsfolge kann an eine Basis-Stimulation oder an Eigenrhythmus angekoppelt werden. Die Kopplungsintervalle sind mit festgelegten Vorgaben wählbar, beim UHS-20-Schrittmacher ist eine automatische Verlängerung oder Verkürzung des ersten Kopplungsintervalls in wählbaren Stufen möglich (1, 10 oder 100 ms). Mit den Geräten Medtronic 5325 und Biotronik USM-30 können maximal zwei Folgeimpulse ausgelöst werden. Das Kopplungsintervall war mit 999 ms bei den Systemen der ersten Generation relativ kurz. Bei Bradykardien einer Frequenz unter 60/min (PP-Intervall über 1000 ms) war keine vollständige elektrophysiologische Untersuchung möglich. Die Option wäre zur Messung der sinuatrialen Leitungszeit wünschenswert gewesen. Die neueren Geräte, z.B. UHS-20 von Biotronik, sind daher so konzipiert, daß Kopplungsintervalle freier wählbar sind, z.B. bis 3000 ms für den ersten Folgestimulus. Beim Savita-System kann das Kopplungsintervall zusätzlich frequenzbezogen (in Prozent des RR- bzw. PP-Intervalls) festgelegt werden. Dieser Stimulationsmodus wurde als orthorhythmisches Prinzip bezeichnet (Zacouto et al. 1973) (vgl. S. 358). Das Savi-

Tabelle 5. Technische Daten von Universal-Herzstimulatoren

	Cardio-Stimulateur Orthorythmique Savita	Conduction System Analyzer Medtronic 5325	Universal Herzstimulator Biotronic	
			USM-30	UHS-20
Stimulationsfrequenz	25–400/min	30–180/min	20–600/min	20–300/min
Hochfrequenz-Stimulation	bis 1200/min	bis 800/min	bis 800/min	bis 1200/min
Sensitivität (regelbar)	min 0,8 mV	min 0,5 mV	min 0,5 mV	1–20 mV
Refraktärzeit	200–1200 ms	250 ms	200 ms	200–599 ms
Folgestimuli	bis 10	bis 2	bis 2	bis 4
Gekoppelte Stimulation	25–800 ms	3–999 ms	0–999 ms	70–3000 ms
Weitere Stimuli	20–700 ms	3–999 ms	0–999 ms	10–1500 ms
Automatik für Reduktion der Verzögerungszeit			in Stufen von 10 ms	in Stufen von 1, 10, 100 ms
Zähler für Auslösung nach:	2, 4 oder 8 Aktionen	8 Aktionen	8 Aktionen	0–99 Aktionen
Impuls-Amplitude	0,3–14 mA	0,1–20 mA	0–10 mA (0–10 V)	0–20 mA (0–10 V)
Impulsdauer	1 ms	1,8 ms	1 ms	0–2,9 ms
Batterien	2 Trockenbatterien (9 V)	6 Trockenbatterien (1,5 V)	1 Lithiumbatterie (8 Ah)	6 Trockenbatterien (1,5 V)

ta-System ist zusätzlich für Impulskettenstimulation vorgesehen. 2–10 Impulse können mit einem Minimalintervall von 20 ms angekoppelt werden.

Die Impulsfolge kann nach jeder Herzaktion oder automatisch gesteuert bzw. manuell ausgelöst nach mehreren Herzaktionen abgegeben werden. Bei Universal-Stimulatoren ist die Anzahl von Inhibitionszyklen wählbar. Beim Savita-System ist die Auslösung nach jeder 2., 4. oder 8. Aktion möglich, beim Medtronic und USM-30 Gerät nach jeder 8. Aktion. Das Nachfolgegerät von Biotronik (UHS-20) eröffnet mehr Möglichkeiten, insofern als eine maximale Inhibitionszykluszahl von 99 programmierbar ist.

Im Vergleich zu den früheren Systemen wird erkennbar, daß die Geräte der neueren Generation erweiterte Stimulationsformen realisieren: Dies betrifft besonders die erhöhte Anzahl von Folgestimuli, die erweiterten Möglichkeiten des Zählers für gekoppelte Impulsauslösung (UHS-20, Biotronik) und die Zweikanal-Stimulation, z.B. als DDD-Modus (EP-Stimulator von Cordis). Neben der leichten Adaptation an zukünftige Entwicklungen sind für softwaregesteuerte Stimulatoren große Speicherkapazitäten charakteristisch. So sind im EP-Stimulator von Cordis Protokolle abspeicherbar und schnell abzurufen.

Literatur

Alt E, Hirgstetter M, Heinz M, Theres H, Wirtzfeld A (1985) Zentralvenöse Bluttemperatur als Regelgröße der Schrittmacherfrequenz. Herzschrittmacher 5:66

Aschoff J, Günther B, Kramer K (1971) Energiehaushalt und Temperaturregulation. Urban und Schwarzenberg, München Berlin Wien

Astrand I (1960) Aerobic work capacity in men and women with special reference to age. Acta Physiol Scand Suppl, 169

Baan J, Jong TT, Kerkof PM (1981) Continuous stroke volume and cardiac output from intraventricular dimensions obtained with an impedance catheter. Cardiovasc Res 15:328

Baan J, vanderVelde ET, Koops VJ, Molholk GP, Temmermann D, Buis B (1982) Continuous registration of relative left ventricular volume in man. Circ 66 (Suppl. II), II-277

Bazett HC (1920) An analysis of the time relations of electrocardiograms. Heart 7:353

Bisping HJ (1984) Software organisierte Schrittmachersysteme – Am Anfang einer neuen Generation. Herzschrittmacher 4:159

Cammilli L, Alcide L, Risani R (1982) Results, problems and perspectives in the autoregulation pacemaker. PACE 3:365

Cammilli L, Alcidi L, Papeschi G (1983) A new pacemaker autoregulating the rate of pacing in relation to metabolic needs. In: Steinbach K (Hrsg) Cardiac Pacing: Proceedings of the VIIth World Symposium on Cardiac Pacing. Steinkopff, Darmstadt, 414

Cammilli L, Alcidi L, Shapland E, Obino S (1983) Results, problems and perspectives with the autoregulating pacemaker. PACE 6:488

Cohen TJ (1984) A theoretical right atrial pressure feedback heart rate control system to restore physiological control in the rate limited heart. PACE 4:671

Donaldson RM, Rickards AF (1982) Evaluation of drug induced changes in myocardial repolarisation using the paced evoked response. Br Heart J 48:381

Donaldson RM, Rickards AF (1983) Rate responsive pacing using the evoked QT principle. A physiological alternative to atrial synchronous pacemakers. PACE 6:1344

Fananapazir L, Bennet DH, Faragher EB (1983) Contribution of heart rate to QT interval shortening during exercise. Europ Heart J 4:265

Fananapazir L, Rademaker M, Bennet DH (1985) Performance of the rate responsive (TX) pacemaker. 3rd Europ. Symp. on Cardiac Pacing. PACE 8-II, A-110

Fearnot NE, Jolgren DL, Tacker WA, Nelson JP, Geddes LA (1984) Increasing cardiac rate by measurement of right ventricular temperature. PACE 7:1240

Friedberg HD, Lillehei RC, Mosharraffa M (1977) Long life pacemakers: 3-years study of Cardiac Pacemakers Inc. lithium pulse generators. In: Watanabe Y (Hrsg) Cardiac pacing. Excerpta Medica, Amsterdam Oxford

Funke HD (1978) Die optimierte sequentielle Stimulation von Vorhof und Kammer – ein neuartiges Therapiekonzept zur Behandlung bradykarder Dysrhythmien. Herz/Kreisl 10:479

Gascon D, Errazquin F, Nieto J, Burgos J, Diaz A, Candelon B, Castillon L (1985) Energy saving by means of optimal programming. 3rd Europ. Symp. on Cardiac Pacing. PACE 8-II, A-40

Geddes LA, Hoff HE, Mellow A, Palmer C (1966) Continuous measurement of ventricular stroke volume by electrical impedance. Cardiac Research Center Bulletin 4:118

Gerckens U, Nitsch J, Lüderitz B (1985) Funktionsstörungen von Kammer-Demand-(VVI-) und AV-sequentiellen (DDD-) Schrittmachern durch Muskelpotentiale. Dtsch Med Wschr 110:1245

Goicolea de Oro A, Ayza MW, de la Llana R, Morales JA, Diez JRG, Alvarez JG (1985) Rate-responsive pacing: clinical experience. PACE 8:322

Griffin JC, Jutzy KR, Claude JP, Knutti JW (1983) Central body temperature as a guide to optimal heart rate. PACE 6:498

Hauser RG (1984) Techniques for improving cardiac performance with implantable devices. PACE 7:1234

Hemmer W, Markewitz A, Funccius W, Kemkes BM (1984) Klinische Erfahrungen mit einem Software-gesteuerten DDD-Schrittmacher. Herzschrittmacher 4:101

Humen DP, Anderson K, Brumwell D (1983) A pacemaker which automatically increases its rate with physical activity. In: Steinbach K (Hrsg) Cardiac Pacing, Proc. VIIth World Symp. Steinkopff, Darmstadt, 259

Humen DP, Kostuk WJ, Klein GJ (1984) Activity sensed, rate responsive pacing: treadmill performance and hemodynamic characteristics. JACC 3:2,508

Humen DP, Kostuk WJ, Klein GJ (1985) Activity sensing, rate responsive pacing: Improvement in myocardial performance with exercise. PACE 8:52

Inter-Society Commission to Heart Disease Resources (ICHD) (1981) PACE 4:400

Ionescu VL (1980) A "on demand pacemaker" responsive to respiration rate. PACE 3:375

Irnich W (1985) Programmierung von Schrittmachern – Vorteil oder Spielerei? Herzschrittmacher 5:2

Irnich W, Batz L (1985) Jahresbericht 1984 des Zentralregisters Herzschrittmacher. Herzschrittmacher 5:77

Jolgren D, Fearnot N, Geddes L (1984) A rate-responsive pacemaker controlled by right ventricular blood temperature. PACE 7:794

De Jongste MJL, van Binsbergen EJ, Lahnpor JH, Lie KI (1985) Early experience with the Quintech 931 DDD pacemaker. 3rd Europ. Symp. on Cardiac Pacing. PACE 8-II, A-109

De Jongste MJL, Nagelkerke D, Ebels T, Lie KI (1985) Rate adaptive pacing using the QT interval. 3rd Europ. Symp. on Cardiac Pacing. PACE 8-II, A-109

Ko WH (1983) A review of implantable sensors. PACE 6:482

Laczkovics A (1984) The central venous blood temperature as a guide to optimal heart rate. PACE 7:822

Leckrone ME, Cutolo VT, Ennen D, Zayas E, Tarjan PP (1982) A microprocessor-based, two chamber physiological pacemaker. In: Barold SS, Mugica J (Hrsg) The third decade of cardiac pacing. Futura, Mount Kisco-New York, 167

Lüderitz B (1984) Therapie der Herzrhythmusstörungen: Leitfaden für Klinik und Praxis (2. Aufl). Springer, Berlin Heidelberg New York Tokyo

Markewitz A, Hemmer W, Bergmann U, Kemkes BM (1985) Cross-talk – eine häufig unterschätzte Komplikation der Zweikammer-Stimulation. Herzschrittmacher 5:72

McKay RG, Spears JR, Aroestry JM (1984) Instantaneous measurement of left and right ventricular stroke volume and pressure-volume relationships with an impedance catheter. Circ 69:703

Milene JR, Camm AJ, Ward DE, Spurrell RAJ (1980) Effect of intravenous propranolol on QT interval. A new method of assessment. Br Heart J 43:1

Naumann d'Alnoncourt C, Lüderitz B (1979) Diagnostic and therapeutic pacing in tachycardias by implantable pacemakers. In: Meere C (Hrsg) Proceedings of the VIth World Symposium on Cardiac Pacing, Montreal

Naumann d'Alnoncourt C, Lüderitz B (1979) Therapie tachykarder Rhythmusstörungen mit implantierten Schrittmachern. Dtsch Med Wschr 104:1009

Nordlander R, Hedman A, Pehrsson K, Aström H (1985) Clinical experience with rate responsive pacing by the evoked QT. 3rd Europ. Symp. on Cardiac Pacing. PACE 8-II, A-110

Panizzo F, Furman S (1979) Clinical tests of the effects of simulated inadequate "cross programming". In: Meere C (Hrsg) Proceedings of the VIth World Symposium on Cardiac Pacing, Montreal

Parsonnet V, Furman S, Smyth NPD (1981) A revised code for pacemaker identification. PACE 4:400

Rickards AF, Donaldson RM (1983) Rate responsive pacing. Clin Prog Pacing Electrophysiol 1:12

Rickards AF, Normann J (1981) Relation between QT interval and heart rate. New design of physiologically adaptive cardiac pacemaker. Br Heart J 45:56

Rickards AF, Akhras F, Barron DW (1979) Effects of heart rate on QT interval. In: Meere C (Hrsg) Proceedings of the VIth World Symposium on Cardiac Pacing, Montreal

Rickards AF, Donaldson RM, Thalen HJT (1983) The use of QT interval to determine pacing rate: early clinical experience. PACE 6:346

Rossi P, Plicchi G, Canducci G (1983) Respiratory rate as a determinant of optimal pacing rate. PACE 6:502

Rushmer RF, Crystal DK, Ellis RM (1953) Intracardiac plethysmography. Am J Physiol 174:171

Ryden L, Smedgard P, Kruse I, Anderson K (1984) Rate responsive pacing by means of activity sensing. Stimucoeur Tome 12:181

2.1 Entwicklungsstand künstlicher Schrittmacher

Saborowski F, Griebenow R, Schulte F, Hossmann V, Görtz J (1985) Permanent multiprogrammable diagnostic cardiac pacing (DPG) – preliminary clinical results. 3rd Europ. Symp. on Cardiac Pacing. PACE 8–II, A–49

Salo RW, Pederson BD, Olive AL, Lincoln WC, Wallner TG (1984) Continuous ventricular volume assessment for diagnosis and pacemaker control. PACE 7:1267

Schneider AA, Tepper F (1978) The lithium iodine cell. In: Thelen HJ, Harthorne JW (Hrsg) To pace or not to pace. Martinus Nijhoff Medical Division, The Hague, 116

Shapland JE, McCarter D, Tockmann B, Knudson M (1983) Physiological benefits of rate responsiveness. PACE 6:329

Wagner Th, Kampmann E, Schneider W (1985) Funktionsprobleme bei frequenzadaptierten Schrittmachersystemen mit QT-Zeit-, Atemfrequenz- und Körperaktivitätssteuerung. Herzschrittmacher 5:61

Winter UJ, Behrenbeck DW, Höher M, Brill Th, Missler J, Gebhardt-Seehausen U, Hilger HH (1985) Probleme bei der Slope-Einstellung und der Herzfrequenzanpassung in frequenzvariablen Schrittmachern: Oszillations-Phänomene und plötzliche Frequenzeinbrüche. Herzschrittmacher 5:50

Winter UJ, Behrenbeck DW, Höher M, Brill T, Hilger HH (1985) Value and limitations of a special diagnostic pulse generator in pacemaker follow-up. 3rd Europ. Symp. on Cardiac Pacing. PACE 8-II, A-47

Wirtzfeld A, Bock T (1978) Cardiac pacemaker. U.S. patent 970894

Wirtzfeld A, Gödel-Meinen L, Bock T (1982) Central venous oxygen saturation for the control of automatic rate-responsive pacing. Pace 5:829

Wirtzfeld A, Heinze R, Liess HD, Stangl K, Alt E (1983) An active optical sensor for monitoring mixed venous oxygen-saturation for an implantable rate-regulating pacing system. PACE 6:494

Wittkampf FWM, Candelon B, Arragon A (1984) The importance of software programmable pacemakers: in vivo programming of a prototype device. PACE 7-II, 1207

Zacouto F, Guize L, Maurice P, Gerbaux A (1973) Orthorhythmic pacing in arrhythmias. Am J Cardiol 31:165

Zegelmann M, Kreuzer J (1985) Probleme während der klinischen Erprobung software-gesteuerter Herzschrittmacher – Datenanalyse und Datenkorrektur über Modem. Herzschrittmacher 5:41

Zegelman M, Reifart N, Kreuzer J, Wagner R, Koch B (1985) One year of clinical experience with QT-related rate responsive pacemakers. 3rd Europ. Symp. on Cardiac Pacing. PACE 8-II, A-70

2.2 Implantationstechniken und Komplikationen der Herzschrittmachertherapie

J. WITTE

2.2.1 Grundlagen der elektrischen Reizung des Myokards

Eine wirksame Herzkontraktion setzt eine zeitliche und räumliche Koordination aller kontraktiler Herzabschnitte voraus. Diese wird durch die potentialbildenden und erregungsleitenden Eigenschaften der Herzmuskelzellen gewährleistet (siehe Seite 18 ff.). Das erregungsauslösende Aktionspotential, das sich gleichsam von Zelle zu Zelle – jedoch mit strukturspezifisch unterschiedlichen Geschwindigkeiten – über den gesamten Herzmuskel ausbreitet, entsteht durch akute Permeabilitätsänderungen der Zellmembran. Durch sie wird das diastolisch aufgebaute Membranpotential auf einen kritischen Wert, das Schwellenpotential, herabgesetzt und das Aktionspotential ausgelöst. Diese Reduktion des Membranpotentials ist auch durch eine künstliche elektrische Entladung der Zellmembran herbeizuführen. Der dazu benötigte Strom ist unter kathodaler Polung der stimulierenden Elektrode mit niedrigeren Impulsamplituden als unter anodaler Polung möglich. Der kathodale Stromfluß vermindert direkt die positive Ladung an der extrazellulären Seite der Zellmembran, wodurch es zu einem Abfluß negativer Ladung aus dem Zellinneren mit einer Herabsetzung des Membran-Potentials in Richtung Schwellenpotential kommt. Ein anodaler Stromfluß führt erst durch eine „Hyperpolarisation" zur Auslösung eines Aktionspotentials. Die Erregungsauslösung kann bei kathodalem wie anodalem Impuls sowohl durch die negative Impulsflanke (Kathodenschluß, Anodenöffnung) wie durch die positive Flanke (Kathodenöffnung, Anodenschluß) ausgelöst werden. Während der hier interessierenden diastolischen Stimulation liegt die Reizschwelle unabhängig von der Polarität des Reizes jeweils für die negative Impulsflanke unter der der positiven. Diese unterschiedliche Erregbarkeit wird als Elektrotonus (Kath-/An-Elektrotonus) bezeichnet.

Reizschwelle

Der Grenzwert des elektrischen Stroms, bei dessen Überschreiten es zur mechanischen Reizantwort des Herzens kommt, wird als Reizschwelle bezeichnet. Diese wird als Spannungswert in Volt bei einer definierten Impulslänge (ms) oder als Stromstärke (mA) angegeben. Als Normbereich bei Neuimplantation werden Werte zwischen 0,2 V und 1,0 V (1 ms Impulslänge) bzw. 0,3 mA bis 1,2 mA gemessen. Die chronischen Schwellenwerte bei langzeitig liegenden Elektroden ergeben Werte zwischen 1,0 V und 3,0 V bzw. 1,2 mA bis 3,0 mA. Die praktische Messung der Reizschwelle bei der Implantation eines künstlichen Schrittmachers geschieht in der Weise, daß von einer effektiven überschwelligen kathodalen Reizung ausgehend, die

2.2 Implantationstechniken und Komplikationen der Herzschrittmachertherapie

Spannungs- bzw. Stromwerte schrittweise so weit vermindert werden, bis eine Reizantwort ausbleibt. Für bestimmte, überwiegend technische Fragestellungen, kann die Schwellenangabe auch als elektrische Ladung (mC) oder als Energie (mJ) erfolgen. Ihre Berechnung wird nach der Ohmschen Gleichung aus den Spannungs- und Stromwerten vorgenommen.

Die Reizschwelle ist abhängig von einer Vielzahl von stimulationstechnischen und biologischen Bedingungen.

Die wesentlichsten sind:

- Impulsamplitude, Impulsdauer, Polarität
- Material und Geometrie des Elektrodenkopfes
- Lokalisationsort der Elektrode im Herzen
- Vegetativer Tonus
- Pharmaka

Zwischen Impulsamplitude und Impulsbreite bestehen feste Beziehungen. Sie widerspiegeln sich in der Reizzeit-Spannungskurve bzw. in der Reizzeit-Stromkurve (Abb. 1).

Stimuliert man das Herz mit kürzer werdenden Impulslängen, werden zunehmend höhere Impulsspannungs- bzw. Stromstärken benötigt. Wird dieses Verhalten in ein Diagramm gezeichnet, so ergibt sich annähernd eine Hyperbel, die Reizzeitspannungs-/stromkurve. Die bei maximaler Impuls-

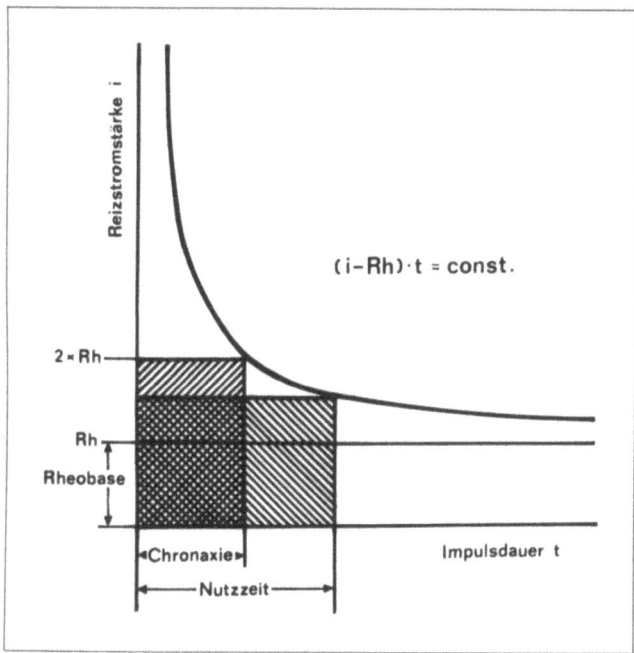

Abb. 1. Reizzeitspannungskurve bei künstlicher Stimulation des Herzens mit Rechteckimpulsen unterschiedlicher Impulsdauer. *i:* Spannung, *t:* Impulsdauer, *Rh:* Rheobase. Die Reizzeitspannungskurve ist durch die Gleichung $(i - Rh) \cdot t = $ const. bestimmt und hat die Form einer Hyperbel. Analog läßt sich eine Reizzeitstromkurve (*mA*) konstruieren

länge gemessene minimale Strom/Spannungsamplitude wird als Rheobase definiert; sie ist praktisch bei einer Impulsdauer von 3 ms erreicht (Thalen et al. 1969). Die Impulsdauer bei doppelter Rheobase wird als Chronaxie bezeichnet.

Ebenfalls feste Beziehungen bestehen zwischen der Reizschwelle und der Elektrodenoberfläche: je kleiner die Oberfläche, um so niedriger die Reizschwelle, da die Stromdichte an der Elektrodenoberfläche entsprechend ansteigt. Die Verkleinerung der Elektrode ist aber nur bis zu einer bestimmten Grenze sinnvoll, da sehr kleine Oberflächen zu einem Anstieg des Elektrodenwiderstandes führen, der zwar den erstrebten Stromverbrauch des Schrittmachers minimiert, aber die Elektrode zur Aufnahme des intrakardialen Steuerpotentials unbrauchbar macht. Die bewährten Kompromißgrößen liegen bei etwa 6–8 mm^2. Klassische Elektrodenmaterialien sind Platiniridium und Elgiloy, eine Kobaltbasislegierung. Durch Veränderungen der Geometrie dieser Stimulationselektroden (z. B. Ring-Tipp-Elektrode, Ball-Tipp-Elektrode, Diskus-Elektrode) und Strukturveränderungen ihrer Oberfläche (z. B. poröse Gestaltung durch gesinterte Mikrosphären, Laserstrahlbohrungen und Korbgitterüberzüge) sowie durch eine Oberflächenbeschichtung (z. B. mit aktiviertem Kohlenstoff, Tantaloxid oder Platin) konnten im Laufe der Entwicklung der Schrittmachertherapie zunehmend niedrigere Reizschwellen erreicht werden. Ziel dieser Entwicklungen ist es, eine zuverlässige Stimulation mit möglichst wenig Stimulationsenergie zu gewährleisten und gleichzeitig intrakardiale Steuersignale mit hoher Amplitude zu erreichen. Einfluß auf die Reizschwelle hat ebenfalls der Implantationsort der Elektrode am Herzen. Bei Implantation am Ventrikel nimmt diese in der Reihenfolge einer myokardialen, endokardialen und epikardialen Impulszuführung zu (Thalen et al. 1969). Die Schwellenwerte des Vorhofes übersteigen in der Regel die des Ventrikels (Westerholm 1971).

Sympathikotonus und Sympathikomimetika (Orciprenalin) sind in der Lage, die Reizschwelle bis zu 20% zu senken; ein Vagotonus (z. B. Schlaf) und die meisten Antiarrhythmika (z. B. Ajmalin, Chinidin, Procainamid, Phenytoin) erhöhen die Reizschwelle bis zu 30% (Preston u. Judge 1969). Dagegen haben sowohl Inhalationsnarkotika (Halotan, Enfluran, Isofluran) wie auch Diazepam/Curarin-Narkosen keinen Einfluß auf die Stimulationsschwelle (Zaidan et al. 1985).

Reizschwellenverlauf nach Schrittmacherimplantation

Nach einer Schrittmacherelektroden-Implantation unterliegt die Reizschwelle einer individuellen Dynamik, bei der charakteristischerweise die Schwellenwerte bis zum 10. Tag nach der Implantation kontinuierlich ansteigen und 200% bis 500% der Ausgangswerte erreichen können (Thalen et al. 1969); sie fallen dann wieder ab, erreichen aber die Ausgangswerte nicht vollständig (vgl. Abb. 2). Dieser Reizschwellenanstieg ist nicht Folge der elektrischen Stimulation des Myokards, sondern beruht auf einer unspezifischen Gewebereaktion auf den mechanischen Reiz an der Nidationsstelle der Elektrodenspitze. Auch Elektroden, die nicht zur Stimulation verwen-

2.2 Implantationstechniken und Komplikationen der Herzschrittmachertherapie

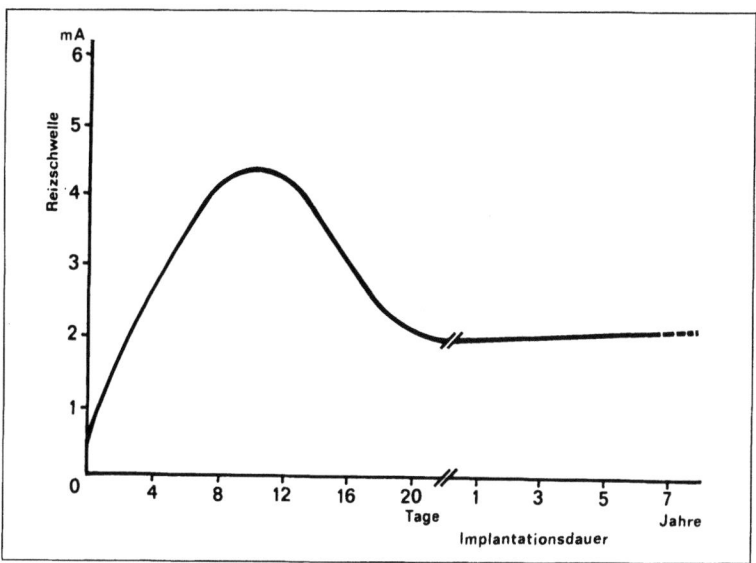

Abb. 2. Reizschwellenverlauf nach Schrittmacherimplantation: Die Reizschwelle erreicht typischerweise um den 10. bis 14. Tag ihr Maximum und fällt dann wieder ab, um nach Abschluß der bindegewebigen Einheilung langzeitig stabil zu bleiben

det werden, weisen die gleiche Schwellendynamik auf (Westerholm 1971). Die Gewebereaktion läuft nach einem festen Schema ab: Der Fremdkörperreiz löst anfänglich eine Fibrinauflagerung auf der Elektrode und ein Myokardödem aus. Das Ödem wirkt sich durch Polarisationsphänomene wie eine Vergrößerung der Elektrodenoberfläche aus und führt damit zur Erhöhung der Reizschwelle (Thalen et al. 1969). Später sind Zellnekrosen und entzündlich-zellige Infiltrationen nachzuweisen, die etwa ab 3. Woche zu einer bindegewebigen Narbenbildung führen. Nach 2 bis 3 Monaten ist diese Reaktion mit einer endgültigen narbigen Fixation der Elektrode abgeschlossen.

Akute Reizschwellenerhöhungen auf der Basis ausgeprägter entzündlicher Reaktionen – insbesondere bei Elektroden mit mechanisch traumatisierenden Fixationsmechanismen – können durch Glukokortikoide – weniger ausgeprägt durch Antirheumatika – günstig beeinflußt werden (Kupp et al. 1973). Auf dieser Beobachtung basiert die Entwicklung eines steroidhaltigen Elektrodenkopfes, der nach der Inseration längerfristig geringe Steroiddosen direkt an den Implantationsort abgibt und die Fremdkörperreaktion vermindert. Erste Erfahrungen (Bücking u. Schwartau 1984) zeigen sehr geringe initiale Reizschwellenanstiege. Nach 12 Monaten werden chronische Schwellenwerte erreicht, die denen konventioneller Elektroden gleichen (Kruse u. Terpstra 1985). Inwieweit sich die lokale Steroidbehandlung nachteilig auf die Elektrodenfixation auswirken könnte, ist bisher nicht untersucht.

Bei chronisch entstandenen Reizschwellenerhöhungen sind Therapieversuche zur Senkung der Schwellenwerte mit Glukokortikoiden in aller Regel nicht erfolgreich.

2.2.2 Elektroden

Neben den genannten elektro-chemischen und elektrischen Eigenschaften des Elektrodenkopfes sind auch die mechanisch-konstruktiven Merkmale, wie Zuverlässigkeit, Flexibilität und Fixierbarkeit, wichtige Parameter für die Beurteilung von Schrittmacherelektroden.

Als langzeitstabilste Zuleitung haben sich heute mehrwendlige (3–6fach) Drahtspiralen aus unterschiedlichen Kobaltbasislegierungen durchgesetzt. Diese sind „Elgiloy", eine Legierung von Iridium, Nickel, Kobalt, Chrom und Molybdän (Elgin Watsch Co.) und MP 35 N, eine Legierung aus Nickel, Kobalt, Chrom und Molybdän (Du Pont).

Die mehrwendligen Zuleitungen haben gegenüber den einwendligen Ausführungen den Vorteil einer geringeren Bruchgefahr, einer hohen Flexibilität und eines verminderten Ohmschen Widerstandes.

Die Isolation des metallischen Leiters gegenüber dem Gewebe erfolgt durch Schläuche aus Silikonkautschuk bzw. Polyurethan. Beide Ummantelungen fanden bereits in den ersten Jahren der Schrittmachertherapie Anwendung. Der Silikonkautschukschlauch erwies sich durch seine Vulkanisierbarkeit als besser handhabbar und war für etwa 20 Jahre das ausschließlich verwendete Isolationsmaterial. Erst in den letzten Jahren hat Polyurethan durch bessere Verarbeitungstechnologien und das Bestreben, die Elektroden dünnwandiger und gleitfähiger zu machen, erneutes Interesse gefunden. Inwieweit sich Polyurethan bzw. auch andere Kunststoffe gegenüber dem Silikonkautschuk durchsetzen können, hängt von den erreichbaren Langzeitergebnissen ab.

Aus operativ-technischer Sicht ist die Gestaltung der Fixationsmechanismen der Elektroden von besonderem Interesse. Von diesen ist – neben der Erfahrung des Implanteurs – weitgehend die postoperative Dislokationsrate und die Stabilität der Impulsübertragung abhängig. Es haben sich vorwiegend Elektroden mit passiven kegelförmigen bzw. noppenförmigen Fixierungshilfen und Elektroden mit aktiven korkenzieherartigen bzw. hakenförmigen Befestigungsmechanismen durchgesetzt (vgl. Abb. 3). Durch sie sind heute Dislokationsraten unter 3% zu realisieren.

Bei der Auswahl der zu verwendenden Elektrode sollte neben der zuverlässigen Handhabbarkeit bei der Implantation an eine mögliche Entfernbarkeit auch nach bindegewebiger Einheilung am Myokard, insbesondere des Vorhofes, gedacht werden. Mögliche Infektionen können eine spätere Elektrodenextraktion erforderlich machen. Elektroden mit groben, fest einwachsenden Fixierungshilfen, sind unter diesem Aspekt die weniger geeigneten Implantate. Korkenzieherartig offene Schrauben und weiche Silikongummiborsten kommen diesen Forderungen dagegen weitestgehend entgegen. Da sich die meisten Ventrikelelektroden auch unproblematisch und zuverlässig im Vorhof/Herzohr plazieren lassen, sind spezielle Vorhofelektroden nicht zwingend erforderlich.

Die Impulszuführung zum Herzen kann unipolar – die Gegenelektrode wird dann durch das Schrittmachergehäuse gebildet – oder bipolar erfolgen.

2.2 Implantationstechniken und Komplikationen der Herzschrittmachertherapie

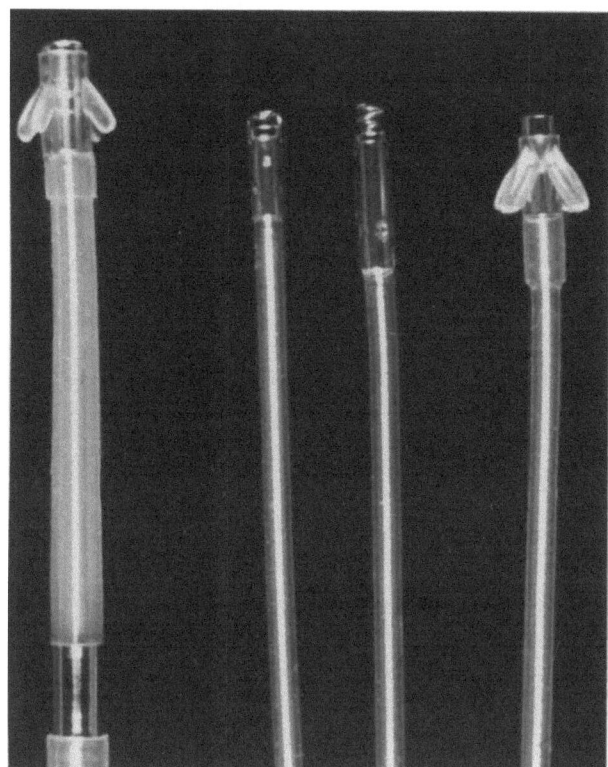

Abb. 3. Bewährte transvenös-endokardiale Elektroden mit unterschiedlichen Fixationshilfen: Auf der Abb. *links* und *rechts* außen bipolare und unipolare Elektrode mit passiven atraumatischen Fixationselementen aus Silikongummi. In der *Mitte* dünnwandige Elektroden mit aktiven traumatisierenden Haken- und Schraubmechanismen, die sich sowohl zur Implantation im Vorhof wie auch im Ventrikel eignen. Typenbezeichnung: Biotronik PE B-60/4-N, PE 60/4 DFH, PE 60/4-DY, PE 60/4-DN

Unipolare Elektrodenausführungen lassen sich mit geringerem Durchmesser herstellen, sind bruchsicherer und ermöglichen die Abnahme von Steuersignalen mit hoher Amplitude. Sie sind der bipolaren Ausführung aber durch eine größere Störempfindlichkeit gegenüber Fremdpotentialen (elektromagnetische Interferenzen, Muskelpotentiale) unterlegen (Ramsdale u. Charles 1983). Insbesondere bei vorhofbeteiligten Schrittmachern ist wegen deren hoher Eingangsempfindlichkeit ein Trend zur bipolaren Vorhofelektrode festzustellen, um die Rate von Schrittmacherfehlsteuerungen und Muskelstimulationen zu reduzieren.

2.2.3 Technik der Schrittmacherimplantation

Voraussetzungen

Die Implantation eines künstlichen Herzschrittmachers ist in der Regel als planbarer operativer Eingriff zu gestalten. Dringende Indikationen zur

Schrittmacherversorgung mit rezidivierenden Herz-Kreislauf-Stillständen sind möglichst durch eine temporäre externe Herzstimulation zu überbrücken, so daß notfallmäßige Implantationen vermieden werden können. Der exakt indizierte und vorbereitete Eingriff mit einem eingearbeiteten Team im technisch ausreichend ausgestatteten OP gewährt eine höchstmögliche Sicherheit für den Patienten und vermeidet schwerwiegende Komplikationen.

Die erforderliche apparativ-technische Grundausstattung zur Implantation transvenöser Herzschrittmacher besteht aus:
– Röntgen-Bildwandler
– EKG-Monitor und -schreiber
– Defibrillator
– externem Herzschrittmacher mit Einrichtung zur Messung der Reizschwelle und des Potentials
– Beatmungsgerät
– Notfallmedikamenten

Das Implantationsteam sollte insbesondere zur Beherrschung akuter intraoperativer Komplikationen in die Bedienung der Geräte eingewiesen sein. Ein Mindestdepot von Schrittmachern, Elektroden und Zubehör wie Adapter, Elektrodenverlängerungen, Mandrins, Silikonkleber, Silikonöl, Schraubenzieher, Meßleinen usw. ist Voraussetzung zur Überwindung unvorhergesehener methodischer und technischer Probleme während des Eingriffs. Das chirurgische Instrumentarium wird nach den individuellen Techniken und Gewohnheiten des Operateurs zusammengestellt und kann bei Verwendung der Subclaviapunktionstechnik auf ein Minimum reduziert werden. Alle im Implantationsraum befindlichen Mitarbeiter haben sich den aseptischen Kautelen für chirurgische Eingriffe und den Strahlenschutzbestimmungen zu unterwerfen und Strahlenschutzkleidung anzulegen.

Die Einhaltung der Vorschriften zur elektrischen Sicherheit bei intrakardialen Eingriffen ist zu gewährleisten.

Der Patient sollte über den Ablauf der Implantation informiert sein sowie nüchtern und prämediziert zum Eingriff kommen. Für einen offenen venösen Zugang und ein zuverlässiges EKG-„Monitoring" ist zu sorgen. An präoperativen Befunden sollten mindestens ein EKG, eine Röntgen-Thorax-Aufnahme und Angaben zur Blutgruppe und zu den Gerinnungsverhältnissen des Blutes vorliegen.

Im Anschluß an den Eingriff wird eine Dokumentation über das methodische Vorgehen, das Schrittmachersystem, die Meßdaten und die Durchleuchtungszeiten angelegt.

2.2.4 Implantationsmethoden

Transvenös-endokardiale Elektrodenimplantation. Die transvenöse Implantationstechnik hat sich aufgrund der Reduktion des Risikos, des chirurgischen Aufwands und der Umgehung der Vollnarkose durchgesetzt. Bei mehr als 98% aller Schrittmacherimplantationen wird heute der transvenöse Weg bevorzugt. Nur noch bei Kleinkindern, bei kardiochirurgischen Ein-

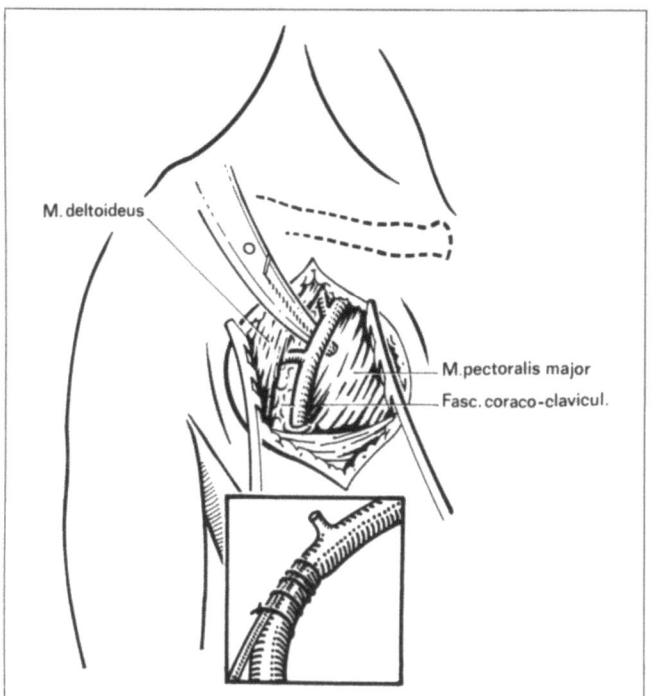

Abb. 4. Elektrodenimplantation über die Vena cephalica: Nach Durchtrennung der Haut und des subcutanen Gewebes verläuft im Sulcus deltoideopectoralis die Vena cephalica. Sie ist mit einer Overholt-Klemme unterfahren. Das Insert zeigt die Fixation der Elektrode durch Einknüpfung in das Gefäß

griffen oder in Sonderfällen werden heute noch myokardiale Elektroden implantiert.

Der transvenöse Zugang kann über eine Venotomie eines freipräparierten Gefäßes oder durch Punktion der Vena subclavia erfolgen. Ob der Zugang rechts- oder linksseitig angelegt wird, ist individuell zu entscheiden. Wegen der höheren mechanischen Belastung beim Rechtshänder ist die linksseitige Implantation der rechtsseitigen vorzuziehen.

Die Vena cephalica ist die am häufigsten verwendete Vene zur Elektrodenimplantation und wird nach Desinfektion der Haut, Lokalanaesthesie und Legen eines 5–6 cm langen Hautschnittes über den Sulcus deltoideopectoralis aufgesucht; sie ist bei ca. 90% der Patienten angelegt (Abb. 4). Läßt sie sich nicht darstellen oder ist sie hypoplastisch und nicht zur Aufnahme der Elektrode geeignet, kann von dieser Schnittführung aus auch das Trigonum deltoideopectoralis erreicht werden, in dessen Umgebung in der Regel andere Nebenäste der Vena subclavia, wie die Vena corakoacromialis, die Vena scapularis dorsalis oder die Vena pectoralis aufzufinden und ebenfalls als Zugang zu verwenden sind. Je besser sich eines dieser Gefäße zentralwärts darstellen läßt, desto leichter gelingt die Elektrodeneinführung. Die Vene wird im Abstand von 1 cm mit zwei nichtresorbierbaren Fäden umschlungen und mit der distalen Umschlingung ligiert. Danach wird die Vene zwischen den beiden angespannten Fäden eröffnet und die Öffnung etwas gespreizt. Der Kopf der Elektrode läßt sich durch die Öffnung der Vene am besten mit vorgeführtem Mandrin einführen. Ist dies gelungen, macht man durch Rückzug des Mandrins um 3–5 cm das eingeführte Elektrodenende „weich", wodurch sich die Elektrode leicht bis zum Herzen vorführen läßt.

Nur in etwa 5% der Fälle gelingt die Einführung der Elektrode über die Nebenäste der Vena subclavia nicht. In Weiterführung der chirurgischen Technik muß dann auf eine Halsvene (primär die Vena jugularis externa) zurückgegriffen werden. Sie ist in der Regel mühelos durch einen zweiten Schnitt oberhalb der Clavicula aufzufinden. Nur in Ausnahmen erweist sich auch dieses Gefäß für die Zuführung der Elektrode als ungeeignet. In diesen Fällen steht die Vena jugularis interna als weiterer alternativer Zugangsweg zur Verfügung. Da dieses Gefäß nicht unterbunden werden sollte, ist die Einführung der Elektrode nur nach Anlage einer atraumatischen Tabaksbeutelnaht um die beabsichtigte Inzisionsstelle an der Venenwand möglich (Abb. 5).

Die Schrittmacherimplantation über die Vena jugularis interna setzt chirurgische Erfahrungen voraus. Sie sollte wegen der potentiellen Gefährdung des Patienten durch eine Luftembolie oder Blutung nur vom Chirurgen angegangen werden.

Der Zugang über die Halsvenen hat einen nicht unerheblichen Nachteil, da die Elektrode über die Clavicula zum Schrittmacherbett geführt

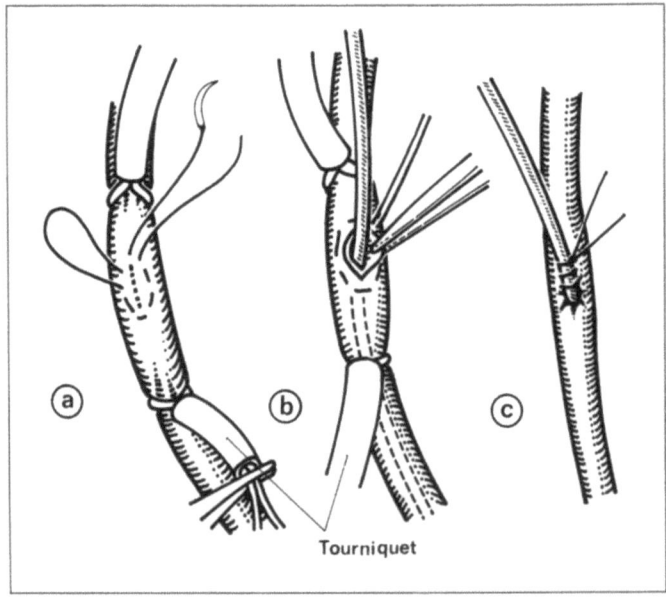

Abb. 5a–c. Elektrodenimplantation durch Venotomie der Vena jugularis interna: **a** Legen einer Tabaksbeutelnaht und zeitweilige Drosselung des Gefäßes durch proximal und distal der Venotomiestelle angelegtes Tourniquet. **b** Einführung der Elektrode nach kurzzeitiger Öffnung der distalen Drosselung. **c** Eingeknüpfte Elektrode

2.2 Implantationstechniken und Komplikationen der Herzschrittmachertherapie

werden muß. Die flach subcutane Elektrodenlage führt anschließend häufig zu Belästigungen des Patienten und kann Ursache von Drucknekrosen der Haut bzw. von Elektrodenbrüchen sein (Al-Sukhun et al. 1980). Bei fehlenden bzw. unzureichend ausgebildeten Nebenästen der Vena subclavia sollte aus diesem Grund von vornherein die direkte Punktion der Vena subclavia vorbereitet werden. Dies trifft auch für die Schaffung eines zweiten venösen Zugangs bei Indikation zur Doppelkammerstimulation zu. Nur zu einem geringen Prozentsatz gelingt es, beide Elektroden zusammen in die Vena cephalica einzuführen.

Subclavia-Punktionstechnik

Die Punktion der Vena subclavia zur Einführung von Schrittmacherelektroden, wird vom Autor favorisiert (Witte u. Mitarb. 1982). Die potentiellen und spezifischen Gefahren dieser Methode, wie die Ausbildung eines Pneumothorax bzw. einer arteriellen Blutung durch Fehlpunktion der Arteria subclavia, sind bei Erfahrung mit dieser Punktionstechnik gering. Von 483 Primärimplantationen beobachteten wir in den letzten 3 Jahren einmal einen Mantelpneu. In 27 Fällen kam es zur Fehlpunktion der Arteria subclavia, die jeweils ohne klinisch feststellbare Folgen verlief.

Die Vorteile bei diesem Vorgehen bestehen in der Verkürzung der Operationszeiten, der Reduktion des notwendigen Instrumentariums und der Möglichkeit, eine zweite Elektrode mit gleicher Technik einzuführen. Unser Vorgehen erfolgt in Anlehnung an die von Sterz u. Mitarb. (1977) mitgeteilte Methode.

Nach Ausführung des Wundschnittes, etwa 2 cm unterhalb der rechten oder linken Clavicula, wird das Fettgewebe bis auf die Faszie durchtrennt und gleich anschließend durch Abschieben des Fettgewebes von der Pectoralisfaszie gebildet.

Vom äußeren Wundwinkel aus wird danach mit einer ca. 8 cm langen Kanüle die Vena subclavia punktiert. Bereits diese Punktion kann unter Röntgenbildwandler-Kontrolle ausgeführt werden, zumal sie bei noch fehlender Routine mehr Sicherheit bietet (Abb. 6).

Die Vena subclavia wird dabei am zuverlässigsten erreicht, wenn die Kanüle möglichst parallel zum Verlauf des lateralen Drittels der Clavicula vorgeführt wird, so daß sie etwa in Höhe der Kreuzungsstelle des Schlüsselbeins mit der ersten Rippe auf die Wand der Vena subclavia trifft. Bei eindeutiger venöser Lagerung der Punktionsnadel erfolgt die Einführung eines Seldinger-Führungsdrahtes, auf dem nach Entfernung der Kanüle ein zum Elektrodendurchmesser passendes 2–3-stufiges Applikationsbesteck in die Vene vorgeschoben wird. Vor Einführung des Applikators kann bei ausgeprägter Pectoralismuskulatur und fester Faszie eine Dilatation des Stichkanals notwendig sein. Sehr steife Punktionsbestecke sind ungeeignet, da sie eine Perforation der Wand der Vena cava cranialis ins Mediastinum verursachen können. Nach Entfernung des Seldinger-Drahtes und des Innenkatheters kann die Elektrode durch die im Stichkanal verbleibende Hülse ins Venensystem vorgeführt werden. Schließlich wird auch die Hülse zu-

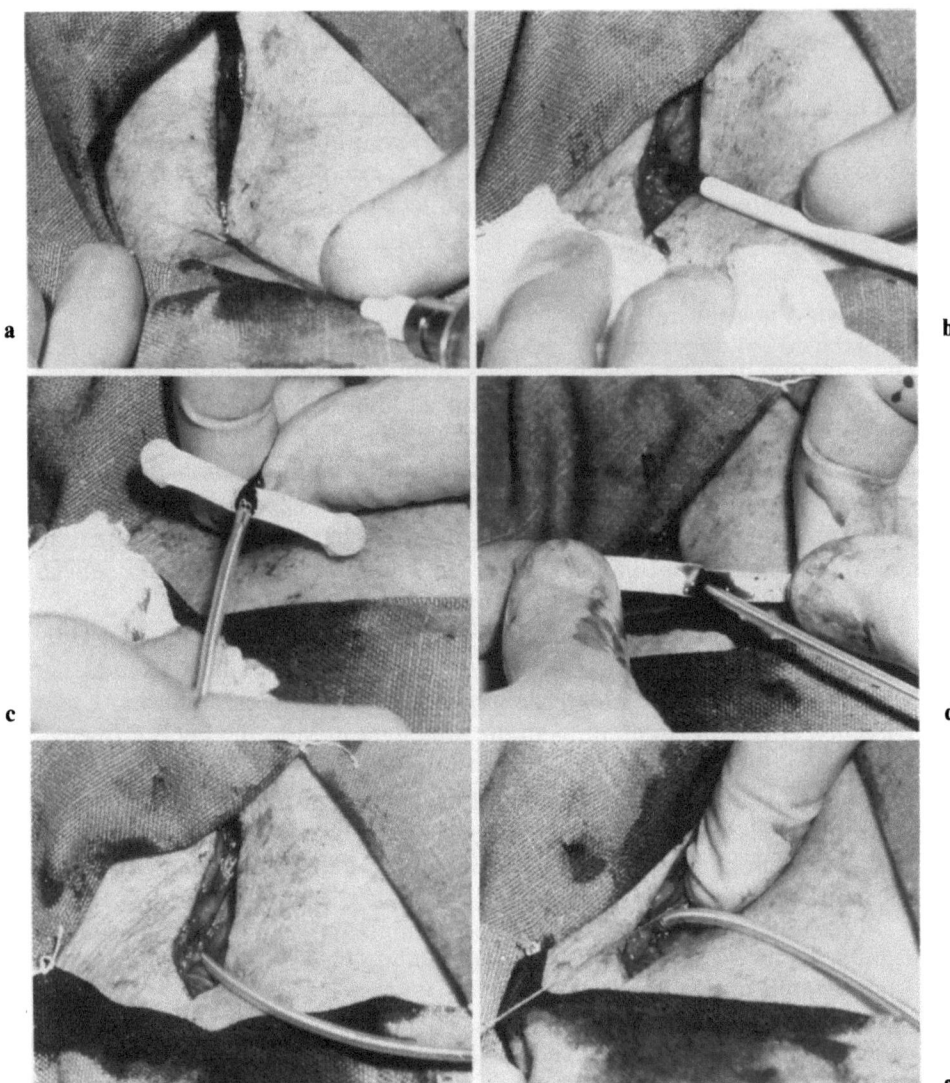

Abb. 6a–f. Elektrodenimplantation durch Punktion der Vena subclavia. **a** nach Wundschnitt, Durchtrennung des Subkutangewebes und stumpfer Präparation der künftigen Schrittmachertasche erfolgt die Punktion der Vena subclavia vom lateralen Wundwinkel aus. **b** Vorführen des zweistufigen Applikationsbestecks auf dem Seldinger-Draht, der anschließend nebst der Innenstufe des Applikationsbestecks entfernt wird. **c** Einführung der Elektrode in die im Stichkanal verbliebene Hülse. **d** Entfernung der Hülse von der Elektrode. **e** unifixierte Elektrode im Stichkanal. **f** Fixation der Elektrode durch Umstechung des Stichkanals und zusätzliche Umschlingung des Kabels ohne interponiertes Gewebe zwischen Naht und Elektrode

2.2 Implantationstechniken und Komplikationen der Herzschrittmachertherapie

rückgezogen und von der Elektrode entfernt. Als vorteilhaft haben sich Punktionsbestecke erwiesen, deren äußere Hülse mit Sollrißstellen versehen sind, so daß die Hülsenentfernung durch einfaches Aufreißen erfolgen kann. Wird eine zweite Elektrode benötigt, läßt sich diese über den gleichen Stichkanal einführen, indem parallel zur ersten Elektrode vor der Entfernung der Hülse aus dem Gefäß erneut ein Führungsdraht eingebracht wird. Auf diesem Draht läßt sich parallel zur liegenden Elektrode ein zweites Applikationsbesteck vorführen und die zweite Elektrode applizieren. Die parallele Applikation über einen Stichkanal kann durch Reibung der Elektroden aneinander deren Plazierung im Herzen erschweren. Bei den gleitfähigeren Polyurethan-Elektroden tritt dieses methodische Problem in den Hintergrund. Die Gleitfähigkeit von silikongummiummantelten Elektroden kann durch einen Tropfen Silikonöl wesentlich verbessert werden. Bei Applikation der zweiten Elektrode durch eine gesonderte Punktion wird ca. 1 cm weiter medial erneut punktiert, wobei der Verlauf der erstimplantierten Elektrode unter Bildwandlerkontrolle als Orientierungshilfe dienen kann.

Die Plazierung der Elektrode im Ventrikel erreicht man, unabhängig von der Form des venösen Zugangs am einfachsten, indem man bei nicht vollständig vorgeschobenem Versteifungsmandrin die Elektrodenspitze im Vorhofbereich „anstemmt" und durch Vorschieben der Elektrode eine Schlinge im Ventrikel bildet. Dann streckt man die Elektrode, indem man bei gleichzeitigem langsamen Zurückziehen der Elektrode den Versteifungsdraht vorschiebt. Ist kein Widerlager zur Abstützung des Elektrodenkopfes im rechten Vorhof zu finden, in dem die Elektrode den Weg in die Vena cava caudalis oder den Koronarsinus nimmt, kann ein leicht vorgebogener Mandrin hilfreich sein. Die Elektrode ist am sichersten plaziert, wenn der Elektrodenkopf möglichst septumnahe im Spitzenbereich des rechten Ventrikels plaziert wird und ihre Spitze in den Zwerchfellschatten eintaucht. Je nach verwendetem Elektrodentyp erfolgt dann zusätzlich die Fixation durch Drehung der Elektrode, Ausfahren von fixierenden Haken usw. (vgl. Abb. 7, 8).

Die Positionierung einer Vorhofelektrode ist gegenüber der Implantation einer Ventrikelelektrode in aller Regel einfach. Finden vorgebogene Elektroden Verwendung, lagert sich die j-förmig gespannte Elektrode bereits beim Zurückziehen des Mandrins im oberen Vorhof bzw. im rechten Herzohr (s. Abb. 9). Ist die Elektrode nicht vorgespannt, muß sie mit Hilfe eines vorgekrümmten Versteifungsdrahtes plaziert werden. Dieses gelingt am einfachsten, indem das Ende des Drahtes zu einem Halbkreis mit einem Durchmesser von etwa 4 cm vorgebogen wird.

Die Plazierung der passiv fixierbaren Elektroden erfolgt am günstigsten im rechten Herzohr. Das ist der Fall, wenn unter Bildwandlerdurchleuchtung eine „gegenläufige" Bewegung des Elektrodenkopfes zur Kontraktion der übrigen Vorhofwand zu beobachten ist. Aktiv fixierbare Schraub- oder Hakenelektroden können auch an anderen Abschnitten der Vorhofwand bzw. am Septum intraatrial plaziert werden. Sowohl Vorhof- und Ventrikel-Elektroden sollten nach Fixation der Elektrodenspitze soweit ins Herz hin-

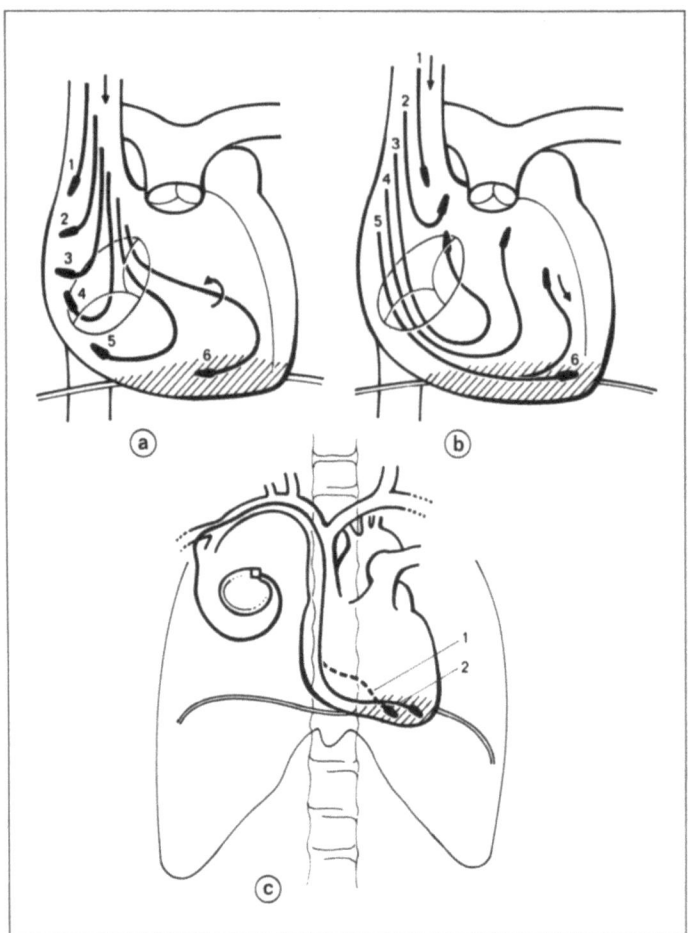

Abb. 7a-c. Einführungsvarianten zur Implantation von Ventrikelelektroden: Gelingt keine direkte Sondierung der Trikuspidalklappe mit dem Elektrodenkopf voraus, sollte versucht werden, diesen an der lateralen (**a**) oder medialen/septalen Vorhofwand (**b**) abzustützen und mit einer Schlinge die Trikuspidalis zu passieren. Dies gelingt am einfachsten mit zurückgezogenem Mandrin. Hat auch der Elektrodenkopf die Klappe passiert, wird unter gleichzeitigem Vorschieben des Mandrins die Elektrode zurückgezogen. Der Elektrodenkopf verlagert sich dabei automatisch zum basalen Teil des rechten Ventrikels und taucht in den Zwerchfellschatten (**c**) ein. (Abbildungen in Anlehnung an Schaudig u. Mitarb. (1977))

eingeführt werden, daß durch Lageveränderungen des Herzens, z. B. durch Atemexkursionen, ein direkter Zug an der Elektrodenspitze vermieden wird. Abb. 10 (p. a. Röntgen-Thoraxaufnahme) kann als Beispiel für optimale Implantationsverhältnisse der Vorhof- und der Kammer-Elektrode gelten.

Die exakte Fixierung des Elektrodenkatheters an der Einführungsstelle ins venöse Gefäß oder an der Punktionsstelle ist zur Vermeidung späterer Komplikationen bedeutungsvoll. Eine zu straffe Einknüpfung kann den

2.2 Implantationstechniken und Komplikationen der Herzschrittmachertherapie

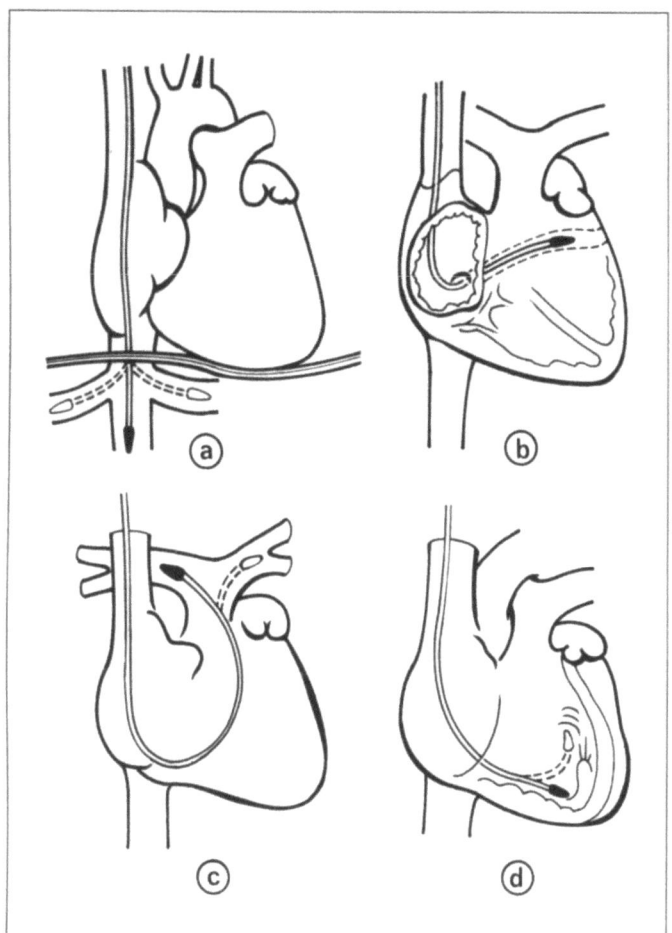

Abb. 8a–d. Probleme bei der transvenösen Elektrodenapplikation: Gelingt es nicht, die Trikuspidalklappe direkt zu passieren oder ein Widerlager im Vorhof zu finden, gleitet sie häufig in die untere Hohlvene bzw. in ihre Nebenäste (**a**) oder in den Sinus coronarius (**b**). Die Lage im Koronarsinus kann mit der einer in die Lungenarterie ausgeschwemmten Elektrode (**c**) verwechselt werden. Findet der Kopf einer nicht aktiv fixierbaren Elektrode keinen Widerhalt an den Trabekeln, kann der Kopf in Richtung Ausflußbahn dislozieren (**d**). (Abbildungen in Anlehnung an Schaudig u. Mitarb. (1977))

Isolationsschlauch und auch die Wendel schädigen, so daß spätere Brüche der Isolation bzw. des elektrischen Leiters vorprogrammiert sind. Bei dünnwandigen Silikonummantelungen hat sich ein zusätzlicher Schutz durch eine spezielle Hülse bewährt, so daß eine direkte Knüpfung der Naht auf dem Isolationsschlauch vermieden wird.

Eine zu lockere Einknüpfung bzw. eine Fixation der Elektrode zusammen mit dem umgebenden Gewebe, das unter der Naht anschließend druckatrophisch wird, kann zur Dislokation bzw. zum Nachrutschen der

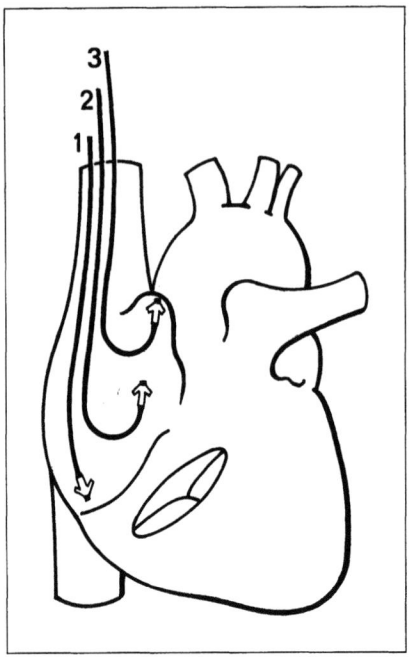

Abb. 9. Plazierung einer atrialen Elektrode im rechten Herzohr. Sofern keine vorgekrümmte Elektrode verwendet wird, wird die Elektrodenspitze bis in den Vorhof vorgeführt und dann ein vorgekrümmter Mandrin (Halbkreis mit Durchmesser von ca. 4 cm) in die Elektrode eingeführt, wodurch die Elektrodenspitze in Richtung Herzohr angehoben wird und dort fixiert wird

Elektrode ins Herz führen (vgl. Abb. 11). Bei uns hat sich nach Ligatur des Gefäßes bzw. des Stichkanals die Sicherung der Elektrode durch eine zusätzliche Umschlingung ohne Gewebe zwischen Elektrodenkatheter und Nahtmaterial bewährt.

Die Schrittmachertasche wird vom Wundschnitt aus möglichst stumpf präpariert, wobei auf eine peinlich genaue Blutstillung zu achten ist. Eine Drainage der Tasche ist sicher nur in Ausnahmefällen erforderlich. Auf eine Antibiotikagabe in die Tasche sollte verzichtet werden. Auch eine systemische Antibiotika-Anwendung ist nicht indiziert.

Die Ansichten über die günstigste Form der Taschenbildung gehen auch heute noch auseinander. Während Dittrich (1983) jeweils das Bett zur Aufnahme des Schrittmachers unterhalb des Musculus pectoralis anlegt, bevorzugen andere (Schaudig et al. 1977) ausschließlich die subcutane Taschenbildung. Bei ausreichend nach medial angelegter Tasche besteht nach unserer Erfahrung auch bei subcutaner Implantation – der inzwischen an Volumen und Gewicht reduzierten Schrittmacher – nur eine geringe Gefahr der Taschennekrose. Wir haben den Eindruck, daß dagegen bei subpectoraler Lagerung häufiger schrittmachernahe Elektrodenbrüche auftreten. Bei Frauen kann aus kosmetischen Gründen die Tasche vom Wundschnitt aus soweit nach distal präpariert werden, daß der Schrittmacher hinter dem oberen Brustansatz verschwindet. Belott und Bucko (1983) haben eine Methode zur Maximierung des kosmetischen Effekts für die Schrittmacherimplantation bei jungen Frauen vorgeschlagen, der in einer inframammaren Schnittführung zur Bildung der Schrittmachertasche besteht. Notwendige Wiederholungseingriffe dürften allerdings belastend sein.

2.2 Implantationstechniken und Komplikationen der Herzschrittmachertherapie

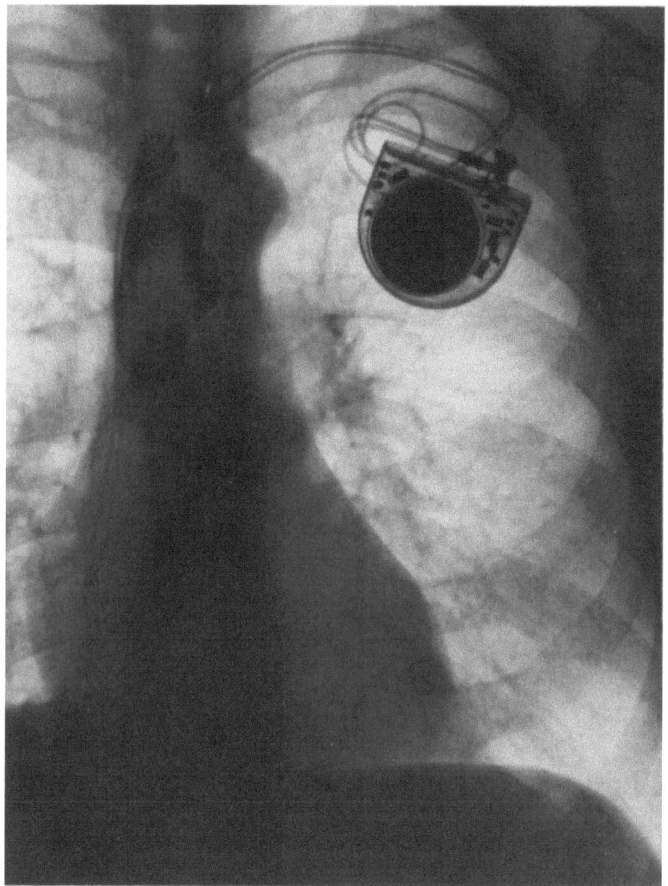

Abb. 10. Röntgen-Thorax-Kontrollaufnahme mit regelrechter Lage einer atrialen und einer ventrikulären Elektrode via Doppelpunktion der Vena subclavia links

Aus unterschiedlichen Gründen kann eine Schrittmacherlagerung im Bereich des Oberbauches notwendig werden. In der Regel ist dieses Vorgehen bei Kleinkindern erforderlich, da für eine infraclaviculäre Schrittmacherlagerung nur unzureichend Raum zur Verfügung steht. Die Elektrode wird in diesen Fällen nach Tunnelierung mit Hilfe einer Kornzange subkutan zum Schrittmacherbett durchgezogen.

Myokardiale Elektrodenimplantationstechnik

Angesichts der vergleichsweise geringen operativen Belastung durch die transvenös-endokardiale Technik sind myokardiale Elektrodenimplantationen heute auf Ausnahmen beschränkt. Dazu gehören z.B. Anomalien im thorakalen Venensystem (Fritz et al. 1983), venöse Thrombosierungen und

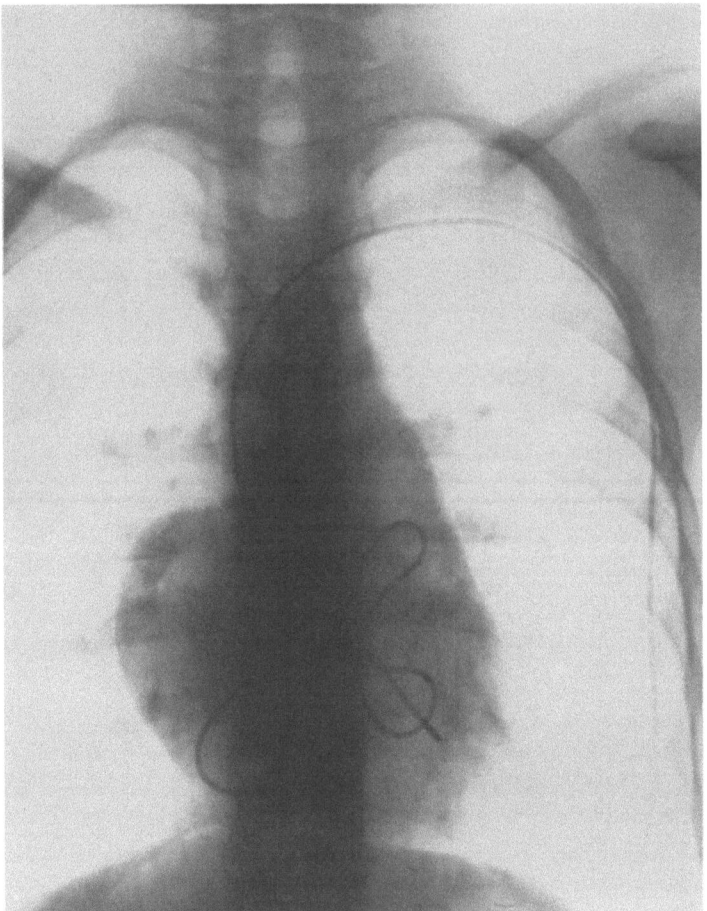

Abb. 11. Ungenügend fixierte Elektrode: Röntgen-Thorax-Kontrolle bei 8jährigem Kind. Die über die Punktion der Vena subclavia wegen eines iatrogenen AV-Blocks III. Grades implantierte Elektrode ist wegen ungenügender Fixation an der Punktionsstelle in das Herz geglitten und hat ein Elektrodenkonvolut gebildet

septische Zustände. Myokardiale Elektrodenimplantationen gehören ausschließlich in die Hand von erfahrenen Chirurgen und sind an eine Allgemeinnarkose gebunden. Bevorzugte Methode zur myokardialen Elektrodenimplantation ist die Perikardiotomia inferior longitudinalis bzw. transversalis (Dittrich 1969). Durch sie wird eine Pleuraeröffnung vermieden.

Operativ-technisch wird vom Oberbauchschnitt aus hinter dem Prozessus ensiformis stumpf retrosternal bis über den Zwerchfellansatz hinaus nach links und rechts bis auf das Perikard präpariert. Danach werden der Herzbeutel für ca. 10–12 cm eröffnet und Haltehaken eingelegt. Durch eine zusätzliche Querinzision des Perikards läßt sich die Herzbasis einsehen. Die myokardiale Stift- oder Schraubelektrode wird dann an einem fettfreien

Areal der vorderen oder hinteren Wand des rechten Ventrikels befestigt. Um Scherbewegungen am Elektrodenkopf zu vermeiden, ist es zweckmäßig, das Kabel elektrodennah zusätzlich am Myokard zu fixieren und dieses dann mit einer intraperikardialen Schleife zur Schrittmachertasche zu verlegen.

Die Perikardiotomia inferior transversalis hat gegenüber der longitudinalen Schnittführung den Vorteil eines erweiterten, wesentlich übersichtlicheren Operationsfeldes (Dittrich 1969).

Der Vollständigkeit halber muß die antero-laterale Thorakotomie links und die mediane Sternotomie zur Implantation myokardialer Elektroden erwähnt werden. Beide Verfahren sind nur noch ausnahmsweise zur Elektrodenimplantation bei Kindern und bei Komplikationen mit endokardialen Elektroden indiziert. Eine weniger belastende „Minithorakotomie" wurde von Reed u. Mitarb. (1969) angegeben, die durch Schnittführung zwischen der 4. und 5. Rippe links parasternal ebenfalls ein extrapleurales Vorgehen gestattet (Detailbeschreibung der myokardialen Implantationsmethode siehe Schaudig 1978).

Die myokardialen Implantationstechniken über eine Thorakotomie (Winkle 1983) oder eine Perikardiotomia inferior (Shaw et al. 1984) erlangen durch die Einführung der implantierbaren Defibrillatoren in die Klinik wieder an Aktualität. Die großflächigen Elektroden dieser Geräte sind nur durch eine Herzbeuteleröffnung epikardial zu plazieren. Der Defibrillator selbst ist aufgrund seiner Größe und seines Gewichtes hinter dem Beckenkamm zu implantieren.

Schrittmacherwechsel

Schrittmacherwechsel erfolgen in aller Regel geplant wegen Batterieerschöpfung des zuvor implantierten Systems. Dieser wird ebenfalls in Lokalanaesthesie ausgeführt. Die Freilegung des Schrittmachers sollte möglichst von der ehemaligen Schnittführung aus vorgenommen und die Hautnarbe exzidiert werden. Um mögliche Komplikationen bei voll schrittmacherabhängigen Patienten zu vermeiden, hat es sich bewährt, präoperativ die Automatiefrequenz des Herzens zu überprüfen. Dies ist leicht durch eine Stimulation mittels externem Schrittmacher über Hautelektroden möglich, indem man mit einer externen Stimulationsfrequenz reizt, die über der des implantierten (demand) Schrittmachers liegt. Das implantierte System wird dadurch inhibiert und der Ersatzrhythmus überprüfbar.

Bei der Freilegung des in die Taschenkapsel eingeschwielten Schrittmachers ist besonders bei schrittmacherabhängigen Patienten darauf zu achten, daß die Elektrode nicht durchtrennt bzw. der Isolationsschlauch nicht verletzt wird. Bei unbeabsichtigter Durchtrennung einer Elektrodenschleife im Subkutangewebe können die Elektroden schnell ins Gewebe zurückgleiten, so daß eine tödliche Asystolie die Folge sein kann. Ist bei schrittmacherabhängigen Patienten ein Adapterwechsel erforderlich, so hat es sich bewährt, bei noch in der Schrittmachertasche befindlichem Gerät die Isolation der Elektrode adapternahe in einer Länge von 10–15 mm zu entfernen und mittels Klemme einen externen Schrittmacher anzuschließen. Erst danach wird die Elektrode endgültig durchtrennt und der implantierte Schrittmacher entfernt. Es ist darauf zu achten, daß keine „Kurzschlüsse" zu anderen Instrumenten oder zu feuchten Tüchern entstehen. Die Zeiten der Stimulationsunterbrechung zur Adapter- und Schrittmacherankopplung lassen sich so in unkritischen Bereichen halten.

Der Entstehung von Drucknekrosen nach einem Schrittmacherwechsel wird vorgebeugt, wenn die Schrittmacherkapsel durch stumpfe Präparation etwas erweitert wird.

Eine Drainage der Tasche ist nur bei Blutungsneigung erforderlich; eine prophylaktische Antibiotika-Instillierung ist auch beim Schrittmacherwechsel abzulehnen.

Schrittmacherimplantationen bei Kindern

Schrittmacherimplantationen bei Kindern haben keinen Routinecharakter. Das methodische Vorgehen hat sich wesentlich nach dem Alter des Kindes

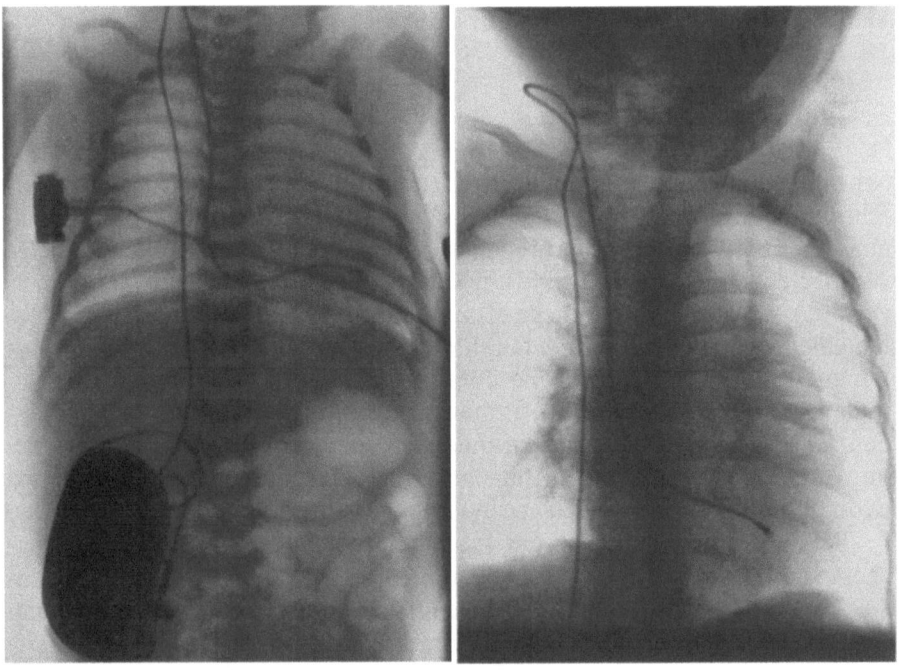

Abb. 12 a, b. Transvenöse Elektrodenimplantation bei einem Säugling: Röntgen-Thorax pa am 5. Lebenstag nach Implantation einer transvenös-endokardialen Elektrode via Vena jugularis interna wegen kongenitalem AV-Block (**a**). (**b**) Röntgen-Thorax-Aufnahme bei dem gleichen Kind – 18 Monate später

Tabelle 1. Komplikationen der Schrittmachertherapie

Intraoperative Komplikationen:
- Asystolie, Kammerflimmern
- Myokardperforation
- Pneumothorax, Hämatothorax
- Luftembolie

Postoperative Komplikationen:
- Primäre Tascheninfektion
- Taschenhämatom
- Allergie
- Drucknekrose, sekundäre Schrittmachertasche
- Sepsis
- Zwerchfellstimulation
- Pectoralis-Stimulation

Elektrodenbedingte Komplikationen:
- Elektrodendislokation
- Reizschwellenerhöhung
- Steuerungsausfall
- Venenthrombose
- Elektrodenfraktur
- Isolationsdefekt, Nebenschluß

Schrittmacherbedingte Komplikationen:
- Technische Fehler
- Inhibierung durch Muskelpotentiale, elektromagnetische und galvanische Interferenzen
- Tachykardien bei physiologischen Schrittmachern
- Batterieerschöpfung

Schrittmacherbedingte Störungen:
- Keine Stimulation (no output)
- Niedrige Impulsamplitude (low output)
- Frequenzerhöhung
- Frequenzverringerung
- Impulsverkürzung
- Gehäusedefekte
- Frequenzinkonstanz

zu richten, wobei die myokardiale Elektrodenimplantation bei Kleinkindern bevorzugt wird (Vanetti et al. 1983). Besonderheiten gegenüber der Schrittmachertherapie beim Erwachsenen bestehen neben den ungünstigen Größenverhältnissen vor allem in den häufig notwendigen Wiederholungseingriffen und den damit verbundenen Komplikationsmöglichkeiten, die durch das Wachstum der Kinder und die notwendige Elektrodennachführung bedingt sind. Nachdem in den letzten Jahren sehr dünne transvenös-endokardiale Elektroden zur Verfügung standen, sind wir auch bei Kleinkindern und Säuglingen zur transvenösen Implantationstechnik übergegangen (vgl. Abb. 12).

2.2.5 Komplikationen der Schrittmachertherapie

Die Liste der möglichen Komplikationen der Schrittmachertherapie ist aufgrund der Komplexität der Behandlungsformen umfangreich (s. Tabelle 1) (s.a. S. 271 ff.).

Mit der technischen und methodischen Vervollkommnung des Therapieverfahrens hat ihre Häufigkeit zwar entscheidend abgenommen, dennoch sind Komplikationen nicht selten und jede kann – ob technischer, biologischer oder methodischer Ursache – im Einzelfall ein bedeutungsvolles, auch lebensbedrohliches Ereignis darstellen.

Intraoperative Komplikationen

Auf eine Asystolie mit Ausbildung eines Adams-Stokesschen Anfalls während des operativen Eingriffs hat sich jeder Implantateur einzustellen. Hochgradig gefährdete Patienten sollten mit liegender temporärer Elektrode und externem Herzschrittmacher zum Eingriff kommen. Auch die temporäre Stimulation mit Oesophagusschrittmacher zur Überbrückung etwaiger intraoperativer Bradykardien/Asystolien ist möglich (Weber et al. 1982). Eine Prämedikation mit Atropin und einem Sedativum wirkt sich anfallsvermindernd aus. Alupent® sollte während des Eingriffs sofort verfügbar sein. Die Gefahr der Auslösung von ventrikulären Tachykardien bzw. von Kammerflimmern besteht bei vulnerablem Myokard durch eine mechanisch ausgelöste Extrasystolie bei der Einführung der Elektrode in den Ventrikel. Aus diesem Grunde muß die Möglichkeit einer externen Defibrillation gegeben sein. Eine seltene, meist ernste intraoperative Komplikation stellt die Myokardperforation dar. Sie kann praktisch unbemerkt, ohne klinische Folgen, aber auch hochdramatisch mit akuter Herzbeuteltamponade und kardiogenem Schock verlaufen (Escher 1973, Kallor 1974, Siddons u. Nowak 1975). An eine Perforation ist zu denken, wenn es während der Plazierung der Elektrode zu einem kurzzeitigen präkordialen Schmerzereignis kommt, ein Blutdruckabfall folgt und Zeichen einer Halsvenenineinflußstauung auftreten. Eine anfangs effektive Stimulation kann durch Kontaktverlust der Elektrodenspitze zum Epikard bei beginnender Tamponade ineffektiv werden. Über die Elektrodenlage kann röntgenologisch selten eine differentialdiagnostisch verwertbare Aussage getroffen werden, dagegen ist die Zunahme der Größe des Herzschattens und die Verminderung der Kontraktionsamplitude am „Herzrand" ein relativ sicheres Zeichen. Die zuverlässigste diagnostische Maßnahme besteht in der subxiphoidalen Perikardpunktion. Ein Hämoperikard ist erwiesen, wenn eine unter Bildwandlerkontrolle vorgenommene Injektion von Röntgenkontrastmittel im

2.2 Implantationstechniken und Komplikationen der Herzschrittmachertherapie

Herzbeutel verbleibt. Dieses Hämoperikard kann bereits über die Punktionskanüle durch Absaugen von Blut entlastet werden. Stabilisieren sich die Kreislaufverhältnisse nicht und gelangt weiterhin Blut in das Perikard, ist eine dringliche chirurgische Intervention zur Übernähung der Perforationsstelle nicht zu umgehen.

Perforationen des Vorhofes führen nur selten zu einem klinisch faßbaren Verlauf.

Eine erhöhte Perforationsgefahr der Herzwand besteht, wenn bereits vor der Implantation ein Perikarderguß vorliegt und der Herzbeutel damit dem Herzen nicht anliegt.

Gegenüber der akuten rechtsventrikulären Perforation verläuft die allmähliche Penetration der Elektrode primär unbemerkt (Shaw et al. 1984). Zeichen für eine Penetration sind eine umschriebene Perikarditis mit typischem Perikardreiben (Glassman et al. 1977), eine intermittierende oder permanente Ineffektivität der Stimulation und auch ein Wandel des Vektors in der EKG-Kurve vom Links- zum Rechtsschenkelblockbild (Witte u. Vogel 1968) bei transseptaler bzw. intramuraler Penetration. Eine penetrierte Elektrodenspitze sollte unter Thorakotomiebereitschaft durch Rückzug der Elektrode korrigiert werden.

Ein Pneumothorax und ein Hämatothorax sind spezifische Komplikationen der Subclavia-Punktionstechnik. Bei Erfahrung mit der Methode sind sie, zumal bei Punktion unter Bildwandlerdurchleuchtung, selten.

Ein Pneumothorax entwickelt sich in aller Regel langsam, eine Röntgen-Thorax-Kontrolle ist daher am 2. oder 3. postoperativen Tag erforderlich.

Die Punktion der Arteria subclavia führt faktisch nie zu klinisch nachweisbaren Folgen. Jedoch kann ein durch Arterienpunktion in der Umgebung des Gefäßes entstehendes Hämatom die Punktion der Vena subclavia erschweren.

Luftembolien können sowohl durch Venotomie als auch durch Punktionstechnik geschaffene weitlumige Zugänge entstehen. Potentiell gefährlich dürften sie jedoch nur bei der Eröffnung der Vena jugularis interna als Elektrodenzugang sein.

Komplikationen an der Schrittmachertasche gehören neben den Elektrodendislokationen zu den häufigsten Problemen der Schrittmachertherapie, obwohl ihre Häufigkeit durch die Verkleinerung der Implantate abgenommen hat. Als durchschnittliche Rate werden um 5 Prozent angegeben (Escher 1973). Begünstigende Faktoren sind häufig frühere Operationen an der Schrittmachertasche, Hämatome sowie kantige Schrittmacherformen. Probleme am Schrittmacherbett entstehen aus unterschiedlichen Ursachen, nach denen sich ganz wesentlich die therapeutischen Maßnahmen zu richten haben.

Erstere unterscheiden sich in:
1. mechanisch bedingte Druckatrophie der Subkutis ohne Infektion/Perforation,
2. mechanisch bedingte Druckatrophie mit Perforation und Infektion der Schrittmachertasche,

3. primäre operationsbedingte (akute) Tascheninfektion,
4. protrahierte Infektion mit primär apathogenen Keimen (Staphylokokkus epidermidis),
5. hyperergische Reaktionen.

Die mechanisch bedingte Druckatrophie der Subkutis ist zumeist Folge einer ungünstigen Plazierung der Schrittmachertasche. Oft wird diese zu weit lateral oder primär zu klein angelegt. Die Druckatrophie äußert sich in einer lividen Verfärbung der Haut, meist mehrere Monate bis Jahre nach der Schrittmacherimplantation. Überwiegend ist der laterale Rand betroffen. Ohne chirurgische Revision besteht die Gefahr einer Perforation der Tasche mit nachfolgender Infektion (Abb. 13). Die Korrektur kann auf unterschiedliche Weise erfolgen: die einfachste – nach eigener Erfahrung auch erfolgreichste Maßnahme – liegt in der Verlagerung des Schrittmachers nach medial-distal durch Anlage einer neuen subkutanen Tasche. Auch

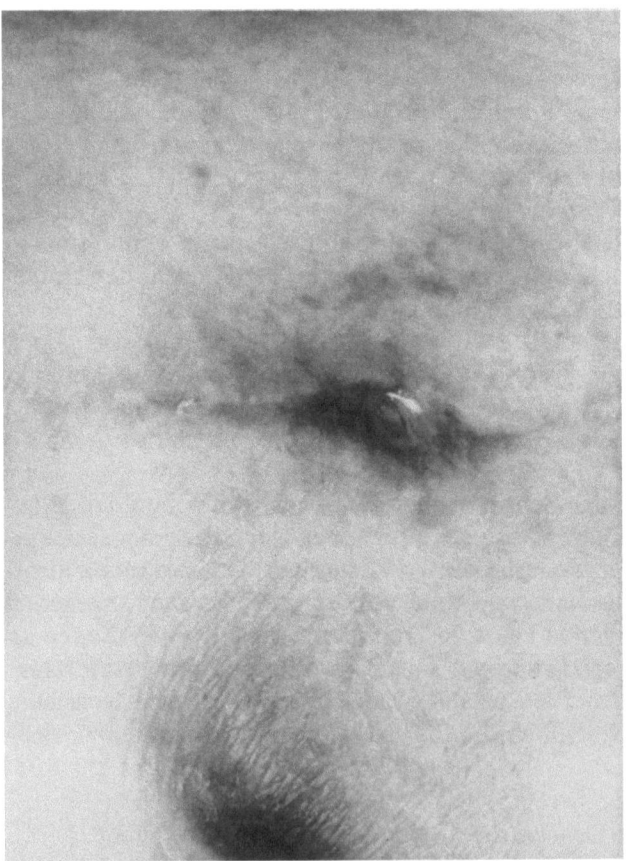

Abb. 13. Perforierte Drucknekrose der Haut mit Fistelbildung am Wundschnitt und livider Verfärbung der Haut am distalen Schrittmacherpol

2.2 Implantationstechniken und Komplikationen der Herzschrittmachertherapie

eine Verlegung des Gerätes hinter den Pectoralis-Muskel bzw. nach Elektrodenverlängerung in die Oberbauchregion ist möglich.

Ist die Schrittmachertasche als Folge der mechanischen Druckatrophie perforiert und infiziert, ist der Schrittmacher generell zu entfernen. Es kann aber, abhängig vom Lokalbefund, versucht werden, die liegende Elektrode weiterhin zur Stimulation zu verwenden. Dazu wird diese proximal der Schrittmachertasche im nichtinfizierten Gewebe freipräpariert und an eine Elektrodenverlängerung gekoppelt, die von einer neu gebildeten Schrittmachertasche aus subkutan durchgeführt wurde. Erscheint eine aseptische Präparation der Elektrode nicht möglich, muß kontralateral das gesamte System neu implantiert werden. Erst danach wird der infizierte Schrittmacher entfernt und von der liegenden Elektrode abgetrennt. Die so gekürzte Elektrode wird am Stumpf mit Silikonkleber dicht verschlossen und nach Revision und Drainage der Tasche zusätzlich fixiert. Nur selten heilt die infizierte Tasche nicht ab und führt zu einer Fistelbildung am Elektrodenstumpf. Diese macht dann eine Elektrodenextraktion erforderlich.

Treten in zeitlicher Distanz von mehreren Monaten nach der Implantation Schwellungen, Rötungen und Schmerzen an der Schrittmachertasche auf, die ohne Zeichen einer Druckatrophie entstanden, ist eine protrahiert verlaufende Infektion zumeist durch Staphylokokkus epidermidis (albus) anzunehmen. Dieser an sich apathogene Keim erlangt offensichtlich zusammen mit einem implantierten Fremdkörper Pathogenität. Das Vorgehen beim notwendigen chirurgischen Korrektureingriff entspricht dem der sekundär infizierten Schrittmachertasche.

Bei unmittelbar im Zusammenhang mit dem chirurgischen Eingriff auftretender Taschenentzündung ist eine akute Infektion – meist durch Staphylokokkus aureus oder Pseudomonas aeruginosa anzunehmen. Der sicherste Weg zur Beherrschung dieser akuten Infektion sind die sofortige Neuimplantation auf der kontralateralen Seite und die komplette Entfernung des infizierten Systems, da die Gefahr einer Septikämie und Endokarditis besteht.

Diese Gefahr korreliert mit der Virulenz der Keime und ist nach Erstimplantation größer als nach Schrittmacherwechsel, da eine bindegewebige Barriere zum Venensystem noch nicht aufgebaut ist. Die Behandlung der Tascheninfektion mit antibiotischer Spüldrainage kann erfolgreich sein. Etwaige Fehlschläge, weitere Komplikationen, hoher Aufwand und lange Liegezeiten rechtfertigen jedoch primär ein aktives chirurgisches Vorgehen.

Entzündungen der Schrittmachertasche, bei denen sich weder mechanische noch infektiöse Ursachen eruieren lassen, können durch hyperergisch/allergische Reaktionen ausgelöst werden. Am häufigsten verursachen dies Silikonkleber bzw. Silikonummantelungen des Schrittmachers. Die Folgen sind sterile Reizergüsse in der Schrittmachertasche, die auch nach Entlastung durch Punktion eine Rezidivneigung aufweisen. Auch echte Allergien gegen Bestandteile der Schrittmacherkapsel wie Chrom, Nickel (Landwehr u. van Ketel 1983) und auch Titan (Peters et al. 1984) wurden beschrieben und können neben lokalen Problemen zu ausgeprägten Dermatitiden führen (Landwehr u. van Ketel 1983). An einen Allergentest wird häufig erst nach vergeblichen chirurgischen Korrektureingriffen gedacht.

Die direkte bzw. indirekte Zwerchfellstimulation über den Nervus phrenicus ist eine nicht immer vermeidbare Komplikation, die in der Regel einen Korrektureingriff nach sich zieht. Sie ist postoperativ nicht zu erwarten, wenn intra operationem mittels externen Schrittmachers mit mehrfacher Impulsamplitude des später zu implantierenden Gerätes keine Zwerchfellreizung ausgelöst wird. Durch lageabhängige Gewebeverschiebungen kann sich dennoch postoperativ eine Zwerchfellstimulation einstellen und in bestimmten Körperhaltungen unerträglich werden. Unter Umständen kann eine Verminderung der Impulsamplitude/Impulslänge durch Programmierung den Reizimpuls für die Zwerchfellstimulation unterschwellig machen. Aufgrund der engen anatomischen Beziehungen zwischen dem Nervus phrenicus und der lateralen Vorhofwand sind überwiegend in diesem Bereich implantierte Vorhofelektroden relativ häufig mit dieser Komplikation belastet.

Auch die Miterregung des Musculus pectoralis im Bereich der Schrittmachertasche kann sich zu einer korrekturbedürftigen Komplikation ausweiten. Sie scheint mit der Verkleinerung der Schrittmacheroberfläche negativ korreliert zu sein, da die oberflächliche Stromdichte zunimmt. Insbesondere bei einer räumlichen Nähe zwischen intrakardialer Reizelektrode und indifferenter Gehäuseelektrode, wie dies bei rechtsseitig implantierten unipolar vorhofstimulierenden Schrittmachern der Fall ist, kommt eine Pectoralisstimulation nicht selten vor. Sie ist durch eine Isolation der am Pectoralis zugewandten Oberfläche des Schrittmachers und eine vertretbare Reduktion der Impulsamplitude zu vermeiden. Tritt eine Pectoralisstimulation nach einem bisher ungestörten Therapieverlauf auf, spricht dies für einen Isolationsschaden am schrittmachernahen Elektrodenabschnitt bzw. am Elektrodenkonnektor.

Elektrodenbedingte Komplikationen

In der Schrittmachertherapie sind die Elektrodenkomplikationen auch weiterhin dominierend. Der frühzeitig auftretende Kontaktverlust des Elektrodenkopfes zum Myokard (Elektrodendislokation) ist in 2 bis 20 Prozent die häufigste Komplikation der postoperativen Phase (Schaudig 1978). Eine grobe röntgenologisch erkennbare Verlagerung der Elektrode aus der Ventrikelspitze oder bei atrialen Elektroden aus dem Vorhof wird als Makrodislokation bezeichnet. Eine sogenannte Mikrodislokation kann angenommen werden, wenn ein Stimulationsverlust ohne Nachweis einer Elektrodenverlagerung auftritt. Sie kann aber auch durch eine myokardiale Reizschwellenerhöhung vorgetäuscht werden. Wird als Ursache des Stimulationsausfalls eine Elektrodendislokation nachgewiesen oder angenommen, muß in einem Wiederholungseingriff die Elektrode neu plaziert werden. Dazu muß der Schrittmacher freigelegt, von der Elektrode abgekoppelt und die Einknüpfungsnaht gelöst werden. Nach Einführung des Mandrins erfolgt die

2.2 Implantationstechniken und Komplikationen der Herzschrittmachertherapie

Neuplazierung. Dislokationen sind in großen „ausgewalzten" und trabekelarmen Ventrikeln häufiger als in normal großen Herzen. Besonders in diesen Fällen bewähren sich aktiv fixierbare Elektroden.

Die Zeitdauer der postoperativen Ruhigstellung des Patienten scheint keinen wesentlichen Einfluß auf die Dislokationsrate zu besitzen.

Eine plötzlich nach der Implantation auftretende Ineffektivität der Stimulation (Exitblock) kann in einem mechanischen Kontaktverlust der Elektrode zum Endokard oder in einer überdurchschnittlich ausgeprägten unspezifisch entzündlichen Reaktion des Myokards begründet sein (vgl. Reizschwelle, S. 202).

Begünstigende Faktoren für einen postoperativen Exitblock sind eine primär erhöhte Reizschwelle (über 1,5 mA), eine massive mechanische Alteration des Myokards (z. B. durch zu straff eingedrehte Schraubelektroden) oder eine Stauchung bei unzureichender Elektrodenelastizität.

Parallel zur Ineffektivität der Stimulation kann auch die Steuerfunktion des Schrittmachers ausfallen, die auf einer gleichzeitigen Amplitudenabnahme des endokardial abtastbaren Signals beruht. Eine Korrelation zwischen postoperativem Reizschwellenanstieg und der Verminderung des endokardialen Potentials besteht jedoch nicht zwingend, so daß sowohl die eine wie die andere Funktion getrennt ausfallen können. Beim Steuerungsverlust sind darüber hinaus technische Aspekte, wie die Größe und Oberflächengestaltung der Elektrode sowie der Eingangswiderstand des Schrittmachers, zu berücksichtigen.

Für eine Mikrodislokation als Ursache eines Stimulationsausfalls spricht eine intermittierend auftretende Störung, während insbesondere bei permanent ineffektiver Stimulation eine Reizschwellenerhöhung anzunehmen ist. In letzterem Fall kann durch eine Erhöhung der Impulsamplitude/-breite mittels externer Programmierung des Schrittmachers eine effektive Stimulation wieder hergestellt werden. Sofern keine vitale Gefährdung des Patienten vorliegt, ist eine antiphlogistische Behandlung mit Glukokortikoiden indiziert. Bei Verdacht auf eine Mikrodislokation dagegen sollte möglichst bald ein Korrektureingriff mit Neuplazierung der Elektrode folgen. Chronische, später im Therapieverlauf auftretende Stimulationsausfälle und Steuerungsfehler sind einer antiphlogistischen Therapie nicht zugänglich. Die Neuimplantation einer Elektrode ist dann nicht zu umgehen.

Eine schwerwiegende Spätkomplikation ist der Bruch der Stimulationselektrode. Dieser manifestiert sich in plötzlich auftretendem vollständigen oder intermittierenden Stimulationsausfall. Während bei ausreichendem Ersatzrhythmus eine Gefährdung des Patienten nicht unmittelbar besteht, sind solche mit ausgeprägten Bradykardien und schrittmacherabhängige Patienten hochgradig gefährdet. Der intermittierende Stimulationsausfall entsteht durch einen „Wackelkontakt" an der Bruchstelle. Prädilektionsstellen für Elektrodenbrüche sind die Einknüpfstelle der Elektrode und der Übergang zum Adapter. Nur selten kommen Elektrodenbrüche im intrathorakalen Bereich vor (Al-Sukhun et al. 1980). Die Bruchrate von Elektroden liegt bei subpectoraler Schrittmacherlagerung erheblich über der anderer Schrittmacherlokalisationen. Der Vergleich zwischen myokardialen und transvenös implantierten Elektroden erbrachte eine dreifach häufigere Bruchrate der myokardial implantierten Elektroden (Nordeck et al. 1975). Die modernen mehrwendligen Elektroden sind in ihrer mechanischen Belastbarkeit der einwendligen deutlich überlegen.

Die Bruchlokalisation ist in aller Regel röntgenologisch zu erkennen. Liegt keine Disatraktion der Bruchenden vor, ist die Unterbrechung an einer Knickstelle im Kabelverlauf zu vermuten. Nichtinvasiv sind oszillographische Messungen des Elektrodenwiderstandes hilfreich.

Die operative Korrektur erfolgt bei adapternaher Bruchlokalisation durch die Ankopplung eines neuen Adapters; bei Brüchen an der Einknüpfungsstelle kann versucht werden, ein Verlängerungskabel oder einen Elektrodenkonnektor zu interponieren. Extrem selten ist der thrombotische Verschluß einer großen Vene (Vena axillaris, Vena subclavia oder Vena cava superior) nach transvenöser Elektrodenimplantation. Es wurden jeweils nur Einzelbeobachtungen mitgeteilt (Knutsen et al. 1983, Lorentz-Schwarzenbacher et al. 1983, Mitrovic et al. 1983). Thrombotische Veränderungen ohne klinische Manifestationen scheinen dagegen wesentlich häufiger vorzuliegen. Bei systematischer Phlebographie an 100 Patienten konnten thrombotische Anlagerungen bei 39 Patienten nachgewiesen werden. Davon hatten 15 einen kompletten Verschluß eines Venensystems (Nordeck et al. 1975). Bei frühzeitig postoperativen thrombotischen Komplikationen ist auch an eine intravasale Infektion zu denken. Diese kann auch ohne nachweisbare Infektion der Schrittmachertasche schwere septische Zustände verursachen (Wunderlich u. Leutritz 1977).

Nur selten kommt es zu pulmonalen Embolien aus dem Bereich der Vena subclavia (Pasquariello et al. 1984). Später auftretende Phlebothrombosen haben häufig mechanische Ursachen und können nach schwerer körperlicher Belastung oder Traumen auftreten (Abb. 14).

Werden arterielle Thrombembolien beobachtet, kann ihr Ausgangspunkt eine unbeabsichtigte linksventrikuläre Fehlpositionierung der Elektrode über einen Vorhofseptumdefekt sein (Ross et al. 1983, Schiavone et al. 1984, Tobin et al. 1983). Nach primären oder sekundären Tascheninfektionen droht nach Überschreiten der lokalen Barrieren jederzeit eine Sepsis. Bei transvenösem Zugang wird die Infektion über die Vene oder den Stichkanal sowie die Besiedlung der Elektrode bzw. der abgeschiedenen Thromben gefördert. Eine Sepsis ist wahrscheinlich, wenn zusätzlich zu den septischen Allgemeinerscheinungen, insbesondere dem typischen Fieberverlauf, Nahtdehiszenzen, oberflächliche Eiterungen, Serom- oder Eiterentleerungen oder auch nur Rötungen der Schrittmachertasche auftreten. Die Schrittmachertasche kann aber auch völlig unauffällig sein.

Zu Beginn der Erkrankung wird fälschlicherweise nicht selten eine Pneumonie vermutet (Wunderlich u. Leutritz 1977). Zur diagnostischen Sicherung einer Sepsis sollte der Keimnachweis aus der Blutkultur und aus der Schrittmachertasche angestrebt werden. Hinweise auf eine Karditis stützen die Diagnose und verschlechtern die Prognose.

Die Therapie sollte so frühzeitig und konsequent wie möglich einsetzen. Sie besteht in einer den Regeln der Endokarditisbehandlung entsprechen-

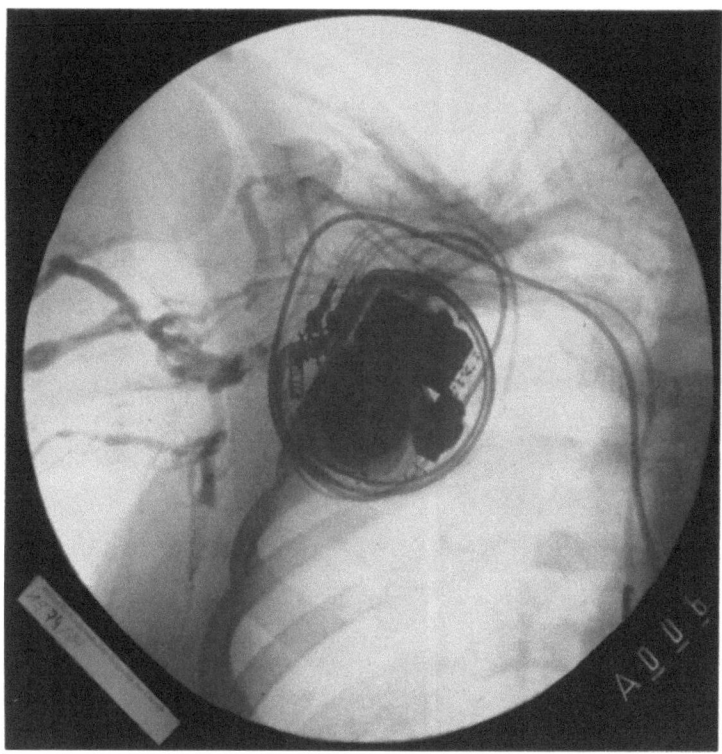

Abb. 14. Thrombose nach transvenöser Schrittmacherimplantation: Phlebographischer Befund 2 Tage nach transvenös-endokardialer Implantation von 2 bipolaren (je über 3 mm starken) Elektroden. Die Aufnahme zeigt frische Thromben im Bereich der Vena axillaris und Vena subclavia

den Antibiotika-Therapie mit Höchstdosen (wenn möglich nach bakterieller Resistenzlage) und einer kompletten Entfernung des Schrittmachersystems.

Da bei Wiederholungs-Implantationen des neuen endovasalen Schrittmachersystems auch unter massivem Antibiotikaschutz eine septische Besiedlung der neuen Elektrode möglich ist, kann in diesen Ausnahmefällen eine extravasal-myokardiale Elektrodenimplantation indiziert sein.

Ist die Sepsis Folge einer Schrittmacherneuimplantation, gelingt die Entfernung der Elektrode durch einfachen manuellen Zug. Bei länger zurückliegendem Eingriff ist die bindegewebige Fixation so stabil, daß eine manuelle Extraktion durch dosierten Zug nicht möglich ist. Für die ventrikuläre (Kragenkopf-) Standardelektrode hat sich die Extraktion mittels Dauerzug bewährt. Diese Methode geht auf einen Vorschlag von Bilgutay u. Mitarbeiter (1969) zurück. Dazu wird nach Lösung der Einknüpfung das extravasale Elektrodenende angeschlungen und über eine Rolle am Kopfende des Bettes durch Anhängen eines Gewichtes ein Dauerzug ausgeübt. In einer multizentrischen Studie (Hutschenreiter et al. 1984) wird über 29

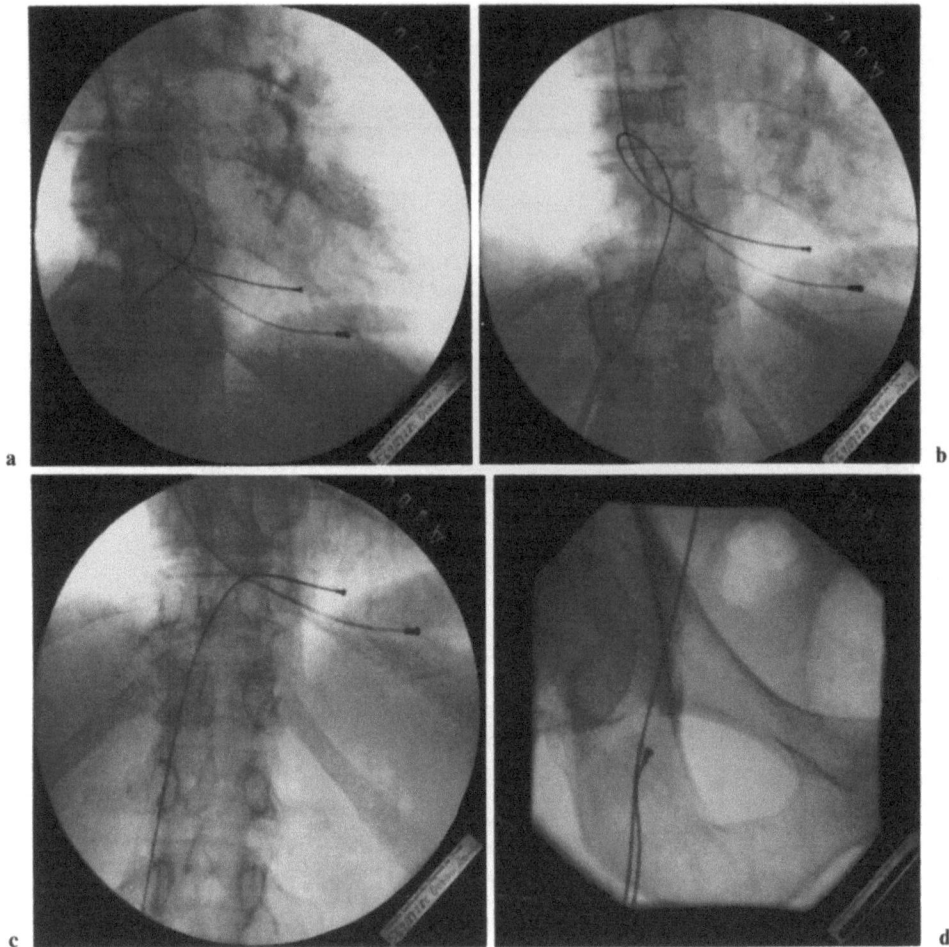

Abb. 15a–d. Extraktion einer embolisierten (septischen) Elektrode: **a** embolisierte ventrikuläre Kragenkopfelektrode im rechten Vorhof und in der Vena cava inferior. **b** mit Lasso-Katheter von der Vena femoralis aus gefangenes proximales (infiziertes) Elektrodenende. **c** Beginn der Extraktion der fixierten Elektrode. **d** Der Elektrodenkopf ist bis an die Punktionsstelle der Vena femoralis zurückgezogen

Fälle berichtet, von denen bei 21 Patienten die Extraktion in einer Zeit zwischen 70 Minuten und 14 Tagen (im Mittel 4 Tage) mit Gewichten zwischen 100 g und 800 g (im Mittel 360 g) gelang.

Nach Lösung des Elektrodenkopfes im Ventrikel kann sich dieser im Subkutangewebe oder in der zuführenden Vene erneut festsetzen, so daß der Kragenkopf durch einen chirurgischen Eingriff entfernt werden muß.

Die Extraktion der Elektrode durch dosierten Dauerzug ist nach bisherigen Erfahrungen im Gegensatz zur abrupten manuellen Entfernung schonender; tödliche Zwischenfälle wurden bisher nicht beschrieben (Hutschenreiter et al. 1984). Eigene Erfahrungen mit der Extraktion von Elektroden

2.2 Implantationstechniken und Komplikationen der Herzschrittmachertherapie

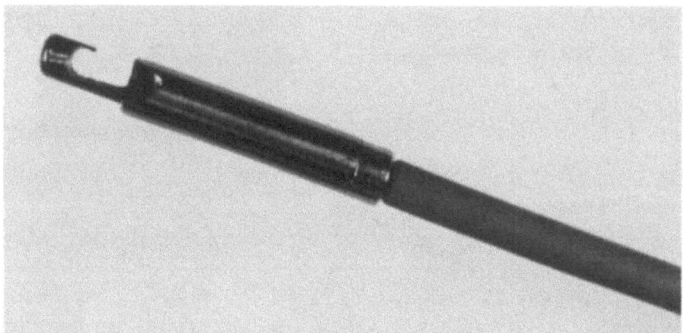

Abb. 16. Darstellung der 14-F-starken flexiblen Elektrodenschere: Durch Retraktion des ausgefahrenen und scharf angeschliffenen Innenzylinders läßt sich eine endokardiale Elektrode sicher durchtrennen

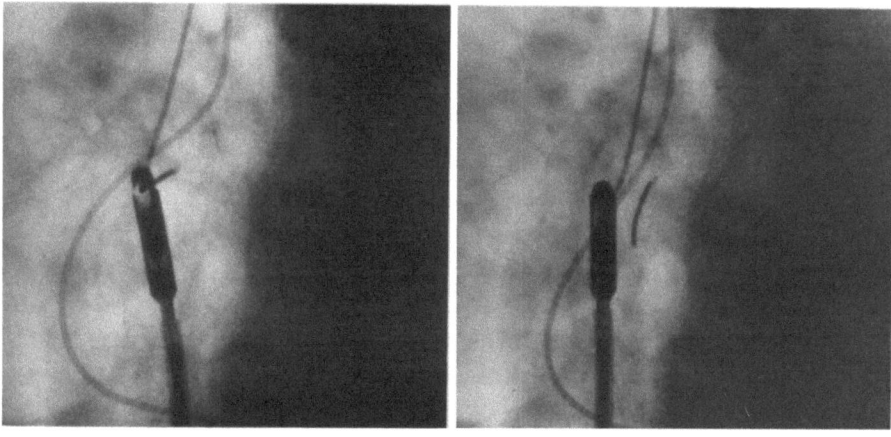

Abb. 17 a, b. Röntgenbild (Kine-Film) der Durchtrennung einer nicht extrahierbaren Vorhofwiderhakenelektrode: **a** die über die Vena femoralis eingeführte „Schere" wird so geführt, daß sie die Elektrode möglichst nahe am fixierten Kopf erfaßt und **b** durch Retraktion des Zylinders trennt. Der abgetrennte Elektrodenkatheter kann dann über den Implantationsweg aus dem Venensystem entfernt werden, der Elektrodenkopf verbleibt an der Implantationsstelle

mit anderen Fixationshilfen wie Schrauben, Haken und Borsten liegen bisher nicht vor. Sie dürften jedoch für eine notwendige Extraktion gegenüber den bisherigen Ventrikel-Standardelektroden mit relativ rigidem Kragenkopf günstigere Voraussetzungen besitzen.

Ein Sonderproblem stellt die Embolisation einer infizierten Elektrode dar. Gelingt nach Schrittmacherentfernung aus einer infizierten Tasche eine Sanierung des Schrittmacherbettes nicht, kann sich die Einknüpfung der gekürzten Elektrode durch die fortbestehende Infektion lösen und die Elektrode damit ins Venensystem embolisieren. Der übliche Weg zur Entfernung einer solchen Elektrode ist eine Thorakotomie. Eine Möglichkeit, die

Thorakotomie zu umgehen, ist die percutane transvenöse Extraktion der Elektrode mit Hilfe von Kathetern mit einer Fangeinrichtung. Eigene Erfahrungen mit dieser Methode, die immer nur in Thorakotomiebereitschaft angewendet werden sollte, sind positiv (Abb. 15).

Eine Extraktion von fest fixierten Vorhofelektroden ist aufgrund der noch geringeren Belastbarkeit der nur 1–2 mm dicken Vorhofwand kaum möglich und eine Thorakotomie im allgemeinen nicht zu umgehen.

Wir sammelten erste Erfahrungen mit einer möglichen alternativen Methode. Sie besteht in einer endokardialen elektrodenkopfnahen Durchtrennung des Kabels mit Hilfe einer 12-F starken Zange, die endovasal über die Vena femoralis eingeführt wird, während der Elektrodenkopf im Herzen verbleibt, kann der Hauptteil des Elektrodenkabels über den Implantationsweg entfernt werden (Abb. 16, 17).

Schrittmacherbedingte Komplikationen

Implantierbare Schrittmacher werden unter strengsten qualitätssichernden Kontrollverfahren hergestellt. Dennoch sind technische Störungen nicht gänzlich auszuschließen.

Bei den erprobten Typen der Lithiumjodid- und Lithiumchromat-Zellen sind vorzeitige Batterieerschöpfungen und extreme Innenwiderstandsänderungen kaum zu erwarten; treten sie dennoch auf, können sie auf stromkonsumierende Nebenschlüsse in der Schaltung oder auf eingedrungene Körperflüssigkeit in den Schrittmacher zurückzuführen sein. Je nach Prinzip der end-of-live-Kontrolle des Schrittmachers wird dieses vorzeitig eine Batterieerschöpfung signalisieren bzw. es führt eine niedrige Impulsamplitude zu einer unterschwelligen Stimulation.

Ein Leitungsbruch in der Schaltung hat einen völligen Stimulationsverlust zur Folge. Unterschiedliche Störungen, wie Frequenz-, Impuls-, Amplituden- und Impulsbreitenänderung können nach externer Elektroschockanwendung auftreten. Sie sind durch Reprogrammierung des Schrittmachers meistens zu beheben. Nichtreversible Schäden an den mikroelektronischen Schaltkreisen können durch hohe Strahlenbelastung im Rahmen einer Karzinomtherapie des Schrittmacherträgers entstehen. Strahlenbelastungen, wie sie im Rahmen diagnostischer Verfahren zu erwarten sind, haben keinen Einfluß auf die Funktionssicherheit des Schrittmachers (Quertermous et al. 1983). Treten bei vorhofbeteiligten Schrittmachersystemen paroxysmale Tachykardien auf, ist ein über den Schrittmacher laufendes Erregungskreisen (Reentry) wahrscheinlich. Über dieses Phänomen liegen vielfache Beobachtungen (Rozanski et al. 1983) vor. Sofern dies möglich ist, beseitigt eine Umprogrammierung der Refraktär- und AV-Zeiten des Schrittmachers diese Komplikation.

Literatur

Al-Sukhun P, Bardos P, Messmer BJ (1980) Elektrodenbrüche bei Schrittmacherpatienten. Dtsch Med Wschr 105:520

Belott P, Bucko D (1983) Inframammary pulse generator placement for maximizing cosmetic effect. PACE 6:1241

Bilgutay AM, Jensen NK, Schmidt WR, Gara-Mella JJ, Lynch FM (1969) Incarceration of transvenous pacemaker electrode. Removal by traction. Amer Heart J 77:377

Bücking J, Schwartau M (1984) Schrittmachertherapie mit steroidhaltiger Elektrode. Dtsch Med Wschr 109:671

Dittrich H (1969) Die Pericardiotomia inferior transversalis. Chir Praxis 13:563

Dittrich M (1983) Schrittmacherimplantation. Chirurg 54:143–148

Escher DJW (1973) Types of pacemakers and their complications. Circulation 47:1119

Fritz T, Richeson JF, Fitzpatrick P, Wilson G (1983) Venous obstruction, a potential complication of transvenous pacemaker electrodes. Chest 83:534

Glassman RD, Noble RJ, Tavel ME, Storer WR, Schmidt PE (1977) Pacemaker induced endocardial friction rub. Amer J Cardiol 40:811

Hutschenreiter W, Bredel P, Lachmann W, Wruck E, Wunderlich E, Meyer HG, Mann D, Krieg D, Albrecht K, Armbruster W, Jocham G (1984) Multizentrische Studie zu Ergebnissen der Extraktion transvenös implantierter Herzschrittmacherelektroden mittels Dauerzug. Z Ges Innere Medizin 39:194

Kallor GJ (1974) Cardiac tamponade: report of a case after insertion of transvenous endocardial electrode. Amer Heart J 88:88

Knutsen F, Ring T, Nielsen St (1983) Thrombosis of the subclavian vein – a rare complication on transvenous cardiac pacing. Scand J Thorac cardiovasc Surg 17:125

Kruse IM, Terpstra B (1985) Acute and long-term atrial and ventricular stimulation thresholds with a steroid-eluting electrode. PACE 8:45

Kupp M, Bleifeld W, Hanrath P, Irnich W, Effert S (1973) Glukocorticoide zur Senkung der elektrischen Reizschwelle von Schrittmachern. Dtsch Med Wschr 98:858

Landwehr AJ, van Ketel WG (1983) Pemphigus after implantation of a nickel-containing pacemaker in a nickel-allergic patient. Contaet Dermatitis 9:147

Lorentz-Schwarzenbacher J, Buchwald J, Viereck HJ (1983) Intraoperative Komplikationen bei der Implantation permanenter Schrittmacher. Dtsch Med Wschr 108:584

Mitrovic CV, Thormann J, Schlepper M, Neuss H (1983) Thrombotic complications with pacemakers. Int J Cardiol 2:363

Nordeck E, Buckesfeld R, Kirchhoff PG, Neubauer J (1975) Elektrodenbedingte Komplikationen bei Schrittmachertherapie. Dtsch med Wschr 100:1282

Pasquariello JL, Hartman RJ, Yudelman IM, Feit A, Gomes JA, El-Sherif N (1984) Recurrent pulmonary embolization following implantation of transvenous pacemaker. PACE 7:790

Peters MS, Schroeter AL, van Hale HM, Broadbent JC (1984) Pacemaker contact sensitivity. Contact Dermatitis 11:214

Preston TA, Judge RD (1969) Alteration of pacemaker threshold by drug and physiological factors. Ann N Y Acad Sci 165:686

Quertermous T, Megahy MS, Da-Gupta DS, Griem ML (1983) Pacemaker failure resulting from radiation damage. Radiology 148:257

Ramsdale DR, Charles RG (1983) Myopotential inhibition of unipolar pacemakers. Brit Med J Clin Res 287:1430

Reed GE, Cortes LE, Claus RH, Reppert EH (1969) A new technique for pacemaker implantation: Extrapleural, intramyocardial. J thorac cardiovasc Surg 57:507

Ross WB, Mohinddin SM, Pagano T, Hughes D (1983) Malposition of transvenous cardiac electrode associated with am amaurosis fugax. PACE 6:119

Rozanski JJ, Blankstein RL, Lister JW (1983) Pacer arrhythmias: myopotential triggering of pacemaker mediated tachycardia. PACE 6:119

Schaudig A (1978) Chirurgische Eingriffe bei Schrittmacher-Implantationen. Allg. u. spezielle Operationslehre Bd. IV/2: Herz- und herznahe Gefäße. Herausgeber: Borst HG, Klinner W, Senning A. Springer, Berlin Heidelberg

Schaudig A, Zimmermann M, Thurmayer R, Beyer J (1977) Komplikationen der Schrittmachertherapie. Internist 18:25

Schiavone WA, Castler LW, Salcedo E, Graor R (1984) Amaurosis fugax in a patient with a left ventricular endocardial pacemaker. PACE 7:288

Shaw RJ, Chambers JB, Oldershaw PK (1984) Migration of retained pacemaker electrodes. Clin Cardiol 7:184

Siddons H, Nowak K (1975) Surgical complications of implanting pacemakers. Brit J Surg 62:929

Sterz H, Prager H, Koller H, Haiderer O (1977) Zur perkutanen Implantation permanenter Herzschrittmacher. Z Kardiol 66:726

Thalen HJT, van den Berg J, von der Heide H, Nieveen J (1969) The artificial cardiac pacemaker. van Gercum, Assen

Tobin AM, Grodman RS, Fisherkeller M, Nicolosi R (1983) Two-dimensional echocardiographic localization of a malpositioned pacing catheter. PACE 6: 291

Vanetti A, Chaptal PA, Lefebure MF, Choussat M, Godin JF, Dodinot B, Dor V, Conso JF, Soots G, Gaillard D, Bourlon F, Kubler L, Laurens P, Dubost C (1983) Cardiac pacing in children: a French multicenter study of 241 patients. Proceedings of VII. World Symp. Cardiac pacing Ed. Steinbach K. Steinkopff, Darmstadt

Weber D, Otte KB, Wittig W, Möbius A, Werner J (1982) Einsatzmöglichkeiten eines Universalstimulators zur intrakardialen und transösophagealen Stimulation. Dt Gesundh Wesen 37:1893

Westerholm CJ (1971) Threshold studies in transvenous cardiac pacemaker treatment. Scand J thorac cardiovasc Surg suppl 8

Winkle RA (1983) The implantable defibrillator in ventricular arrhythmias. Hospital Practice 18:149

Witte J, Vogel J (1968) Endokardperforation durch intrakardiale Schrittmachersonde mit intramuraler Wanderung. Zentralbl Chirurgie 93:1615

Witte J, Dreßler L, Schröder G (1982) Atraumatische transvenös-endokardiale Vorhofelektrode über die Punktion der Vena subclavia. Dt Gesundh Wesen 37:684

Wunderlich E, Leutritz S (1977) Sepsis als Komplikation der Schrittmacher-Therapie. Dt Gesundh Wesen 32:2208

Zaidan JR, Curling PE, Craver JM (1985) Effect of Euflurane, Isolurane and Halotane on pacing stimulation thresholds in man. PACE 8:32

2.3 Schrittmacherbehandlung

B. LÜDERITZ

2.3.1 Einleitung

Neben der kausalen, allgemeinen und medikamentösen Behandlung kardialer Arrhythmien haben – insbesondere in der Notfallmedizin – elektrotherapeutische Maßnahmen heute ihren festen Platz. Dies gilt besonders für die Schrittmachertherapie bei kritischer Frequenzverminderung. Die Entwicklung der elektrischen Stimulation des Herzens hat eine lange Vorgeschichte. Die Anfänge der elektrischen Behandlung bei Herzstillstand liegen über 200 Jahre zurück (vgl. S. 3 ff.). In den Schriften der Royal Human Society aus dem Gründungsjahr 1774 findet sich eine Abhandlung über die Wiederbelebung eines 3jährigen Kindes durch Applikation transthorakaler Stromstöße (vgl. Graf 1974). In den elektromedizinischen Zeitabschnitten des Galvanismus (Aloisio Galvani, 1737–1798, Arzt und Naturforscher in Bologna) und der Faradaysation (Michael Faraday, 1791–1867, Naturforscher in London) ist wiederholt über die Anwendung elektrischer Stromimpulse durch den Brustkorb – auch in Verbindung mit „Aufblasen der Lunge" – berichtet worden. 1929 referierte Gould auf einem Ärztekongreß über ein von ihm entwickeltes Herz-Wiederbelebungsgerät mit einer teilisolierten positiven Nadelelektrode zur Punktion des Herzens und einer indifferenten Plattenelektrode zum Anlegen an die Thoraxwand (vgl. Naumann d'Alnoncourt u. Lüderitz 1979).

Ein Gerät zur elektrischen Herzreizung durch periodische Stromimpulse wurde 1932 von dem New Yorker Arzt Hyman beschrieben. – Die klinische Relevanz der elektrischen Schrittmacheranwendung wurde aber wohl erst in vollem Ausmaß erkannt, als 1952 Zoll über die erfolgreiche Wiederbelebung durch externe Elektrostimulation beim nachgewiesenen Herzstillstand berichtete. Das erste komplette Schrittmachersystem wurde 1958 von Elmquist und Senning in Schweden implantiert (vgl. Seite 12). Seither sind zahlreiche Verbesserungen hinsichtlich der Elektronik, der Lebensdauer verschiedener Batterietypen, der Stimulationselektroden und des technischen Gesamtaufbaus der elektrischen Schrittmacher beschrieben worden. Besondere Fortschritte sind auf dem Gebiet der Programmierbarkeit erreicht worden. Neue Stimulationsmethoden haben darüber hinaus eine Erweiterung des Indikationskatalogs für die Schrittmachertherapie ergeben. In mehr als 20 Jahren sind weltweit Millionen von Patienten mit der Elektrostimulation erfolgreich behandelt worden. In der Bundesrepublik Deutschland lebten 1984 ca. 135 000 Schrittmacher-Patienten bei 28 000 Erstimplantationen jährlich (Irnich u. Batz 1985) (vgl. S. 14). Von 1960 bis 1985 wurden weltweit 3,0 bis 3,2 Mill. Schrittmacher implantiert; davon entfielen 2,2 bis 2,3 Mill. Schrittmacher auf Erstimplantationen. Ca. 1 Mill. Aggregate wurden bei totalem AV-Block eingesetzt, 1,2 bis 1,3 Mill. bezogen sich auf andere Indikationen. Die dadurch erreichte Zunahme der Lebenserwartung liegt bei mehr als 8 Jahren unter Zugrundelegung eines Durchschnittsalters von etwa 70 Jahren (Survey on cardiac pacing 1985).

Wohl nur in Einzelfällen werden neuerdings auch Tieren Schrittmacher implantiert: Kürzlich wurde an der tiermedizinischen Fakultät der Universität von Pennsylvania/USA einem 8jährigen Pferd ein Herzschrittmacher implantiert. Das Tier, das schon häufig von Schwächeanfällen geplagt war, fühlt sich nach Mitteilung der Wissenschaftler nun wieder wohl und leistungsfähig (Dtsch. Grünes Kreuz 1985).

2.3.2 Prognose

Der Wert der Schrittmachertherapie ist – bei entsprechender Indikation – heute unbestritten. Die therapieabhängige Überlebensrate bei totalem AV-Block ist exemplarisch in Abb. 1 wiedergegeben, die die kumulative Überlebensrate von 941 Schrittmacherpatienten im Vergleich mit 204 medikamentös behandelten Patienten graphisch darstellt.

Die 5-Jahres-Überlebensrate von Patienten mit höhergradigen AV-Blockierungen konnte durch die Schrittmachertherapie von 30% auf 60% gesteigert werden (Edhag u. Swahn 1976, Simon u. Zloto 1978). Unter ausschließlich medikamentöser Therapie war bereits ein Jahr nach Auftreten des ersten Adams-Stokes-Anfalls die Hälfte der Patienten verstorben. Nicht so ausgeprägt sind die Unterschiede zwischen medikamentöser Therapie und Schrittmacherbehandlung nach einem 10 Jahre währenden Ver-

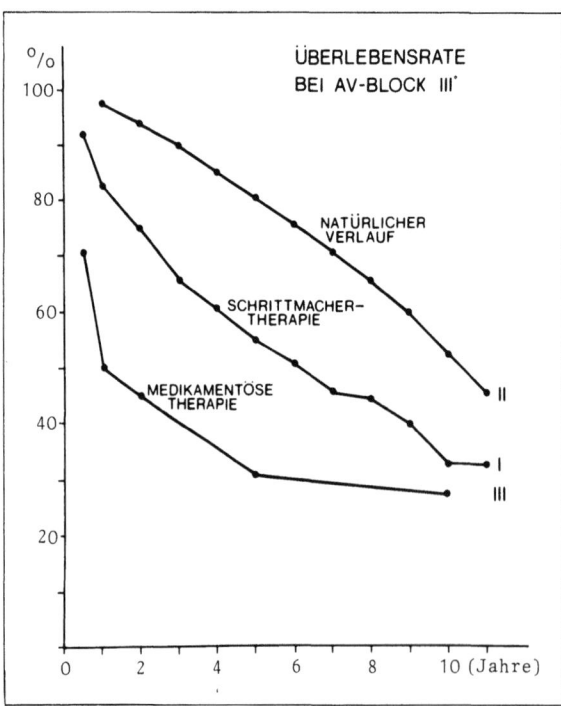

Abb. 1. Kumulative Überlebensrate von 941 Schrittmacherpatienten (*I*) im Vergleich mit 204 medikamentös behandelten Patienten mit totalem AV-Block (*III*) und der natürlichen Überlebensrate (*II*) (nach Seipel et al. 1977)

lauf. Die kumulative Überlebensrate liegt bei Schrittmacherträgern nur noch 6% über der der medikamentös therapierten Patienten (Abb. 1). Die altersspezifische Mortalität der schrittmacherbehandelten Patienten liegt jedoch immer noch über der entsprechenden Altersgruppe der Gesamtbevölkerung. Als Todesursache wird in der überwiegenden Zahl der Fälle die Progression der zugrundeliegenden kardialen Erkrankung angegeben, wobei ischämische und hypertensive Herzerkrankungen an erster Stelle stehen. Durch die Möglichkeiten der modernen Schrittmachertherapie wird jedoch nicht nur der Gefahr des akuten Herzstillstandes wirkungsvoll begegnet, sondern vielen Patienten auch ein normales Leben mit verbesserter Lebensqualität, gekennzeichnet durch das Fehlen klinischer Symptome, insbesondere von Adams-Stokes-Anfällen ermöglicht.

2.3.3 Indikation zur Schrittmachertherapie

Die Anwendung der elektrischen Stimulation gliedert sich in die temporäre Schrittmacherbehandlung und in die permanente elektrische Stimulation mit Schrittmacherimplantation. Die zeitlich begrenzte Elektrostimulation mit einem externen Schrittmacher ist indiziert bei akut auftretender Asystolie mit Adams-Stokes-Anfällen, kardiogenem Schock, ferner bei reversiblen bzw. plötzlich auftretenden Überleitungsstörungen mit hochgradiger Bradykardie (Frequenz < 40/min) z.B. beim Myokardinfarkt, Digitalisintoxikation, Myokardinsuffizienz; fernerhin bei bestimmten therapieresistenten Tachykardien, denen eine sog. kreisende Erregung zugrundeliegt (vgl. Lüderitz 1980). In derartigen Fällen ist die Schrittmachertherapie an Schnelligkeit und Wirkung der medikamentösen Therapie eindeutig überlegen. Diese Situationen sind vor allem hinsichtlich einer raschen Überweisung in die Klinik von Wichtigkeit, z. B. akut aufgetretener totaler AV-Block bei frischem Vorderwandinfarkt (trifaszikulärer Block), partieller oder totaler AV-Block bei Hinterwandinfarkt (siehe Seite 245 ff.). Bezüglich der Patientenführung und -überwachung kommt der permanenten Schrittmachertherapie die größere Bedeutung zu. Obwohl das operative Risiko der Schrittmacherimplantation (unter Lokalanästhesie) bei transvenös-intrakardialer Reizsondenlokalisation als überaus gering anzusehen ist, sollte in Anbetracht möglicher Folgekomplikationen, Lebensführung und Überwachungspflichtigkeit des Patienten, die Indikation zur Schrittmacherimplantation sorgfältig und streng gestellt werden. Hohes Lebensalter und Begleitkrankheiten stellen jedoch per se keine Kontraindikation dar.

Entscheidend für den Entschluß zur Schrittmacherimplantation sollte die klinische Symptomatik des Patienten sein (Tabelle 1).
Bei:
– Adams-Stokes-Anfällen, Schwindelzuständen in Ruhe und bei Belastung auf der Basis partieller oder totaler intermittierender persistierender atrioventrikulärer und sinuatrialer Blockierungen (Tabellen 2, 3).
– Leistungsminderung unter Frequenzen um oder unter 40/min, die durch Belastung nicht zu steigern sind (pathologische Bradykardie) bzw. medikamentös nicht dauerhaft zu beeinflussen sind,

Tabelle 1. Indikationen zur Schrittmachertherapie

Bradykardie mit klinischer Symptomatik
(Adams-Stokes-Anfälle, kardiogener Schock, Angina pectoris, Herzinsuffizienz,
 Schwindelzustände, Leistungsminderung)
Pathologische Bradykardie
Sinuatriale Blockierungen
Bradyarrhythmia absoluta
Atrioventrikuläre Blockierungen II. Grades
Kompletter AV-Block
Faszikuläre Leitungsstörungen
Bradykarde Rhythmusstörungen bei Myokardinfarkt
Karotis-Sinus-Syndrom
Sinusknoten-Syndrom (Bradykardie-Tachykardie-Syndrom)

Relative Indikation
Rechtsschenkelblock mit linksanteriorem Hemiblock

Tabelle 2. Rezidivierende Schwindelzustände – Begriffe und Definitionen

Schwindel:	Gefühl räumlicher Desorientiertheit „Furcht vor Bewußtlosigkeit" Vertigo, Pseudovertigo
Synkope:	Kurzdauernder Bewußtseinsverlust
Schwindel, Synkope:	Ausdruck zerebraler Funktionsstörungen
Ursachen:	Akuter, extremer Blutdruckabfall Kritische Verminderung der Herzauswurfleistung

Tabelle 3. Synkopen kardiovaskulärer Genese

1. Vasovagale, vasodepressorische Synkope, „Ohnmacht"
2. Arterielle Hypotonie mit Synkope (z. B. Orthostase)
3. Zerebro-vaskuläre Insuffizienz
   – Carotisstenosen
   – Vertebro-basiläre Insuffizienz
   – Subclavian-steal-Syndrom
   – Aortenbogen-Syndrom
4. Kardial bedingte Synkope im engeren Sinne
   – Bradyarrhythmie
   – Tachyarrhythmie
   – Karotis-Sinus-Syndrom
   – Hypertrophe obstruktive Kardiomyopathie
   – Valvuläre Aortenstenose

2.3.3 Indikation zur Schrittmachertherapie

Tabelle 4. Ursachen für Synkopen beim Sinusknotensyndrom

1. Erhebliche Sinusbradykardie bzw. SA-Blockierung
2. Paroxysmale Tachykardie
3. Verlängerte posttachykarde Pause (Sinusknotenerholungszeit)
4. Hypersensitiver Karotis-Sinus-reflex
5. Zerebrale Embolie

Tabelle 5. Kardial bedingte Schwindelzustände (Diagnostik)

1. Klinische Untersuchung
2. Blutdruckmessung (einschl. Schellong-Test)
3. Elektrokardiographie (Ruhe-, Belastungs-, Langzeit-EKG)
4. Echokardiographie
5. Nuklearmedizinische Verfahren
6. Invasive Techniken
   – Herzkatheter-Diagnostik
   – Intrakardiale Stimulation und Ableitung

– bradykarder Herzinsuffizienz, Bradyarrhythmia absoluta (nach Ausschluß einer Digitalisintoxikation),
– kardial vagalem Karotis-Sinus-Syndrom (siehe Seite 249, 404),
– Sinusknoten-Syndrom bei Bradykardie von Krankheitswert (vgl. Tabelle 4).

Im Jahre 1984 verteilten sich in der Bundesrepublik Deutschland die ca. 28 000 Erstimplantationen von Herzschrittmachern auf folgende Indikationen: Sinusknotensyndrom 37%, Sinusknotensyndrom plus AV-Block 2,5%, AV-Block II. Grades 10%, AV-Block III. Grades 26%, Bradyarrhythmia absoluta 17% (Irnich u. Batz 1985).

Die Prävention bradykarder Rhythmusstörungen beim sog. Tachykardie-Bradykardie-Syndrom (siehe Seite 252) ist auch deswegen wichtig, weil diese die Auslösung neuer Tachykardien begünstigen können. Eine relative Indikation zur Schrittmacherimplantation besteht bei Rechtsschenkelblock und gleichzeitigem linksanterioren Hemiblock, da hier die Gefahr gegeben ist, daß bei zusätzlichem Ausfall des linksposterioren Schenkels akut ein totaler AV-Block auftritt mit konsekutivem Adams-Stokes-Anfall. Durch frühzeitige Schrittmacherimplantation kann dieser Gefahr begegnet werden (zur Diagnostik und Therapie kardialer Schwindelzustände siehe auch Tabellen 5, 6). Bei bifaszikulären Blockformen und unifaszikulären Blockierungen mit AV-Block I. Grades kann die His-Bündel-Elektrographie einschließlich Prüfung des Funktionszustandes des dritten Bündelstamms durch atriale Stimulation eine wesentliche Entscheidungshilfe für die Schrittmacherindikation sein. Finden sich bei verlängerter H–V-Zeit unter Vorhofstimulation periphere Blockierungen, so erscheint eine Schrittma-

Tabelle 6. Behandlung kardial bedingter Schwindelzustände
Antiarrhythmika a) Sympathikomimetika, Parasympatholytika (z. B. Orciprenalin, Atropin) b) Antifibrillantien (z. B. Verapamil; Lidocain, Mexiletin, Ajmalin, Disopyramid, Propafenon)
Elektrotherapie a) Herzschrittmacher: antibradykard   antitachykard b) Elektroschock: Kardioversion/Defibrillation
Kardiochirurgie a) Herzklappenoperation b) Antiarrhythmische Operation

cherimplantation gerechtfertigt (vgl. Seipel 1979). Ein trifaszikulärer Block bedarf therapeutisch ohnehin einer Schrittmacherimplantation. Besondere Gesichtspunkte sind beim akuten Myokardinfarkt zu beachten (siehe Seite 247).

Herzschrittmacher bei Kindern

Ein eigenes Problem stellt die Schrittmacherbehandlung bei AV-Blockierungen im *Kindesalter* dar. Die Patienten mit suprabifurkalen Block-Bildern haben eine höhere Frequenz entsprechend den höhergelegenen Automatiezentren und können bei Belastung die Frequenz steigern. Diese Blockformen sind meist angeboren und haben wahrscheinlich eine bessere Prognose. Die Patienten mit infrabifurkalen Blockierungen weisen eine niedrigere und starre Kammerfrequenz zwischen 40–50/min auf und haben eine schlechtere Prognose; diese Blockierungen sind im allgemeinen erworben. Während Kinder mit angeborenem Block als nur potentielle Schrittmacherpatienten zu betrachten sind, stellen die erworbenen Blockierungen eine akute Indikation zur Schrittmacherimplantation dar, wenn die Frequenzen unter 30–40/min absinken bzw. eine entsprechende klinische Symptomatik auftritt (Stoermer u. Schramm 1979).

Es ist zu betonen, daß behandlungsbedürftige Bradykardien in der Regel durch eine medikamentöse Dauertherapie nicht befriedigend angehbar sind (Isoprenalin, Orciprenalin, Atropin), zumal die Patienten zumeist auch nicht willens sind, die mit dieser Therapie verbundenen Nebenwirkungen (häufige Einnahme, Mundtrockenheit etc.) zu tolerieren.

a) Morgagni-Adams-Stokes-Syndrom

Die bekanntesten klinischen Beschreibungen von Synkopen mit Pulslosigkeit basieren auf Beobachtungen von Morgagni, Adams und Stokes (Adams

2.3.3 Indikation zur Schrittmachertherapie

1827, Stokes 1854). Pathophysiologisch handelt es sich beim Adams-Stokes-Anfall um die Folgen eines passageren akuten Kreislaufstillstandes kardialer Genese. Ursächlich liegt eine verminderte oder eine gesteigerte Erregbarkeit des Herzens zugrunde. Führend kann eine ventrikuläre Asystolie in der Folge eines SA- oder AV-Blocks sein, eine pankardiale Asystolie oder ein Zustand mit Übererregbarkeit der Kammern mit Kammerflattern oder Kammerflimmern, aber auch eine hochfrequente Vorhof- oder AV-Knoten-Tachykardie. Nicht selten sind Mischformen von Asystolie, Bradysystolie und hochfrequenten Ektopien Ursache des akuten Kreislaufversagens.

Die bei weitem häufigste Ursache von Adams-Stokes-Anfällen und damit absolute Schrittmacherindikation ist der komplette Herzblock, d. h. die vollständige Unterbrechung der atrioventrikulären Erregungsleitung mit verzögertem Einsetzen eines subsidiären Automatie-Ersatzzentrums oder der AV-Block mit Übergang eines instabilen bradysystolischen Ersatzrhythmus in Kammerflattern und -flimmern. Die klinische Bedeutung einer unregelmäßigen AV-Überleitung ist hinsichtlich der Gefährdung des Patienten durch Adams-Stokes-Anfälle besonders schwerwiegend. Weniger bedrohlich ist jedoch ein AV-Block II. Grades mit Wenckebach-Periodik oder ein konstanter 2:1-Block (Langendorf u. Pick 1968, Watanabe u. Dreifus 1967). Ursachen Adams-Stokesscher Anfälle der pankardialen asystolischen Form sind der sinuatriale Block und der Sinusknoten-Stillstand (zur Symptomatik und Differentialdiagnose s. Tabellen 7, 8).

Die Indikation zur Schrittmachertherapie ist bei klinisch begründetem Verdacht auf ein Adams-Stokessches Anfallsleiden auch gegeben, wenn im

---

Tabelle 7. Morgagni-Adams-Stokes-Syndrom (rhythmogene, symptomatische zerebrale Minderdurchblutung)

Symptomatik
- Bewußtseinstrübung bzw. Bewußtlosigkeit von kurzer Dauer (Sekunden bis Minuten)
- plötzlicher Beginn
- Synkopen (Sekundenereignis)
- Pulslosigkeit
- Krämpfe (epileptiform) ohne Inkontinenz, ohne typ. Prodromi
- Leichenblässe („scheintot")
- Atemstillstand
- Verletzungsgefahr (z. B. Commotio) bei unvermitteltem Sturz

---

Tabelle 8. Morgagni-Adams-Stokes-Syndrom: Differentialdiagnose

Aortenstenose	Basilaris-Syndrom
Subclavian-Steal-Syndrom	Karotis-Sinus-Syndrom
Transitorische Ischämische Attacken (TIA)	Husten-/Miktions-Synkopen

Routine-EKG nur inkomplette Herzblockformen (z. B. bifaszikulärer Block) nachweisbar sind. Zunehmende Bedeutung kommt in diesen Fällen dem bettseitigen Bandspeicher-EKG sowie der Langzeitelektrokardiographie zu; oft sichern erst diese die Verdachtsdiagnose. Häufig erbringen Provokationstests, wie Karotisdruck-Versuch, Frequenzbelastung bei ergometrischen Untersuchungen oder atriale Elektrostimulation diagnostische Hinweise und therapeutische Entscheidungshilfen (s. S. 53, 90); Atropintest s. S. 71.

b) Pathologische Bradykardie

Der Begriff „pathologische Bradykardie" bezeichnet eine langsame Herzschlagfolge, die unter Belastung keine adäquate Frequenzzunahme zeigt und bei der auch bereits in Ruhe eine kritische Verminderung der Herzauswurfleistung besteht. Die klinischen Konsequenzen können in Leistungsminderung, Schwindelzuständen, Herzinsuffizienz, Angina pectoris und kardiogenem Schock manifest werden. Im Gegensatz zur paroxysmalen Asystolie, z. B. beim Adams-Stokes-Syndrom, ist hier die Kontinuität der Herzschlagfolge gewahrt, jedoch die Frequenz abnorm niedrig. Zu den potentiell bedrohlichen Bradykardien sind folgende Rhythmusstörungen zu rechnen: sinuatriale Blockierungen, Bradyarrhythmia absoluta, atrioventrikuläre Blockbilder und kompletter AV-Block. Die Differentialdiagnose von Bradyarrhythmien ist in den meisten Fällen durch das Oberflächen-Elektrogramm möglich. Treten die Rhythmusstörungen passager auf, so können Langzeitüberwachung, Provokationstests, Elektrostimulationsmethoden und His-Bündel-Elektrographie zur Sicherung der Diagnose erforderlich sein.

Ein wichtiger diagnostischer Hinweis für das Vorliegen einer gestörten Sinusknoten-Generatorfunktion kann durch den Atropin-Test erbracht werden. Ein Frequenzanstieg, der unter 25% liegt, sowie das Unterschreiten einer absoluten Herzfrequenz von 90/min nach Atropin-Applikation (1 mg i. v.) gilt als wichtiges Kriterium (Blömer et al. 1975, Lüderitz 1978) (s. S. 71). Letztlich ist jedoch nicht schematisch zu entscheiden, bei welcher Grenzfrequenz eine Bradykardie bei einem älteren Patienten mit nomotoper Reizbildung und ungestörter AV-Überleitung als pathologisch zu bezeichnen ist. Stets ist die klinische Symptomatik des einzelnen Patienten bei der Indikationsstellung zur Schrittmachertherapie vorrangig zu berücksichtigen. Die Indikation zur Schrittmachertherapie ist darüber hinaus auch bei medikamentös bedingter Sinusbradykardie, z. B. im Gefolge einer Herzglykosid- oder Betarezeptorenbehandlung oder einer antiarrhythmischen Langzeittherapie zu stellen.

c) Sinuatriale Blockierungen

Sinuatriale Blockierungen (I., II. und III. Grades) sind gekennzeichnet durch eine Störung der Erregungsleitung vom Schrittmacherareal zum Vorhofmyokard. Im Oberflächen-EKG sind höhergradige Blockierungen durch

2.3.3 Indikation zur Schrittmachertherapie

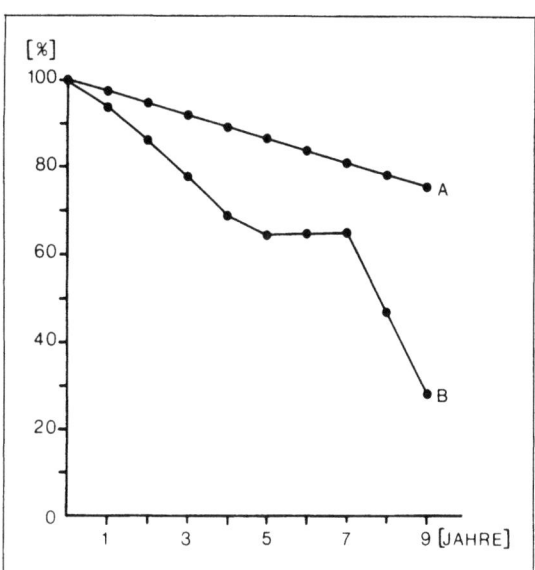

Abb. 2. Überlebensrate von 50 Schrittmacherpatienten mit höhergradigen SA-Blockierungen (*B*) im Vergleich zu der natürlichen Überlebensrate (*A*) (nach Skagen u. Hansen 1975)

Verdoppelungen bzw. Vervielfachungen der normalen Herzzyklen charakterisiert. Die exakte Differenzierung von intraatrialen Erregungsleitungsstörungen und Störungen der Reizbildung, also der Sinusknoten-Automatie, ist jedoch der invasiven Diagnostik vorbehalten (s. S. 53 ff.). Bei entsprechender klinischer Symptomatik sind sinuatriale Blockierungen den Schrittmacherindikationen zuzurechnen. Der Erfolg der Schrittmachertherapie beruht bei diesen Patienten im Rückgang der klinischen Symptome (Schwindel, Palpitationen, Dyspnoe) und der Prophylaxe von Synkopen (Rasmussen 1971, Skagen u. Hansen 1975).

Die kumulative 5-Jahres-Überlebensrate liegt bei diesen Patienten um 65% und damit rund 20% unter der einer vergleichbaren Bevölkerungsgruppe ohne SA-Block (Abb. 2).

d) Bradyarrhythmia absoluta

Die absolute Bradyarrhythmie tritt in der überwiegenden Zahl der Fälle im Zusammenhang mit schwerwiegenden kardiovaskulären Erkrankungen auf. Koronare Herzkrankheit, Herzklappenvitien oder Kardiomyopathien sind dabei häufige Ursachen einer manifesten Herzinsuffizienz mit allseitiger Dilatation des Herzens. Nach elektrischer Steigerung der Herzfrequenz durch Schrittmacherimplantation resultiert bei diesen Patienten, insbesondere auch in Verbindung mit einer optimalen Dosierung von Herzglykosiden, eine oft rasche klinische Besserung, verbunden mit Ödemausschwemmung, Verkleinerung des Herzens und Steigerung der körperlichen Belastbarkeit (Abb. 3). Die günstige symptomatische Beeinflussung des Krankheitsgeschehens bei diesen Patienten darf jedoch nicht über die weiterhin ernste Prognose der genannten Grunderkrankungen hinwegtäuschen, deren Verlauf grundsätzlich von der Schwere des ursächlichen Leidens bestimmt wird (Abb. 4).

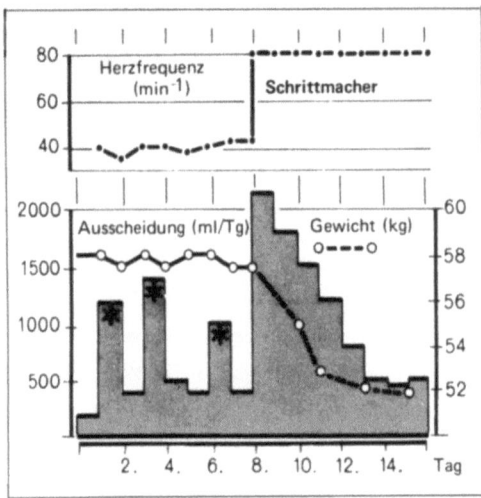

Abb. 3. Schrittmachertherapie bei Bradyarrhythmia absoluta. Bei einer 37jährigen Patientin bestand eine Kardiomyopathie bei bradykarder Flimmerarrhythmie (Kammerfrequenz 35–40/min) und hydropischer Herzinsuffizienz. Durch Bettruhe, Natriumrestriktion und Saluretika-Therapie (Furosemid 40 mg p.o. = *) konnte keine wesentliche Besserung herbeigeführt werden. Nach elektrischer Steigerung der Herzfrequenz resultierte eine rasche Ödemausschwemmung und klinische Besserung

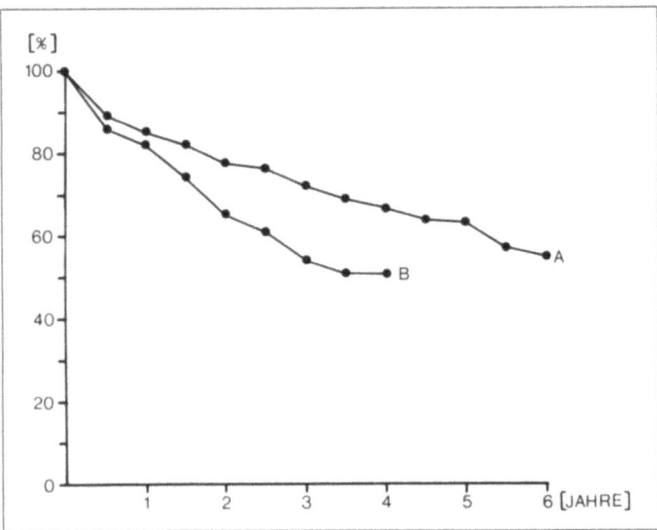

Abb. 4. Kumulative Überlebensrate von Schrittmacherpatienten. (*A*) Adams-Stokes-Anfälle, (*B*) Herzinsuffizienz (vorwiegend auf der Basis einer Bradyarrhythmia absoluta) (nach Rettig et al. 1975)

e) Atrioventrikuläre Blockierungen II. Grades

Koronare Herzkrankheit und idiopathische Degeneration des Erregungsleitungssystems gelten als wesentliche Ursachen höhergradiger atrioventrikulärer Blockierungen (Doerr 1969, Lenègre 1964, Lev 1964, Rosenbaum et al. 1970). Der AV-Block II. Grades vom Wenckebach-Typ (Mobitz I-Typ) scheint in der Mehrzahl der Fälle proximal des Hisschen Bündels gelegen zu sein. Beim sog. Mobitz II-Typ (AV-Block II. Grades ohne Wenckebach-

2.3.3 Indikation zur Schrittmachertherapie

Periodik) liegt die Blockierung meist distal des Hisschen Bündels (Hecht et al. 1973).

Während AV-Blockierungen I. Grades hämodynamisch ohne wesentliche Bedeutung sind, kann es beim AV-Block II. Grades, besonders beim konstanten 2:1- oder 3:1-Block, zu einer erheblichen Abnahme des Herzzeitvolumens kommen; auch hier gilt, daß die Indikation zur Schrittmachertherapie, besonders wenn anamnestische Hinweise auf Synkopen vorliegen, großzügig gestellt werden kann, da das Risiko der Entwicklung eines totalen AV-Blockes bei höhergradiger AV-Überleitungsstörung mit bis zu 10% pro Jahr (Narula u. Samet 1971) verhältnismäßig hoch ist.

AV-Blockierungen II. Grades stellen wegen der überleitungsverlängernden Wirkung von Digitalisglykosiden eine Kontraindikation für Herzglykoside dar, die nach Schrittmacherimplantation jedoch verordnet werden können.

f) Kompletter (totaler) AV-Block

Beim kompletten AV-Block kann die Unterbrechung der Erregungsleitung im AV-Knoten, im His-Bündel oder innerhalb der intraventrikulären Faszikel des Überleitungssystems lokalisiert sein. Wie bei den atrioventrikulären Leitungsstörungen niedrigeren Grades, sind auch hier ursächlich vor allem koronare Herzkrankheit und idiopathische Fibrosierung des Erregungsleitungssystems zu diskutieren; daneben kommen andere Primärerkrankungen, z.B. Myokarditis, Hämochromatose, Amyloidose, Lues oder der chirurgische, traumatische und angeborene Herzblock in Frage.

Bei komplettem AV-Block ist die Herzauswurfleistung in der Regel deutlich herabgesetzt. Die aufeinanderfolgenden Schlagvolumina sind je nach zeitlicher Assoziation von Vorhof- und Ventrikelkontraktion unterschiedlich. Die effektive Herzfrequenz wird durch die Automatie eines Ersatzzentrums distal der Blockierung bestimmt. Je peripherer das Automatie-Ersatzzentrum, desto niedriger wird die Kammerfrequenz gewöhnlich sein. Die Herzschlagfolge liegt meist zwischen 30 und 40/min, kann intermittierend noch weiter absinken oder gänzlich sistieren. Der komplette Herzblock stellt wegen seiner extremen Pulsverlangsamung und der Gefahr Adams-Stokesscher Anfälle eine Indikation zur Schrittmacherimplantation dar. Besonders deutlich treten die klinischen Symptome schon bei geringfügigen körperlichen Belastungen des Patienten hervor, da eine adäquate Frequenzsteigerung des ektopen peripheren Automatie-Ersatzzentrums gewöhnlich nicht erfolgt.

Die für den Patienten spürbare Besserung der herabgesetzten Herzleistung sowie die objektiv meßbaren Kriterien der kardialen Rekompensation nach Pacemakerimplantation sind vielfach belegt (Seipel et al. 1977, Zoll u. Linenthal 1960, vgl. Naumann d'Alnoncourt u. Lüderitz 1979). Die Schrittmachertherapie beim AV-Block III. Grades ist jeder medikamentösen Behandlung überlegen und führt zu einer Verringerung der prognostischen Belastung der Grunderkrankung.

g) Faszikuläre Leitungsstörungen

Intraventrikuläre Erregungsleitungsstörungen werden je nach Ausmaß in unifaszikuläre, bifaszikuläre und trifaszikuläre Blockierungen unterschieden. Unifaszikuläre Blockierungen treten als Rechtsschenkelblock, links-anteriorer oder links-posteriorer Hemiblock in Erscheinung (s. S. 41). Ohne zusätzliche Verlängerung der atrioventrikulären Überleitung und ohne Hinweise auf synkopale Anfälle besteht in diesen Fällen keine Indikation zur Schrittmacherimplantation.

Rechtsschenkelblock und gleichzeitig bestehender links-anteriorer Hemiblock mit zusätzlicher Verlängerung des H–V-Intervalls im His-Bündel-Elektrogramm sollten auch bei asymptomatischen Patienten Anlaß zur Implantation eines Schrittmachers sein. Diese Kombination wird als Vorstufe des trifaszikulären Blockes, der peripheren Form eines totalen atrioventrikulären Blockes aufgefaßt (Kulbertus 1973, Levites u. Haft 1974, Narula u. Samet 1971) (Abb. 5). Dagegen gelten Rechtsschenkelblock und links-anteriorer Hemiblock ohne H–V-Intervallverlängerung allenfalls als relative Schrittmacherindikation (Tabelle 9). Gerade in diesen Fällen sollte jedoch besonders sorgfältig nach Neigungen zu Adams-Stokes-Anfällen gefahndet werden, denn die Schrittmachertherapie hat ihre Bedeutung nicht allein in der Rezidiv-Behandlung, sondern hier auch in der Prophylaxe des ersten Anfalls.

Durch die His-Bündel-Elektrographie läßt sich die Entwicklung eines trifaszikulären Blockes näherungsweise abschätzen. Dabei kann eine Verlängerung des H–V-Intervalls bei hochfrequenter atrialer Stimulation oder unter dem Einfluß von Ajamlin (Probst 1975) eine Entscheidungshilfe zur Frage der Schrittmacherimplantation darstellen.

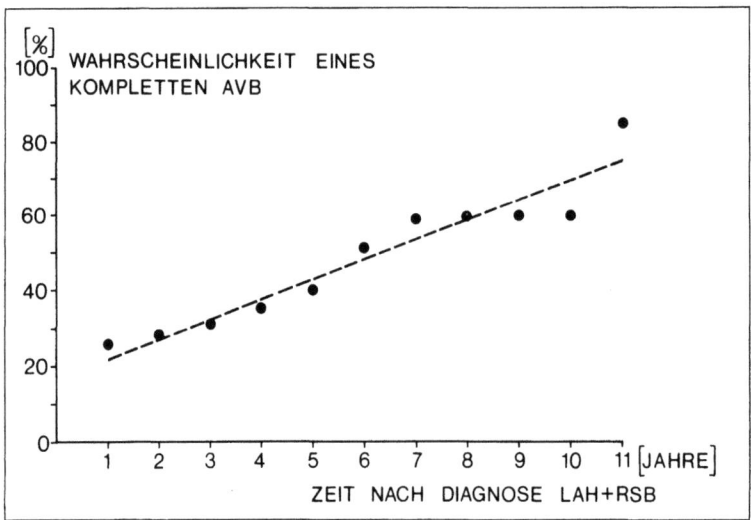

Abb. 5. Zunahme der Wahrscheinlichkeit eines kompletten AV-Blockes (*AVB*) mit der Zeit bei Patienten mit Rechtsschenkelblock (*RSB*) und linksanteriorem Hemiblock (*LAH*). Nach Diagnosestellung nimmt die Wahrscheinlichkeit pro Jahr um 6% zu (nach Kulbertus 1973)

2.3.3 Indikation zur Schrittmachertherapie

Tabelle 9. Indikationen zur Schrittmachertherapie bei faszikulären Leitungsstörungen

Asymptomatische, unifaszikuläre Leitungsstörungen	keine Indikation zur Schrittmachertherapie
Rechtsschenkelblock und linksanteriorer Hemiblock mit normalem H–V-Intervall ohne klinische Symptomatik	keine Indikation zur Schrittmachertherapie
Rechtsschenkelblock und linksanteriorer Hemiblock mit Verlängerung des H–V-Intervalls ohne klinische Symptomatik	relative Indikation zur Schrittmachertherapie

Tabelle 10. Bradykarde Rhythmusstörungen bei 2531 Patienten mit akutem Myokardinfarkt (nach Escher 1976) MW = Mittelwert

	% der Fälle	MW %
SA-Block, Sinusbradykardie	11–26	20 (n = 506)
AV-Block	12–39	17 (n = 430)
AV-Block III. Grades	4– 8	6 (n = 151)
Faszikulärer Block	13–18	15 (n = 380)

h) Myokardinfarkt

Sinusbradykardie, sinuatriale, atrioventrikuläre und intraventrikuläre Leitungsstörungen sind häufige Komplikationen des akuten Myokardinfarkts. Höhergradige Blockierungen der atrioventrikulären Überleitung treten in etwa 12–39%, ein totaler AV-Block in 4–8% der Fälle auf (Escher 1976) (Tabelle 10).

AV-Blockierungen bei Hinterwandinfarkt entwickeln sich in der Regel unter fortschreitender Zunahme der Erregungsleitungsstörung. Sie sind prognostisch günstiger einzuschätzen als AV-Blockierungen bei Vorderwandinfarkt und zeigen in 90% der Fälle eine spontane Rückbildung. Ursächlich wird dieser relativ günstigere Verlauf auf die Reversibilität einer vorübergehenden Ischämie bzw. eines hypoxischen Ödems im AV-Knotenbereich zurückgeführt. Aufgrund der proximalen suprabifurkalen Lokalisation des subsidiären Automatie-Ersatzzentrums stellt sich gewöhnlich wieder ein stabiler Rhythmus mit hämodynamisch ausreichender Frequenz und schmalen QRS-Komplexen ein.

Der weniger häufige und prognostisch stärker belastete AV-Block bei Verschluß des Ramus descendens anterior der linken Koronararterie ist Ausdruck einer ausgedehnten Infarzierung des Myokards im Bereich der Vorderwand und des Septums unter Beteiligung des Erregungsleitungssystems. In diesen Fällen ist die Blockierung im peripheren Erregungsleitungssystem lokalisiert. Es liegt das Bild eines Rechtsschenkelblockes oder eines Linksschenkelblockes oder eines Rechtsschenkelblockes mit linksanteriorem Hemiblock vor. Bei noch weiterer Ausdehnung des Infarktes in das intraventrikuläre Septum kann ein trifaszikulärer Block auftreten. Das in diesem Falle weit distal liegende Automatie-Ersatzzentrum ist bradyfrequent und instabil, die Kammerkomplexe sind breit, die Neigung zu Adams-Stokes-Anfällen ist groß. Der AV-Block beim Vorderwandinfarkt stellt sich meist ohne prämonitorische Zeichen ein.

Die passagere Elektrostimulation ist beim Vorderwandinfarkt daher bei bereits geringfügigen Störungen der atrioventrikulären Erregungsleitung notwendig, während sie beim Hinterwandinfarkt erst bei höhergradigen AV-Blockierungen obligat ist.

Nach Angaben der Literatur liegt die Mortalität bei Vorderwandinfarkt mit atrioventrikulärem Block zwischen 29 und 90% (Mittelwert 61%), bei Hinterwandinfarkt mit der gleichen Komplikation zwischen 16 und 50% (Mittelwert 25%). Damit liegt bei Manifestation eines Herzblockes die Mortalität um das Doppelte bis Dreifache über der Gesamtsterblichkeit bei unkompliziertem Infarkt (Büchner u. Drägert 1973). Die hohe Inzidenz von letalem Krankheitsverlauf und AV-Block beim akuten Myokardinfarkt macht die Erwartungen verständlich, die sich für diese spezielle Indikation an die Elektrostimulation geknüpft hatten. Beim Vergleich der verschiedenen Patientengruppen zeigt sich aber nur ein geringfügiger Rückgang der Gesamtsterblichkeit bei Patienten mit akutem Infarkt und atrioventrikulären Blockierungen, so daß nicht der AV-Block, sondern die größere Ausdehnung des Infarktes die Prognose dieser Patienten überwiegend zu belasten scheint (Tabelle 11). Trotz dieser Einschränkungen haben aber die allgemeinen Regeln der Schrittmachertherapie für den akuten Myokardinfarkt Gültigkeit gewonnen.

Bei Bradykardie und intakter AV-Überleitung im Rahmen eines Myokardinfarktes sollten zur Gewährleistung einer optimalen Ventrikelfüllung Vorhofschrittmacher zur Anwendung kommen. Auch der Einsatz bifokaler und vorhofsynchroner Schrittmacher dürfte sich bei akut auftretender Herzinsuffizienz als günstig erweisen. In vielen Fällen ist darüber hinaus die antibradykarde Stimulation beim Myokardinfarkt die Voraussetzung für den Einsatz potenter Antiarrhythmika zur Therapie begleitender Rhythmusstörungen. Erweisen sich diese als therapierefraktär, so kommen spezielle antitachykarde Stimulationstechniken zur Anwendung (s. S. 348 ff.). Erhöhte Komplikationsrisiken der Elektrostimulation resultieren aus der herabgesetzten Flimmerschwelle des frisch infarzierten Myokards (Han 1973). Aus diesem Grunde sollten nur Bedarfsschrittmacher zur Anwendung kommen; die Stimulationsenergie sollte schwellennahe eingestellt werden. Darüber hinaus ist die kathodale Stimulation der anodalen vorzuziehen, da die Flimmerschwelle des ischämischen Myokards bei kathodaler Stimulation höher liegt als bei anodaler (Han 1973). Gegenüber der bipolaren Stimulation weist das unipolare System eine höhere Empfindlichkeit der Detektionsfunktion auf, wodurch Störungen der Demand-Schaltung

2.3.3 Indikation zur Schrittmachertherapie

Tabelle 11. Akuter Myokardinfarkt mit atrioventrikulären Leitungsstörungen: mit und ohne Schrittmachertherapie. Gruppe A: Persistierender AV-Block III. Grades, Gruppe B: intermittierender AV-Block III. Grades, Gruppe C: AV-Block II. Grades, Gruppe D: nicht klassifizierter AV-Block.

	Studie	Mortalität unter Schrittmachertherapie %	Mortalität ohne Schrittmachertherapie %	Anzahl der Fälle
A (persist. AVB III°)	Paulk u. Mitarb. 1966		71%	8
	Parsonnet u. Mitarb. 1967		86%	10
	Sutton u. Mitarb. 1968		89%	18
	Chatterjee u. Mitarb. 1969		82%	22
B (intermitt. AVB III°)	Julian u. Mitarb. 1964		37%	8
	Paulk u. Mitarb. 1966	44%		43
	Restieaux u. Mitarb. 1967		33%	9
	Day 1968		53%	17
	Sutton u. Mitarb. 1968	48%		46
	Chatterjee u. Mitarb. 1969		45%	29
	Grendahl u. Sivertssen 1969	49%		53
	Watson u. Goldberg 1971	29%		45
	Simon u. Mitarb. 1972		64%	45
	Woie u. Aksnes 1972		52%	42
	Beck u. Hochrein 1976	49%		40
C (AVB II°)	Day 1968		13%	16
	Brown u. Mitarb. 1969		27%	13
	Simon u. Mitarb. 1972		41%	29
D (AVB nicht klass.)	Scott u. Mitarb. 1967	37%	61%	27
	Friedberg u. Mitarb. 1968	50%	58%	131
	Lassers u. Julian 1968	47%		51
	Büchner u. Drägert 1973	46%		

herabgesetzt werden, insbesondere dann, wenn der akute Infarkt mit einer Abnahme der Amplitude des endokardialen Elektrogramms verbunden ist.

Bei den bradykarden Arrhythmien bzw. bei den faszikulären Blockierungen kommt der Schrittmachertherapie spezielle klinische Bedeutung zu (s. auch Froer et al. 1979) (vgl. Tabelle 12). Antitachykarde Stimulationsverfahren, die auf die Unterbrechung sog. kreisender Erregungen ausgerichtet sind, zeigen im akuten Infarktstadium – im Gegensatz zur chronischen koronaren Herzkrankheit – keinen ausreichenden Erfolg (vgl. Wellens et al. 1974).

Tabelle 12. Indikationen zur Schrittmachertherapie bei Myokardinfarkt

Rhythmusstörung	Besonderheiten
Sinusbradykardie	bei Atropin-Resistenz
SA-Blockierung, Sinusstillstand	bei klinischer (kardialer, zerebraler) Symptomatik
Abs. Arrhythmie (Vorhofflimmern/-flattern)	bei kardialer Symptomatik bzw. Kammerfrequenz < 60/min
AV-Block I. Grades	bei Vorderwandinfarkt; bei Hinterwandinfarkt fakultativ; rel. Indikation: H–V-Intervall > 60 ms
AV-Block II. Grades	bei Vorderwandinfarkt (Typ I, II): bei Hinterwandinfarkt Typ II (Mobitz)
AV-Block III. Grades	bei Vorderwandinfarkt obligat; Hinterwandinfarkt bei Symptomatik bzw. niedriger Kammerfrequenz
AV-Block I., II. Grades + faszikuläre Blockierung	grundsätzliche Schrittmacherindikation (zumindest temporär)
RSB + LAH oder LPH wechselnder RSB, LSB	(rel.) Indikation zur Schrittmachertherapie insbesondere bei H–V-Verlängerung > 60 ms
Ventrikuläre Tachykardie	bei rel. niedriger Frequenz und medikamentöser Therapieresistenz antitachykarde Stimulation möglich (kompetitiv, overdrive, Hochfrequenzstimulation); ggf. Elektroschock
Kammerflimmern	Stimulationsverfahren wirkungslos, Elektroschock obligat
RSB = Rechtsschenkelblock LSB = Linksschenkelblock	LAH = Linksanteriorer Hemiblock LPH = Linksposteriorer Hemiblock

Wir haben bei insgesamt 78 Patienten mit koronarer Herzkrankheit und ventrikulären Tachykardien die programmierte Stimulation mit dem therapeutischen Ziel der Tachykardieunterbrechung angewendet (Lüderitz 1977). Es zeigte sich, daß die Elektrostimulation bei der Mehrzahl der Tachykardien auf der Basis einer chronischen koronaren Herzkrankheit effektiv war, wohingegen nur bei einem von vier Patienten mit akutem Herzinfarkt eine Kammertachykardie durch programmierte Stimulation supprimiert werden konnte (Tabelle 13).

Diese Resultate machen es zumindest klinisch wahrscheinlich, daß der Mechanismus von Kammertachykardien beim akuten Myokardinfarkt ein anderer ist als bei chronischer koronarer Herzkrankheit.

Die Anwendung der Elektroschock-Therapie bei hochfrequenten ventrikulären Tachykardien und im Rahmen der Reanimation bei Kammerflim-

2.3.3 Indikation zur Schrittmachertherapie

Tabelle 13. Frequenzbezogene Stimulation bei ventrikulären Tachykardien

	Insgesamt	Suppression
Chronische koronare Herzkrankheit	74 Patienten	40 Patienten (54%)
Akuter Myokardinfarkt	4 Patienten	1 Patient

mern gilt seit Jahren als Standardtherapie und ist im Krankenhaus, im Notarztwagen und neuerdings durch tragbare Geräte auch im werks- und sportärztlichen Einsatz verfügbar (Einzelheiten zur Elektrotherapie s. S. 336 ff.).

i) Karotis-Sinus-Syndrom

Das Karotis-Sinus-Syndrom umfaßt einen Symptomenkomplex kardial oder vagovasal bedingter Schwindelerscheinungen und synkopaler Anfälle bei Hyperreflexie der Pressorezeptoren des Karotis-Sinus (Franke 1963) (s. S. 404 ff). Die klinischen Zeichen des Syndroms treten spontan bei zufälligem Druck auf die Karotisgabel auf, z. B. bei Kopfwendung oder Druck der Halsbekleidung. Stets findet sich beim Karotis-Sinus-Syndrom ein hypersensitiver Karotis-Sinus-Reflex. Der Reflex wird durch manuelle Karotis-Sinus-Massage (Czermakscher Druckversuch) geprüft und kann mit passagerer Asystolie oder Bradykardie (vagal-kardialer Typ) oder Blutdruckabfall (vasodepressorischer Typ) einhergehen. Nach Sigler (1933) kann der experimentell ausgelöste Karotis-Sinus-Reflex in 4 Grade eingeteilt werden.

Grad 1: unbedeutende Bradykardie, kein Blutdruckabfall.
Grad 2: Abnahme der Herzfrequenz über 20/min, Asystolie bis 2 s, Blutdruckabfall 10–20 mmHg.
Grad 3: Abnahme der Herzfrequenz um 30 bis 50%, Asystolie 2–3 s, Blutdruckabfall über 30 mmHg.
Grad 4: Asystolie 3–5 s, Blutdruckabfall auf unter 50 mmHg.

Karotis-Sinus-Reflexe der Grade 3 und 4 sind als pathologisch zu bewerten (Franke 1963, Sigler 1933). Patienten mit Karotis-Sinus-Syndrom sind diesen Gruppen zuzurechnen, wobei die Anfälle spontan durch das Verhalten des Patienten selbst ausgelöst werden. Anamnestische Angaben über Schwindelerscheinungen sowie ein hypersensitiver Karotis-Sinus-Reflex legen somit den Verdacht auf das Vorliegen eines Karotis-Sinus-Syndroms nahe. Die Therapie des Karotis-Sinus-Syndroms war vor der Schrittmacherära unbefriedigend. Als Mittel der Wahl galt beim vagal-kardialen Typ Atropin bis zu 4×1 mg/die, eine Dosierung, die für die Langzeitbehandlung nur selten toleriert wird. Über vollständige Heilung des Syndroms durch Röntgenbestrahlung der Karotis-Sinus wird in 30% (Greely et al.

Tabelle 14. Karotis-Sinus-Syndrom: Prophylaxe synkopaler Anfälle durch Schrittmacherimplantation

Autor	Synkopen		Anzahl der Fälle
	vor	nach	
	Schrittmacherimplantation		
Heinz u. Mitarb. 1971	+	–	4
Voss u. Mitarb. 1970	+	–	1
Bahl u. Mitarb. 1971	+	–	1
Hacker u. Mitarb. 1972	+	–	15
Gadermann u. Mitarb. 1973	+	1	19
Kleinert 1974	+	–	17

1955) bis 44% (Stevenson u. Moreton 1948) berichtet. Bei der nicht risikolosen chirurgischen Therapie mit Durchtrennung des N. sinus carotici, soll die Erfolgsquote bei 70% liegen (Cattel u. Welch 1947). Die Indikation zur Schrittmachertherapie bei der vagal-kardialen Form des Karotis-Sinus-Syndroms hat sich nunmehr jedoch zunehmend etabliert (Hacker et al. 1972). Es liegen zahlreiche Berichte vor, die den wirksamen und risikoarmen Einsatz dieser Behandlungsform belegen. Bei insgesamt 57 berichteten Fällen (Tabelle 14) traten nur in einem Fall weiterhin Synkopen auf. Der ausbleibende Erfolg wurde in diesem Einzelfall auf die spätere Demaskierung eines vasodepressorischen Typs des Karotis-Sinus-Syndroms nach Beseitigung der Asystolie bezogen.

Zur Erhaltung einer weitgehend physiologischen Frequenzregulation sowie der natürlichen Kontraktionssequenz von Vorhöfen und Kammern sollten beim Karotis-Sinus-Syndrom signalinhibierte Bedarfsschrittmacher (ventrikuläre Sondenlage) zur Anwendung kommen, deren Basisfrequenz unterhalb der individuellen Ruhefrequenz des Patienten liegt. Frequenzprogrammierbare Schrittmacher mit niedriger Minimalfrequenz (50/min), die zusätzlich eine Frequenzkorrektur erlauben, sind hier den nicht programmierbaren vorzuziehen.

j) Sinusknoten-Syndrom

Begriffe und Definition

Das Syndrom des kranken Sinusknotens umfaßt eine Gruppe komplizierter, nicht-ventrikulärer Arrhythmien, als deren Ursache eine Störung der Sinusknotenfunktion angesehen wird. Andere Bezeichnungen sind: Sick-Si-

2.3.3 Indikation zur Schrittmachertherapie

nus-Syndrom, Lazy-Sinus-Syndrom, Sluggish-Sinus-Syndrom und Bradykardie-Tachykardie-Syndrom. Diese Begriffe werden häufig synonym verwendet.

Die Bezeichnung Sick-Sinus-Syndrom ist 1967 von Lown geprägt worden. Es wurden damit Rhythmusstörungen bezeichnet, die nach Elektrokonversion von tachykarden Vorhofarrhythmien auftraten. Die Arrhythmien bezogen sich dabei auf eine gestörte Impulsbildung des Sinusknotens und gestörte Erregungsleitung vom Sinusknoten zum Vorhof; fernerhin auf eine chaotische Vorhofaktivität, wechselnde P-Wellen und auf Bradykardien mit multiplen ektopischen Salven oder Episoden von Vorhof- und Knoten-Tachykardien.

Ferrer faßte 1968 unter dem Begriff Sick-Sinus-Syndrom das isolierte oder gemeinsame Vorkommen folgender Symptome zusammen: persistierende Sinusbradykardie, Sinusstillstand mit oder ohne Vorhof- bzw. Knotenersatzsystolen, Sinusstillstand mit passagerer Asystolie, chronisches Vorhofflimmern mit nicht-medikamentös bedingter langsamer Kammerfrequenz, die Unfähigkeit des Herzens nach Elektrokonversion und Vorhofflimmern wieder mit einem Sinusrhythmus zu reagieren und schließlich sinuatriale Blockierungen, die nicht medikamentös bedingt sind (Ferrer 1968).

Tabelle 15. Sinusknoten-Syndrom

Rhythmusstörungen beim Sinusknoten-Syndrom
- Sinusbradykardie
- Sinuatriale Blockierungen
- Sinusknotenstillstand mit Ersatzrhythmus
- Supraventrikuläre Tachykardien
- Vorhofflimmern
- Vorhofflattern

Klinik des Sinusknoten-Syndroms
- Adams-Stokes-Anfall
- Embolie
- Herzinsuffizienz
- Angina pectoris
- Schwindel
- Palpitationen

Diagnostik des Sinusknoten-Syndroms
- Ruhe-EKG, Langzeit-EKG (Bandspeicher)
- Belastungs-EKG
- Atropin-Versuch
- Karotisdruckversuch
- Vorhofstimulation
    a) schnelle atriale Stimulation (Sinusknoten-Erholungszeit)
    b) vorzeitige atriale Einzelstimulation (sinuatriale Leitungszeit)

Dieser Katalog umfaßt also auch Arrhythmien, deren Ursachen nicht nur in einer gestörten Sinusknotenfunktion bestehen (Tabelle 15). Der Terminus Sick-Sinus-Syndrom bzw. Syndrom des kranken Sinusknotens erweist sich damit als relativ eng. Kaplan u. Mitarb. schlugen im Jahre 1973 den deskriptiven Begriff Tachykardie-Bradykardie-Syndrom vor, als dessen Ursache vornehmlich, aber nicht ausschließlich, eine gestörte Sinusknotenfunktion in Frage kommt (Kaplan et al. 1973).

Die Abb. 6 zeigt die möglichen Beziehungen zwischen dem reizbildenden und erregungsleitenden System beim Sinusknoten-Syndrom: Störungen des Sinusknotens können zu Sinusbradykardie, SA-Blockierungen und Sinusstillstand führen. Die Folge ist eine Bradykardie. Als Konsequenz ist aber auch das Auftreten von Vorhofextra- bzw. -ersatzsystolen und -ersatzrhythmen möglich. Vorhofstörungen können ihrerseits ebenfalls zu Vorhofextrasystolen und -ersatzrhythmen führen oder aber zu Vorhoftachykardien, Vorhofflattern und Vorhofflimmern mit resultierender Tachykardie.

Zusätzlich sind atrio-ventrikuläre Leitungsstörungen zu berücksichtigen, die Ursache eines Tachykardie-Bradykardie-Syndroms sein können. Gedankliche Beziehungen bestehen zum medikamentös induzierten (z. B. digitalogenen) Tachykardie-Bradykardie-Syndrom und zum Karotis-Sinus-Syndrom (s. S. 249), ohne daß diese Symptomenkomplexe jedoch dem Syndrom des kranken Sinusknotens im engeren Sinn zugeordnet werden.

Bradykardien bzw. der Wechsel von Tachykardien und Bradykardien mit Krankheitswert sind also das verbindende klinische Symptom, auf das sich Diagnostik und Therapie beim Sinusknoten-Syndrom zu beziehen haben (vgl. Blömer et al. 1975).

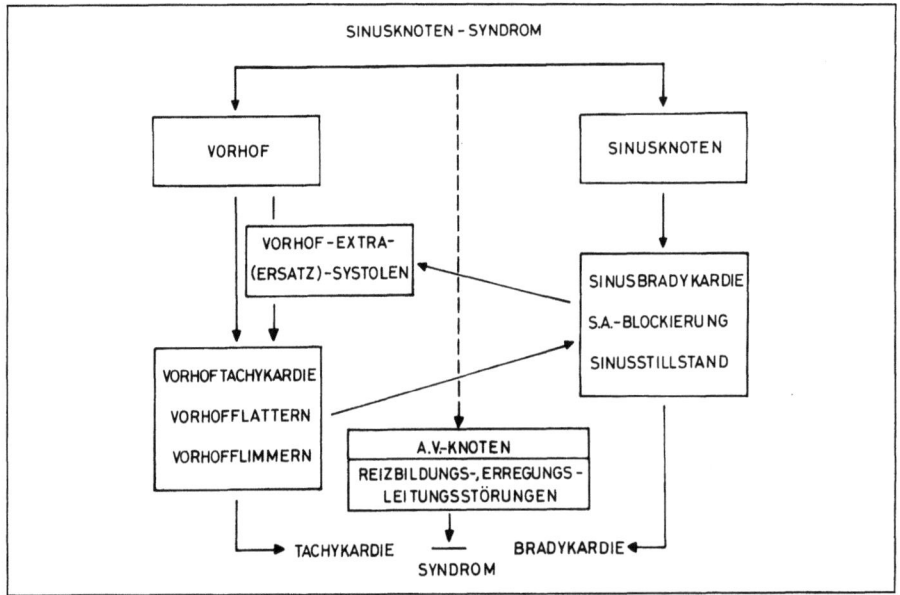

Abb. 6. Schematische Darstellung der Pathogenese tachykarder und bradykarder Rhythmusstörungen beim Sinusknoten-Syndrom (nach Kaplan et al. 1973)

Ätiologie und Pathogenese

Das Syndrom des kranken Sinusknotens stellt in der Regel eine chronische Erkrankung mit Progredienz dar. Die genaue Ursache ist meist nicht exakt eruierbar oder unbekannt.

Gleichwohl wird in der Mehrzahl der Fälle kausalgenetisch eine koronare Herzkrankheit angenommen. Autoptisch wurden entzündliche, sklerotische, ischämische oder rheumatische Veränderungen in der sinuatrialen Region gefunden. Bei einer freizügigen Definition der ischämischen (koronaren) Herzkrankheit (Zustand nach Myokardinfarkt, Angina pectoris, allgemeine Zeichen einer Arteriosklerose) ohne koronarangiographische Objektivierung konnten Gurtner u. Mitarb. 66% ihrer Fälle mit Sinusknoten-Syndrom auf eine koronare Herzkrankheit beziehen (1976).

Entsprechende Rhythmusstörungen im Rahmen eines akuten Myokardinfarkts werden per definitionem nicht dem Syndrom des kranken Sinusknotens zugerechnet.

Unter den ätiologischen Faktoren kommt neben der koronaren Herzkrankheit der arteriellen Hypertonie die größte Bedeutung zu. Anamnestisch fand sich in 40% der von uns untersuchten Patienten mit Sinusknoten-Syndrom eine Blutdruckerhöhung. Eine überzufällige Häufung des Sinusknoten-Syndroms findet man bei Patienten, die anamnestisch eine Diphtherie angeben. Als mögliche Ursache wird sie in 10–30% der Fälle genannt. In unserem Krankengut wiesen 25% der Sinusknoten-Kranken eine Diphtherie in der Vorgeschichte auf. Als seltenere Kausalfaktoren sind Myokarditis, Hyperthyreose, Hämochromatose, metastasierende Tumore und andere infiltrative Prozesse zu erwähnen. In den häufigsten Fällen bleibt die Ätiopathogenese allerdings unklar.

Klinische Symptomatik

Das klinische Bild des Sinusknoten-Syndroms wird vornehmlich durch die Rhythmusstörungen bestimmt. Die häufigsten Arrhythmien sind in Tabelle 15 aufgeführt. Hierbei kommt der (pathologischen) Sinusbradykardie die größte Relevanz zu (s. u.).

Bradykardien, die vagal oder medikamentös bedingt sind oder bei Sportlern auftreten, sind auszuschließen. Auch das Beschwerdebild ist aus der Tabelle 15 ersichtlich. Die Klinik des Sinusknoten-Syndroms ist insgesamt sehr variabel und reicht im Einzelfall von Müdigkeit und Schwindel-

Tabelle 16. Ursachen für Synkopen beim Sinusknoten-Syndrom

1. Erhebliche Sinusbradykardie bzw. SA-Blockierung
2. Paroxysmale Tachykardie
3. Verlängerte posttachykarde Pause (Sinusknotenerholungszeit)
4. Hypersensitiver Karotissinus
5. Zerebrale Embolie

gefühl bei Sinusbradykardie bis zum Adams-Stokes-Anfall bei Asystolie. Daneben sind Kopfschmerzen, allgemeine Leistungsschwäche, Palpitationen, Herzinsuffizienz und Angina pectoris zu beobachten. Gelegentlich kann es zu Embolien im Rahmen der Rhythmusstörungen kommen.

Dominierend und mithin therapiepflichtig sind in der Klinik des Sinusknoten-Syndroms die zerebralen Symptome, die sowohl bradykardie- wie tachykardiebedingt sein können (Tabelle 16).

Diagnostik

EKG: Ruhe-, Langzeit-, Belastungs-EKG. Die komplizierten Arrhythmien beim Syndrom des kranken Sinusknotens bedingen häufig erhebliche diagnostische Schwierigkeiten. Aufgrund des klinischen Bildes (Tabelle 15) sollte zunächst bei entsprechendem Verdacht ein Ruhe-EKG abgeleitet werden, das in ausgeprägten Fällen bereits die Diagnose zuläßt.

Wegen der oft nur intermittierend auftretenden Rhythmusstörungen führt in vielen Fällen erst die Langzeit-Elektrokardiographie (Bandspeicher-EKG) weiter. Ein Belastungselektrokardiogramm eignet sich zur Objektivierung einer pathologischen Bradykardie, d. h. einer langsamen Herzschlagfolge, die unter Belastung keine adäquate Frequenzzunahme zeigt und mit einer Leistungsminderung verbunden ist. Bei den meisten Patienten mit Sinusknoten-Syndrom liegt eine solche Form der Bradykardie vor (vgl. S. 239).

Atropin-Test. Eine unzureichende Frequenzzunahme läßt sich auch mit dem Atropin- Test feststellen. Normalerweise führt Atropin (0,5–2,0 mg i. v.) zu einem Frequenzanstieg von über 50% des Ausgangswertes. Ein Frequenzanstieg, der unter 25% liegt, und vor allem das Unterschreiten einer absoluten Herzfrequenz von 90/min nach Atropinapplikation gilt als wichtiger diagnostischer Hinweis für das Vorliegen einer gestörten Sinusknoten-Generatorfunktion (vgl. Blömer et al. 1975) (s. a. S. 71).

Karotisdruckversuch. Zu den fakultativen, nicht-invasiven diagnostischen Maßnahmen gehört der Karotisdruckversuch (Karotis-Sinus-Massage). Eine überdurchschnittliche Frequenzsenkung (um mehr als 5–10 Schläge/min) oder gar eine Asystolie von mehr als 2 s spricht für einen hypersensitiven Karotis-Sinus. Dieser Befund kann zwar nicht als pathognomonisch gelten, wird aber häufig beim Sinusknoten-Syndrom angetroffen (Karotis-Sinus-Syndrom, s. S. 249).

Intrakardiale Stimulation und Ableitung. Schnelle atriale Stimulation. Vorzeitige atriale Einzelstimulation. Eine Störung der Sinusknotenfunktion läßt sich meist, aber nicht notwendigerweise im Oberflächen-EKG erkennen. Da sich die elektrischen Potentiale des natürlichen Herzschrittmachers im EKG nicht darstellen, kann aus der Vorhoferregung nur (indirekt) auf eine summarische Sinusknotenfunktion geschlossen werden. Diese setzt sich zusammen aus der Impulsbildung und der Leitung dieses Impulses über ein sowohl funktionell als auch anatomisch inhomogenes sinuatriales Überlei-

2.3.3 Indikation zur Schrittmachertherapie

tungsgewebe. Zur Diagnostizierung von verborgenen, d. h. im Oberflächen-EKG nicht erkennbaren Störungen der Reizbildung bzw. der Impulsleitung eignet sich die Vorhofstimulation. Die schnelle atriale Stimulation („overdrive suppression") wird angewandt zur Messung der Sinusknotenerholungszeit, die als indirektes Maß für die Generatorfunktion des Sinusknotens angesehen werden kann (Abb. 7). Wie neue Untersuchungsergebnisse zeigen, kann die Sinusknotenerholungszeit nicht als Ausdruck einer „overdrive suppression" des Automatieprozesses angesehen werden, sondern stellt vielmehr das Ergebnis komplexer Interaktionen zwischen Erregungsleitung und Impulsbildung im Sinusknoten dar (Steinbeck et al. 1980).

Die Messung der postextrasystolischen Vorhofintervalle nach Erzeugung einzelner, elektrisch induzierter atrialer Zusatzerregungen kann nach einem Vorschlag von Strauss u. Mitarb. zur indirekten Beurteilung der sinuatrialen Überleitung herangezogen werden (Strauss et al. 1973).

Die Objektivierung der beim Sinusknoten-Syndrom häufig zusätzlichen atrioventrikulären Leitungsstörungen ist durch die His-Bündel-Elektrographie möglich. Eine genaue Abklärung der intrakardialen Leitungsverhältnisse ist vor allem in therapeutischer Hinsicht wichtig (Indikation zum elektrischen Schrittmacher, Nebenwirkungen von Antiarrhythmika und Digitalis). Ein permanenter atrialer Schrittmacher kann nur dann beim Sinusknoten-Syndrom verwendet werden, wenn zuvor eine normale atrioventrikuläre Überleitung nachgewiesen wurde (Einzelheiten s. S. 51 ff.).

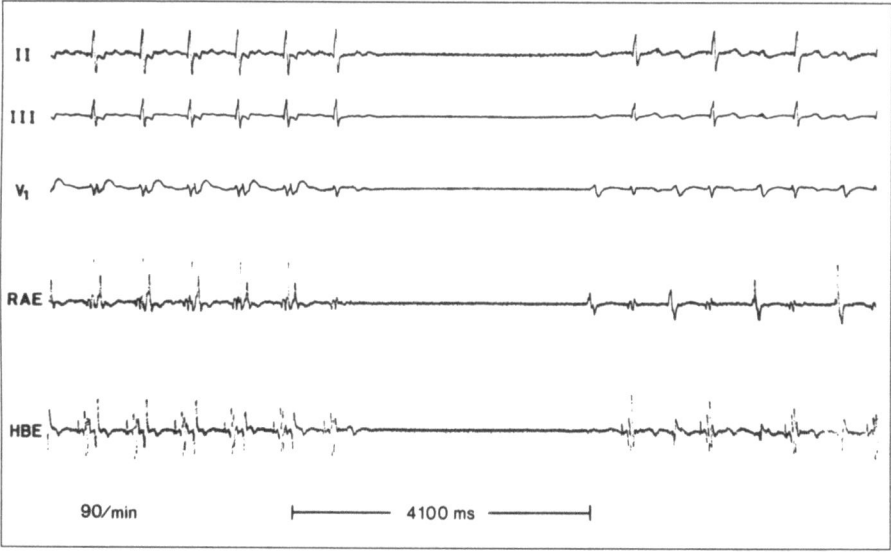

Abb. 7. Bestimmung der Sinusknotenerholungszeit durch atriale Stimulation. 33jähriger Patient mit Sinusknoten-Syndrom bei Kardiomyopathie und offenem Foramen ovale. Registrierung von II, III und V_1 sowie bipolarem kranialen Vorhofelektrogramm rechts (*RAE*) und His-Bündel-Elektrogramm (*HBE*). Die Frequenz der Vorhofstimulation beträgt 90/min. Nach Beendigung der Stimulation tritt eine deutliche Verlängerung der Sinusknotenerholungszeit von 4100 ms (Normalwert bis max. 1400 ms) auf (Lüderitz 1978)

Verlauf und Prognose

Das Syndrom des kranken Sinusknotens beschreibt einen chronisch progredienten Prozeß mit Krankheitswert. Zu Anfang zeigt sich meist eine Bradykardie, die nach unterschiedlichen Zeitintervallen zu klinischen Symptomen führt. Häufig tritt ein Knotenersatzrhythmus oder Vorhofflimmern mit unregelmäßiger Überleitung auf.

Eine prospektive Studie über 10 Jahre (381 Patienten) kommt zu dem Ergebnis, daß das Sinusknoten-Syndrom einen vergleichsweise gutartigen Verlauf zeigt mit einer Überlebensrate, die dem Normalverlauf ähnlich ist. Demnach ist die Schrittmachertherapie nur beim klinisch symptomatischen Sinusknoten-Syndrom angezeigt (Shaw et al. 1980).

Wenn auch die Erkrankung über lange Jahre hindurch günstig verlaufen kann, so darf nicht übersehen werden, daß es im Rahmen von Adams-Stokes-Anfällen und Embolien zu plötzlichen Todesfällen kommen kann. Naturgemäß ist der Zeitpunkt, zu dem ein Sinusstillstand ohne Ersatzrhythmus auftritt, nicht vorauszusehen. Unter Berücksichtigung der genannten Risiken erscheinen beim Sinusknoten-Syndrom auch aufwendige diagnostische und therapeutische Bemühungen gerechtfertigt.

Eine genaue Beurteilung des Spontanverlaufs des Sinusknoten-Syndroms ist bisher nicht möglich, zumal die meisten Patienten mit einem Schrittmacher versorgt werden, der seinerseits die Lebenserwartung und die Lebensqualität wesentlich verbessert.

Therapie

Parasympatholytika, Sympathomimetika. Grundsätzlich lassen sich die bradykarden Formen des Sinusknoten-Syndroms medikamentös behandeln. In Frage kommen Parasympatholytika sowie Sympathomimetika (Tabelle 17).

Tabelle 17. Therapie des Sinusknoten-Syndroms

A. Medikamentöse Maßnahmen:
   Atropin
   Sympathomimetika
   Antiarrhythmika
   Digitalis (?)

B. Schrittmacher-Stimulation
   Pacemakerimplantation
      atriale Stimulation
      ventrikuläre Stimulation
      bifokale Stimulation
   Atriale Hochfrequenzstimulation
   Programmierte Einzel-/Mehrfachstimulation

2.3.3 Indikation zur Schrittmachertherapie

In der Regel gelingt es mit diesen Maßnahmen jedoch nicht, bei entsprechendem Krankheitswert die Herzfrequenz ausreichend und konstant zu beschleunigen. Wegen der häufig notwendigen hohen Dosierung ist zudem mit dem vermehrten Auftreten von Nebenwirkungen zu rechnen.

Antiarrhythmika. Antiarrhythmika (Chinidin, Verapamil, Betarezeptorenblocker u. a.) können bei tachykarden Formen nur in sehr wenigen Fällen angewandt werden, da sie eine Sinusknotendepression begünstigen, die ihrerseits zu bradykarden Rhythmusstörungen Anlaß geben kann.

Elektrischer Schrittmacher. Die Implantation eines elektrischen Schrittmachers stellt in den meisten Fällen mit klinisch relevantem Sinusknoten-Syndrom das Mittel der Wahl dar. – Eine Schrittmacherindikation ist häufig auch deshalb gegeben, weil erst nach Pacemakerimplantation eine wirksame medikamentöse Therapie möglich wird (Digitalis, Antiarrhythmika).

Die Indikation zur Schrittmachertherapie ist im Rahmen des Sinusknoten-Syndroms gegeben bei bradykardiebedingten Synkopen mit Angina pectoris und allgemeiner Leistungsminderung, bei bradykarder Herzinsuffizienz, bei Tachykardie-Bradykardie-Syndrom und bei Verlängerung der Sinusknotenerholungszeit auf mehrere Sekunden. In einigen Fällen mit Tachykardie-Bradykardie-Syndrom erweist sich auch die passagere kombinierte antitachykarde und antibradykarde Schrittmacherstimulation als erfolgreich. Insbesondere die Notfalltherapie muß sich sowohl auf die Suppression der Tachykardien beziehen wie auf die Prävention bradykarder Rhythmusstörungen, die wiederum die Auslösung neuer Tachykardien begünstigen.

Die Bedeutung der Schrittmachertherapie liegt bei der bradykarden Form des Syndroms mit passagerer Asystolie und bei verlängerten posttachykarden präautomatischen Pausen in der Aufrechterhaltung einer ausreichenden Herzfrequenz. Ein antitachykarder Effekt der Schrittmachertherapie ist bei hochfrequenten Rhythmusstörungen zu erwarten, die durch einen vorausgehenden Frequenzabfall getriggert werden.

Die ventrikuläre und atriale Elektrostimulation ist vielfach erfolgreich beim Sinusknoten-Syndrom eingesetzt worden (vgl. Lüderitz et al. 1978). Ohne gleichzeitig bestehende atrioventrikuläre Erregungsleitungsstörungen sollte ein Vorhofschrittmacher zur Anwendung kommen, besonders dann, wenn die Ventrikelfunktion eingeschränkt ist und der Ventrikel fehlende Vorhofaktionen nicht oder nur unvollständig zu kompensieren vermag. Darüber hinaus kann die Vorhofstimulation die Entwicklung atrialer Tachyarrhythmien durch Suppression fokaler Ektopien günstig beeinflussen. Ein ähnlicher antitachykarder Effekt ist auch bei ventrikulärer Stimulation mit erhaltener ventrikuloatrialer Leitung zu erwarten.

Die Zuverlässigkeit der atrialen Stimulation hängt naturgemäß entscheidend von einer regelrechten atrioventrikulären Überleitung ab. Diese ist beim Sinusknoten-Syndrom mit hoher Inzidenz gestört. So fanden Rosen und Mitarb. in 53% ihrer Patienten mit Sinusknoten-Syndrom gleichzeitig bestehende atrioventrikuläre Überleitungsstörungen (1971). Gegebenen-

Tabelle 18. Sinusknoten-Syndrom: Mortalität unter Schrittmachertherapie. Die Überlebensrate der Patienten nach einer mittleren Beobachtungszeit von 19 Monaten liegt zwischen 58% und 80% (Mittelwert 70%) und damit deutlich unter der für Schrittmacherpatienten mit AV-Block III. Grades (80%). M = Mittelwert

	Anzahl der Patienten	Mittl. Beobachtungszeitraum (Monate)	Mortalität %
Wan u. Mitarb. 1972	15	14	20%
Aroesty u. Mitarb. 1974	28	20	32%
Härtel u. Talvensaari 1975	90	23	25%
Krishnaswami u. Geraci 1975	33	13	33%
Wohl u. Mitarb. 1976	39	25	42%
M		19	30%

falls kann in diesen Fällen ein bifokaler Schrittmacher implantiert werden. Die Komplikationsmöglichkeiten steigen allerdings mit Zunahme der Anzahl notwendiger Stimulations- und Detektionselektroden.

Vergleichende Untersuchungen und prospektive Studien zeigen die Wirksamkeit der Schrittmachertherapie beim Sinusknoten-Syndrom zweifelsfrei auf. Übereinstimmend wird von den Autoren (vgl. Tabelle 18) eine Abnahme der klinischen Symptomatik beobachtet; zuvor bestehende synkopale Anfälle traten in keinem Fall mehr auf. Bei einem Teil der Patienten (bis zu 50%) sistierten paroxysmale Tachykardien allein nach Implantation eines Bedarfsschrittmachers; bei den übrigen Patienten war eine zusätzliche antiarrhythmische Therapie notwendig. Wenn auch die klinischen Beschwerden der Patienten mit Sinusknoten-Syndrom nach Schrittmacher-Implantation rückläufig sind, so haben doch verschiedene Untersuchungen gezeigt, daß die Mortalität nicht signifikant gesenkt wird (Shaw et al. 1978) und nach einer Behandlungszeit von 1½ Jahren um 10% unter der von schrittmacherbehandelten Patienten mit höhergradigen AV-Blockierungen liegt (Tabelle 18). Nach einer vergleichenden Studie von Krishnaswami (1975) war die kumulative Überlebensrate unter Schrittmachertherapie bei Patienten mit Sinusknoten-Syndrom sogar nur halb so groß wie die von Patienten mit AV-Block. Die Schrittmachertherapie ist bei Patienten mit symptomatischem Sinusknoten-Syndrom auch angesichts der genannten Einschränkungen absolut indiziert und erfüllt ihren Sinn vor allem auch in einer nachhaltigen Besserung der allgemeinen Lebensumstände des Patienten.

2.3.4 Schrittmacher-EKG/Schrittmacher-Code

Die Vielzahl der heute angebotenen implantierbaren Impulsgeber läßt sich in mehrere Gruppen einteilen entsprechend ihrem Stimulationsort, ihrem Detektionsort und ihrer Betriebsart. Als Stimulationsort und Detektionsort kommen der rechte Vorhof und der rechte Ventrikel oder beide in Frage; der Schrittmacher kann entweder inhibiert (z. B. Demand-Schrittmacher) oder getriggert (z. B. Vorhof-gesteuerter Kammerschrittmacher) betrieben werden. Entsprechend unterscheiden sich die Schrittmacher-Elektrokardiogramme (vgl. Abb. 8).

Kammergesteuerte Schrittmacher

Kammergesteuerte Schrittmacher stimulieren das Herz bei Absinken der Spontanfrequenz unter die Basisfrequenz des Schrittmachers. Zu unterscheiden sind die positiv R-Wellen-gesteuerten (VVT) und die negativ R-Wellen-gesteuerten (VVI) Schrittmacher.

Der positiv R-Wellen-gesteuerte Schrittmacher oder R-Wellen-synchronisierte Schrittmacher (VVT) detektiert über die rechtsventrikuläre Stimulationssonde das intrakardiale Elektrogramm und gibt seinen Elektrostimulus synchron mit der R-Welle ab. Der Stimulus bleibt ohne Wirkung, da er in die absolute Refraktärperiode des Herzens fällt. Sinkt die Spontanfrequenz des Herzens unter die Basisfrequenz des Schrittmachers, so stimuliert der Schrittmacher in festfrequenter Betriebsart. Steigt die spontane Herzfrequenz über 120/min an, wird die Stimulationsfrequenz des Schrittmachers aufgrund seiner langen Refraktärzeit (400–500 ms) auf die Hälfte reduziert. Der positiv R-Wellen-gesteuerte Schrittmacher gestattet die Steuerung durch einen externen Impulsgeber. So kann auf nicht-invasivem Weg programmierte Ventrikelstimulation durchgeführt werden, z. B. zur nicht-invasiven Messung der Refraktärzeit des Herzens, zur Frequenzbelastung oder zur antitachykarden Stimulation. Ein Nachteil dieses Schrittmachertyps ist der hohe Energieverbrauch, wenn die Spontanfrequenz des Herzens über der Basisfrequenz des Schrittmachers liegt.

Der negativ R-Wellen-gesteuerte Schrittmacher oder R-Wellen-inhibierte oder Demand-Schrittmacher (VVI) ist das z. Z. häufigste implantierte Aggregat (Abb. 9). Der Schrittmacher detektiert ebenfalls über eine rechtsventrikuläre Stimulationselektrode das intrakardiale Elektrogramm und blockiert die Impulsabgabe für eine Dauer, die der Zykluslänge der Basisfrequenz des Schrittmachers entspricht. Der Schrittmacher stimuliert das Herz in festfrequenter Betriebsart, sobald die spontane Herzfrequenz unter die Basisfrequenz des Schrittmachers absinkt. Bei Auftreten von Extrasystolen wird der Schrittmacher supprimiert, falls diese außerhalb der Schrittmacher-Refraktärzeit einfallen. Ein Schrittmacherstimulus erscheint also nicht im EKG. Die Refraktärzeit der negativ R-Wellen-gesteuerten Schrittmacher liegt zwischen 200–300 ms. Parasystolien treten damit seltener auf, als beim positiv R-Wellen-gesteuerten Schrittmacher. Bei positiv R-Wellen-gesteuer-

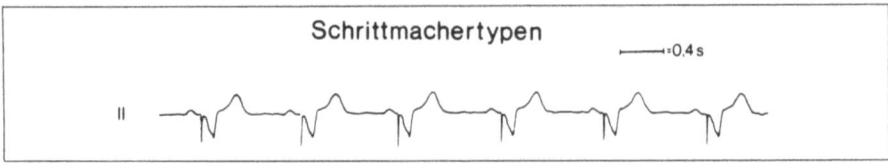

Abb. 8a. Vorhof-gesteuerter Schrittmacher. Das Aggregat detektiert die P-Welle und leitet die Ventrikeldepolarisation mit physiologischem Intervall ein; der Schrittmacher sollte hinsichtlich des Vorhofs und des Ventrikels als Bedarfsschrittmacher ausgelegt sein

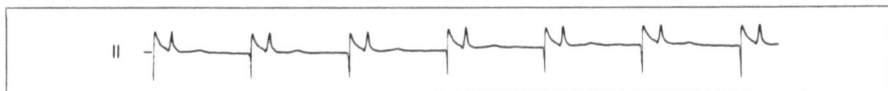

Abb. 8b. Vorhof-Schrittmacher. Das System kann als Demand- oder als getriggerter (oder als festfrequenter) Schrittmacher konzipiert sein und gewährleistet bei intakter AV-Überleitung weitgehend den physiologischen Kontraktionsablauf bzw. – bei erhaltener Generatorfunktion des Sinusknotens – eine physiologische Frequenzregulation

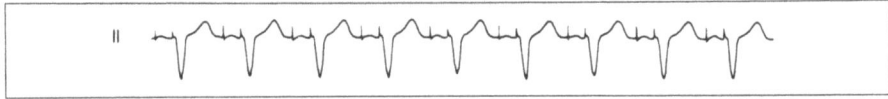

Abb. 8c. Sequentieller Schrittmacher. Die Ventrikelstimulation folgt der Vorhofstimulation nach einem der PQ-Zeit entsprechenden Intervall; Detektionseinheiten für Vorhof- und Ventrikelaktionen müssen gegeben sein

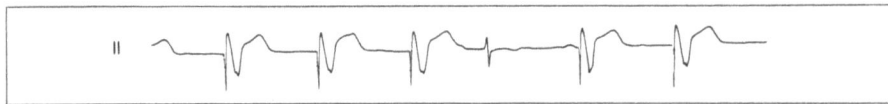

Abb. 8d. Signal-inhibierter Bedarfsschrittmacher. Es werden einzelne Eigenaktionen detektiert, worauf ein „reset" des Zeitgebers folgt

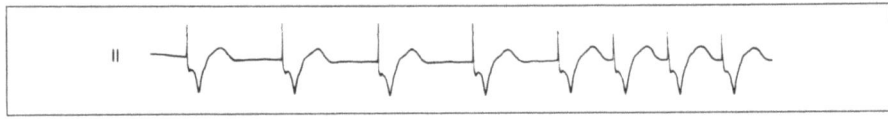

Abb. 8e. Getriggerter Bedarfsschrittmacher. Das Aggregat stimuliert in seiner Grundfrequenz und gibt zusätzliche Impulse bei Detektion einer Eigenaktion oder auch eines extrakardialen Signals (wie in diesem Beispiel Brustwandstimulation) ab

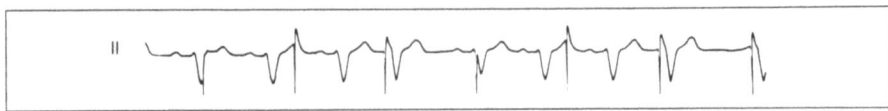

Abb. 8f. Festfrequenter Schrittmacher. Parasystolie bei Eigenaktionen

2.3.4 Schrittmacher-EKG

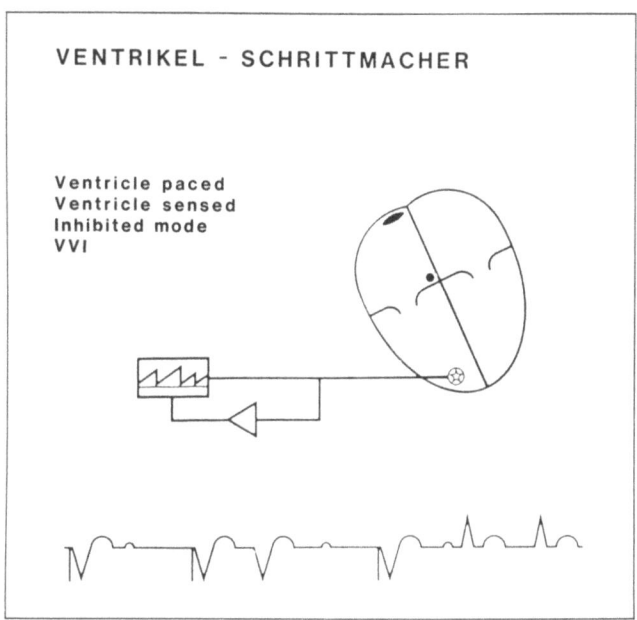

Abb. 9. Kammerbedarfsschrittmacher (*VVI*) mit Sondenlage in der Ventrikelspitze zur Wahrnehmung und Stimulation. Das EKG zeigt die ventrikuläre Stimulation, eine Kammereigenaktion wird berücksichtigt, die nächste Stimulation fällt ein – entsprechend der eingestellten Sollfrequenz. Vorhofaktionen werden nicht berücksichtigt. Bei einer Vorhofkammeraktion, die die eingestellte Sollfrequenz überschreitet, erfolgen keine Schrittmacheraktionen

ten Schrittmachern mit positiver Hysterese ist die Dauer des ersten Stimulationsintervalls nach vorübergehender Spontanaktivität auf 900–1100 ms verlängert.

Beim positiv R-Wellen-gesteuerten Schrittmacher ist die Suppression der Impulsgabe durch externe elektrische Impulse (Brustwandstimulation) möglich. Verschiedene Schrittmacher lassen sich auch durch magnetische Wechselfelder ausschalten. Durch Ausschalten des Schrittmachers können klinisch relevante Daten, wie die poststimulatorische Pause, die spontane Herzfrequenz, das Artefakt-freie EKG und die Refraktärzeit des Schrittmachers gemessen werden.

Bei einer Spontanfrequenz, die oberhalb der Basisfrequenz liegt und die zu einer Inhibierung des Schrittmachers führt, kann der Demand-Mechanismus durch Auflegen eines Magneten (Reed-Relay) ausgeschaltet werden. Der Schrittmacher wird so auf festfrequente Arbeitsweise umgeschaltet und seine Stimulationsfunktion kann überprüft werden. Eine vorsorgliche Umschaltung des Schrittmachers mit einem Magneten sollte auch vorgenommen werden, wenn bei Behandlung mit dem Elektrokauter Interferenzen zu erwarten sind (s. S. 276).

Vorhofgesteuerte Schrittmacher

Bei den vorhofgesteuerten Schrittmachersystemen sind der P-Wellen-inhibierte Vorhofschrittmacher (AAI) und der P-Wellen-getriggerte Kammerschrittmacher (VAT) zu unterscheiden.

Der P-Wellen-inhibierte Vorhofschrittmacher oder Vorhof-Demand-Schrittmacher (AAI) stimuliert den Vorhof mit seiner Basisfrequenz, sobald die Vorhofschlagfolge eine untere Grenzfrequenz unterschreitet. Der Schrittmacher besitzt eine Vorhofsonde, die zugleich der Stimulation des Vorhofs als auch der Detektion spontaner Vorhofsignale dient. Vorhofextrasystolen werden detektiert und führen zur Inhibierung des Schrittmachers, wenn sie außerhalb der Refraktärzeit liegen, ventrikuläre Extrasystolen dagegen werden nicht berücksichtigt. Voraussetzung für die Implantation des Schrittmachertyps ist eine intakte atrioventrikuläre Überleitung (vgl. Abb. 10).

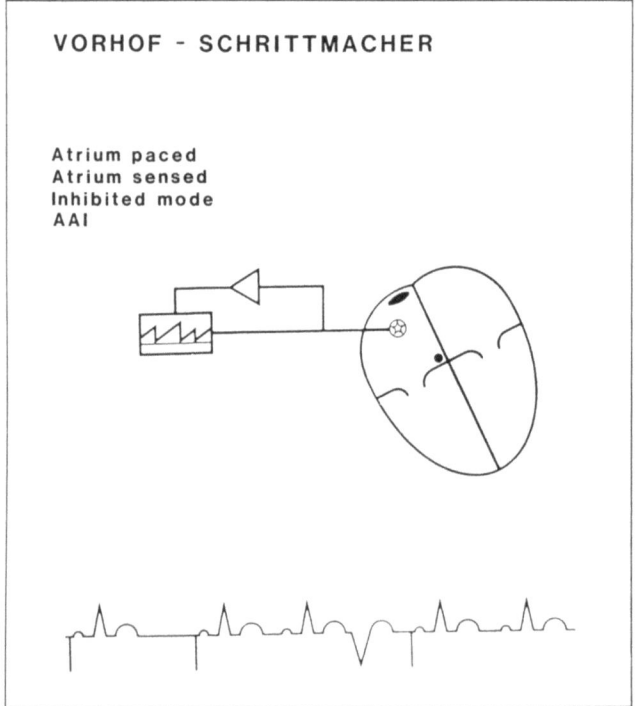

Abb. 10. Vorhofbedarfsschrittmacher mit Stimulations- und Detektionselektrode im rechten Vorhof. Das EKG zeigt die Stimulation des Vorhofs und konsekutiv die spontane Überleitung auf die Kammern. Eine Kammereigenaktion wird nicht berücksichtigt. Die nächstfolgende Vorhofstimulation setzt entsprechend der eingestellten Sollfrequenz auf Vorhofebene ein. Eine spontane Vorhofaktion mit konsekutiver Überleitung auf die Kammern wird dementsprechend berücksichtigt und führt zur Inhibierung des Aggregats. Die Effektivität dieses Systems setzt naturgemäß eine intakte atrioventrikuläre Überleitung voraus

2.3.4 Schrittmacher-EKG

Der P-Wellen-getriggerte Kammerschrittmacher (VAT) besitzt zwei Sonden: eine Vorhofsonde, über die nur detektiert wird, und eine Ventrikelsonde, über die ausschließlich stimuliert wird. Die Vorhoftätigkeit dient dabei als Triggersignal und löst die Kammerstimulation mit einer Verzögerung von 120–200 ms aus. Bei komplettem AV-Block kann so die Kammertätigkeit weiter vom Sinusknoten gesteuert werden. Wie beim P-Wellen-inhibierten Vorhofschrittmacher bleibt der physiologische Kontraktionsablauf der Vorhöfe und Kammern, abgesehen von der vorzeitigen Erregung des rechten Ventrikels, erhalten. Sinkt die Vorhoffrequenz unter die Basisfrequenz ab, so stimuliert der Schrittmacher festfrequent im Ventrikel. Er berücksichtigt dabei ventrikuläre Extrasystolen nicht, ein weiterer Nachteil ist die mögliche kurzfristige Wiedererregung des Ventrikels durch retrograd zum Vorhof geleitete Ventrikelaktionen. Bei Vorhoffrequenzen, die eine obere Grenze überschreiten, wird die Ventrikelstimulationsfrequenz automatisch halbiert. Der VAT-Schrittmachertyp findet besonders bei totalem AV-Block und ungestörter sinuatrialer Reizbildung Anwendung. Die Verwendung zweier Elektroden und die aufwendige elektronische Schaltung erhöhen naturgemäß die Störanfälligkeit.

Sequentielle Schrittmacher

Die sequentiellen Schrittmacher sind mit einer Vorhofsonde und mit einer Ventrikelsonde ausgestattet und stimulieren, wenn weder im Vorhof noch im Ventrikel Spontanaktivität auftritt, Vorhof und Ventrikel nacheinander mit vorgegebener AV-Verzögerung. Zu unterscheiden sind der AV-sequentielle R-Wellen-inhibierte Schrittmacher (DVI) und der sog. „optimierte AV-sequentielle Schrittmacher" (DDD) (vgl. Abb. 11).

Der DVI-Schrittmacher stimuliert sowohl den Vorhof als auch die Kammer und detektiert spontane Kammerdepolarisationen, worauf eine Inhibierung des Schrittmachers erfolgt. Diese Schrittmacher werden mit bipolaren Elektroden verwendet, um Interferenzen bei der Detektion möglichst zu vermeiden. Der Abstand zwischen Vorhof- und Ventrikelelektrode soll mindestens 4 cm betragen. Ventrikuläre Spontanaktivität führt zu einer gleichzeitigen Rückstellung des atrialen und des ventrikulären Zeitgebers. Da das atriale „Escape"-Intervall kürzer ist als das ventrikuläre „Escape"-Intervall, erscheint nach einer ventrikulären Extrasystole zunächst eine stimulierte Vorhofaktion, der nach einer definierten Verzögerung die Kammerstimulation folgt. Die AV-Verzögerung ist gleich der Differenz zwischen ventrikulärem „Escape"-Intervall und atrialem „Escape"-Intervall. Der Schrittmacher kann also vollständig inhibiert sein, nur den Vorhof oder sowohl den Vorhof als auch die Kammer stimulieren. Vorhofdepolarisationen werden von diesem Schrittmachertyp nicht berücksichtigt.

Der „optimierte AV-sequentielle Schrittmacher" (Funke 1978, 1982) umfaßt die Stimulation des Vorhofs und der Kammer, die Detektion herzeigener Aktivitäten im Atrium und in der Kammer und die Inhibierung des atrialen und ventrikulären Stimulus durch spontane Aktionen sowie die

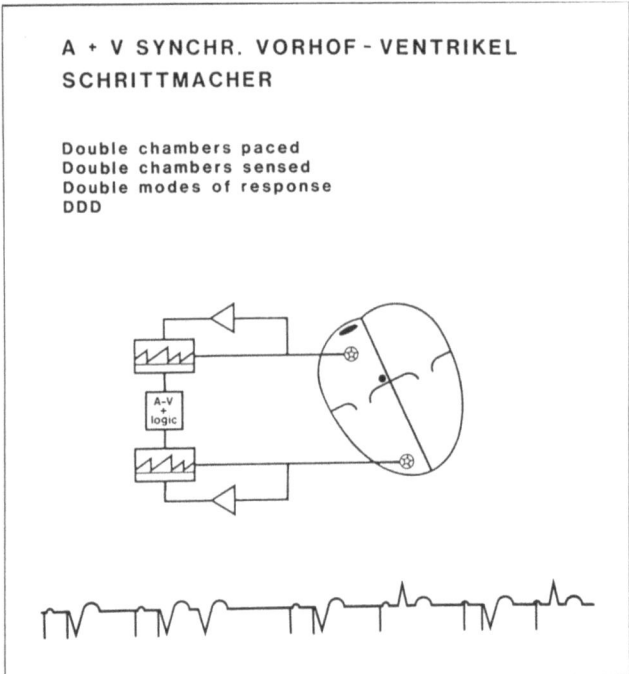

Abb. 11. AV-sequentieller (*DDD-*)Schrittmacher. Stimulation entsprechend der physiologischen Vorhofkammererregung, sog. „physiologischer" Schrittmacher. Es befinden sich Stimulations- und Detektionssonden im Vorhof und im Ventrikel. Die Erregung von Vorhöfen und Kammern erfolgt entsprechend einem willkürlich einstellbaren AV-Intervall. Eine spontane Kammeraktion wird berücksichtigt. Es folgt eine konsekutive Vorhofstimulation entsprechend der eingestellten Sollfrequenz mit nachfolgender Kammerstimulation. Erfolgt nach Vorhofstimulation die AV-Überleitung in einem kürzeren Intervall als es dem eingestellten AV-Intervall entspricht, so dominiert diese gegenüber dem Schrittmacheraggregat. Eine spontane Vorhofaktion wird berücksichtigt; überschreitet jedoch die AV-Überleitung das eingestellte AV-Intervall, so übernimmt die Ventrikelstimulation des Aggregats die Kontrolle über die Herzschlagfolge. – Am Ende der Registrierung findet sich eine atriale Kombinationssystole einmal mit nachfolgender Kammerstimulation und einmal (letzte Herzaktion) mit spontaner AV-Überleitung

Triggerung des ventrikulären Stimulus durch das Vorhofsignal. Daher kann der Schrittmacher vollständig inhibiert sein, als Vorhof-Demand-Schrittmacher, als P-Wellen-getriggerter Kammerschrittmacher mit R-Wellen-Inhibierung und als sequentieller Schrittmacher mit R-Wellen-Inhibierung arbeiten. Dieser Schrittmacher paßt sich automatisch an die jeweils vorherrschenden Bedingungen an, hält den natürlichen Kontraktionsablauf weitgehend aufrecht und beugt einer Parasystolie vor.

Herzschrittmacher-Code

Zur eindeutigen Charakterisierung der Stimulationsart wird der fünfstellige Nomenklatur-Code, der auf die Inter Society Commission for Heart Disease Ressources (ICHD) zurückgeht, verwendet. Dabei bezeichnet der erste Buchstabe den Stimulationsort und der zweite den Detektions- bzw. Wahrnehmungsort. Folgende Symbole werden verwandt: A = Atrium, V = Ventrikel, D = Vorhof und Kammer. Der dritte Buchstabe bezeichnet die Betriebsart, also die getriggerte (T) oder inhibierte (I) Arbeitsweise (vgl. Tabelle 19). Der vierte und fünfte Buchstabe, die Zusatzinformation über die Programmierbarkeit sowie spezielle antitachyarrhythmische Funktionen angeben, haben sich in der Bundesrepublik bisher nicht durchgesetzt. Dabei bezeichnet die Position 4 die Programmierbarkeit wie folgt: P = bis zu 2 Programmierfunktionen; M = 3 oder mehr Funktionen programmierbar, O = nicht programmierbar. Die Position 5 bezieht sich auf die Antitachykardie-Stimulationsfunktion: S = Scanning-Stimulation; B = Burst-Stimulation, 0 = keine antitachykarde Stimulation.

Der sog. AV-universelle 2-Kammer-Schrittmacher (DDD-Modus) vereinigt alle Stimulationsarten eines Demand-Schrittmachers. Die Stimulation erfolgt bei Bedarf in Vorhof und Kammer gemäß der eingestellten AV-Verzögerungseinheit. Eine spontane Herzaktion in Vorhof und Kammer führt zur Inhibition der Impulsabgabe. Darüber hinaus ist eine frequenzvariable Kammerstimulation entsprechend der physiologischen Vorhofaktivität in einem programmierbaren Frequenzbereich möglich (vgl. Abb. 11). Zum Herzschrittmacher-Code siehe auch S. 163.

2.3.5 „Physiologische" Schrittmacherstimulation

Unter der physiologischen Schrittmachertherapie verstehen wir die Erhaltung bzw. die Wiederherstellung der Vorhof-Kammer-Koordination. Die Realisation erfolgt vorzugsweise durch Schrittmacher mit Vorhof- und Ventrikelelektroden, die über eine Detektion spontaner Herzaktivität und Stimulationsfunktion in beiden Herzkammern verfügen (DDD-Modus). Eine antibradykarde Schrittmachertherapie unter Erhalt der natürlichen Erregungsfrequenz von Vorhof und Kammer kann auch durch einen Vorhof-Schrittmacher erreicht werden (AAI). Voraussetzung ist eine ungestörte atrioventrikuläre Erregungsleitung.

„Biologische Schrittmacher" (Frequenzadaptive Systeme)

Als physiologische Stimulation im weiteren Sinne können Systeme bezeichnet werden, die physiologische Parameter als Steuergröße einer frequenzadaptierten Stimulation nutzen (Tabelle 20). Zur Anwendung kommen die atemfrequenz- und muskelaktivitätsgesteuerte Stimulation (Rossi et al. 1983) sowie die QT-Zeit – also durch die katecholaminabhängige Veränderung des intrakardialen EKGs gesteuerte Frequenzanpassung (Rickards u. Norman 1981). In klinischer Erprobung befinden sich darüber hinaus Schrittmachersysteme, die auf Änderungen des PO_2, pH-Wertes, der zentralvenösen Temperatur und andere Meßgrößen reagieren (Jolgren et al. 1984, Laczkovics 1984). Diese Aggregate können im Unterschied zu der

Tabelle 19. Nomenklaturcode für Herzschrittmacher (vgl. Tab. 1, S. 163)

Stimulations-ort	Detektions-ort	Betriebs-art	Herzschrittmacher
V	O	O	Ventrikelstimulation keine Detektionsfunktion
A	O	O	Vorhofstimulation Keine Detektionsfunktion
D	O	O	Vorhof- und Ventrikelstimulation Keine Detektionsfunktion
V	V	I	Ventrikelstimulation Ventrikeldetektion (R-Wellen-)inhibiert
V	V	T	Ventrikelstimulation Ventrikeldetektion (R-Wellen-)getriggert
A	A	I	Vorhofstimulation Vorhofdetektion (P-Wellen-)inhibiert
A	A	T	Vorhofstimulation Vorhofdetektion (P-Wellen-)getriggert
V	A	T	Ventrikelstimulation Vorhofdetektion (P-Wellen-)getriggert
D	V	I	Ventrikelstimulation Vorhofstimulation Ventrikeldetektion (R-Wellen-)inhibiert
D	D	D	Ventrikelstimulation Vorhofstimulation Ventrikeldetektion Vorhofdetektion (R-Wellen-)inhibiert (P-Wellen-)getriggert (Ventrikel) (P-Wellen-)inhibiert (Vorhof)

2.3.5 „Physiologische" Schrittmacherstimulation

Tabelle 20. „Physiologische"- und frequenzadaptive Schrittmacherstimulation

- *Vorhof-(Sinusknoten-) gesteuerte Stimulationsfrequenz*
- Atmungsgesteuerte Stimulations-(Kammer-)frequenz
- QT-streckengesteuerte (katecholaminabhängige) Stimulation
- Muskelaktivitätsgesteuerte Frequenz
- pH-gesteuerte Frequenzregulation
- pO_2 (venös) gesteuerte Stimulationsfrequenz
- Schlagvolumen (belastungs-)gesteuerte Frequenzregulation
- Temperaturgesteuerte Frequenzanpassung

physiologischen Stimulation mit erhaltener Vorhof-Kammer-Kontraktionsfolge auch biologische Schrittmacher genannt werden. Günstige hämodynamische Auswirkungen sind vor allem bei Patienten mit Bradyarrhythmia absoluta zu erwarten, da eine Steigerung des Herzzeitvolumens durch die Frequenzvariation möglich wird. Erste klinische Ergebnisse sind ermutigend (Einzelheiten s. S. 179 ff.).

Die hämodynamischen Vorteile der AV-sequentiellen Stimulation und der vorhofgesteuerten frequenzadaptierenden Kammerstimulation sind bei reinen AV-Leitungsstörungen mit intakter Sinusknotenfunktion am größten. Patienten mit binodalen Erkrankungen profitieren zwar von der Vorhof-Kammer-Synchronizität; eine adäquate Frequenzregulation ist jedoch bei Sinusknotengeneratorfunktionsstörung nicht gewährleistet. Der hämodynamische Nutzen ist daher in dieser Patientengruppe limitiert. Darüber hinaus begrenzen atriale Tachyarrhythmien den Wert der P-Wellen-getriggerten Kammerstimulation (Markewitz et al. 1984). Intermittierendes Vorhofflimmern kann durch die völlig ungeordneten Vorhofdepolarisationen zu einer schrittmachervermittelten tachyarrhythmischen Kammerstimulation bis zur oberen Grenzfrequenz des Schrittmachers führen. Der DDD-Schrittmacher stellt daher keinen Universalschrittmacher für alle Patienten mit AV-Leitungsstörungen und Sinusknotensyndrom dar. Vielmehr ist eine exakte Charakterisierung der zugrundeliegenden Rhythmusstörungen präoperativ erforderlich. Hierzu ist neben dem Ruhe-EKG, Belastungs-EKG, 24-h-Langzeit-EKG sowie Atropin-Test und Karotisdruckversuch häufig eine weitergehende diagnostische Abklärung erforderlich. Mittels einer elektrophysiologischen Untersuchung sollten die Sinusknotengeneratorfunktion sowie die AV-Leitungsverhältnisse überprüft werden. Darüber hinaus ist eine rechtsventrikuläre Stimulation zur Bestimmung der retrograden Leitungsfähigkeit im Einzelfall erforderlich. Die Indikationsstellung für eine differenzierte Schrittmachertherapie ist entscheidend von den individuellen hämodynamischen Bedürfnissen abhängig.

Eine ventrikuläre Extrasystole mit nachfolgender retrograder (ventrikuloatrialer) Leitung kann eine schrittmachervermittelte Re-entry-Tachykardie initiieren: falls nach Ablauf der Vorhofrefraktärzeit eine retrograde Vorhoferregung detektiert wird, folgt gemäß dem AV-Intervall eine Kammer-

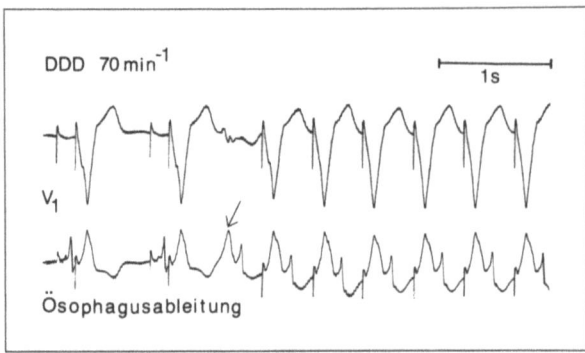

Abb. 12. Auslösen einer Reentry-Tachykardie durch eine ventrikuläre Extrasystole (*VES*) nach Implantation eines DDD-Schrittmachers. Eine *VES* (*Pfeil im Ösophagus-EKG*) führt zu einer retrograden Vorhoferregung, die ihrerseits eine Ventrikelstimulation bedingt, die zu einer erneuten retrograden Vorhoferregung führt u.s.w.: „endless loop tachycardia"

stimulation. Hierdurch kann ein künstlicher Re-entry-Kreis via Schrittmacher mit einer „endless-loop-Tachykardie" an der oberen Grenzfrequenz initiiert werden (vgl. Jost et al. 1983) (vgl. Abb. 12). Dieses Verhalten ist jedoch prinzipiell bei allen Aggregaten im DDD-Modus möglich. Durch Programmierung einer verlängerten atrialen Refraktärzeit kann dem Entstehungsmechanismus entgegengewirkt werden (Alicandri et al. 1978). Die neuesten Systeme verfügen über Präventivmaßnahmen zur Verhinderung dieser schrittmachervermittelten Tachykardien. Dazu gehört die automatische Verlängerung der atrialen Refraktärzeit nach Detektion einer ventrikulären Kammeraktion ohne vorhergehende Vorhoferregung. Durch eine synchrone Vorhofstimulation nach Wahrnehmung einer „ventrikulären Extrasystole" kann ebenfalls das Auftreten einer Re-entry-Tachykardie verhindert werden. Zur automatischen Unterbrechung dieser schrittmachervermittelten Tachyarrhythmie dient folgendes Verhalten: eine Abfolge von 15 konsekutiven Kammerstimuli an der oberen Grenzfrequenz wird als Re-entry-Tachykardie erkannt. Der 16. Kammerimpuls wird dann ausgelassen, wodurch die kreisende Erregung unterbrochen wird. Dieses Verhalten ist realisiert bei dem DDD-Schrittmacher von Intermedics, Cosmos 283-01 sowie bei dem Vitatron-Aggregat Quintech DDD.

Differentialindikation

Über 90% aller Implantationen im Jahre 1984 beziehen sich auf konventionelle Kammer-Demand-Schrittmacher; DDD-Systeme wurden in weniger als 9% verwendet. Quasi identische Verhältnisse werden aus der Schweiz – bezogen auf das Jahr 1983 – berichtet. In kardiologischen Zentren liegt jedoch der Anteil vorhofbeteiligter Systeme deutlich höher. Die Universität

2.3.5 „Physiologische" Schrittmacherstimulation

Tabelle 21. Schrittmacher-Implantationen 1984

RWTH Aachen	DDD	25%
Univ. Bonn	DDD	37%
Univ. Köln	DDD	20%
TU München	DDD	10%
Bundesrepublik Deutschland	VVI	91%
	DDD	<9%
Schweiz (1983)	VVI	92%
	DDD	<8%

Bonn weist mit 37% DDD-Aggregaten aller Implantationen im Jahre 1984 die relativ höchste Inzidenz auf; allerdings ist dieser hohe Anteil durch das spezielle Überweisungsziel sowie eine hohe Anzahl von Reimplantationen von Zweikammersystemen bedingt. An der Technischen Universität München wurde neben 10% DDD-Systemen in 20% aller Implantationen ein Vorhof-Demand-Schrittmacher verwendet, so daß auch bei insgesamt 30% die Indikation zur physiologischen Stimulation gestellt wurde (Tabelle 21).

Wir sehen die Indikation zur physiologischen Schrittmachertherapie wie folgt:

DDD-Schrittmacher:
1. AV-Block mit intakter Sinusknotengeneratorfunktion zur physiologischen Frequenzanpassung
2. Schrittmachersyndrom
3. Schrittmacherpflichtige Herzinsuffizienz zur Ausschöpfung der Vorhofkontribution.

AAI-Stimulation:
Sinusknoten-Syndrom mit intakter AV-Überleitung.

Der VVI-Schrittmacher ist indiziert bei der Bradyarrhythmia absoluta, intermittierenden Bradykardien (z. B. SA-Block) und beim Karotissinus-Syndrom (Tabelle 22). Häufig ist eine niedrige Interventionsfrequenz zur weitgehenden Erhaltung des spontanen Sinusrhythmus bei den letztgenannten Indikationen sinnvoll.

Eine physiologische Schrittmacherstimulation im Sinne der dargestellten synchronisierten Vorhof-Kammertätigkeit ist prinzipiell aus hämodynamischer Sicht vorteilhaft. Diese etablierte, gut untersuchte und sichere Stimulationsform sollte daher, wann immer nötig und möglich, angewendet werden. Hierzu bedarf es aber keinesfalls immer des finanziell und technisch aufwendigen – und damit komplikationsträchtigen DDD-Schrittmachers. Indikationsbezogen kann das Therapieziel häufig genug mit einem Einkammersystem „AAI" erreicht werden, das gleichermaßen (bei intakter AV-Überleitung) den physiologischen Erregungsablauf gewährleistet.

Tabelle 22

Herzschrittmacher Funktionsart (Code)	Indikationen
VVI (Komplikationsarm, hämodynamisch ungünstig)	Abs. Bradyarrhythmie bei Vorhofflimmern-/flattern Karotis-Sinus-Syndrom Andere Bradykardien
AAI (Voraussetzung: intakte AV-Überleitung)	Sinusknotensyndrom mit Sinusbradykardie, Sinusknotenstillstand, SA-Block
DDD („physiologischer" Schrittmacher, hämodynamisch günstig, technisch und finanziell aufwendig)	AV-Block bei intakter Sinusknotenfunktion: Physiologische Frequenzanpassung; Schrittmacher-Syndrom; Schrittmacherpflichtige Herzinsuffizienz: (Vorhofkontribution f. Ventrikelfüllung)

Ebenso wird bei der Vorhofstimulation die retrograde Vorhoferregung vermieden und damit einem Schrittmachersyndrom entgegengewirkt.

Ist die AV-Überleitung gestört oder liegt die nachgewiesene oder erwartete Kombination verschiedener (schrittmacherpflichtiger) Reizbildungs- und Erregungsleitungsstörungen vor, so ist ein flexibles DDD-System erforderlich. Darüber darf allerdings nicht vergessen werden, daß der bei weitem größte Anteil der Schrittmacherpatienten mit einem Ein-Kammer-VVI-System, also einem ventrikulären Bedarfsschrittmacher gut behandelt ist. Nur bei den obengenannten Indikationen: physiologische Frequenzanpassung, Schrittmachersyndrom und terminale schrittmacherpflichtige Herzinsuffizienz ist ein physiologisches System wirklich nötig. Vielleicht darf man sagen, daß der Anteil von VVI-Schrittmachern in der Bundesrepublik Deutschland zwar noch zu hoch ist, daß aber auch andererseits zuviele DDD-Aggregate und zuwenig AAI-Systeme implantiert werden. Schließlich ist zu betonen, daß bradykarde Rhythmusstörungen – vor allem das Sinusknoten-Syndrom – eine relativ gute Prognose haben. Entscheidend für die Schrittmacherimplantation ist die klinische Symptomatik, nicht aber das Resultat differenzierter Untersuchungsverfahren (vgl. Gerckens et al. 1985).

Zusammenfassend ist folgendes festzuhalten: Unter physiologischer Schrittmacherstimulation wird die Erhaltung bzw. Wiederherstellung der Vorhof-Kammer-Koordination verstanden. Die Realisation erfolgt vorzugsweise durch Schrittmacher mit Vorhof- und Ventrikelelektroden, die über eine Detektionsfunktion spontaner Herzaktivität und eine Stimulationsfunktion in beiden Herzkammern verfügen (DDD-Modus). Eine antibradykarde

Schrittmachertherapie unter Erhalt der natürlichen Erregungsfrequenz von Vorhof und Kammer kann auch durch einen Vorhofschrittmacher erreicht werden. Voraussetzung ist eine ungestörte atrio-ventrikuläre Erregungsleitung. Die physiologische Schrittmacherstimulation ist prinzipiell aus hämodynamischer Sicht vorteilhaft. Diese etablierte, gut untersuchte und sichere Stimulationsform sollte daher wann immer nötig und möglich angewendet werden. Der Anteil der Implantationen von Kammerbedarfsschrittmachern scheint derzeit in der Bundesrepublik Deutschland zwar zu hoch zu sein, andererseits werden aber wohl auch zuviele DDD-Aggregate und zuwenig Einkammersysteme (AAI) implantiert (vgl. S. 270). Die zunehmende Implantationshäufigkeit programmierbarer Systeme geht aus der Tabelle 23 hervor.

Tabelle 23. Häufigkeitsverteilung programmierbarer Schrittmacher (Irnich u. Batz 1985)

	1982	1983	1984
Nicht programmierbar:	44,3%	35,6%	29,5%
Einfach programmierbar:	22,7%	17,8%	10,6%
Multiprogrammierbare			
Einkammersysteme:	30,0%	41,3%	53,3%
Zweikammersysteme:	3,0%	5,3%	6,6%
	100%	100%	100%

2.3.6 Komplikationen

Die postoperativen Komplikationen der Schrittmacherimplantation sind vergleichsweise gering, wobei sich naturgemäß entsprechend der verschiedenen Operationsmethoden Unterschiede ergeben bezüglich Wundinfektion, Fehlplazierung der Elektroden etc. (vgl. Tabelle 1, Kap. 2.2.5). Die transvenöse, intrakardiale Applikation hat sich als wenig belastendes Verfahren erwiesen. Elektrodendislokationen werden in ca. 13% beobachtet. Andere Autoren halten in geübter Hand eine Dislokationsrate von unter 5% für realistisch (Einzelheiten s. S. 219).

Nur sehr selten kommt es zu einer Myokardperforation bzw. zu einer transseptalen Perforation. Das sog. Zwerchfellzucken kann Ausdruck einer Myokardperforation oder Dislokation sein. Zu klinisch deutlichen Thrombosen kann es vor allem in der V. subclavia kommen (bei transvenösem intrakardialen Vorgehen). Bei epikardialer Elektrodenverlegung sind pulmo-

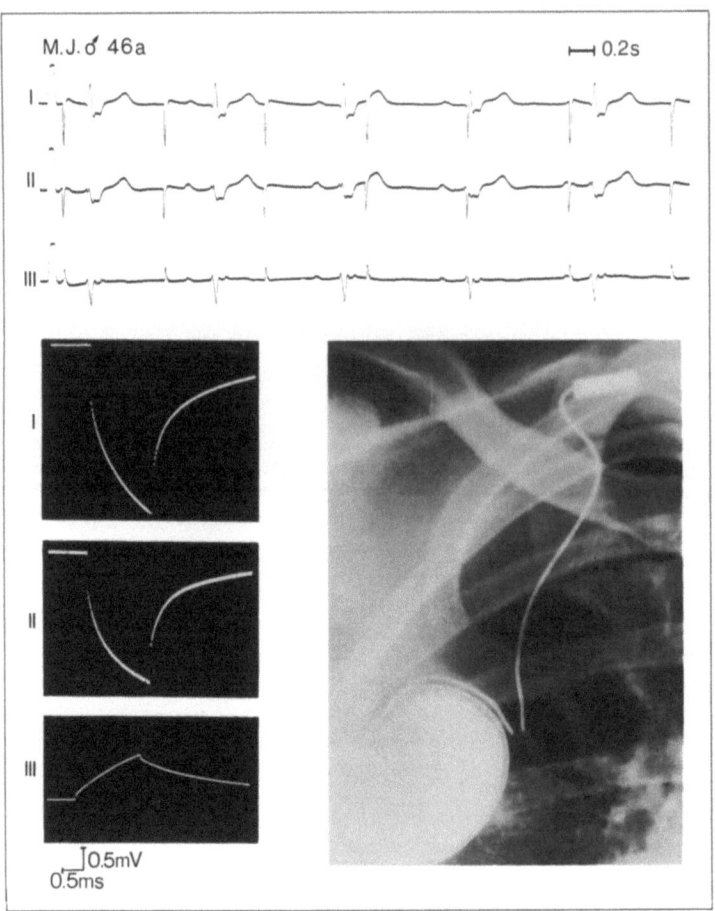

Abb. 13. EKG, Stimulationsartefakt und Röntgenbild bei kompletter Elektrodenfraktur. *I, II, III:* EKG-Extremitätenableitungen. Im EKG kommt die aufgehobene Stimulations- und Detektionsfunktion zur Darstellung. Das Oszillografenbild zeigt eine deutlich verminderte Artefaktamplitude mit trägem Anstieg und Abfall der Impulsflanken sowie eine Zunahme der Artefaktdauer. In der Röntgenaufnahme Sondenfraktur am Ort besonders starker Beanspruchung. Im Nebenbefund rechts oben Z. n. Sondenreparatur mittels Kopplungsstück. (Schrittmachertyp: Omni-Stanicor λ)

nale Infekte, Pneumothorax, Abstoßung der Myokardelektroden und peritoneale Reaktionen in seltenen Fällen möglich. In einem Krankengut von 624 Patienten im Verlauf von 11 Jahren wurde die elektrodenbedingte Komplikationsrate global mit 34% angegeben (Dislokation, Myokard- und Hautperforation, Reizschwellenerhöhung, Leitungsunterbrechung, Elektrodenbruch, Abb. 13, 14, 15). Die Operations- und Frühletalität beläuft sich bei thorakoabdominalen Elektrodenverlegungen im Rahmen einer Thorakotomie auf ca. 10% und bei transvenöser intrakardialer Sondenlokalisation auf ca. 5% (vgl. Lüderitz 1979, Naumann d'Alnoncourt 1983).

2.3.6 Komplikationen

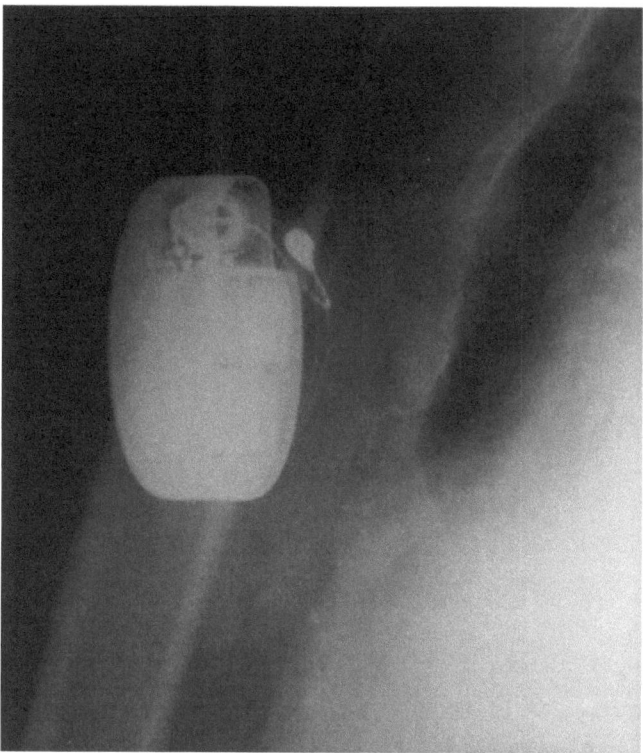

Abb. 14. Vollständige Adapterlösung. Röntgendetailaufnahme, 47jähriger Pat. mit AV-Block III. Grades. Der Patient wurde wegen eines Adams-Stokes-Anfalles nach Schrittmacherimplantation erneut in die Klinik aufgenommen. Aufgrund der unterbrochenen Impulsübermittlung sistierte die Elektrostimulation des Herzens

Galvanische und elektromagnetische Interferenzen

Elektrische Signale können zu einer Beeinträchtigung der Schrittmacherfunktion führen, wenn sie sich bei direktem Kontakt des Patienten mit einer Spannungsquelle (galvanischer Strom) oder durch Induktion aus elektrischen oder magnetischen Wechselfeldern in die elektronische Schrittmacherschaltung einkoppeln. Störsignale gelangen entweder über die Stimulationselektrode – ähnlich wie das Nutzsignal (endokardiales Elektrogramm) – in den Schaltkreis des Schrittmachers oder werden unmittelbar in diesem induziert. Elektronische Filter im Eingangskreis der Schaltung sowie metallische Abschirmung des Aggregates vermögen das System gegen die Störungen nicht vollständig zu schützen. Als systemimmanent verbleiben darüber hinaus Betriebsstörungen von Bedarfsschrittmachern, solange die elektronische Diskriminierung von Stör- und Nutzsignal durch die Detektionseinheit nicht in jedem Fall exakt gewährleistet ist.

Die Reaktion eines implantierten Schrittmachers auf galvanische Ströme und elektrische oder magnetische Wechselfelder wird bestimmt durch

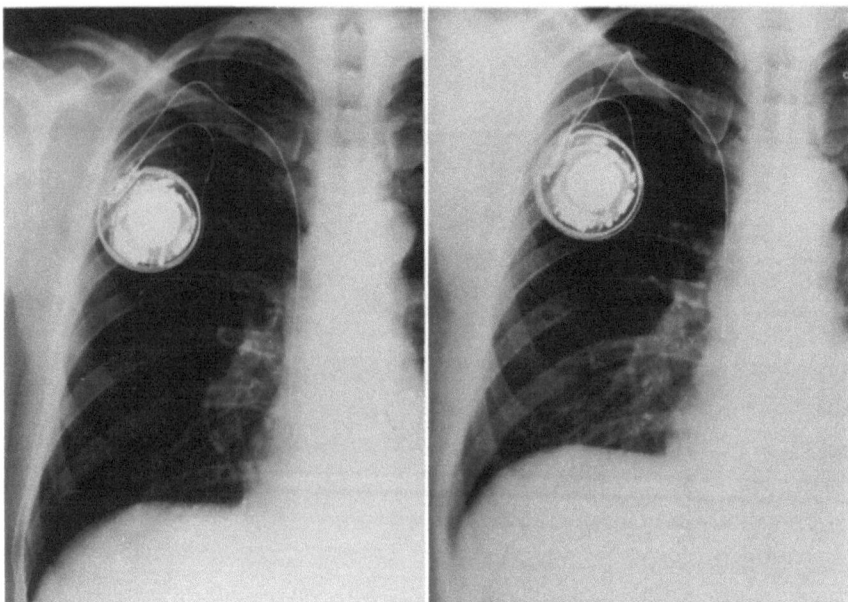

Abb. 15. Retraktion der Elektrode durch Rotation des Schrittmacheraggregates mit nachfolgender Aufwicklung der Sonde (pacemaker twiddler's syndrome). Röntgenbild eines 48jährigen Pat. mit Sinusknoten-Syndrom. Durch Dislokation der Sonde sistierte die Elektrostimulation des Herzens. *Links:* bei Entlassung, *rechts:* bei Wiederaufnahme

den Schrittmachertyp, die Stärke und Frequenz des Stromes oder des Wechselfeldes und den Abstand zum Schrittmacher (Schulten et al. 1972). Neben der Grundfrequenz ist besonders die Modulation eines elektrischen Vorgangs für das Schrittmacherverhalten von Bedeutung. So wird ein negativ gesteuerter Bedarfsschrittmacher z. B. in der Nähe eines starken magnetischen Wechselfeldes mit einer Frequenz von 300 Hz auf Störfrequenz umschalten und das Myokard festfrequent stimulieren; handelt es sich aber um einen amplituden- oder frequenzmodulierten („gepulsten") Vorgang, d. h. wird dieses Wechselfeld beispielsweise 100mal in der Minute ein- und ausgeschaltet, so kann die Impulsabgabe des Bedarfsschrittmachers unterdrückt werden (Abb. 17).

Elektrotherapeutische Eingriffe bei Schrittmacherpatienten sollten nur unter EKG-Kontrolle durchgeführt werden. Eine einwandfreie Erdung der Elektrogeräte muß gewährleistet sein. Elektrokauterisation sollte nach Möglichkeit nur fern vom Schrittmachersystem vorgenommen werden. Bei Anlegen der indifferenten Elektrode ist zu beachten, daß der Schrittmacher nicht im Stromkreis liegt. Wird die Impulsabgabe des Schrittmachers trotz Einhaltung dieser Regeln unterdrückt, so kann er mittels Testmagnet eingeschaltet werden (Abb. 18).

Bei Verwendung moderner Schrittmacher sind insgesamt ernste Bedrohungen durch Störeinflüsse aus der Umwelt des nicht speziell exponierten Schrittmacherträgers im allgemeinen kaum zu erwarten.

2.3.6 Komplikationen

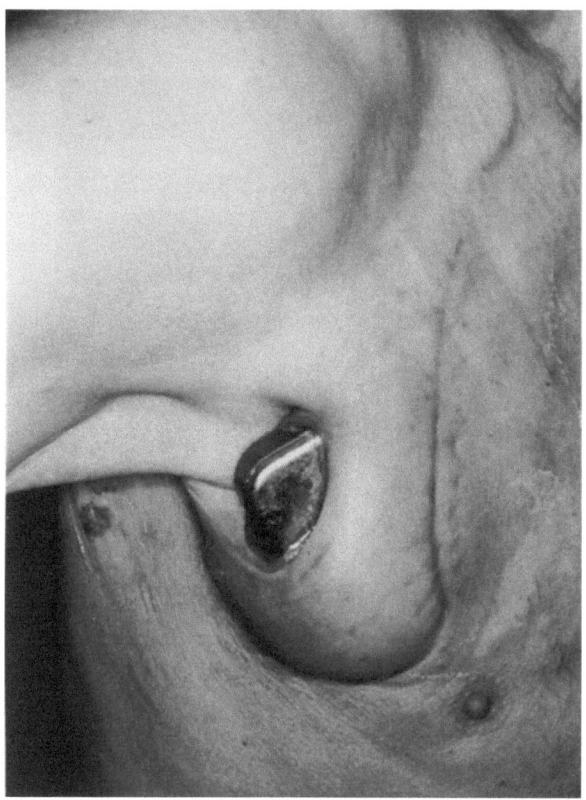

Abb. 16. Hautperforation nach Drucknekrose durch das Herzschrittmacheraggregat. 76jähriger Pat. mit bradykarder Herzinsuffizienz. Nach Sturz auf die Schrittmachertasche war es zur Nekrose mit anschließender Hautperforation und Infektion der Schrittmachertasche gekommen. Die Schrittmacherfunktion war regelrecht. Das Schrittmachersystem wurde insgesamt entfernt und durch ein neues auf der kontralateralen Seite ersetzt

In besonderen Fällen müssen Messungen am Arbeitsplatz den Ausschluß einer Gefährdung des Schrittmacherträgers erbringen.

Zahlreiche, noch vor wenigen Jahren als potentiell bedrohlich aufgeführte Elektrogeräte sind aufgrund der weiterentwickelten Schrittmachertechnologie als ungefährlich anzusehen, z. B. Rundfunkgeräte, Fernsehapparate, Sensortasten, Schallfernsteuerungen, drahtlose Infrarotkopfhörer (Bisping u. Irnich 1976); Haushaltsmaschinen, Rasiergeräte, Autozündanlagen (De Bakker et al. 1976); Radarmeßwagen, Mikrowellenherde, Waffenspürgeräte (Bisping et al. 1972).

Funktionsstörungen durch Muskelpotentiale

Von speziellem Interesse sind Funktionsstörungen von Kammer-Demand- (VVI-) und AV-sequentiellen (DDD-)Schrittmachern durch Muskelpotentiale. Muskelpotentiale werden als Ursache von Schrittmacherdysfunktionen häufig nicht erkannt, da die Kontrolluntersuchung meist ohne

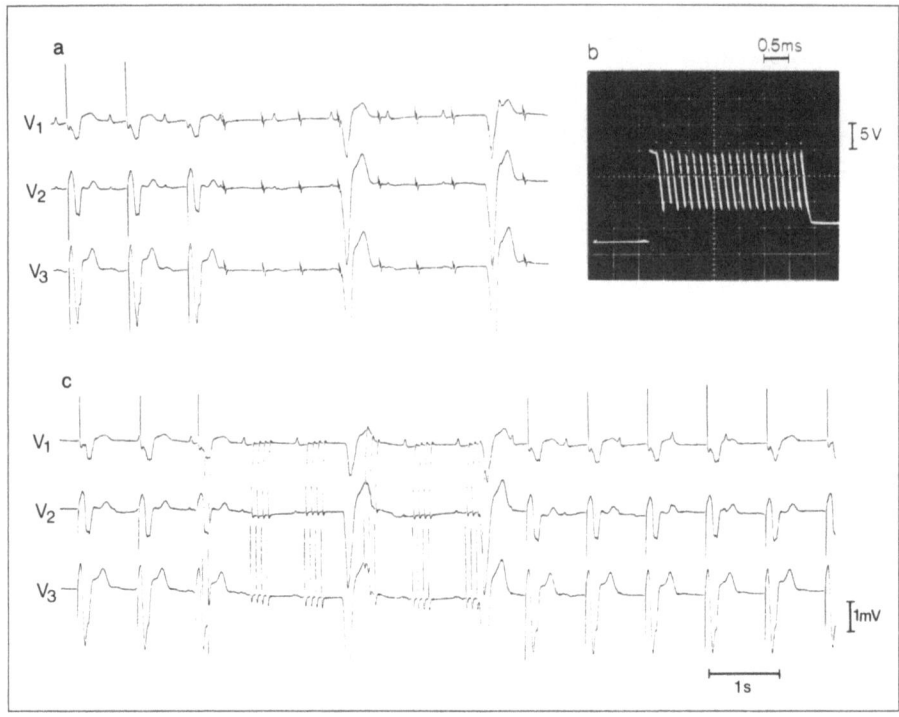

Abb. 17a–c. Reaktion eines negativ gesteuerten Bedarfsschrittmachers auf ein hochfrequentes, „gepulstes" elektromagnetisches (**a**) und elektrisches (**c**) Feld. V_1, V_2, V_3: Wilson-Ableitungen. Obwohl es sich hier um hochfrequente Störungen handelt, schaltet der Schrittmacher nicht auf festfrequente Betriebsart um, sondern wird aufgrund der ausgeprägten Modulation inhibiert. (**b**) Oszillographische Darstellung der hochfrequenten Störung (**a**)

körperliche Belastung erfolgt. Aus zwei kürzlich veröffentlichten Beobachtungen geht hervor, welche Störungen bei den unterschiedlichen Stimulationsarten durch die Interferenzen mit Myopotentialen auftreten können (vgl. Abb. 19, 20). Neben der bekannten Unterdrückung der Impulsabgabe kann es zu einer festfrequenten Stimulation (Störfrequenz) kommen. Als Konsequenz ergibt sich, daß zur Überprüfung der Detektionsfunktion eine Funktionskontrolle bei körperlicher Aktivität erforderlich ist. Mittels Umprogrammierung der Verstärkerempfindlichkeit läßt sich die Dysfunktion fast in allen Fällen beheben (Gerckens et al. 1985)

Komplikationen bei urologischen Operationen (Elektrokauter)

Operationsbedürftige Prozesse der Prostata treten nicht selten bei Schrittmacherträgern höherer Altersklassen auf, so daß sich eine Koinzidenz von permanenter Elektrostimulation und elektrotherapeutischer Prostatabehandlung ergibt. Als Routineeingriff zur Prostatateilresektion kommt der

2.3.6 Komplikationen

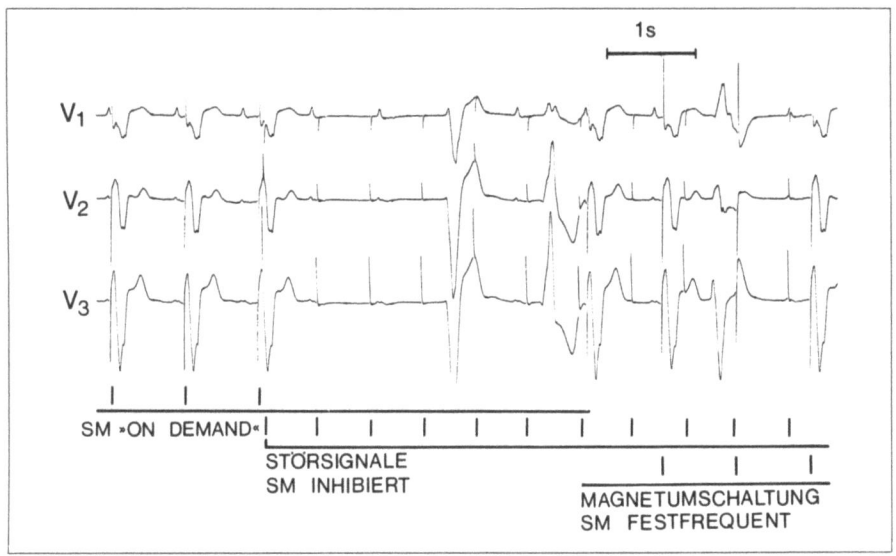

Abb. 18. Einschalten eines durch ein externes Störfeld inhibierten negativ gesteuerten Bedarfsschrittmachers mittels Testmagnet. V_1, V_2, V_3: Wilson-Ableitungen. Nach Aktivierung des Magnetschalters durch den Testmagneten resultiert trotz Fortbestehens des Störfeldes eine festfrequente Stimulation des Herzens

transurethrale Zugang mit Elektrokauter in Frage. Bei Patienten mit Bedarfsschrittmachern drohen bei dieser Operationsmethode, wie eigene Erfahrungen zeigen, elektrische Interaktionen mit Unterdrückung der Schrittmacherimpulsabgabe und konsekutiven schweren Herzrhythmusstörungen bis hin zu Asystolie und Kammerflimmern. Unsere Beobachtungen beziehen sich auf drei Schrittmacherpatienten, die sich wegen unterschiedlicher Erkrankungen der Prostata einer elektrochirurgischen Operation unterziehen mußten. Die Eingriffe wurden in Spinalanästhesie mit dem Elektrokauter Elektrotom 500 der Fa. Martin (Tuttlingen) (Nennfrequenz 500±50 kHz, maximale Leistung 400 W) durchgeführt. Eine regelrechte Erdung der elektrischen Geräte (Elektrokauter, EKG-Monitor, EKG-Schreiber) war gewährleistet.

Kasuistik:
1.) R. J., 73 a
Präoperative Schrittmacherimplantation wegen bradykarder Herzinsuffizienz und intermittierendem AV-Block II° bei koronarer Herzkrankheit. Schrittmacheraggregat: Demand-Schrittmacher Telectronics 140 B. Nach Schrittmacherimplantation transurethrale Teilresektion bei Prostataadenom. Während der Elektrokauterisation Schrittmacherunterdrückung, Asystolie und konsekutives Kammerflimmern. Nach Defibrillation (180 Ws); Asystolie, ineffektive Schrittmacherimpulse, externe Herzmassage. Nach intravenöser Gabe von Orciprenalin, Kalzium und Bicarbonat trat ein idioventrikulärer Ersatzrhythmus auf (Frequenz 31/min). Einführen einer passageren Schrittmachersonde über die vena femoralis rechts; nach Anschließen eines externen Schrittmachers regelmäßige Myokardstimulation mit einer Frequenz von 90/min. Zunehmendes Aufklaren des Patienten innerhalb der nächsten Stunden. Nach Abschalten des externen Schrittmachers regelrechte Funktion des implantierten Aggregats.

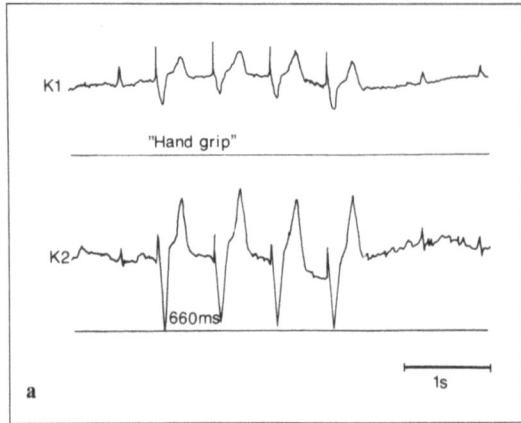

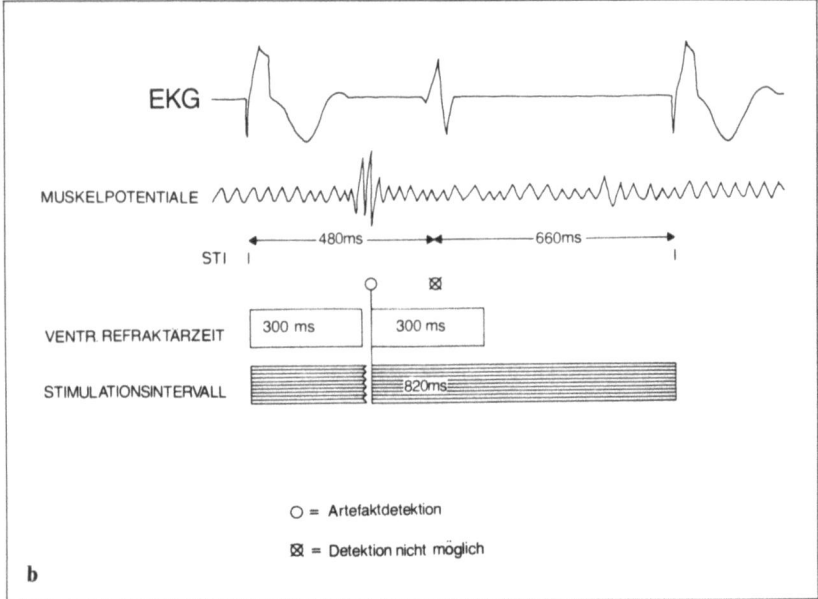

Abb. 19a, b. Funktionsstörung eines Kammer-Demand-Schrittmachers durch Myopotentiale. **a** Durch die Interferenz mit Muskelpotentialen bei körperlicher Aktivität („hand grip") wird eine festfrequente Stimulation (Störfrequenz) mit einer Frequenz von 90/min in Gang gesetzt. Original 2-Kanal-Langzeit-Registrierung. Intermedics 253-04. VVI-Modus, Sensitivität 0,6 mV. Interventionsfrequenz 50/min. **b** Schematische Darstellung der Schrittmacherdysfunktion. Nach Artefaktwahrnehmung der Muskelpotentiale wird ein neuer Zeitzyklus mit initialer ventrikulärer Refraktärzeit aktiviert. Eine einfallende Spontanaktion kann während der Refraktärzeit nicht wahrgenommen werden. Der der Artefaktwahrnehmung folgende Stimulus kann als vorzeitig abgegebene Schrittmacheraktion fehlgedeutet werden

2.3.6 Komplikationen

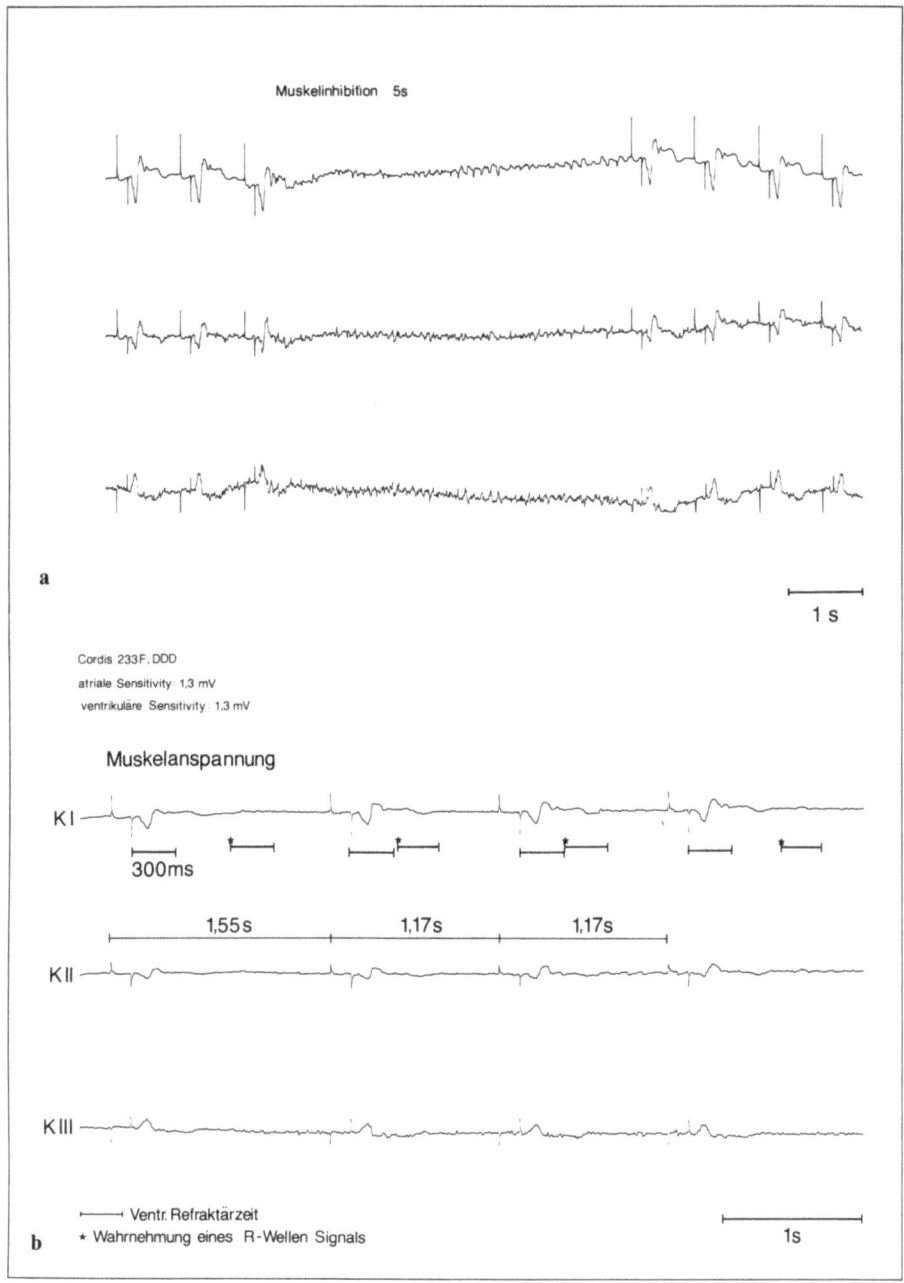

Abb. 20 a, b. Schrittmacherfehlfunktion bei einem AV-sequentiellen Aggregat. **a** Inhibition der atrialen und ventrikulären Impulsabgabe für 5 Sekunden durch Interferenz mit Muskelpotentialen. Hierbei gab der Patient Schwindel an. **b** Durch Artefaktdetektion von Myopotentialen nach Ablauf der Refraktärzeit wird der Stimulationzyklus jeweils zurückgesetzt („reset"). Es resultiert „Schrittmacherbradykardie" von 46/min K I bis K III: 3-Kanal-EKG-Ableitung mit abdominal positionierten Elektroden zur Reduktion der Artefaktüberlagerung. Cordis 233 F, DDD-Modus. Atriale und ventrikuläre Sensitivität 1,3 mV (Gerckens et al. 1985)

2.) S. R., 68 a
Schrittmacherimplantation wegen Sinusbradykardie und Herzinsuffizienz bei koronarer Herzkrankheit. Aggregat: Demand-Schrittmacher CPI 503. Vasotomie beidseits und transurethrale Resektion von ca. 12 g Prostatagewebe wegen dysurischer Beschwerden bei nodulärer Prostatahyperplasie. Während der Elektrokauterbehandlung unregelmäßige Stimulationsfrequenz mit Wechsel von Eigenaktionen, schrittmacherinitiierten Aktionen und Asystolien von bis zu 3 s Dauer. Nach Auflegen eines Testmagneten auf das Schrittmacheraggregat resultierte eine störungsfreie, regelmäßige festfrequente Stimulation während des elektrochirurgischen Eingriffs.

3.) F. H., 85 a
Schrittmacherimplantation im April 1976 wegen absoluter Arrhythmie bei Vorhofflattern und bifaszikulärem Block. Schrittmacherwechsel im September 1978. Aggregat: Demand-Schrittmacher Starr-Edwards 22 U. 15 Tage nach Batteriewechsel transurethrale Prostatateilresektion bei Überlaufblase, prostatischer Harnröhrenenge und Verdacht auf Prostatacarcinom. Während der transurethralen Prostataresektion mit dem Elektrokauter beobachteten wir einen festen Zusammenhang zwischen Schrittmacherunterdrückung und Koagulationsmodus: bei rhythmischer Berührung des Prostatagewebes mit dem Elektrotom in einer Frequenz von ca. 1,5/s bleibt der Schrittmacher für die Dauer der Manipulation unterdrückt. Dieser Effekt ist reproduzierbar, die Dauer der Unterdrückung betrug bis zu 6,5 s. Nach Umschalten des Schrittmachers auf festfrequente Arbeitsweise mittels Testmagnet bleibt die Unterdrückung der Impulsabgabe aus (Abb. 21).

Anhand dieser Fallbeschreibungen wird deutlich, daß in Einzelfällen auch bei Erdung der elektrischen Geräte, Metallabschirmung des Schrittmacher-

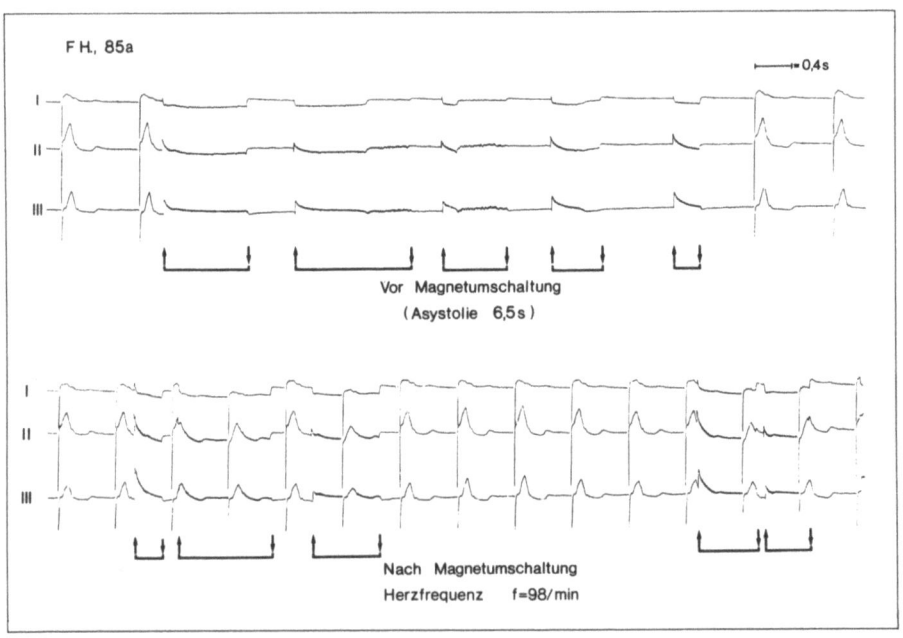

Abb. 21. Unterdrückung der Impulsabgabe eines Bedarfsschrittmachers bei urologischer Elektrokauterbehandlung. *I, II, III:* Extremitätenableitungen. ↑ Einschalten, ↓ Abschalten des Elektrotoms. Während einer transurethralen Prostataresektion kam es bei rhythmischem Ein- und Abschalten des Elektrotoms (Mischstrom, Schaltstufe 5 bzw. 7, Elektrotom 500, Fa. Martin, Tuttlingen) und Berühren des Prostatagewebes zur Unterdrückung der Impulsabgabe mit vorübergehender Asystolie. Nach Magnetumschaltung des Schrittmachers auf festfrequente Arbeitsweise resultiert eine regelrechte Stimulation [vgl. Text]

2.3.7 Überwachung von Schrittmacherpatienten

aggregats und regelrechter Lokalisation der indifferenten Elektrode des Elektrokauters thoraxfern an der unteren Extremität, eine ernste Gefährdung von Schrittmacherpatienten bei elektrochirurgischen Eingriffen besteht. In den beobachteten Fällen führen wir die Unterdrückung der Schrittmacherimpulsabgabe, die in einem Fall zu Kammerflimmern geführt hatte (R. J.), auf die spezielle Handhabung des Elektrotoms mit bis zu etwa 10 s währendem rhythmischen Berühren des zu resezierenden Gewebes zurück, – in einer Berührungsfrequenz, die oberhalb der Schrittmachergrundfrequenz liegt. Es handelt sich damit um die Schrittmacherunterdrückung durch einen gepulsten hochfrequenten elektrischen Vorgang, der durch den Schrittmacher als niederfrequentes Signal detektiert wird und so, ähnlich wie die Impulse bei der Brustwandstimulation, eine spontane Herztätigkeit vortäuscht (vgl. auch Abb. 17).

Aus unseren Beobachtungen ergibt sich die Empfehlung, bei der transurethralen Resektion zunächst zu prüfen, ob durch Magnetumschaltung eine stabile Schrittmacherfrequenz zu erreichen ist und ggf. diesen Stimulationsmodus während der Operation anzuwenden. Die möglichen Risiken einer schrittmacherbedingten Parasystolie bei festfrequenter Stimulation sind jedoch zu beachten. Andernfalls sollte sicherheitshalber eine passagere bipolare Reizsonde mit externem Schrittmacher zur Bedarfsstimulation vorbereitet sein (vgl. Naumann d'Alnoncourt u. Lüderitz 1979).

Schrittmacherinfektion

In einer neueren Arbeit wird zur Behandlung infizierter Schrittmachersysteme Stellung genommen:

Vom 1. 1. 1981 bis 30. 9. 1984 wurden in der Herzchirurgischen Klinik der Universität München 77 Patienten wegen eines infizierten Schrittmachersystems behandelt. Bei 30 Patienten konnte die Sonde durch eine Systemverlagerung auf die kontralaterale Seite erhalten werden. Bei 42 Patienten mußte das gesamte Schrittmachersystem entfernt werden. Bei 5 Patienten wurde die Sonde in situ belassen; in dieser Gruppe kam es zu 2 Reinfektionen. Dies unterstreicht die Forderung nach einer möglichst radikal-chirurgischen Therapie von infizierten Schrittmachersystemen (Markewitz et al. 1985).

2.3.7 Überwachung von Schrittmacherpatienten

Obwohl die meisten implantierenden Zentren eigene Schrittmacherambulanzen besitzen, die die Patienten regelmäßig kontrollieren, kommt der Schrittmacherüberwachung durch die ärztliche Praxis hervorragende Bedeutung zu.

Es werden im Rahmen der Schrittmacherüberwachung implantierter Systeme elektrokardiographische, elektronische, oszillographische und röntgenologische Untersuchungsmethoden angewandt. – Bei negativ gesteuerten Bedarfsschrittmachern wird bei intrinsischer Herzfrequenz oberhalb der Schrittmachergrundfrequenz die Stimulation unterbrochen. Mit

Hilfe eines Dauermagneten (Testmagnet) lassen sich negativ gesteuerte Bedarfsschrittmacher über einen Magnetschalter (Reed-Relay) auf festfrequente oder hochfrequente (bis 100/min) Arbeitsweise umschalten. Bei dieser in der Schrittmacherambulanz allgemein üblichen Maßnahme sind in Einzelfällen Komplikationen beschrieben worden: So wurde bei Funktionsprüfung eines unipolaren Demand-Schrittmachers Kammerflattern bzw. Kammerflimmern ausgelöst (Abb. 22) (Seipel et al. 1975). Als Ursache war bei provozierter festfrequenter Stimulation der Einfall eines Stimulus in die sog. vulnerable Phase eines ventrikulären Eigenschlags anzunehmen. Wegen dieses – wenn auch geringen – Risikos ist bei einer entsprechenden Schrittmacherfunktionsanalyse ein Defibrillator bereitzuhalten (vgl. Lüderitz 1985 a).

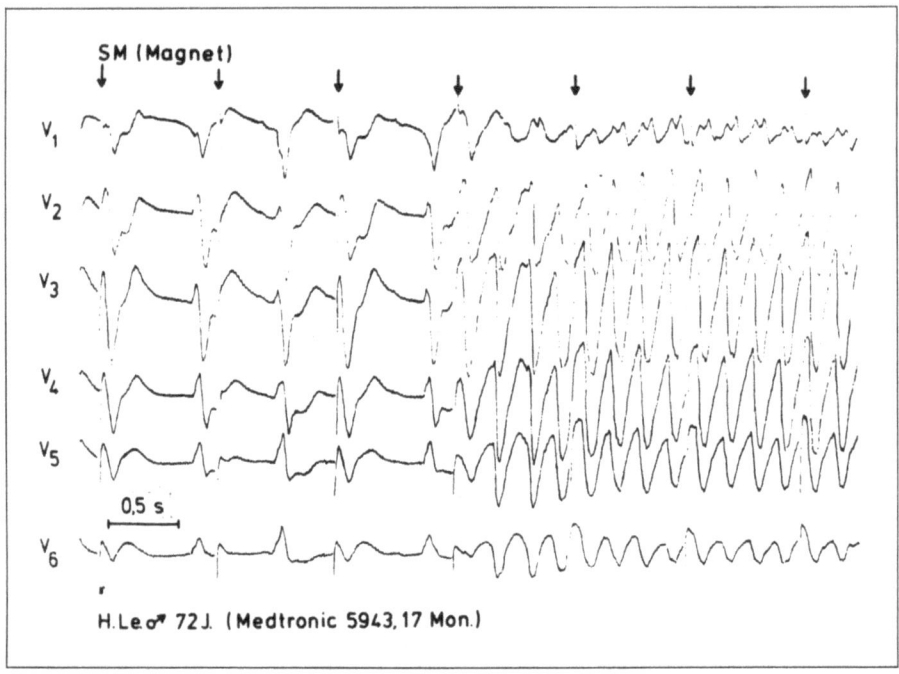

Abb. 22. Auslösen von Kammerflimmern durch einen auf fix-frequente Arbeitsweise umgestellten Demand-Schrittmacher. Der erste und dritte Stimulus führen zu einer Ventrikeldepolarisation, der zweite Impuls ist unwirksam, da er in der Refraktärzeit eines spontanen Kammerkomplexes liegt. Der vierte Stimulus fällt in die vulnerable Phase eines ventrikulären Eigenschlages und löst Kammerflattern aus, das in Flimmern übergeht (Seipel et al. 1975)

Die Lebensdauer der meisten (früher) implantierten Schrittmacher mit Quecksilberbatterien liegt um 36 Monate, die der mit Lithiumbatterien bei über 72 Monaten mit breiter Streuung. Die Notwendigkeit eines Batterieaustausches kündigt sich in der Regel durch einen Rückgang der Schrittmacherfrequenz um 5–10% an. Die Patienten sollten ihre Pulsfrequenz täglich kontrollieren und einen Frequenzabfall sofort melden. Hausärztlicherseits besteht die in 1–2monatlichen Abständen durchzuführende Kontrolle in

2.3.7 Überwachung von Schrittmacherpatienten

der vergleichenden Messung von Puls- und Herzfrequenz zur Überprüfung der vom Patienten gemessenen Frequenz und in der Beurteilung des Elektrokardiogramms. Hierbei sind der implantierte Schrittmachertyp und die Sondenlage zu berücksichtigen. Schrittmacherkontrollgeräte zur Selbstmessung durch den Patienten haben lediglich überwachungsbegleitenden Charakter. Bei rechtsventrikulärer Sondenlage läßt das Auftreten eines Rechtsschenkelblocks an eine Perforation denken.

Neben der Frequenzabnahme weist bei einigen Schrittmachertypen der Verlust der QRS-Steuerung auf eine Batteriealterung hin. Steuerungsverlust bzw. Fehlen der Eingangsempfindlichkeit können auch Ausdruck einer Elektrodendislokation sein. Fehlen Schrittmacherimpulse trotz Absinkens der Herzfrequenz unter die eingestellte Schrittmacherfrequenz, so sollte bei evidenter Dysfunktion (z.B. Elektrodenbruch) eine Klinikeinweisung erfolgen. Auch bei akuter Frequenzabnahme sollte eine rasche Überweisung stattfinden.

Bei drohendem Schrittmacherausfall ist die prophylaktische Gabe von Orciprenalin (10–20 mg per os) anzuraten. Bei Auftreten von Schrittmacherimpulsen ohne nachfolgende QRS-Komplexe sind eine Widerstandserhöhung an der Elektrodenspitze, ein Flottieren der Sonde oder eine Dislokation möglich. Auch hier ist eine Klinikeinweisung notwendig. Schlägt die Reizsonde vom rechten Ventrikel in den rechten Vorhof zurück, so kann die elektrische Kammererregung ganz unterbleiben oder es besteht eine Vorhofstimulation.

In entsprechend ausgerüsteten Zentren sind spezielle Schrittmacherkontrollen möglich: Stimulationsfunktion, Detektionsfunktion, Schrittmacherfrequenz, Impulsdauer, Impulsamplitude, Zeitkonstante (Einzelheiten siehe Naumann d'Alnoncourt 1983).

Zur Schrittmacherkontrolle in der Praxis hat die Deutsche Arbeitsgemeinschaft Herzschrittmacher e. V. 1979 folgende Empfehlung beschlossen:

Die Kontrolle der Funktion von implantierten Herzschrittmachern in der Praxis niedergelassener Ärzte ist möglich, wenn folgende Voraussetzungen erfüllt sind:
1. Der Arzt soll über spezielle Fachkenntnisse verfügen als Arzt für Kardiologie oder Kardiochirurgie oder, wenn der Arzt sich ausweislich eines Zeugnisses während der Weiterbildung zum Arzt für Innere Medizin oder Chirurgie in nicht unerheblichem Maße mit der Indikation zur Implantation mit laufenden Kontrolluntersuchungen von Herzschrittmacherpatienten beschäftigt hat.
2. Für die Untersuchung sollten folgende Geräte vorhanden sein:
    a) 3-Kanal-EKG-Schreiber
    b) Meßgerät zur elektronischen Messung von Impulsfrequenzen oder Impulsintervall oder Impulsbreite
    c) Defibrillator.
3. Folgende Untersuchungen sollen durchgeführt und fortlaufend dokumentiert werden:
    a) EKG
    b) EKG nach Magnetauflage

c) EKG nach Ausschaltung des Schrittmachers durch frequente Fremdimpulse von außen
d) Impulsfrequenz oder Impulsintervall oder Impulsbreite
e) Präautomatische Pause
f) Art des Eigenrhythmus nach Ausschaltung.
4. Der Arzt muß der implantierenden Klinik über die Kontrolluntersuchungen berichten (Formblatt) und die Daten in den Herzschrittmacherausweis eintragen.

Die Kontrolle von programmierbaren Schrittmachern sollte dem implantierenden Zentrum vorbehalten bleiben.
(s. a. Kapitel Schrittmacher-Ambulanz, S. 331).

2.3.8 Herzschrittmacher-Zwischenfälle

Symptomatik

Das Auftreten von bradykardiebedingten Symptomen bei Patienten mit antibradykarden Herzschrittmachern legt den Verdacht einer Schrittmacherfehlfunktion nahe. Hierzu zählen der Morgagni-Adams-Stokes-Anfall und Schwindelbeschwerden mit „Schwarzwerden vor den Augen" als Ausdruck einer mangelnden cerebralen Perfusion bei kritischen Bradykardien. Darüber hinaus können Leistungsminderung, Herzinsuffizienz (Zyanose, Ruhedyspnoe, Lungenstauung, obere Einflußstauung, periphere Ödeme) und Angina pectoris durch eine inadäquat langsame Herzschlagfolge verursacht werden. Eine vom Patienten ermittelte periphere Pulsfrequenz unterhalb der Schrittmacherstimulationsfrequenz gibt ebenso wie schrittmachersynchrone Muskelkontraktionen Anlaß zur Schrittmacherfunktionsprüfung.

Anamnese

Frage nach Synkopen, Schwindelattacken und Herzinsuffizienzzeichen vor Schrittmacherimplantation. Kardiale Grunderkrankung z. B. Myokardinfarkt, Vitium cordis. Der Schrittmacherausweis informiert über klinische sowie elektrokardiographische Indikationen zur Schrittmacherimplantation, Schrittmachertyp, eingestellte Stimulationsfrequenz, Implantationsdatum sowie die Schrittmacherkontrolldaten. Häufigste Schrittmacherkomplikationen innerhalb der ersten 3 Monate nach Implantation. Elektrodendislokation und Reizschwellenerhöhung. Spätkomplikationen: Batterieerschöpfung und Elektrodenbruch. Zunehmende Verlangsamung der Herzfrequenz bei Batterieerschöpfung. Plötzlich auftretende bradykardiebedingte Symptomatik bei Stimulationsinsuffizienz durch Elektrodendislokation, Sondenbruch, Adapterdiskonnektion und Reizschwellenanstieg.

2.3.8 Herzschrittmacher-Zwischenfälle

Sofortdiagnostik

Palpation und Herzauskultation: Differenzierung zwischen Absinken der Schrittmacherfrequenz und Extrasystolie oder Parasystolie mit peripherem Pulsdefizit. Schrittmacher-synchrone Pectoraliskontraktionen oder Zwerchfellkontraktionen bei Isolationsdefekten, Elektrodenbruch und Muskelmiterregung bei hoher Stromdichte eines unipolaren Schrittmachers.
Elektrokardiogramm: Überprüfung der Stimulations- und Detektionsfunktion. Stimulationsfrequenz (Frequenzabfall von 5 bis 10% der Ausgangsfrequenz als Zeichen der Batterieerschöpfung). Tachykarde Herzrhythmusstörungen, Extrasystolie?

Therapeutische Sofortmaßnahmen

Klinische Symptomatik vom zugrundeliegenden Eigenrhythmus bei Schrittmacherausfall abhängig. Bei Herzkreislaufstillstand sofortige Reanimationsmaßnahmen. Bei ausgeprägter Bradykardie mit entsprechender klinischer Symptomatik Atropin (Atropinum Sulf. 0,5 bis 1 mg s. c. oder i. v., nicht bei Glaukom) oder Alupent 0,5 mg langsam intravenös. Sofortige Einweisung in die Klinik, Transport begleiten. Passagere Schrittmacherstimulation. Bei Zeichen der Herzbeuteltamponade bei Myokardperforation (Blutdruckabfall, obere Einflußstauung, Pulsus paradoxus) sofortige Perikardpunktion.

Indikation für die sofortige Einweisung in die Klinik

Bei Verdacht auf Schrittmacherfehlfunktion Einweisung in die implantierende Klinik. Auch ohne ausgeprägte klinische Symptomatik sollte eine Schrittmacherfunktionsprüfung bei Verdacht auf Dysfunktion in der implantierenden Klinik bzw. bei einem Kardiologen erfolgen.

Zusätzliche Maßnahmen

Elektrokardiographische Kontrolle der Schrittmacherfunktion einschließlich Provokations-Test (isometrische Muskelanspannung der Schultermuskulatur, Lagewechsel, In- und Expirationsstellung). Messung der Stimulationsparameter: Stimulationsfrequenz, Impulsbreite und Arbeitsweise des Schrittmachers. Radiologische Untersuchungen bei Verdacht auf Elektrodendislokation, Sondenbruch und Adapterdiskonnektion. Bei Verdacht auf Elektrodendislokation bzw. Perforation/Penetration ist eine echokardiographische Zusatzuntersuchung notwendig. Programmierung der Stimulationsparameter bei Reizschwellenerhöhung, Muskelmiterregung bei hoher Stromdichte und Detektionsstörungen.

Differentialdiagnostische Erwägungen

Nach Ausschluß einer Schrittmacherfehlfunktion als Ursache von Synkopen bzw. Schwindelattacken sollte eine weiterführende neurologische, Hals-, Nasen-, Ohrenärztliche sowie angiologische Diagnostik eingeleitet werden. Synkopen nach Implantation eines Kammerschrittmachers können jedoch auch durch das sog. Schrittmachersyndrom bedingt sein. Eine retrograde Vorhoferregung nach Kammerstimulation führt zur Kontraktion des Vorhofs gegen die geschlossenen AV-Klappen mit plötzlichem Vorhofdruckanstieg und Abfall des arteriellen Blutdruckes durch reflektorische Verminderung des peripheren arteriellen Widerstandes. Therapie: AV-sequentielle Schrittmacherstimulation mit erhaltener Vorhof-Kammerkontraktionsfolge. Bei Schrittmacherpatienten sollte eine Behandlung mit Diathermie, Kurzwelle, Hochfrequenztherapie sowie Elektrokautern nur nach Rücksprache mit der implantierenden Klinik erfolgen, um eine Störung der Schrittmacherfunktion zu vermeiden. Eine regelmäßige Überwachung der Schrittmacherfunktion durch den Kardiologen bzw. in einer Schrittmacherambulanz ist zur frühzeitigen Erkennung einer Fehlfunktion erforderlich. (Gerckens u. Lüderitz 1985).

2.3.9 Wiederverwendung von passageren Schrittmachersonden

Temporäre Schrittmachersonden können nach Resterilisation nur auf Risiko des behandelnden Arztes oder Krankenhauses wiederverwendet werden. Von dieser Möglichkeit wird in der Bundesrepublik häufig Gebrauch gemacht, während in den USA Schrittmachersonden in etwa 95% der Fälle tatsächlich nur einmal verwendet werden. Grundsätzlich ist die Wiederverwendung nicht risikolos, und hygienisch ist sie bedenklich.

Die durch mehrmaligen Gebrauch möglicherweise auftretenden Mängel beziehen sich vornehmlich auf proteinhaltige Rückstände am Katheter, Schädigung der Außenhaut oder der Oberfläche des Kathetermaterials und auf eine veränderte Steifigkeit der Schrittmachersonde. Auch eine zu lange Lagerung der Sonde kann zu veränderten Eigenschaften des Materials (meist Polyurethan über gewebtem Stahldraht) führen.

Wegen der nicht standardisierten und nicht kontrollierbaren Reinigung (die auch kaum vollständig möglich ist) bzw. der Resterilisierung kann der Hersteller nur für steriles, pyrogenfreies Material – in der Originalverpackung – für den einmaligen Gebrauch innerhalb eines bestimmten Zeitraumes garantieren (gegebenenfalls Beachtung des Sterilisations- oder Verfallsdatums). Die Entnahme der Sonde aus der Verpackung gilt sinngemäß bereits als „Gebrauch" (Lüderitz 1983b).

2.3.10 Wiederverwendung von Herzschrittmachern

Die Wiederverwendung bereits implantierter Herzschrittmacher ist umstritten.

2.3.10 Wiederverwendung von Herzschrittmachern

Die Deutsche Arbeitsgemeinschaft Herzschrittmacher e. V. empfiehlt die Wiederverwendung von Herzschrittmachern aus Gründen der Wirtschaftlichkeit im Einzelfall zu erwägen. Die Wiederverwendung ist: medizinisch unbedenklich, ethisch vertretbar, technisch möglich, juristisch statthaft und patientenseitig zumutbar.

Voraussetzung ist, daß die Herzschrittmacher technisch überprüft sind und zuverlässig im weiteren Sinn resterilisiert sind.

Kürzlich hat sich der Ausschuß der Bundesärztekammer für medizinisch-juristische Grundsatzfragen mit der Wiederverwendung von explantierten Herzschrittmachern befaßt. Für das ärztliche Verhalten beim Tode von Schrittmacherträgern wurden Empfehlungen erarbeitet. Zur Bestattung von Leichen mit Herzschrittmachern wollte der Ausschuß jedoch keine Empfehlungen abgeben, da hier Landesrecht maßgebend ist. Aus den Landesgesetzen kann man keine Regelungen entnehmen, wann Schrittmacher vor dem Bestatten entnommen werden müssen. Hierfür gelten interne Verwaltungsvorschriften der für das Bestattungswesen zuständigen Behörden.

Nach einem Urteil des Landgerichtes Mainz vom 20. 1. 1984 sind mit dem menschlichen Körper festverbundene künstliche Körperteile (so auch Herzschrittmacher) ebenso wie der Körper des lebenden Menschen selbst keine Sache. Somit können an Ihnen keine Rechte begründet werden. Mit dem Tode erlangen diese Körperteile ihre Sacheigenschaft zurück und unterliegen der Aneignung. Das Aneignungsrecht der Erben, das aus Pietätsgründen bejaht werden müsse, kann nicht durch anderweitige Eigentumsvorbehalte in Frage gestellt werden, denn dingliche Rechte erlöschen mit der Implantation.

Der Ausschuß der Bundesärztekammer gelangte zu folgenden Empfehlungen für das Verhalten des Arztes beim Tode von Schrittmacherträgern:

a) Der oder die nächsten Angehörigen werden gefragt, ob der Schrittmacher entnommen werden soll.
b) In einer zu unterschreibenden Einverständniserklärung wird ausdrücklich vorgesehen, daß der explantierte Herzschrittmacher in das Eigentum der Klinik übergeht (damit von dieser die Aufarbeitung veranlaßt werden kann).
c) Verlangt der nächste Angehörige bzw. Erbe die Herausgabe des mit seiner Zustimmung explantierten Herzschrittmachers, so kann dem nicht widersprochen werden.
d) Verweigert der nächste Angehörige die Zustimmung zur Explantation, so ist er darauf hinzuweisen, daß gegenüber den Bestattungsbehörden auf das Vorhandensein eines Herzschrittmachers im Leichnam hinzuweisen ist. Daraus können sich Einschränkungen über die Bestattungsart oder nach Maßgabe verwaltungsrechtlicher Vorschriften des jeweiligen Landes ein Verbot der Bestattung vor der Explantation des Herzschrittmachers ergeben. Im auszustellenden Todesschein oder in anderen auszustellenden Bescheinigungen, die für die Bestattung maßgebend sind, ist auf den im Körper des Leichnams befindlichen Herzschrittmacher ausdrücklich hinzuweisen.

Explantierte Herzschrittmacher können so gewartet werden, daß ihre Funktionsfähigkeit durchaus mit der eines neuen Gerätes vergleichbar ist. Allerdings ist die Lebensdauer der gebrauchten Herzschrittmacher meistens geringer als die neuer Geräte. Aufgrund der zu erwartenden verkürzten Funktionsdauer eines Austauschgerätes, aber auch aus psychologischen Gründen hält es der Ausschuß für erforderlich, die Patienten, denen ein gebrauchter Schrittmacher implantiert werden soll, über den Zustand des Gerätes aufzuklären, und zwar unabhängig von der zu erwartenden verbleibenden Lebensdauer der Empfänger (Hess 1985).

2.3.11 Präoperative Schrittmacherversorgung

Bradykardien

Bei (supraventrikulären) Bradykardien ohne klinische Symptomatik mit adäquater Ansprechbarkeit auf Atropin und ohne zusätzliche atrioventrikuläre Leitungsstörungen bedarf es präoperativ keines externen Herzschrittmachers. Bei symptomatischen Bradykardien hingegen (pathologische Sinusbradykardie, höhergradige SA-Blockierungen, Tachykardie-Bradykardie-Syndrom) ist die präoperative Versorgung mit einem Schrittmacher geboten, zumal eine weitergehende intraoperative Sinusknotendepression nicht ausgeschlossen werden kann.

Intraventrikuläre Leitungsstörungen

Intraventrikuläre Erregungsleitungsstörungen werden je nach Ausdehnung in uni- bzw. monofaszikuläre, bifaszikuläre und trifaszikuläre Blockierungen unterschieden. Unifaszikuläre Blockierungen treten als Rechtsschenkelblock, links-anteriorer oder links-posteriorer Hemiblock in Erscheinung. Ohne zusätzliche Verlängerung der atrioventrikulären Überleitung und ohne Hinweise auf synkopale Anfälle bzw. klinische Symptomatik besteht in diesen Fällen keine Indikation zur Schrittmacherbehandlung.

Rechtsschenkelblock und gleichzeitig bestehender links-anteriorer Hemiblock mit zusätzlicher Verlängerung des H-V-Intervalls im His-Bündel-Elektrogramm sollten auch bei asymptomatischen Patienten Anlaß zur präoperativen Versorgung mit einem Herzschrittmacher sein. Diese Kombination kann als Vorstufe eines trifaszikulären Blocks bzw. der peripheren Form eines totalen atrioventrikulären Blocks aufgefaßt werden (Greven et al. 1972, Kulbertus 1973, Levites u. Haft 1974, Rosenbaum et al. 1970). In Zweifelsfällen wäre also bei bifaszikulärem Block und AV-Block I° das H-V-Intervall (>60 ms?) durch intrakardiale Stimulation und Ableitung zu bestimmen, auch wenn die prognostische Bedeutung dieser Meßgröße heute noch nicht abschließend zu beurteilen ist (Narula 1975, Seipel 1979). – Demgegenüber gelten Rechtsschenkelblock und links-anteriorer Hemiblock ohne H-V-Verlängerung lediglich als relative Schrittmacherindikation. Gerade in diesen Fällen sollte jedoch besonders sorgfältig nach anamnestischen Angaben, insbesondere nach Adams-Stokes-Anfällen, gefahndet werden, denn die Schrittmachertherapie hat ihre Bedeutung hier nicht allein in der Rezidivbehandlung, sondern auch in der Prophylaxe des ersten Anfalls (Naumann d'Alnoncourt 1983). Dies gilt um so mehr, als im Rahmen operativer Eingriffe mit der Möglichkeit von Elektrolytstörungen (zum Beispiel Veränderung des intra-/extrazellulären Kaliumkonzentrationsgradienten) und akuten medikamentösen Interventionen (zum Beispiel Glykoside, Antiarrhythmika, Betarezeptorenblocker) mit entsprechenden Auswirkungen auf die Erregungsleitung gerechnet werden muß (vgl. Lüderitz 1983a).

2.3.12 Klinische Bedeutung der Programmierung von Herzschrittmachern

Ein Nachteil implantierter Schrittmacher bestand von Anfang an darin, daß die individuellen elektrophysiologischen und hämodynamischen Erfordernisse des Patienten nur bedingt berücksichtigt werden können. Die Bemühungen, nicht-invasiv, d. h. von außen die Funktion implantierter Schrittmacher zu verändern, sind daher so alt wie die Schrittmachertherapie selbst. Schon frühzeitig gab es Geräte mit zwei Stimulationsfrequenzen. Routinemäßig wird als Test im Rahmen der Schrittmacherkontrolle durch externe Magnetauflage (Reed Relay) die Bedarfsfunktion des Herzschrittmachers auf eine starrfrequente Arbeitsweise umprogrammiert. Die weitere Entwicklung führte von einfachen frequenzprogrammierbaren Herzschrittmachern zu komplizierten multiprogrammierbaren Geräten, deren Funktionsweise und Stimulationscharakteristik nach der Implantation vielfach variabel sind. Heutzutage stellt die Implantation nicht programmierbarer Herzschrittmacher eher die Ausnahme dar. Aus der Tabelle 23, (S. 271), ist die zunehmende Verwendung von Schrittmachern mit Programmiermöglichkeiten zu ersehen: Danach hat sich die Verbreitung der multiprogrammierbaren Schrittmacher in der Bundesrepublik zwischen 1982 und 1984 nahezu verdoppelt.

Die Programmiermöglichkeiten im einzelnen beziehen sich auf Frequenz, Amplitude, Impulsdauer, Empfindlichkeit, Hysterese, Refraktärzeit, Betriebsart und AV-Intervall.

Unbestritten sind die Vorteile der Frequenzprogrammierung: Die früher allgemein übliche Stimulationsfrequenz von 70 bis 72 Schlägen/min ist keineswegs in allen Fällen angebracht. Beispielsweise lassen sich durch Frequenzanhebung extrasystolische Arrhythmien beherrschen; andererseits kann bei Koronarkranken eine Frequenzsenkung dem Auftreten pectanginöser Beschwerden entgegenwirken. Vor allem begünstigt die Frequenzprogrammierung die eigene Herzschlagfolge bei Patienten mit nur intermittierendem Stimulationsbedarf.

Die Programmierung von Amplitude und Impulsdauer dient nach Überwindung des initialen Reizschwellenanstiegs der individuellen Einstellung der notwendigen Ausgangsleistung. Hierdurch kann eine längere

Funktionszeit des Aggregats erreicht werden. Bei Muskelmiterregung sowie bei Stimulationsinsuffizienz aufgrund veränderter Reizschwelle erspart die Programmierung häufig eine Revisionsoperation. Die Mehrzahl von Dysfunktionen aufgrund von Impulserkennungsstörungen kann ebenfalls durch Umprogrammierung korrigiert werden (Gerckens et al. 1985b) – Bei AV-sequentiellen Schrittmachern ist eine Programmierbarkeit der Stimulationsparameter unverzichtbar, denn bei Auftreten von Vorhofflimmern wird die Umstellung der Funktionsart auf einen Kammerbedarfsstimulationsmodus notwendig. Erforderlich ist die Programmierbarkeit auch hinsichtlich Impulsamplitude, -dauer und Empfindlichkeit, da auf Vorhofebene Sensingprobleme und Muskelmiterregung häufiger sind. Die atrio-ventrikuläre Verzögerungszeit sollte aufgrund hämodynamischer Untersuchungen in der Regel auf 150 ms programmiert werden (Nitsch et al. 1983). Eine kürzere „AV-Zeit" in Verbindung mit einer verlängerten atrialen Refraktärzeit dient zur Prävention von schrittmachervermittelten Tachykardien auf der Grundlage kreisender Erregung (Re-entry) (Gerckens et al. 1985a). Eine spezielle Programmiermöglichkeit stellt die sogenannte Hysterese dar. Es handelt sich hierbei um die definierte Verlängerung des Basisintervalls nach Erkennung (Detektion) einer spontanen Herzaktion. Hierdurch gelingt es bei manchen Patienten, den eigenen Grundrhythmus aufrechtzuerhalten (vgl. Lüderitz 1979) – Trotz dieser Möglichkeiten darf die Programmierung von Herzschrittmachern nicht als imperatives Postulat gelten. Vielfach ist eine Umprogrammierung entbehrlich bzw. nutzlos oder kann Anlaß zu einer klinischen Verschlechterung sein (vgl. Feruglio et al. 1982).

Angesichts der komplizierten Programmierverhältnisse stellt sich zudem die Frage, inwieweit dem behandelnden Arzt fortgeschrittene elektrotechnische Kenntnisse abverlangt werden müssen. U. E. bleiben zunächst die Schrittmacherhersteller aufgefordert, dem Kliniker betriebssichere einfach handhabbare Aggregate in die Hand zu geben, die störunempfindlich arbeiten und – möglichst systemimmanent – auf optimale Funktionszeiten ausgelegt sind. In diesem Zusammenhang ist auch auf die gebotene Vereinheitlichung der kostenintensiven Programmiergeräte hinzuweisen. Die technisch mögliche Vereinfachung im Schrittmacherwesen würde – abgesehen von der Kostenersparnis – zur Vermeidung einer Exklusivität von Schrittmacherkundigen beitragen. Denn die Betreuung von Herzschrittmacherpatienten (einschließlich der Aggregatkontrolle) kann – entsprechende Kenntnisse vorausgesetzt – durchaus auch in der Praxis niedergelassener Kollegen erfolgen. Aus klinischer Sicht ist festzuhalten, daß auch eine technisch perfekte Programmierung nur bedingt die physiologischen und pathophysiologischen Erfordernisse des Patienten erfüllt. Insofern ist die Bezeichnung „physiologische" Stimulation für den AV-sequentiellen Stimulationsmodus mißverständlich. Als physiologische oder besser: „biologische" Stimulation im engeren Sinne könnten allenfalls die in der Entwicklung befindlichen frequenzadaptiven Systeme bezeichnet werden, die physiologische Parameter als Steuergrößen einer frequenzadaptierenden Stimulation nutzen (Atemfrequenz, Blut-pH, zentralvenöse Temperatur, Muskelaktivität, PO_2 u.a.).

2.3.12 Programmierung von Herzschrittmachern

Bis frequenzadaptive Systeme – gewissermaßen als „echte" physiologische Schrittmacher ausgereift und allgemein verfügbar sind, sollten die multiprogrammierbaren konventionellen Schrittmacher genutzt werden. Ihre Programmiermöglichkeit stellt (zumindest als Zwischenlösung) jedenfalls keine technische Spielerei dar, wie gelegentlich behauptet wird (vgl. Irnich 1985) sondern bietet wichtige patientenindividuelle Vorteile für die Therapie. (Lüderitz 1985b).

Literatur

Adams R (1827) Cases of disease of the heart accompanied with pathological observations. Dublin Hosp Rep Communic in Med Surg 4:353
Alicandri C, Fouad FM, Tarazi RC, Castle L, Morant V (1978) Three cases of hypotension and synkope with ventricular pacing. Am J Cardiol 42:137–141
Aroesty JM, Cohen SI, Morkin E (1974) Bradycardia-tachycardia syndrome: Results in 28 patients treated by combined pharmacologic therapy and pacemaker implantation. Chest 66:257
Bahl OP, Ferguson TB, Oliver GC, Parker BM (1971) Treatment of carotid sinus syncope with demand pacemaker. Chest 59:262
Bakker JMT de, Bisping HJ, Irnich W, Stork W (1976) Gefährdung von Herzschrittmacherträgern durch elektrische Einflüsse. Elektrotechn ZB 28:190
Beck OA, Hochrein H (1976) Die passagere Schrittmacherbehandlung beim akuten Herzinfarkt. Med Welt 27:683
Bisping HJ, Irnich W (1976) Beeinflussung von implantierten Herzschrittmachern durch Fernseh- und Rundfunkgeräte. Dtsch Med Wochenschr 101:668
Bisping HJ, Irnich W, Meyer J, Effert S (1972) Störbeeinflussung implantierter Schrittmacher im Alltag. Dtsch Med Wochenschr 97:1773
Blömer H, Wirtzfeld A, Delius W, Sebening H (1975) Das Sinusknotensyndrom. Z Kardiol 64:697
Brown RW, Hunt D, Sloman JG (1969) The natural history of atrioventricular conduction defects in acute myocardial infarction. Am Heart J 78:460
Büchner C, Drägert W (1973) Schrittmachertherapie des Herzens. Mannheimer Morgen 1973
Cattel RB, Welch ML (1947) The carotid sinus syndrome. Circulation 42:271
Chatterjee K, Harris A, Leatham A (1969) The risk of pacing after infarction and current recommendations. Lancet II:1061
Day HW (1968) Acute coronary care – a five year report. Am J Cardiol 21:252
Dtsch Grünes Kreuz (1985) Herzschrittmacher für ein Pferd. Diagnostik 18:36
Doerr W (1969) Normale und pathologische Anatomie des reizbildenden und erregungsleitenden Gewebes. Verh Dtsch Ges Kreislaufforsch 35:1
Edhag O, Swahn A (1976) Prognosis of patients with complete heart block or arrhythmic syncope who were not treated with artificial pacemakers. Acta Med Scand 200:447
Elmquist R, Senning A (1960) An implantable pacemaker for the heart. Medical Electronics. In: Smyth CN (ed) 2. Int Conf Paris 1959. London
Escher DJW (1976) The use of artificial pacemakers in acute myocardial infarction. In: Chung EK (ed) Controversy in cardiology. Springer, Berlin Heidelberg New York
Ferrer I (1968) The sick-sinus-syndrome in atrial disease. J Am Med Ass 206:645
Feruglio GA, Goldman B, Furman S, Sowton E, Dodinot B (1982) Do we really need so much programmability? In: Feruglio GA (Hrsg) Cardiac pacing, electrophysiology in pacemaker. Technology Piccin Medical Books, Padova
Franke H (1963) Über das Carotis-Sinus-Syndrom und den sogenannten hyperaktiven Carotis-Sinus-Reflex. Schattauer, Stuttgart
Friedberg CK, Cohen H, Donoso E (1968) Advanced heart block as a complication of acute myocardial infarction. Prog Cardiovasc 10:466
Froer KL, Petri H, Rudolph W (1979) Indikation zur Schrittmachertherapie bradykarder Rhythmusstörungen bei akutem Herzinfarkt. Herz 4:452
Funke HD (1978) Die optimierte sequentielle Stimulation von Vorhof und Kammer – ein neuartiges Therapiekonzept zur Behandlung bradykarder Dysrhythmien. Herz/Kreisl 10:479

Funke HD (1982) Cardiac pacing with the universal DDD pulse generator: Technological and electrophysiological considerations. In: Barold SS, Mugica J (Hrsg) The third decade of cardiac pacing. Futura, Mount Kisco New York

Gadermann E, Heinz N, Saegler J (1973) Die Synkopen des Carotissinus-Syndroms und ihre Behandlung. Internist (Berlin) 14:502

Gerckens U, Nitsch J, Lüderitz B (1985a) Physiologische Schrittmacherstimulation. Verh. Dtsch Ges Inn Med 91:303

Gerckens U, Nitsch J, Lüderitz B (1985b) Funktionsstörungen von Kammer-Demand-(VVI-) und AV-sequentiellen (DDD-) Schrittmachern durch Muskelpotentiale. Dtsch Med Wochenschr 110:1245

Gerckens U, Lüderitz B (1985) Der Notfall: Herzschrittmacher-Zwischenfälle. Saarl Ärztebl 11:653

Gould (1932) zitiert nach Hyman AF: Resuscitation of the stopped heart by intracardiac therapy. Arch Intern Med 50:283

Graf H (1974) 200 Jahre elektrische Herzwiederbelebung. Electromedica 5:157

Greely HP, Smedal MS, Most W (1955) The treatment of the carotid-sinus-syndrome by irradiation. N Engl J Med 252:91

Grendahl H, Sivertssen E (1969) Endocardial pacing in acute myocardial infarction. Acta Med Scand 186:21

Greven G, Kley HK, Humann H (1972) Bifaszikuläre Blockformen als Vorstufe eines totalen AV-Blocks. Med Klin 67:1548

Gurtner HP, Lenzinger HR, Dolder M (1976) Clinical aspects of the sick-sinus-syndrome. In: Lüderitz B (ed) Cardiac pacing, diagnostic and therapeutic tools. Springer, Berlin Heidelberg New York

Hacker RW, Haasis R, Dittrich H (1972) Schrittmachertherapie beim spontanen vagalkardialen hypersensitiven Karotissinussyndrom. Med Welt 23:1971

Han J (1973) Ventricular vulnerability to fibrillation. In: Dreifus LS, Likoff W (eds.) Cardiac arrhythmias. Grune & Stratton, New York

Härtel G, Talvensaari T (1975) Treatment of sinoatrial syndrome with permanent cardiac pacing in 90 patients. Acta Med Scand 198:341

Hecht H, Kossmann CE, Childers RW, Langendorf R, Lev M, Rosen KM, Pruitt RD, Truex RC, Uhley HN, Watt TB (1973) Atrioventricular and ventricular conduction. Am J Cardiol 31:232

Heinz H, Luckmann E, Saegler J, Westermann KW (1971) Schrittmachertherapie des Karotis-Sinus-Syndroms. Wiederbelebung, Organersatz und Intensivmedizin 8:1

Hess R (1985) Wiederverwendung gebrauchter Herzschrittmacher. Dtsch Ärzteblatt 82:2242

Hyman AF (1932) Resuscitation of the stopped heart by intracardiac therapy. Arch Int Med 50:283

Irnich W (1985) Programmierung von Herzschrittmachern: Vorteil oder Spielerei? Dtsch Med Wochenschr 110:1527

Irnich W, Batz L (1985) Jahresbericht 1984 des Zentralregisters Herzschrittmacher. Herzschrittmacher 5:77

Jolgren D, Fearnot N, Geddes L (1984) A rate-responsive pacemaker controlled by right ventricular blood temperature. PACE 7:794

Jost M, Pfisterer M, Schelker D, Burkart F (1983) Reentry-Tachycardien. Ein häufiges Problem während physiologischer Herzstimulation. Schweiz Med Wochenschr 113:1675

Julian DG, Valentine PA, Miller GG (1964) Disturbances of rate, rhythm, and conduction in acute myocardial infarction: A prospective study of 100 consecutive unselected patients with the aid of electrocardiographic monitoring. Am J Med 37:915

Kaplan BM, Langendorf R, Lev M, Pick A (1973) Tachycardia-brachycardia syndrome (so-called "sick sinus syndrome"). Am J Cardiol 31:497

Kleinert M (1974) Zum Karotissinus-Syndrom und seiner Behandlung mit QRS-programmierten Schrittmachern. Herz/Kreisl 6:387

Krishnaswami V, Geraci AR (1975) Permanent pacing in disorders of sinus node function. Am Heart J 89:579

Kulbertus HE (1973) The magnitude of risk of developing complete heart block in patients with LAH-RBBB. Am Heart J 86:278

Laczkovics A (1984) The central venous blood temperature as a guide for rate control in pacemaker therapy. PACE 7:822–830

Langendorf R, Pick A (1968) Atrioventricular block, Type II (Mobitz). Its nature and clinical significance. Circulation 38:819

Lassers BW, Julian DG (1968) Artificial pacing in the management of complete heart block complicating acute myocardial infarction. Br Med J 2:142

Lenègre J (1964) Etiology and pathology of bilateral bundle branch block in relation to complete atrioventricular block. Prog Cardiovasc Dis 6:409

Lev M (1964) Anatomic basic for atrioventricular block. Am J Med 37:742

Levites P, Haft JI (1974) Significance of first degree heart block (prolonged P–R interval) in bifascicular block. Am J Cardiol 34:259

Lown B (1967) Electrical reversion of cardiac arrhythmias. Br Heart J 29:469

Lüderitz B (1978) Fortschritte in der Differentialdiagnostik bradykarder Rhythmusstörungen. Internist 19:207

Lüderitz B (1979) Elektrische Stimulation des Herzens. Springer, Berlin Heidelberg New York

Lüderitz B (1980) Indikationen zur Herzschrittmacher-Behandlung. Langenbecks Arch Chir 352:259

Lüderitz B (1983a) Präoperative Schrittmacherversorgung. Dtsch Med Wochenschr 108:1733

Lüderitz B (1983b) Mehrmaliger Gebrauch von passageren Schrittmachersonden. Dtsch Med Wochenschr 108:1452

Lüderitz B (1985a) Magnettest zur Prüfung der Herzschrittmacherfunktion (Fragen aus der Praxis). Dtsch Med Wochenschr 110:1350

Lüderitz B (1985b) Klinische Bedeutung der Programmierung von Herzschrittmachern. Dtsch Med Wochenschr 110:1519

Lüderitz B, Steinbeck G, Naumann d'Alnoncourt C, Rosenberger W (1978) Relevance of diagnostic atrial stimulation for pacemaker treatment in sinoatrial disease. In: Bonke FIM (Hrsg) The sinus node structure, function and clinical relevance. The Hague: Martinus Nijhoff BV

Lüderitz B, Fleischmann DW, Naumann d'Alnoncourt C, Schlepper M, Seipel L, Steinbeck G (1980) Elektrische Stimulation des Herzens – Diagnostik und Therapie kardialer Rhythmusstörungen. Springer, Berlin Heidelberg New York

Markewitz A, Hemmer W, Funccius W, Kemkes BM (1984) Vorhofflimmern nach Implantation eines DDD-Schrittmachers. Herz/Kreisl 5:265–268

Markewitz A, Hemmer W, Funccius W, Kemkes BM (1985) Behandlung infizierter Schrittmachersysteme. Münch Med Wochenschr 127:325

Narula OS (1975) His bundle electrocardiography and clinical electrophysiology. Intern Symp Miami 1974, Davis Comp, Philadelphia

Narula OS, Samet P (1971) Right bundle branch block with normal, left or right axis deviation. Am J Med 51:432

Naumann d'Alnoncourt C (1983) Bradykarde Rhythmusstörungen. In: Lüderitz B (Hrsg) Herzrhythmusstörungen. Handb. inn. Med. IX/1. Springer, Berlin Heidelberg New York

Naumann d'Alnoncourt C, Lüderitz B (1979) Bradykarde Rhythmusstörungen. In: Lüderitz B (Hrsg) Elektrische Stimulation des Herzens. Springer, Berlin Heidelberg New York

Nitsch J, Seiderer M, Büll U. Lüderitz B (1983) Auswirkung unterschiedlicher Schrittmacherstimulation auf linksventrikuläre Volumendaten – Untersuchungen mit der Radionuklid-Ventrikulographie. Z Kardiol 72:718

Parsonnet V, Zucker IR, Gilbert L, Rothfeld EL, Brief DK, Alpert J (1967) An evaluation of transvenous pacing of the heart in complete heart block following acute myocardial infarction. J Med Sci 3:306

Paulk EA, Hurst JW (1966) Complete heart block in acute myocardial infarction: A clinical evaluation of the intracardiac bipolar catheter pacemaker. Am J Cardiol 17:695

Probst P (1975) Die Indikation zur prophylaktischen Schrittmacherimplantation bei hochgradigen atrioventrikulären Überleitungsstörungen. Z Kardiol 64:926

Rasmussen K (1971) Chronic sinoatrial heart block. Am Heart J 81:38

Restieaux N, Bray C, Bullard H, Murray M, Robinson J, Bridgen W, McDonald L (1967) 150 patients with cardiac infarction treated in a coronary unit. Lancet I:1285

Rettig G, Schieffer H, Doenecke P, Flöthner R, Drews H, Bette L (1975) Langzeitprognose bei Schrittmacherpatienten. Herz/Kreisl 7:497

Rickards AF, Norman J (1981) Relation between QT interval and heart rate. Br Heart J 45:56–61

Rosen KM, Loeb HS, Sinno MZ, Rahimtoola SH, Gunnar RM (1971) Cardiac conduction in patients with symptomatic sinus node disease. Circulation 43:836

Rosenbaum MB, Elizari MV, Kretz A, Taratuto AL (1970) Anatomical basis of AV conduction disturbances. In: Sandoe E, Flensted-Jensen E, Olesen KH (eds) Cardiac arrhythmias. (Astra: Elsinore)

Rossi PR, Plicchi G, Canducci G, Rognoni G, Aina F (1983) Respiratory rate as a determinant of optimal pacing rate. Pace 6:502–507

Schulten KH, Baldus O, Röhrig FR, Smekal P v (1972) Störbeeinflussung implantierter Herzschrittmacher. Dtsch Med Wochenschr 97:1539

Scott ME, Geddes JS, Patterson GC, Adgey AA, Pantridge F (1967) Management of complete heart block complicating myocardial infarction. Lancet II:1382

Seipel L (1979) Atrioventrikuläre und intraventrikuläre Leitungsstörungen. In: Lüderitz B (Hrsg) Elektrische Stimulation des Herzens, Diagnostik und Therapie kardialer Rhythmusstörungen. Springer, Berlin Heidelberg New York

Seipel L, Bub E, Driwas S (1975) Kammerflimmern bei Funktionsprüfung eines Demand-Schrittmachers. Dtsch Med Wochenschr 100:2439

Seipel L, Pietrek G, Körfer R, Loogen F (1977) Prognose nach Schrittmacherimplantation. Internist 18:21

Shaw D, Govers J, Kekwick C, Bolwell A (1978) Mortality of patients with sinoatrial disorder (sick sinus syndrome). In: The British Pacing Group (ed) Arnhem: Tamminga BV

Shaw DG, Holman RR, Gowers JI (1980) Survival in sinoatrial disorder (sick-sinus syndrome). Br Med J 280:139

Sigler LH (1933) Clinical observations on the carotis sinus reflex. Am J Med Sci 186:118

Simon AB, Zloto AE (1978) Atrioventricular block: Natural history of permanent ventricular pacing. Am J Cardiol 41:500

Simon AB, Steinke WE, Curry JJ (1972) Atrioventricular block in acute myocardial infarction. Chest 62:156

Skagen K, Hansen JF (1975) The long-term prognosis for patients with sinoatrial block treated with permanent pacemaker. Acta Med Scand 199:13

Steinbeck G, Haberl R, Lüderitz B (1980) Effects of atrial pacing on atrio-sinus conduction and overdrive suppression in the isolated rabbit sinus node. Circ Res 46:859

Stevenson CA, Moreton RD (1948) Subsequent report on roentgen therapy in carotid sinus syndrome. Radiology 50:207

Stoermer J, Schramm G (1979) AV-Block und Schrittmacher-Behandlung im Kindesalter. Monatsschr Kinderheilk 127:697

Stokes W (1854) The diseases of the heart and the aorta. Hodges and Smith, Dublin

Strauss HC, Saroff AL, Bigger JT, Giardina EGV (1973) Premature atrial stimulation as a key of the understanding of sinoatrial conduction in man. Circulation 47:88

Survey on Cardiac Pacing 1985 (ed Cordonnier JG) (International Association of Pacemaker Manufactures IAPM) Paris

Sutton R, Chatterjee K, Leatham A (1968) Heart block following acute myocardial infarction. Lancet II:645

Voss DM, Magnin GE (1970) Demand pacing and carotid sinus syncope. Am Heart J 79:544

Wan SH, Lee GS, Toh CCS (1972) The sick sinus syndrome. A study of 15 cases. Br Heart J 34:942

Watanabe Y, Dreifus LS (1967) Second degree atrioventricular block. Cardiovasc Res I:150

Watson CC, Goldberg MJ (1971) Evaluation of pacing for heart block in myocardial infarction. Br Heart J 33:120

Wellens HJJ, Durrer D (1974) Wolff-Parkinson-White syndrome and atrial fibrillation. Am J Cardiol 34:777

Wohl AJ, Laborde NJ, Atkins JM, Blomquist CG, Mullins CB (1976) Prognosis of patient permanently paced for sick sinus syndrome. Arch Intern Med 136:406

Woie L, Aksnes EG (1972) Mortality of heart block complicating acute myocardial infarction managed without artificial pacemakers. Acta med Scand 191:379

Zoll PM (1952) Resuscitation of the heart in ventricular standstill by external electric stimulation. N Engl J Med 247:768

Zoll PM, Linenthal AJ (1960) Long term electric pacemakers for Stokes-Adams-disease. Circulation 20:341

2.4 Hämodynamik nach Schrittmacherimplantation

J. NITSCH

2.4.1 Hämodynamische Untersuchungsmethoden nach Schrittmacherimplantation

Die Therapiekontrolle nach Schrittmacherimplantation bei bradykarden Rhythmusstörungen hat zum Ziel, die Stimulations- bzw. Detektionsfunktion und die hämodynamischen Auswirkungen der Schrittmachertherapie zu überprüfen und Schrittmacher-induzierte Tachyarrhythmien zu erfassen. Daraus ergeben sich differentialdiagnostische Gesichtspunkte für Patienten mit persistierenden oder neu aufgetretenen Symptomen nach Schrittmacherimplantation, wie Schwindel, Palpitationen und Synkopen. Im Einzelfall läßt sich die Indikation für eine Änderung des Stimulationsmodus bzw. der Schrittmacherprogrammierung ableiten.

Hinsichtlich diagnostischer Methodik und Interpretation der Befunde können elektrophysiologische Fragestellungen der Schrittmachertherapiekontrolle als weitgehend gelöst angesehen werden (Spurrell 1975). Die hämodynamischen Auswirkungen der Schrittmachertherapie wurden weniger eingehend untersucht. Erst mit weiterer Anwendung des sogenannten physiologischen Stimulationsmodus wurde verstärkt auf die Hämodynamik unter Schrittmachertherapie hingewiesen (Stone et al. 1982, Geddes 1983, Perrins et al. 1983). Extern programmierbare Parameter mit hämodynamischer Auswirkung sind Stimulationsfrequenz, Stimulationsort (z. B. VVI- oder physiologische Stimulation als AAI- oder DDD-Stimulation) (vgl. S. 162) und AV-Intervall bei AV-sequentieller Stimulation (Coskey et al. 1983). Die Programmierung dieser Parameter wurde vielfach nach empirischen Gesichtspunkten vorgenommen, ohne im Einzelfall zu prüfen, ob ein hämodynamisch optimaler Stimulationsmodus erreicht werden konnte.

Nicht-invasive Methoden kommen in Betracht, um die Hämodynamik bei Schrittmachertherapie quantitativ zu erfassen und im Verlauf eine optimierte und individuelle Schrittmachertherapie abzuleiten.

a) Radionuklid-Ventrikulographie

Nuklearmedizinisch lassen sich linksventrikuläre Volumina mit der Äquilibrium-Radionuklid-Ventrikulographie erfassen. Der Blutpool wird durch in vivo-Markierung der Erythrozyten mit 99 mTc-Zinn-Phosphat dargestellt (Links et al. 1982, Massie et al. 1982, Seiderer et al. 1981). Für die Bildaufzeichnung in 45 Grad LAO-Projektion wird eine Gamma-Kamera mit Kollimator verwendet.

Das enddiastolische und endsystolische Bild wird anhand des Zählratenmaximums bzw. -minimums festgelegt und die Auswurffraktion errechnet. Die linksventrikulären Zählraten können unter Berücksichtigung des

Untergrundes, der Absorption und der Zeit korrigiert und mit der Zählrate eines Referenzblutvolumens (z. B. 50 ml venöses Patientenblut) verglichen werden. Als linksventrikuläre Volumina werden enddiastolisches Volumen, endsystolisches Volumen, Schlagvolumen und das Herzzeitvolumen errechnet (Seiderer et al. 1981).

Über die Ergebnisse radionuklid-ventrikulographischer Untersuchungen bei Schrittmacherpatienten mit unterschiedlichem Stimulationsmodus wurde von mehreren Autoren berichtet (Boucher et al. 1983, Narahara et al. 1983, Nitsch et al. 1984, Slutsky et al. 1981, Sochor et al. 1983). Die Untersuchungen zeigten, daß die hämodynamischen Auswirkungen verschiedener Schrittmacherprogramme zuverlässig erfaßt werden können. Vorteilhaft ist, daß im Gegensatz zu anderen nicht-invasiven Methoden ergometrische Belastungsuntersuchungen möglich sind. Veränderte nuklearmedizinische Untersuchungsbedingungen, insbesondere die Position zur Gamma-Kamera, wirken sich bei Wiederholungsuntersuchungen im Langzeitverlauf aus. Die Variabilität der Volumendaten ist höher als die für den Langzeitverlauf weniger relevante Auswurffraktion. Somit sind bei Verlaufuntersuchungen Änderungen des Herzzeitvolumens um mehr als 5% zu fordern, um die Auswirkungen der Schrittmacherstimulation von veränderten Untersuchungsbedingungen differenzieren zu können.

Die für die Radionuklid-Ventrikulographie erforderlichen Gamma-Kamera-Computersysteme sind aufwendig. Als Alternative wurde eine einfache, EKG-getriggerte, nicht-bildgebende Szintillationsmeßsonde (Nuklearstethoskop) eingesetzt (Brandt et al. 1985). Als Parameter der systolischen Ventrikelfunktion resultieren Auswurffraktion und relatives Herzzeitvolumen (Strashun et al. 1981). Gegen den generellen Einsatz der nuklearmedizinischen Untersuchungsmethoden bei Schrittmacherpatienten spricht der große personelle und apparative Aufwand, die Kosten und die Strahlenbelastung. Die Indikation zur Radionuklid-Ventrikulographie in der Therapiekontrolle nach Schrittmacherimplantation sollte eng gestellt werden und konzentriert sich auf Fragestellungen, die mit alternativen nicht-invasiven Methoden nicht zu beantworten sind. Eine spezielle Indikation zur Radionuklid-Ventrikulographie liegt immer dann vor, wenn nicht nur Angaben über relative Herzzeitvolumina erforderlich sind, sondern auch Absolutwerte des Herzzeitvolumens, enddiastolischen Volumens, Schlagvolumens und der Auswurffraktion.

b) Echokardiographie und Doppler-Sonographie

Aufgrund der überwiegend inversen Septumbewegung bei rechtsventrikulärer Stimulation kann der echokardiographische Parameter des enddiastolischen Durchmessers bzw. der relativen Durchmesserverkürzung nur mit Einschränkungen herangezogen werden. Die Variabilität der zweidimensional-echokardiographisch erfaßten linksventrikulären Volumina beträgt 10–15% (Grube et al. 1984), so daß sich stimulationsinduzierte Änderungen nicht zuverlässig beurteilen lassen. Die Bedeutung der konventionellen

2.4 Hämodynamik nach Schrittmacherimplantation

M-Mode-Echokardiographie besteht in diesem Zusammenhang darin, daß systolische Zeitintervalle durch echokardiographische Parameter ergänzt werden.

Zur Untersuchung der Hämodynamik nach Schrittmacherimplantation wurde als nicht-invasive Technik die Doppler-Echokardiographie (continuous wave) eingesetzt (Nanda et al. 1983, Stewart et al. 1984). Von suprasternal wurden maximale Flußgeschwindigkeiten in Aorta ascendens oder Pulmonalarterie gemessen und die Herzzeitvolumina (HZV) bei unterschiedlichen Stimulationsformen verglichen. Die Methode ist einfach und erfordert relativ kurze Untersuchungszeiten. Die Messung der Schlagvolumina und die Reproduzierbarkeit sind jedoch limitiert, da die HZV-Bestimmung durch den Anlotungswinkel zwischen Ultraschallstrahl und Blutflußrichtung und den ermittelten Gefäßquerschnitt beeinflußt wird (Schlüter 1985). Eigene Untersuchungen zeigten weiterhin, daß bei vielen Patienten eine ausreichend artefakt-freie Registrierung nicht möglich ist.

c) Systolische Zeitintervalle

Der Forderung nach einfachen hämodynamischen Parametern, die routinemäßig in der Schrittmacher-Therapiekontrolle eingesetzt werden können, kommt die Registrierung systolischer Zeitintervalle am ehesten nach. Mit systolischen Zeitintervallen lassen sich relative Änderungen des Herzzeitvolumens erfassen. Diese eingeschränkte Aussagemöglichkeit ist für viele Fragen der Therapiekontrolle nach Schrittmacherimplantation ausreichend. Systolische Zeitintervalle werden durch simultane Registrierung von EKG, Karotispulskurve und Phonokardiogramm oder Echokardiogramm bestimmt. Die totale elektromechanische Systole (QS2) und die linksventrikuläre Austreibungszeit (LVET) werden ausgemessen. Nach der Formel PEP = QS2 – LVET wird die Präejektionsperiode (PEP) berechnet. Das QT-Intervall wird elektrokardiographisch ermittelt und entspricht der elektrischen Systolendauer. Als Quotient PEP/LVET wird die Relation von Präejektionsperiode und Austreibungszeit angegeben (Erbel u. Belz 1977).

Um die hämodynamischen Auswirkungen unterschiedlicher Schrittmacherstimulationsformen auf die linksventrikuläre Funktion zu erfassen, registrierten wir als systolische Zeitintervalle die linksventrikuläre Austreibungszeit (LVET) und den Quotienten aus PEP und LVET. In Abb. 1 sind LVET bei einer Stimulationsfrequenz von 70/min und 100/min bei ventrikulärer und atrialer Stimulation gegenübergestellt. Bei höheren Stimulationsfrequenzen ist die linksventrikuläre Austreibungszeit verkürzt. Dieser Parameter erlaubt auch eine quantitative Abschätzung der verbesserten hämodynamischen Situation unter physiologischen Stimulationsformen. Die Austreibungszeit lag unter atrialer Stimulation signifikant höher als unter ventrikulärer Stimulation (Abb. 1). Die unterschiedliche Hämodynamik läßt sich weiterhin am frequenzunabhängigen Quotienten PEP/LVET ermitteln (Abb. 2). Die Mittelwerte bei Sinusrhythmus und atrialer Stimulation unterschieden sich nicht signifikant. Eine deutliche Änderung zeigte

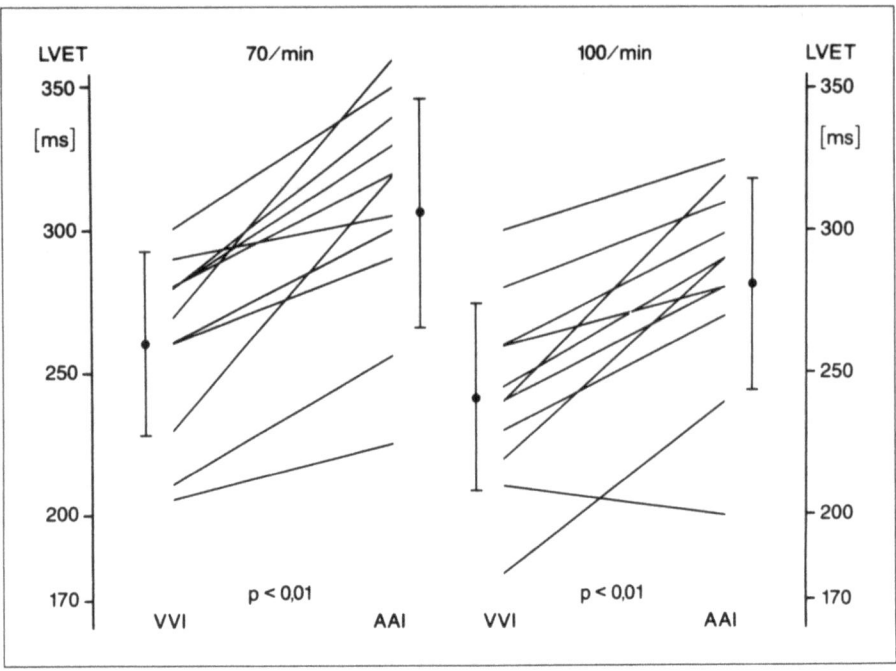

Abb. 1. Linksventrikuläre Austreibungszeit (*LVET*) bei Stimulationsfrequenzen von 70 und 100/min. In beiden Frequenzbereichen resultieren längere Austreibungszeiten bei atrialer Stimulation (n = 11)

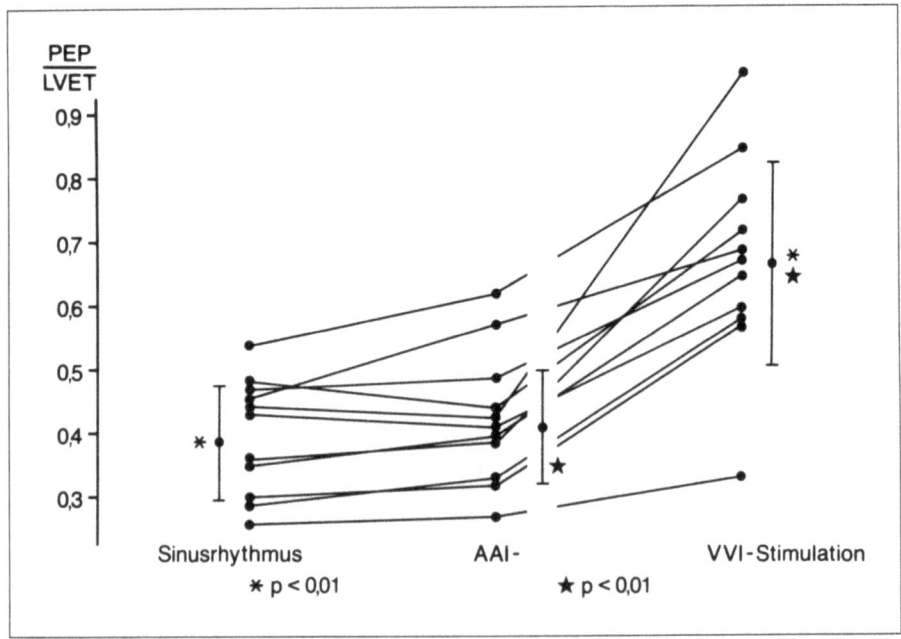

Abb. 2. Quotienten aus Präejektionsperiode (*PEP*) und LVET bei Sinusrhythmus, atrialer und ventrikulärer Stimulation. Die Quotienten unterscheiden sich signifikant bei ventrikulärer und atrialer Stimulation bzw. bei Sinusrhythmus (n = 11)

2.4 Hämodynamik nach Schrittmacherimplantation

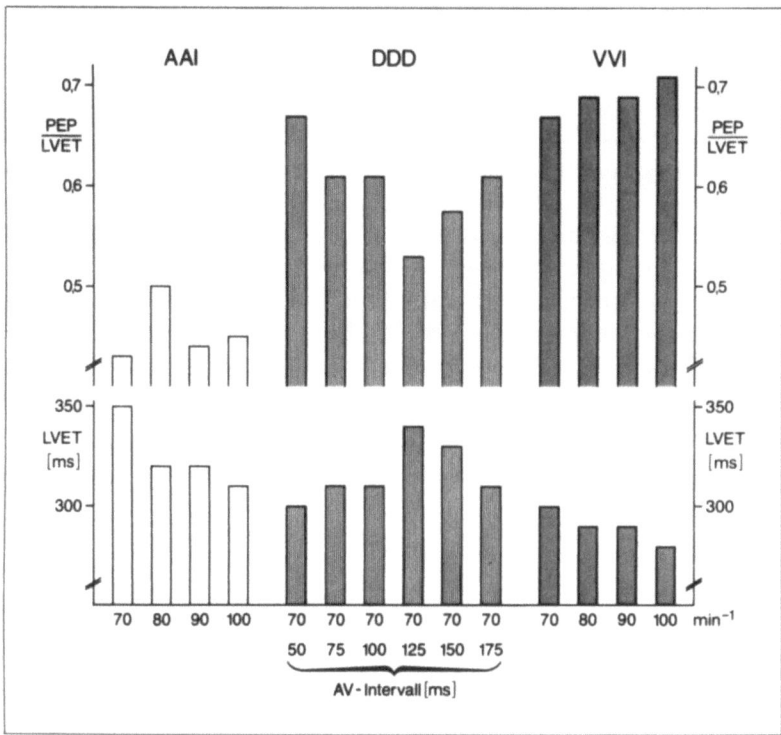

Abb. 3. LVET und Quotient PEP/LVET in Abhängigkeit von der Stimulationsfrequenz und dem Stimulationsmodus als repräsentatives Einzelbeispiel

sich im Vergleich der Quotienten bei Sinusrhythmus bzw. atrialer Stimulation und bei ventrikulärer Stimulation. Die Ermittlung des unter hämodynamischen Gesichtspunkten günstigsten Stimulationsmodus zeigt beispielhaft Abb. 3. Der hämodynamische Vorteil der physiologischen Stimulation läßt sich aus LVET und dem Quotienten PEP/LVET ableiten. Für LVET wurde in jedem Frequenzbereich unter atrialer Stimulation ein höherer Wert ermittelt. Weiterhin liegen die Quotienten PEP/LVET unter atrialer Stimulation bzw. AV-sequentieller Stimulation mit optimalem AV-Intervall deutlich niedriger. In Abb. 3 liegt das optimale AV-Intervall bei 125 ms. Zu niedrige und zu hohe AV-Intervalle unterschieden sich in der hämodynamischen Auswirkung nicht von der ventrikulären Stimulation.

Auch von anderen Autoren wurde auf die Bedeutung systolischer Zeitintervalle als nicht-invasiver hämodynamischer Parameter bei Schrittmacherpatienten hingewiesen (Bergbauer et al. 1982, von Bibra 1984, Kruse u. Ryden 1981, Whiting 1983). Die aus Akut-Untersuchungen bekannten hämodynamischen Auswirkungen der Schrittmacherstimulation ließen sich anhand systolischer Zeitintervalle auch langfristig nicht-invasiv nachweisen (Bergbauer et al. 1982).

Ziel einer erweiterten Therapiekontrolle nach Schrittmacherimplantation ist es, die individuellen hämodynamischen Auswirkungen unterschiedlicher Schrittmacherprogrammierungen zu erfassen und unter diesem Gesichtspunkt Stimulationsfrequenz, Stimulationsort und AV-Intervall bei AV-sequentieller Stimulation festzulegen. Die hämodynamische Antwort auf einen Stimulationsmodus variiert von Patient zu Patient, eine Vorhersage ist im Einzelfall auch unter Berücksichtigung der zugrundeliegenden Herzerkrankung, der Herzrhythmusstörung, des Grades einer Herzinsuffizienz und der Anamnese nicht möglich. Daraus ergibt sich für die Therapiekontrolle nach Schrittmacherimplantation eine allgemeine Indikation für nicht-invasive hämodynamische Untersuchungen. Eine – in hämodynamischer Hinsicht – probatorische und schematische Schrittmachertherapie würde vermieden.

2.4.2 Determinanten der Hämodynamik nach Schrittmacherimplantation

Das Herzzeitvolumen wird durch das Schlagvolumen und die Herzfrequenz festgelegt. Beide Größen lassen sich durch die Schrittmacherstimulation beeinflussen. Das endsystolische Volumen mit den Determinanten systolische Wandspannung, Nachlast und Kontraktilität ist nur in geringem Ausmaß und indirekt abhängig von der Stimulationsform. Stimulationsinduziert ändert sich das enddiastolische Volumen; es wirkt sich somit auf das Schlagvolumen aus. Angriffspunkte sind die Größen ventrikuläre Füllungszeit und Füllungsdruck, weniger die diastolische Wandspannung.

a) Stimulationsfrequenz

Bei Herzgesunden kann ein adäquates Herzzeitvolumen bis in den Frequenzbereich von 140–160/min aufrecht erhalten werden (Stein et al. 1966). Dabei resultiert durch die verkürzte diastolische Füllungsdauer eine inverse Relation zwischen Frequenz und Schlagvolumen. Die Abnahme des enddiastolischen Volumens (EDV) und Schlagvolumens (SV) wird jedoch weitgehend im Frequenzbereich bis 140/min durch die Frequenzerhöhung kompensiert, so daß das Herzzeitvolumen (HZV) konstant bleibt oder kontinuierlich ansteigt (Miller et al. 1962). Unabhängig vom Einfluß auf Vorlastfaktoren ließ sich eine frequenzinduziert gesteigerte Kontraktilität nachweisen, die erstmals von Bowditch 1871 beschrieben wurde. Dabei kommt es bei Zunahme der Herzfrequenz zu einem stufenförmigen nicht-kontinuierlichen Anstieg der Kontraktilität. Tierexperimentell zeigte sich eine Zunahme der maximalen Druckanstiegsgeschwindigkeit unter Vorhofstimulation mit steigenden Frequenzen (Mahler et al. 1974). Bei Patienten wurde der nicht-invasive Parameter der circumferentiellen Verkürzungsgeschwindigkeit herangezogen, um den Einfluß der Frequenzsteigerung auf die Kontraktilität zu demonstrieren (Ricci et al. 1979).

Analog zur hämodynamischen Auswirkung einer belastungsinduzierten Sinustachykardie bei Herzgesunden finden sich Volumenänderungen bei

2.4 Hämodynamik nach Schrittmacherimplantation

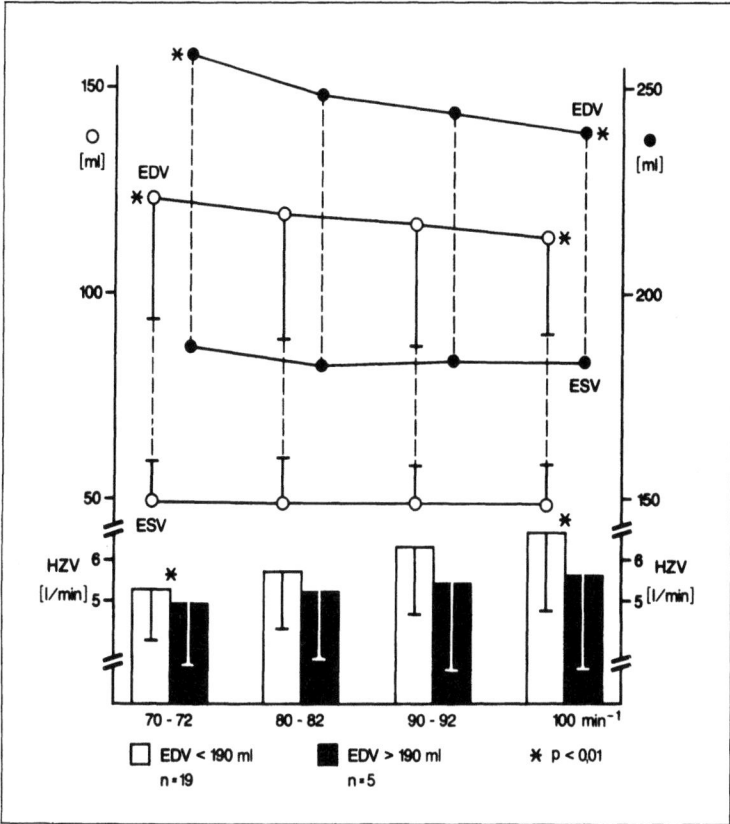

Abb. 4. Volumendaten in Abhängigkeit von der Stimulationsfrequenz bei Patienten mit einem enddiastolischen Volumen unter bzw. über 190 ml und ventrikulärer Stimulation

Zunahme der Schrittmacherstimulationsfrequenz. Quantitativ ergeben sich jedoch Unterschiede, da bei Belastungen Katecholamine mit positiv-inotroper Wirkung freigesetzt werden, die zusätzlich zum Frequenzeffekt das Herzzeitvolumen steigern. Unter hämodynamischen Gesichtspunkten ist die Schrittmacherstimulationsfrequenz klinisch relevant, da auch in dem üblicherweise gewählten Schrittmacherfrequenzbereich von 60–80/min signifikante Wirkungen auf die kardiale Pumpleistung festgestellt werden können. Von uns wurde als nicht-invasive Untersuchungsmethode die Äquilibrium-Radionuklid-Ventrikulographie eingesetzt, mit der linksventrikuläre Volumendaten einschließlich der Auswurffraktion erfaßt werden. Stimulationsfrequenz-induzierte Änderungen des Herzzeitvolumens und der linksventrikulären Volumina unter VVI-Stimulation von 24 Patienten sind in Abb. 4 wiedergegeben. Volumendaten unter VVI-Stimulation bei Patienten mit einem enddiastolischen Volumen unter bzw. über 190 ml sind aufgeführt. Mit zunehmender Stimulationsfrequenz kommt es zu einer Abnahme des enddiastolischen Volumens und bei annähernd konstantem endsystolischen Volumen auch zu einer Abnahme des Schlagvolumens. Trotzdem resultierte ein deutlicher Anstieg des Herzzeitvolumens im Frequenzbereich zwischen 70–72 und 100/min. Für die DDD-Stimulation wurde eine ähnliche Frequenzabhängigkeit der linksventrikulären Volumina gefunden. Auch bei diesen Patienten (n = 8) stellten wir eine Abnahme des EDV und SV fest, die jedoch durch die Frequenzzunahme kompensiert wurde. Die frequenzbedingte Abnahme des EDV war bei DDD-Stimulation weniger ausgeprägt als bei VVI-Stimulation (Nitsch et al. 1984).

Ein bestimmender Einfluß der zugrundeliegenden Herzerkrankung auf die Frequenzanpassung der linksventrikulären Volumina war nicht festzustellen. Wenn auch im Vergleich der Volumendaten bei niedrigster und höchster Frequenz alle Patienten qualitativ gleichgerichtete Änderungen aufwiesen, so kann sich die Frequenzanpassung bei Patienten mit normaler und reduzierter linksventrikulärer Pumpfunktion quantitativ unterschiedlich auswirken. Bei Patienten mit hohem EDV kann das Herzzeitvolumen bei schrittweiser Frequenzerhöhung passager absinken. Abb. 5 zeigt die für diese Patientengruppe charakteristische Volumenanpassung exemplarisch an den Ergebnissen eines 67jährigen Patienten mit Sinusbradykardie und schwerer Herzinsuffizienz bei koronarer Herzkrankheit. Durch den Frequenzschritt von 70/min auf 80/min wurde eine so ausgeprägte Abnahme des EDV erreicht, daß zwischenzeitlich eine Abnahme des Herzzeitvolumens zu verzeichnen war.

Mehrere Autoren konnten keine oder nur eine geringe Änderung des Herzzeitvolumens bei zunehmenden Stimulationsfrequenzen nachweisen (Benchimol u. Liggett 1966, Leinbach et al. 1969, Samet et al. 1966). So fand Samet bei 33 Herzgesunden mit atrialer Stimulation eine statistisch signifikante, allerdings geringe Zunahme des Herzzeitvolumens. Ein weiterer Frequenzanstieg bis 140/min zeigte keine Änderung (Samet u. Bernstein 1965). Sowton zeigte 1964 mit der Indikatorverdünnungstechnik bei Schrittmacherpatienten, daß ansteigende Stimulationsfrequenzen zu einer kontinuierlichen Zunahme des Herzzeitvolumens oder zu einem maximalen Anstieg mit nachfolgendem Abfall des Herzzeitvolumens bei weiterer Stimulationsfrequenzsteigerung führen können (kritische Herzfrequenz). Quantitativ ausgeprägte Änderungen werden in ausgewählten Patientengruppen gefunden (Sowton 1964, Samet et al. 1966). Ausschlaggebend ist die linksventrikuläre Pumpfunktion. Bei Patienten mit Herzinsuffizienz wirken sich Änderungen der Stimulationsfrequenz hämodynamisch stärker aus als die AV-Koordination (Karlöf 1975). Eine Zunahme des Herzzeitvolumens durch Erhöhung der Stimulationsfrequenz kann über Monate konstant nachweisbar bleiben (Narahara et al. 1983).

Bei steigenden Herzfrequenzen – belastungs- oder stimulationsinduziert – wird eine „kritische Herzfrequenz" erreicht, d. h. bei einer bestimmten Frequenzsteigerung resultiert eine progrediente Abnahme des Schlagvolumens durch verkürzte diastolische Füllungsphase (Ross et al. 1965). Bei Erkrankungen mit behinderter ventrikulärer diastolischer Füllung, wie Mitralstenose und hypertropher obstruktiver Kardiomyopathie, wirkt sich die frequenzbedingte Verkürzung der Diastole besonders gravierend aus, teilweise wird die kritische Herzfrequenz schon bei 70–80/min erreicht (Nitsch

2.4 Hämodynamik nach Schrittmacherimplantation

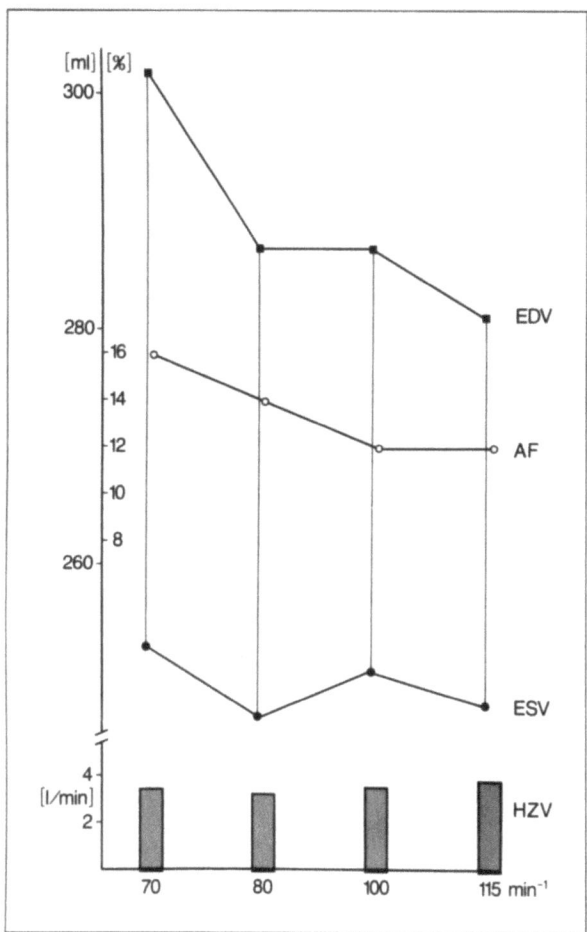

Abb. 5. Volumendaten in Abhängigkeit von der Stimulationsfrequenz bei ventrikulärer Stimulation. Nach dem Frequenzschritt von 70 auf 80/min war bei einem Patienten mit deutlich reduzierter linksventrikulärer Pumpfunktion eine ausgeprägte Abnahme des enddiastolischen Volumens und des Herzzeitvolumens zu objektivieren

et al. 1983, Stott et al. 1970). Bei Patienten mit reduzierter linksventrikulärer Pumpfunktion liegt die „kritische Herzfrequenz" niedriger als bei Herzgesunden. Das maximale Herzzeitvolumen kann bei schwerer Herzinsuffizienz zwischen 70 und 90/min liegen (Narahara et al. 1983). Unter VVI-Stimulation fanden wir bei 22/24 Patienten bis in den Frequenzbereich von 100–120/min einen Anstieg des Herzzeitvolumens. Nur bei 2/24 Patienten nahm das maximale Herzzeitvolumen bei weiterer Frequenzzunahme auf 120/min ab.

Pathophysiologisch ist von Interesse, daß die „kritische Herzfrequenz" unter ventrikulärer Stimulation eher erreicht wird als unter Sinusrhythmus oder AV-sequentieller Stimulation. Bei Patienten mit normaler Funktion des linken Ventrikels fiel das Herzzeitvolumen in einer Untersuchung von Mitrovic et al. (1984) bei Stimulationsfrequenzen von 140/min ab, unter AV-sequentieller Stimulation kam es zu einem signifikanten Abfall des systolischen arteriellen Druckes und des Herzzeitvolumens erst bei Stimulationsfrequenzen von 170/min. Gerade bei tachykarden Herzaktionen hat die erhaltene koordinierte Vorhof-Kammer-Kontraktion eine entscheidende hämodynamische Auswirkung.

b) Stimulationsort: Vergleich der ventrikulären und „physiologischen" Stimulation

In der Schrittmachertherapie werden zunehmend hämodynamische Gesichtspunkte berücksichtigt, die mit dem Begriff physiologische Stimulation verbunden sind (Goldreyer 1982, Geddes 1983). Grundlegend waren die P-synchrone Ventrikelstimulation von Folkmann (1957) und die AV-sequentielle bifokale Stimulation von Berkovits (1969). Trotz dieser frühen klinischen Arbeiten benötigte die Weiterentwicklung der Schrittmachertechnologie und der atrialen Sonden noch Jahre, bis zuverlässige Schrittmachersysteme mit befriedigender Funktionsdauer zur Verfügung standen. Technische Voraussetzung für die klinisch-therapeutische Anwendung waren selbstfixierende Vorhofsonden und eine Miniaturisierung komplexer elektronischer Schaltungen.

Wesentliches Merkmal der physiologischen Stimulation, z. B. als AV-sequentielle Stimulation, ist die erhaltene atrio-ventrikuläre Koordination. Der hämodynamische Vorteil der AV-sequentiellen Stimulation kann zurückgeführt werden auf:

1. Den Beitrag der Vorhofkontraktion zur Ventrikelfüllung,
2. die Zunahme der Ventrikelfrequenz unter Belastung (bei erhaltener Sinusknotenfunktion) (siehe Kapitel „Stimulationsfrequenz"),
3. die „relativ physiologische" Myokarderregung und Kontraktion (siehe Kapitel 2.4.3, S. 313).

Hämodynamik der Vorhofkontraktion

Die Bedeutung der Vorhofkontraktion für die Ventrikelfüllung wurde nicht einheitlich beurteilt. So schätzte Murray et al. (1968) den atrialen Beitrag zur kardialen Pumpleistung gering ein. Es wurde angenommen, daß die linksventrikuläre Füllung überwiegend nach Abschluß der Vorhofkontraktion erfolgt. Es kann jedoch aufgrund mehrerer Untersuchungen als gesichert angesehen werden, daß die aktive atriale Pumpfunktion hämodynamisch wirksam ist und somit als relevant für eine optimierte Schrittmachertherapie angesehen werden kann (Benchimol et al. 1965, Brockmann 1963, Mitchell et al. 1962). Der Beitrag der Vorhofkontraktion zum Herzzeitvolumen wird determiniert durch den myokardialen Funktionszustand der Vorhöfe, die Herzfrequenz, das Intervall zwischen Vorhof und Kammeraktion und

2.4 Hämodynamik nach Schrittmacherimplantation

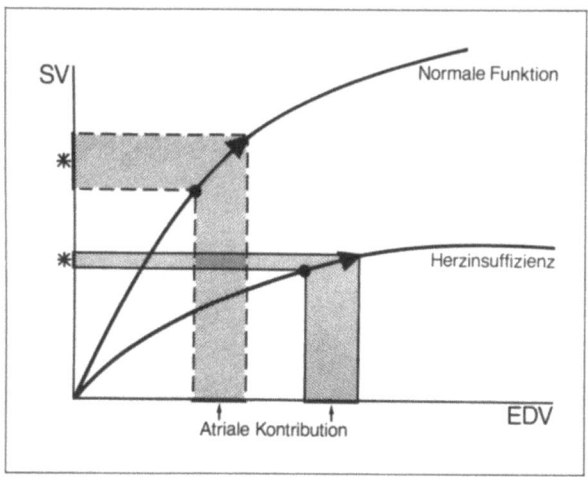

Abb. 6. Schlagvolumen (*SV*) als Funktion der Vorlast (*EDV* = enddiastolisches Volumen), Auswirkung der atrialen Kontribution bei normaler Ventrikelfunktion und bei Herzinsuffizienz. Die resultierende Zunahme des Schlagvolumens bei erhaltener AV-Koordination ist mit einem Stern gekennzeichnet

das Erregungsausbreitungsmuster. Während der ventrikulären Systole kommt es bei geschlossenen AV-Klappen zu einer zusätzlichen atrialen Vordehnung, die im Sinne einer Windkesselfunktion bei Mitralklappenöffnung zur Ventrikelfüllung beiträgt (Greenberg et al. 1979). Die atriale Transportfunktion läßt sich in eine passive und aktive Phase unterteilen. Die passive Ventrikelfüllung verläuft frühdiastolisch, die aktive Füllung erfolgt durch Vorhofkontraktion. Durch die Vorhofkontraktion wird die venös geförderte Blutmenge gesteigert, die linksventrikuläre Vorlast erhöht und die ventrikuläre Funktion über den Frank-Starling-Mechanismus beeinflußt (Abb. 6) (Gilmore et al. 1963, Hung et al. 1981, Linden u. Mitchell 1960). Der Anteil der passiven und aktiven Ventrikelfüllung läßt sich quantitativ abschätzen. In der aktiven Phase bei Vorhofkontraktion werden annähernd 20% des Schlagvolumens gefördert (Bristow et al. 1970, Hamby et al. 1983, Nolan et al. 1969).

Eine maximale ventrikuläre Füllung und optimale myokardiale Vordehnung ist – bei Verlust der koordinierten Vorhof-Kammer-Kontraktion – durch passive Ventrikelfüllung nicht möglich. Daraus resultiert eine Abnahme der Vorlast und – bei vorgegebener Nachlast und Kontraktilität – eine Abnahme des Schlagvolumens. Bei ventrikulärer Stimulation kommt nur die Phase der frühen passiven diastolischen Ventrikelfüllung zur Wirkung. Zwangsläufig fehlt die konsekutive aktive Füllung durch Vorhofkontraktion bei ventrikulärer Stimulation. Daraus resultiert ein reduziertes enddiastolisches Volumen und Schlagvolumen.

Unter *Ruhebedingungen* beträgt der Beitrag der Vorhofkontraktion zum Herzzeitvolumen bei Patienten mit Sinusrhythmus 15–20% (Kosowski et al. 1968). In Übereinstimmung mit diesen Untersuchungen zeigten hämodynamische Ergebnisse bei Schrittmacherpatienten, daß im Vergleich der ventrikulären und physiologischen Stimulation (z. B. als Vorhof- oder AV-sequentielle Stimulation) ein höheres Herzzeitvolumen in gleicher Größenordnung erzielt werden kann (Hartzler et al. 1977). Im Vergleich unmittelbar aufeinanderfolgender radionuklid-ventrikulographischer Untersuchungen in Ruhe bei VVI- bzw. DDD-Stimulation stellten wir einen Anstieg des Herzzeitvolumens unter AV-sequentieller Stimulation (70–72/min) bis 16% (n = 16) fest (Abb. 7). Bei 2 Patienten ergaben sich keine signifikanten Änderungen. Die Mittelwerte des Herzzeitvolumens erhöhten sich von 4,86 l/min bei VVI- Stimulation auf 5,12 l/min bei DDD-Stimulation. Durch zeitgerechte Vorhofkontraktion bei AV-sequentieller Stimulation werden Zunahmen des Herzzeitvolumens bzw. Herzindex zwischen 15 und 24% angegeben (Chamberlain et al. 1970, Hamby et al. 1983, Samet et al. 1968).

Von besonderem klinischen Interesse ist der hämodynamische Vergleich ventrikulärer und physiologischer Stimulation unter *Belastung*. Bei beiden Stimulationsformen ist eine Zunahme des Herzzeitvolumens bei ergometrischer Belastung festzustellen, die bei festfrequenter Ventrikelstimulation durch Steigerung des Schlagvolumens erreicht wird (Adolph 1968, Judge et al. 1964, Pehrsson u. Aström 1983). Bei AV-sequentieller Stimulation kann die hämodynamische Anpassung an Belastungen durch Zunahme des Schlagvolumens *und* der Herzfrequenz erfolgen. Über die bessere Belastungstoleranz unter AV-sequentieller Stimulation wurde berichtet. Es wurde jedoch kontrovers diskutiert, ob die AV-Koordination oder die erhaltene

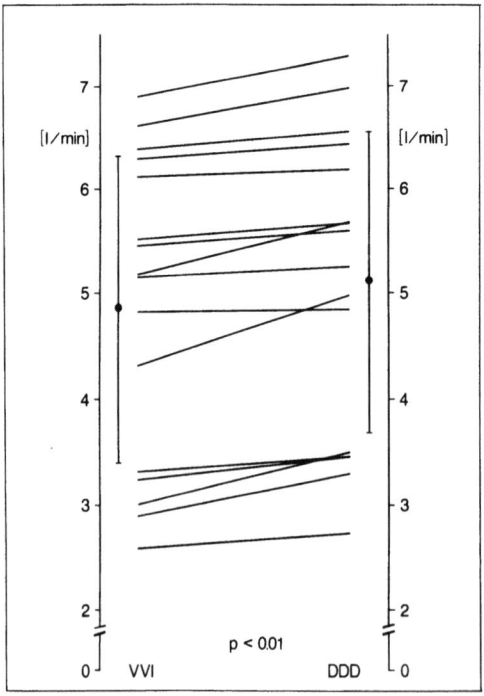

Abb. 7. Vergleich der Herzzeitvolumina bei ventrikulärer (*VVI-*) und AV-sequentieller (*DDD-*) Stimulation (70/min, AV-Intervall 150 ms)

2.4 Hämodynamik nach Schrittmacherimplantation

Frequenzanpassung für die verbesserte Belastbarkeit ausschlaggebend ist. Pehrsson 1983 zeigte, daß die Zunahme der ergometrischen Belastbarkeit bei atrial getriggerter Ventrikelstimulation (VAT-) im Vergleich zur VVI-Stimulation in erster Linie auf einen adäquaten belastungsinduzierten Frequenzanstieg zurückzuführen war, weniger auf die erhaltene atriale Kontraktion. In dieser Studie wurde die Frequenz der VVI-Stimulation entsprechend der gleichzeitigen belastungsinduzierten Vorhoffrequenz gewählt. Die maximale Belastungsstufe unterschied sich bei VAT- und VVI-Stimulation nicht signifikant (Pehrsson 1983).

Die im Folgenden diskutierte Beobachtung, daß der Beitrag der atrialen Systolen zum Herzzeitvolumen bei hohen Stimulationsfrequenzen signifikanter ist als bei niedrigen Frequenzen, läßt sich nicht auf die hämodynamische Stimulation bei ergometrischer Belastung übertragen. Karlöf 1975 verglich Herzzeitvolumina unter Belastung bei VAT und VVI-Stimulation gleicher Frequenz (120/min). Er stellte bei ergometrisch induzierten hohen Frequenzen keinen deutlichen hämodynamischen Vorteil der erhaltenen Vorhof-Kammer-Koordination der VAT-Stimulation fest.

Frequenzabhängigkeit der atrialen Kontribution

Im Vergleich der ventrikulären und physiologischen Stimulation bei einer Stimulationsfrequenz von 100/min nahm in unseren Untersuchungen das Herzzeitvolumen unter DDD-Stimulation ausgeprägter zu als bei niedrigen Frequenzen, und zwar bis zu 25%. Die Mittelwerte erhöhten sich von 6,12 l/min bei VVI- auf 6,95 l/min bei DDD-Stimulation. Somit gewinnt die atriale Kontraktion bei höheren Herzfrequenzen an Bedeutung (Martin u. Cobb 1966, Samet et al. 1966). Tierexperimentell (Hund) und klinisch konnte die Frequenzabhängigkeit der atrialen Kontribution zum Herzzeitvolumen ebenfalls gezeigt werden (Nolan et al. 1969, Mitchell et al. 1965, Reiter u. Hindman 1982). Übereinstimmend mit unseren Untersuchungen fanden Reiter und Hindman im Vergleich AV-sequentieller und ventrikulärer Stimulation eine Zunahme des Schlagvolumens von 17 (Frequenz 75/min) bis 29% (100/min). Auf diese frequenzabhängige hämodynamische Bedeutung der Vorhofkontraktion wiesen erstmals klinische Beobachtungen über den unterschiedlichen hämodynamischen Effekt supraventrikulärer bzw. ventrikulärer Tachykardien gleicher Frequenz hin. Bei additiver synchroner 1:1 (atrialer)-Stimulation während hochfrequenter Ventrikeltachykardien wird die Rhythmusstörung auch von Patienten mit hochgradig eingeschränkter linksventrikulärer Funktion besser toleriert (Hamer et al. 1985) (Abb. 8). Bei belastungsinduzierten Sinustachykardien oder hoher AV-sequentieller Stimulationsfrequenz kann der Beitrag der atrialen Kontraktion zum Herzzeitvolumen bis auf 40% zunehmen (Rodman et al. 1966).

Bedeutung der atrialen Kontraktion bei Herzinsuffizienz

Die AV-sequentielle Stimulation hat sich in hämodynamischer Hinsicht vorteilhaft bei Patienten nach Herzoperationen und akutem Myokardin-

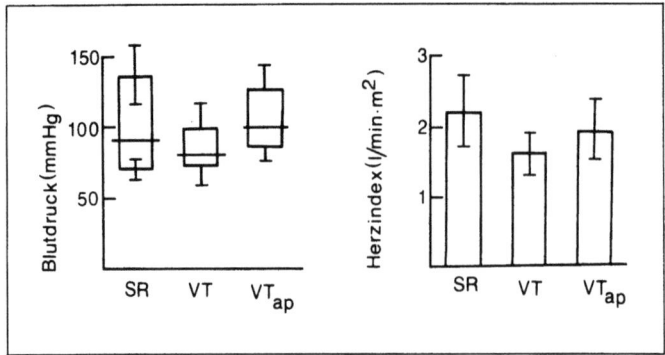

Abb. 8. Auswirkung einer Ventrikeltachykardie (*VT*) ohne und mit additiver synchroner 1:1 atrialer Stimulation (*VT$_{ap}$*) auf Blutdruck und Herzindex. Blutdruck und Herzindex sind bei VT im Vergleich zu Sinusrhythmus (*SR*) signifikant erniedrigt, lassen sich jedoch mit 1:1 atrialer Stimulation anheben (Hamer et al. 1985)

farkt erwiesen (Chamberlain et al. 1970, Hartzler et al. 1977, Topol 1982). In mehreren Untersuchungen wurde darauf hingewiesen, daß der Beitrag der Vorhofkontraktion zum Herzzeitvolumen von der linksventrikulären Funktion abhängig ist, insbesondere vom linksventrikulär enddiastolischen Druck (Bristow et al. 1970, Coskey et al. 1983, Hamby et al. 1983, Valero 1965). Greenberg et al. (1979) fanden eine inverse Beziehung zwischen linksventrikulär-enddiastolischem Druck und atrialer Kontribution und folgerten, daß Patienten mit reduzierter linksventrikulärer Pumpfunktion den geringsten hämodynamischen Vorteil durch AV-sequentielle Stimulation aufweisen. Zu ähnlichen Schlußfolgerungen kamen Bristow et al. (1970) und Gillespie et al. (1967).

Da das Herzzeitvolumen als Funktion von Vorlastfaktoren aufgefaßt werden kann, läßt sich ableiten, wie sich die atriale Kontraktion bei unterschiedlichen enddiastolischen Volumina bzw. Drücken auswirkt (Abb. 6). Bei normalem enddiastolischen Druck sollte eine Zunahme der Vorlast durch Vorhofkontraktion zu einem maximalen Anstieg des Schlagvolumens führen, da die Druckvolumenkurve relativ steil verläuft (Linderer et al. 1983). Bei Herzinsuffizienz ist die Funktionskurve durch einen flachen Anstieg charakterisiert. Aus einer äquivalenten Vorlasterhöhung resultiert somit eine relativ geringe Zunahme des Schlagvolumens (Abb. 6). Dieses Konzept wird durch Untersuchungen von Been et al. (1984) bestätigt. Bei Herzinsuffizienz, d. h. bei niedrigem Herzzeitvolumen und hohem peripheren Widerstand, war unter Ventrikelstimulation ein höheres Herzzeitvolumen als unter AV-synchroner Stimulation erreichbar, wenn die VVI-Stimulation mit pharmakologischer Nachlastverminderung kombiniert wurde. Aus pathophysiologischen Überlegungen sollte somit die atriale Kontribution zum Schlagvolumen bei Herzinsuffizienz und hohem enddiastolischem Druck (über 20–30 mmHg) in den Hintergrund treten (Goldreyer 1982).

Die Ergebnisse klinischer Untersuchungen zu dieser Fragestellung sind jedoch nicht einheitlich. Einige Arbeitsgruppen kamen im Vergleich zu

2.4 Hämodynamik nach Schrittmacherimplantation

Greenberg et al. (1979) zu kontroversen Ergebnissen (Benchimol et al. 1965, Stott et al. 1970). Rahimtoola et al. (1975) untersuchten Patienten mit akutem Myokardinfarkt: Sie stellten fest, daß die atriale Kontraktion 56% zum Schlagvolumen bei einem Herzindex unter 2,0 l/min/m² beiträgt, jedoch nur 31% bei einem höheren Herzindex. Zu ähnlichen Ergebnissen bei Koronarpatienten kamen Hamby et al. (1983). In dieser Untersuchung betrugen die Korrelationskoeffizienten zwischen der atrialen Kontribution zum Schlagvolumen und linksventrikulären enddiastolischen Druck bzw. Auswurffraktion 0,3 bzw. 0,64. Die Autoren folgerten, daß zwischen hämodynamischer Bedeutung der Vorhofkontraktion und der linksventrikulären Funktion eine inverse Beziehung vorliegt. Als Erklärung für die unterschiedlichen klinischen Ergebnisse kommt in Betracht, daß eine komplexe Auswirkung der atrialen Kontraktion auf die ventrikuläre Vorlast vorliegt, die von der diastolischen atrio-ventrikulären Druckdifferenz, dem AV-Intervall und der ventrikulären Compliance abhängig ist (Ruskin et al. 1970). So ist der Beitrag der Vorhofkontraktion zum Herzzeitvolumen nicht nur eine Funktion des linksventrikulären Füllungsdrucks, sondern auch der atrialen Kontraktilität und der Herzfrequenz. Da mehrere Faktoren bestimmend sind, ist die große Variabilität der atrialen Kontribution zum Schlagvolumen verständlich und führt zu der Notwendigkeit, die individuelle hämodynamische Auswirkung des Stimulationsmodus – möglichst nicht-invasiv – zu erfassen.

Aufgrund der aufgehobenen AV-Koordination bei ventrikulärer (VVI-) Stimulation wird die Vorlast reduziert. Konsekutiv nimmt das Herzzeitvolumen ab. Als physiologische Kompensation kann die Nachlast (peripherer Widerstand) und über eine extravasale Volumenzunahme die Vorlast erhöht werden. Die Nachlastzunahme kann bei vorbestehender Herzinsuffizienz zu einer weiteren Reduktion des Herzzeitvolumens führen. Eine Kompensationsmöglichkeit der nachteiligen hämodynamischen Auswirkungen der VVI-Stimulation besteht darin, den Sympathotonus zu erhöhen. So wurden erhöhte Serum-Katecholaminspiegel unter festfrequenter ventrikulärer Stimulation beschrieben (Nakano et al. 1961). Daraus resultiert ein steiler Verlauf der Druckvolumenkurve (Abb. 6). Pehrsson u. Aström (1983) führten die inverse Korrelation zwischen Sinusknotenfrequenz bei VVI-Stimulation und Schlagvolumen unter Belastung bei VAT- Stimulation auf die unterschiedliche sympathotone Aktivität zurück. Danach führt ein relativ niedriges Schlagvolumen unter VVI-Stimulation als Kompensation zur Katecholaminausschüttung, die als positiv chronotroper Effekt an der Sinusknotenfrequenz erkennbar sein kann.

Langzeitverlauf der Hämodynamik bei ventrikulärer und physiologischer Stimulation

In den ersten Jahren der Schrittmachertherapie wurde erkannt, daß im mehrmonatigen Verlauf nach Schrittmacherimplantation das Herzzeitvolumen absinkt (Adolph et al. 1968). Eigene Verlaufsuntersuchungen bei VVI-Stimulation zeigten nach 4–6 Monaten bei 4/23 Patienten keine Änderung

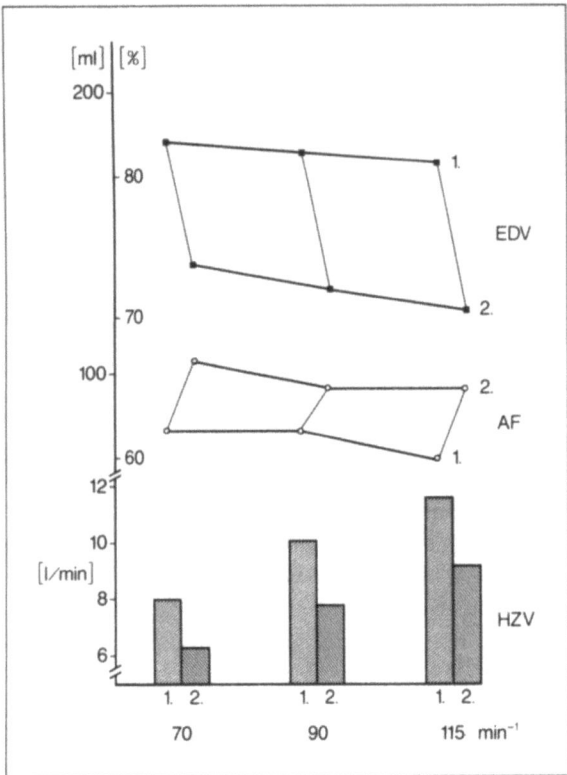

Abb. 9. Verlaufsuntersuchung bei einem Patienten mit ventrikulärer Stimulation. Die Abnahme des Herzzeitvolumens (*HZV*) ist auf eine Reduktion des enddiastolischen Volumens (*EDV*) zurückzuführen (*AF*= Auswurffraktion)

des Herzzeitvolumens, bei 4/23 Patienten eine Zunahme und bei 15/23 eine Abnahme des Herzzeitvolumens (HZV). Die zuletzt genannte Gruppe von 15 Patienten war anhand des enddiastolischen Volumens (EDV) und der Auswurffraktion weiter zu differenzieren. Bei 9/15 Patienten war ein Rückgang des enddiastolischen Volumens und eine erhöhte Auswurffraktion nachweisbar, bei 6/15 Patienten wurde eine Abnahme des EDV und eine reduzierte Auswurffraktion festgestellt. Abbildung 9 zeigt ein repräsentatives Ergebnis einer Verlaufsuntersuchung bei einem Patienten mit VVI-Stimulation. Das während einer chronischen Bradykardie aufgetretene hohe EDV und SV normalisierte sich im Verlauf. Dadurch kam es auch zu einer Abnahme, d. h. Normalisierung, des hohen HZV bei der Kontrolluntersuchung nach 4 Monaten. Die charakteristische Volumenanpassung an höhere Stimulationsfrequenzen blieb unverändert erhalten. Eine vergleichbare Volumenanpassung entwickelte offensichtlich die Patientengruppe mit Zunahme der Auswurffraktion und mit Rückgang des EDV. Vor Schrittmacherimplantation lag bei Bradykardie ein hohes EDV und SV vor, das sich nach Frequenznormalisierung zurückbildet.

Der Abnahme der Auswurffraktion und Zunahme des EDV im Langzeitverlauf kann eine Progression der Grunderkrankung oder eine nur ini-

2.4 Hämodynamik nach Schrittmacherimplantation

tial wirksame, frequenz-induzierte Zunahme der Kontraktilität zugrundeliegen (Sarnoff u. Mitchell 1961).

Somit ist überwiegend die langfristige Abnahme des HZV nach Implantation eines festfrequenten ventrikulären Schrittmachers darauf zurückzuführen, daß sich die Volumendaten nach Wochen auf einem physiologischen Niveau einpendeln. Besonders von Nager und Kappenberger (1977) wurde jedoch darauf hingewiesen, daß bei totalem AV-Block und reduzierter Ventrikelfunktion nach Implantation eines ventrikulären Schrittmachers und Frequenzanhebung das Herzzeitvolumen nicht auf Dauer normalisiert wird. Teilweise stellt sich nach wenigen Wochen trotz normaler Ventrikelfrequenz das ursprüngliche pathologische HZV ein. Pathophysiologisch ist zumindest bei einigen dieser Patienten eine hämodynamische Komplikation der Schrittmachertherapie, das sogenannte Schrittmacher-Syndrom, anzunehmen.

Der hämodynamische Langzeiteffekt der ventrikulären und physiologischen Stimulation scheint prinzipiell unterschiedlich zu sein. So fanden Witt et al. (1982) im Verlauf bei 16 Patienten unter VVI-Stimulation signifikant niedrigere Herzzeitvolumina als vor der Implantation, jedoch einen bis zu 6 Monaten konstanten Anstieg des HZV nach Implantation bifokaler Systeme. Zusätzlich zu Untersuchungen in Ruhe ließ sich unter ergometrischer Belastung eine langfristige Anhebung das HZV nachweisen (Bergbauer u. Sabin 1983) (Abb. 10). Die Ergebnisse korrelieren mit Berichten, daß nach Implantation AV-sequentieller Systeme die initial erreichte Belastbarkeit erhalten bleibt (Kappenberger et al. 1982, Kruse et al. 1982, Sutton et al. 1980).

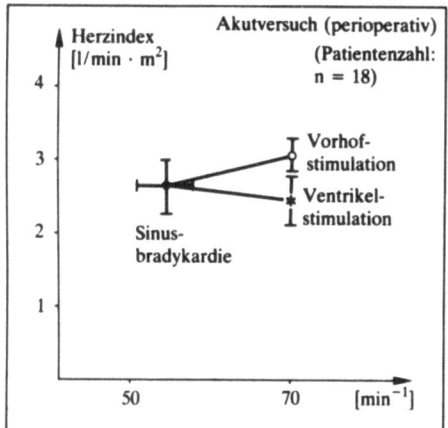
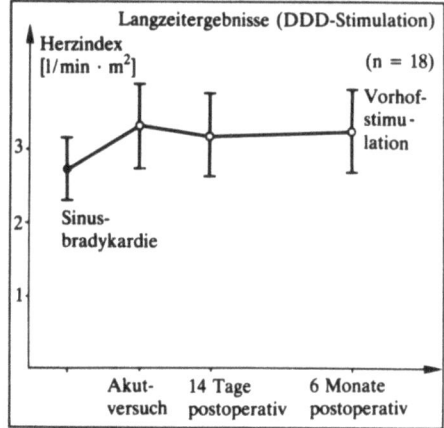

Abb. 10. Herzindex im Akutversuch unter AAI- bzw. VVI-Stimulation und im Langzeitverlauf unter DDD-Stimulation. Im Vergleich zu Sinusrhythmus nimmt akut der Herzindex trotz Frequenzanhebung bei VVI-Stimulation um annähernd 10% ab. Unter physiologischen Stimulationsformen (AAI- bzw. DDD-Stimulation) nimmt der Herzindex zu, die akut erzielten Ergebnisse bleiben langfristig erhalten (Bergbauer u. Sabin 1983)

Vorteile der physiologischen Stimulation

In mehreren vergleichenden Untersuchungen der ventrikulären und physiologischen Stimulation konnte gezeigt werden, daß sich unabhängig von objektiv meßbaren Parametern die klinische Symptomatik bei physiologischer Stimulation bessert (Pehrsson 1983, Perrins et al. 1983). Als Symptome wurden Dyspnoe, Müdigkeit, reduziertes Allgemeinbefinden, Angina pectoris und pulmonale Stauung gewertet. Die Befunde wurden an Patienten mit gestörter Sinusknotenfunktion und höhergradigen AV-Blockierungen als zugrundeliegender bradykarder Herzrhythmusstörung erhoben. Aus den vorliegenden Untersuchungen kann abgeleitet werden, für welche Patientengruppen die physiologische Stimulation, z. B. als AV-sequentielle Stimulation, unter hämodynamischen Gesichtspunkten im Vergleich zur ventrikulären Stimulation besonders vorteilhaft ist. Weiterhin ergibt sich ein Anhalt, auf welche hämodynamischen Faktoren überwiegend das positive Therapieergebnis der AV-sequentiellen Stimulation zurückzuführen ist. Die erhaltene Vorhofkontraktion trägt zur Ventrikelfüllung und zum Herzzeitvolumen im Frequenzbereich von 50–70/min mit maximal 20% bei (Abb. 7). Die hämodynamische Auswirkung der Vorhofkontraktion kann bei höheren Stimulationsfrequenzen zunehmen. Somit kann von einer ausgeprägten hämodynamischen Auswirkung der erhaltenen Vorhofkontraktion nicht ausgegangen werden. Die positiven klinischen Ergebnisse der Therapie mit physiologischer Stimulation finden vielmehr ihre Erklärung in der Prophylaxe des Schrittmacher-Syndroms und der im Einzelfall erhaltenen belastungsinduzierten Frequenzsteigerung. Die signifikanten hämodynamischen Auswirkungen einer Frequenzsteigerung sind belegt. Demnach profitieren besonders Patienten mit erhaltener Sinusknotenfunktion bei höhergradigen AV-Blockierungen von AV-sequentiellen Schrittmachern, da eine belastungsinduzierte Sinustachykardie zur adäquaten Zunahme der Kammerfrequenz führt.

c) AV-Intervall bei AV-sequentieller Stimulation

Eine erhaltene Frequenzanpassung und atriale Kontraktion bestimmen den hämodynamischen Vorteil von Sinusrhythmus gegenüber Vorhofflimmern bzw. von AV-sequentieller Stimulation gegenüber ventrikulärer Stimulation. Es gibt jedoch eine zeitlich optimale atrio-ventrikuläre Koordination, die ausschlaggebend für die hämodynamische Bedeutung der Vorhofkontraktion sein kann. Der Einfluß des AV-Intervalls ist seit den Untersuchungen von Gsell (1911) bekannt. In den ersten Untersuchungen wurde als optimales AV-Intervall 80–130 ms angegeben (Jochim 1938). Nach herzchirurgischen Eingriffen konnte gezeigt werden, daß postoperativ das spontane AV-Intervall häufig zu lang ist und bei AV-sequentieller Stimulation mit verkürzten AV-Intervallen noch eine Zunahme des Herzzeitvolumens zu erreichen ist (Hartzler et al. 1977). Kontrovers wird jedoch diskutiert, welches AV-Intervall als optimal anzusehen ist, zumal diese Größe von Patient zu Patient variiert und bei Änderung der ventrikulären Compliance und der

2.4 Hämodynamik nach Schrittmacherimplantation

Stimulationsfrequenz nicht konstant bleibt (Chamberlain et al. 1970, Leinbach et al. 1969, Skinner et al. 1963).

Bei verspäteter linksventrikulärer Kontraktion durch ein *langes AV-Intervall* führt die atriale Relaxation zu einem atrialen Druckabfall. Der resultierende ventriculo-atriale Druckgradient kann Anlaß zu einem trikuspidalen und mitralen Reflux sein, der den Beitrag der atrialen Kontraktion zur Ventrikelfüllung zumindest teilweise kompensiert. Bei physiologischem optimalen AV-Intervall fällt der Abschluß der Vorhofkontraktion mit dem Beginn der ventrikulären Systole und dem Mitralklappenschluß zeitlich zusammen. Der ventriculo-atriale Druckgradient bei langen AV-Intervallen bewirkt einen frühen Schluß der AV-Klappen vor Beginn der linksventrikulären Systole. Daraus resultiert eine Abnahme der linksventrikulären Füllungszeit. Das AV-Intervall wird auf Kosten der frühdiastolischen passiven ventrikulären Füllungsphase verlängert, ohne spätdiastolisch für die Ventrikelfüllung effektiv zu sein. Atrioventrikuläre Kopplungsintervalle bei Sinusrhythmus und AV-sequentieller Stimulation sind nicht gleichzusetzen. Der ventrikuläre Kontraktionsablauf ist auch bei AV-sequentieller Stimulation nicht physiologisch, so daß elektrische und mechanische AV-Intervalle nicht identisch sind. Eine schenkelblockartige Erregungsausbreitung verzögert den Beginn der ventrikulären Systole. Diese elektromechanische Latenzzeit muß berücksichtigt werden und erklärt, daß das optimale AV-Intervall bei AV-sequentieller Stimulation kürzer ist als das physiologische Kopplungsintervall bei Sinusrhythmus (von Bibra et al. 1984). In der Untersuchung von Hartzler et al. (1977) lagen die optimalen AV-Intervalle unterhalb der spontanen AV-Überleitungszeit bei atrialer Stimulation oder Sinusrhythmus. Bei zu *kurzen AV-Intervallen* reicht die Zeit für eine vollständige Vorhofentleerung bis zum Beginn der Ventrikelkontraktion mit konsekutivem AV-Klappenschluß nicht aus. Die atriale Kontraktion erfolgt ganz oder teilweise gegen geschlossene AV-Klappen.

Zur Frage des optimalen AV-Intervalles untersuchten wir die hämodynamischen Auswirkungen geänderter AV-Intervalle bei Frequenzen von 70–72/min und 100/min bei DDD-Stimulation. Ein repräsentatives Beispiel zeigt Abb. 11. Patienten mit DDD-Stimulation (AV-Intervall 75–250 ms), wiesen ein maximales Herzzeitvolumen bei einem AV-Intervall von 150 ms (n=4), 100 ms (n=3) oder 125 ms (n=1) auf. Bei einer Frequenz von 70/min betrugen die mittleren Differenzen der Herzzeitvolumina bei günstigsten AV-Intervallen 9%, bei einer Frequenz von 100/min 16% (Nitsch et al. 1983). Zu vergleichbaren Ergebnissen kamen mehrere Untersuchungen über AV-Intervalle bei Schrittmachertherapie mit AV-sequentiellen Systemen (Chamberlain et al. 1970, Coskey et al. 1983, Leinbach et al. 1969). Optimale AV-Intervalle hinsichtlich maximalem Herzzeitvolumen liegen zwischen 100 und 150 ms.

2.4.3 Kontraktionsablauf unter Schrittmacherstimulation

Als Vorteil atrialer und AV-sequentieller Stimulation wird die physiologische Hämodynamik bei erhaltener Vorhofkontraktion und die Vermeidung

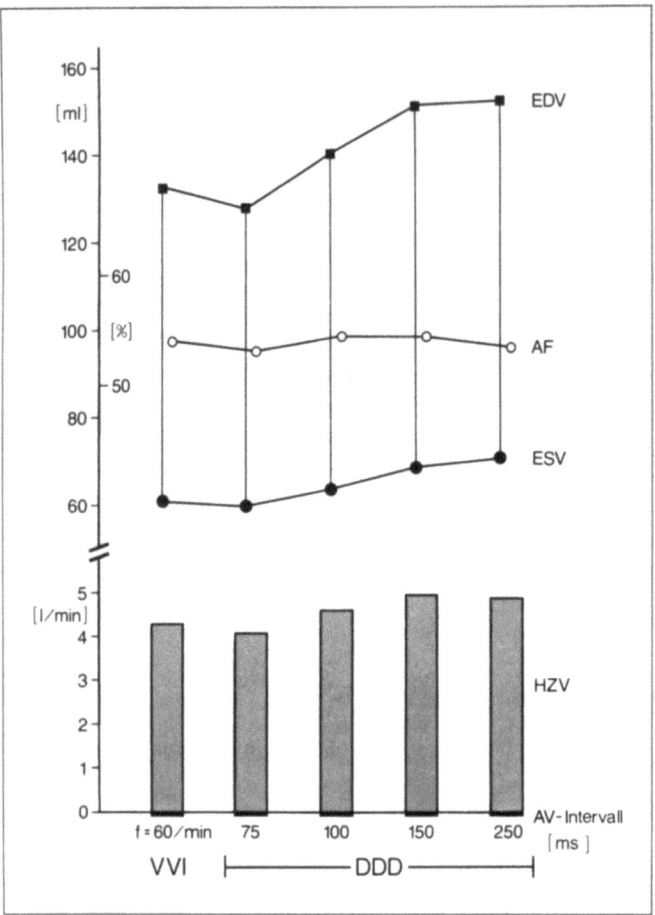

Abb. 11. Volumendaten in Abhängigkeit von Stimulationsmodus und AV-Intervall bei einem Patienten mit AV-sequentieller Stimulation. Das maximale Herzzeitvolumen wird mit einem AV-Intervall von 150 ms erreicht

des sogenannten Schrittmacher-Syndroms (bei ventriculo-atrialer Leitung unter ventrikulärer Stimulation) angesehen. Nur vereinzelt wurde auf die Bedeutung des Kontraktionsablaufs bei unterschiedlichen Stimulationsformen hingewiesen (Askenazi et al. 1984, Baller et al. 1981, Nitsch et al. 1984, Thormann u. Schlepper 1983). Danach führt die asynchrone rechts- und linksventrikuläre Kontraktion bei ventrikulärer Stimulation im Vergleich zur simultanen Erregung und Kontraktion bei Sinusrhythmus oder physiologischer Stimulation zu einem niedrigeren Schlagvolumen und zu einem höheren myokardialen Sauerstoffverbrauch (Harken 1971). Bei atrialer Stimulation ließ sich im Vergleich zur ventrikulärer Stimulation ein um immerhin 25% niedrigerer Sauerstoffverbrauch feststellen (Baller et al. 1981) (Abb. 12). Daraus resultiert, daß ein klinisch relevantes pathophysiologischen Phänomen anzunehmen ist.

2.4 Hämodynamik nach Schrittmacherimplantation

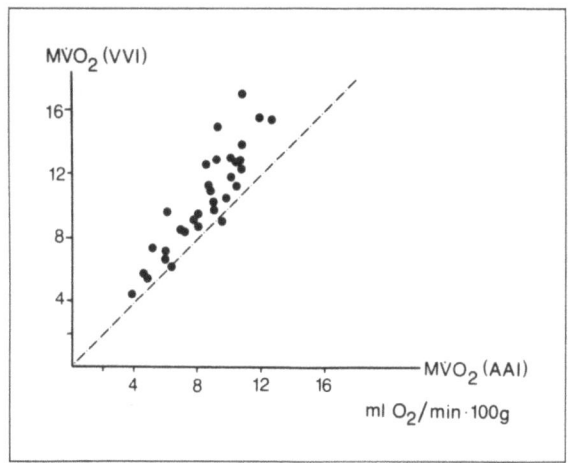

Abb. 12. Auswirkung von ventrikulärer und atrialer Stimulation auf den myokardialen Sauerstoffverbrauch (M$\dot{V}O_2$). Unter VVI-Stimulation kommt es mit steigender Herzfrequenz zu einem überproportional ansteigenden Sauerstoffverbrauch (Baller et al. 1981)

Die Phasenanalyse der Äquilibrium-Radionuklid-Ventrikulographie oder der Digitalen Subtraktionsangiographie erwies sich als geeignete Methode, den Kontraktionsablauf nicht-invasiv zu erfassen (Botvinick et al. 1982, Nitsch et al. 1985). Nach Fourier-Transformation werden für jedes Matrix-Element der Bildmatrizen die Fourier-Koeffizienten der Grundwelle berechnet und daraus farbcodierte Phasenbilder gewonnen. Diese parametrischen Bilder geben in erster Annäherung regional Aufschluß über das Ausmaß der Kontraktion und über den Zeitpunkt des Kontraktionsbeginns (Abb. 13).

Bei VVI-Stimulation kann ein Kontraktionsverlust des interventrikulären Septums resultieren (De Maria 1973). Die Abhängigkeit des Herzzeitvolumens vom Erregungs- und Kontraktionsablauf konnte am Hundeherzen durch Variation der Schrittmacherlokalisation gezeigt werden (Lister et al. 1964). Wie der Kontraktionsablauf die Determinanten der ventrikulären Hämodynamik (Vorlast, Nachlast, Herzfrequenz, Kontraktilität) beeinflußt, ist kontrovers (Askenazi et al. 1984, Grover u. Glantz 1983). Den Einfluß einer akuten Änderung des Kontraktionsablaufs bei konstantem Grundrhythmus zeigt Abb. 14. Der arterielle Blutdruck fällt signifikant bei Auftreten eines Linksschenkelblocks ab. Hämodynamische Parameter unter atrialer und AV-sequentieller Stimulation wurden von Askenazi et al. (1984) untersucht. Im Vergleich zu atrialer Stimulation wirkte sich ein akut induzierter Linksschenkelblock-artiger Kontraktionsablauf bei AV-sequentieller Stimulation auf die systolische Funktion aus. Eine Zunahme des endsystolischen Volumens und eine Abnahme der Auswurffraktion und des Schlagvolumens wurden gefunden. Dieser Befund läßt sich durch asynchrone Ventrikelkontraktion erklären und ist nicht auf Vorlast- oder Nachlastfaktoren zurückzuführen (Askenazi et al. 1984). Grover u. Glantz (1983) zeigten tierexperimentell, daß die Lokalisation der Stimulationselektrode linksventrikuläre Volumendaten beeinflußt. Unter rechtsventrikulär apikaler Stimulation resultierte – verglichen mit rechtsatrialer und linksventriku-

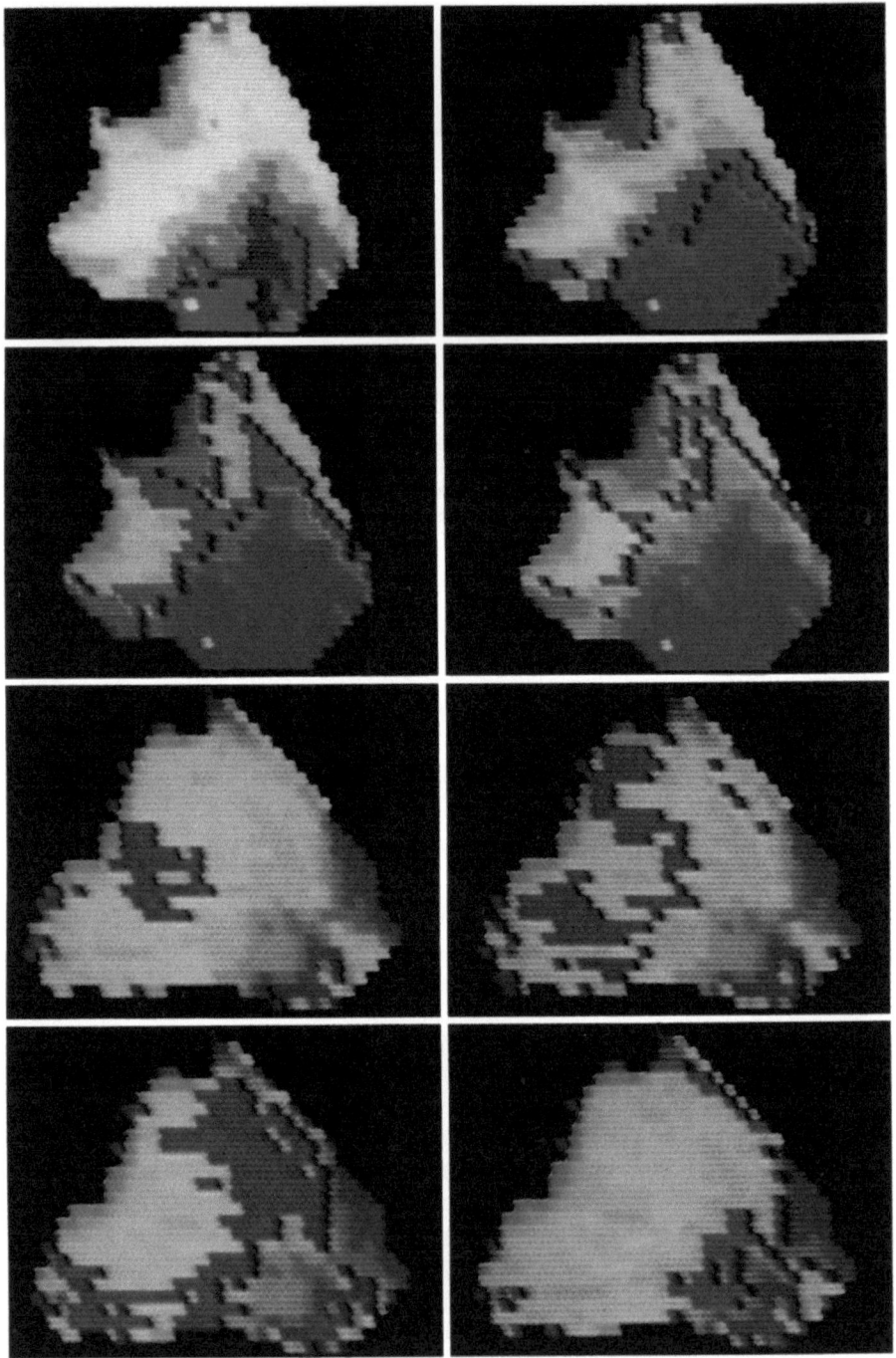

2.4 Hämodynamik nach Schrittmacherimplantation

◀ **Abb. 13.** Phasenanalyse der digitalen Subtraktionsangiographie des linken Ventrikels unter ventrikulärer (*oben*) und AV-sequentieller Stimulation (*unten*). Der zeitliche Ablauf der Kontraktion wird farbcodiert durch die Farbe Blau wiedergegeben. In RAO-Projektion läßt sich der Kontraktionsbeginn apikal (VVI-Stimulation) bzw. basal (DDD-Stimulation) abgrenzen. Der Kontraktionsablauf unter AV-sequentieller Stimulation entspricht in dem vorliegenden Beispiel weitgehend dem physiologischen Kontraktionsablauf bei Sinusrhythmus (Wiedergabe mit Zustimmung der Radiologischen Univ.-Klinik Bonn)

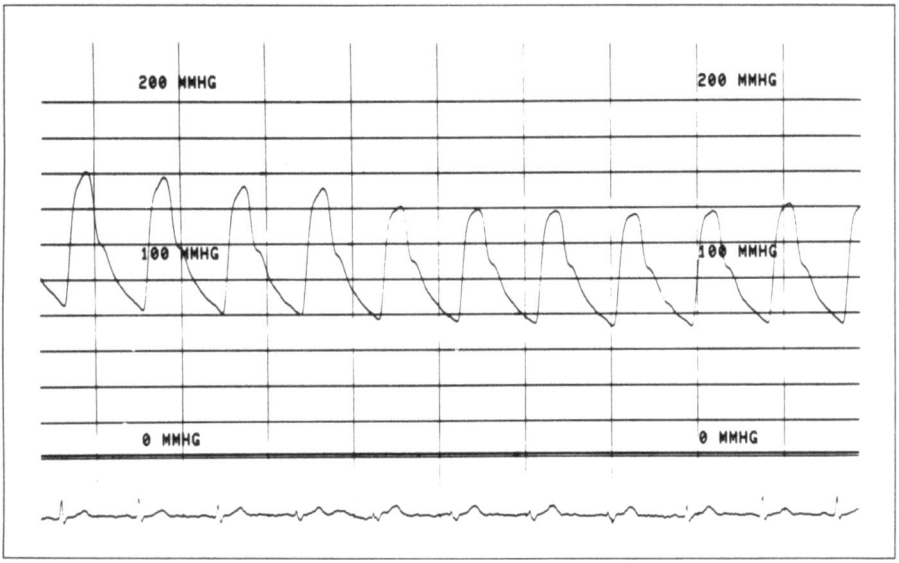

Abb. 14. Einfluß einer akuten Änderung des Kontraktionsablaufs. Der arterielle Blutdruck fällt signifikant bei Auftreten eines Linksschenkelblocks ab

lär septaler bzw. apikaler Stimulation – das geringste Schlagvolumen. Zurückzuführen war das verminderte Schlagvolumen auf eine Abnahme des EDV bei annähernd konstantem ESV (Grover u. Glantz 1983).

Mögliche Ursache für den gesteigerten myokardialen Sauerstoffverbrauch bei ventrikulärer Stimulation und Linksschenkelblock-artig verlaufender Erregung bzw. Kontraktion ist eine erhöhte und zeitlich verlängerte diastolische Wandspannung bei gestörter Relaxation. Zusätzlich kommt ein erhöhter Sympathotonus in Betracht. Über relativ hohe Katecholamin-Serumspiegel unter ventrikulärer Stimulation wurde berichtet (Nakano et al. 1961). Auch unabhängig von einer Schrittmacherstimulation geht in jedem Fall ein nichtsynchroner und fraktionierter Kontraktionsablauf mit einem erhöhten Sauerstoffverbrauch einher. So wurde bei ventrikulären Tachykardien ein höherer myokardialer Sauerstoffverbrauch gefunden als unter atrialen Tachykardien gleicher Frequenz (Badeer et al. 1965).

Klinisch ist von Bedeutung, daß nicht regelhaft durch rechtsventrikuläre Stimulation eine hämodynamisch nachteilige Asynchronie der Ventrikelkontraktion hervorgerufen wird. Die Kontraktion kann sich auch bei rechtsventrikulärer Stimulation – im Einzelfall frequenzabhängig – annähernd gleichzeitig rechts- und linksventrikulär ausbreiten (Nitsch et al. 1984). So zeigten 21/28 Patienten bei einer ventrikulären Stimulationsfrequenz von 70–72/min eine vorzeitige rechtsventrikuläre Kontraktion. Dieser Kontraktionsablauf entsprach dem eines Linksschenkelblocks. Bei 7/28 Patienten mit VVI-Stimulation ließ sich ein Kontraktionsmuster nachweisen, das der physiologischen Kontraktion weitgehend ähnelt. Das Oberflächen-EKG dieser Patienten unterschied sich nicht signifikant. Es zeigte sich eine simultane rechts- und linksventrikuläre Kontraktion (homogene Phasenverteilung) oder eine vorzeitige rechtsventrikulär-apikale Kontraktion, die sich simultan dem Septum entlang zur Basis über rechten und linken Ventrikel ausbreitete (Nitsch et al. 1984). Patienten mit Sinusrhythmus oder atrialer Stimulation wiesen eine gleichmäßige Verteilung der rechts- und linksventrikulären Phasen auf, das heißt eine gleichzeitige Kontraktion beider Ventrikel war nachweisbar. Im Gegensatz zu früheren Annahmen tritt die Linksschenkelblock-analoge Kontraktionsausbreitung bei ventrikulärer Stimulation nicht *regelhaft* auf.

Unter diesem Gesichtspunkt stellt die ventrikuläre Stimulation im Vergleich zu Sinusrhythmus oder atrialer bzw. AV-sequentieller Stimulation nicht zwangsläufig, sondern nur bei annähernd $^2/_3$ der Patienten eine hämodynamisch ungünstige Therapieform dar. Weiterhin ist unter klinischen Gesichtspunkten wesentlich, daß – auch bei identischer Frequenz und AV-Zeit – atriale und AV-sequentielle Stimulation hämodynamisch nicht gleichzusetzen sind. Bei Untersuchungen mit systolischen Zeitintervallen ist auffällig, daß eindeutige Unterschiede bei AAI-Stimulation bzw. Sinusrhythmus und DDD-Stimulation nachweisbar sein können (Abb. 3). Der schenkelblockartig gestörte ventrikuläre Kontraktionsablauf unter AV-sequentieller Stimulation sollte als hämodynamisch nachteilig berücksichtigt werden.

2.4.4 Schrittmachersyndrom

a) Retrograde (ventriculo-atriale) Leitung

Bei AV-sequentieller Stimulation kann die retrograde ventriculoatriale (VA-)Leitung zu schrittmacherinduzierten Reentry-Tachykardien führen (Den Dulk et al. 1982, Furman u. Fisher 1982). Aber auch bei ventrikulärer Stimulation kann die VA-Leitung unter hämodynamischen Gesichtspunkten problematisch sein. Im Oberflächen-EKG ist die retrograde atriale Erregung bei ventrikulärer Stimulation häufig an einer konstanten Deflexion im schenkelblockartig deformierten QRS-Komplex bzw. in der ST-Strecke erkennbar. Die Häufigkeit einer VA-Leitung lag in elektrophysiologischen Studien bei 40–60%; als mittlere Leitungszeit wurde 205 ± 12 ms angegeben (Akhtar 1981, Levy et al. 1983, Westveer et al. 1983). Die VA-Leitung tritt bei langen antegraden Leitungszeiten (z. B. PR-Intervall über 230 ms) signifikant seltener auf, ist jedoch auch bei höhergradigen AV-Blockierungen nicht auszuschließen (Goldreyer u. Bigger 1970, Levy et al. 1983, van Mechelen et al. 1983). Wir beobachteten auch nach His-Bündel-Ablation und konsekutivem AV-Block 3. Grades eine effektive VA-Leitung. Somit ist elektrokardiographisch und invasiv durch Messung der AH- und HV-Intervalle keine zuverlässige Aussage über eine potentielle VA-Leitung zu treffen. Hinsichtlich der Signifikanz intrakardialer Ableitungen und Stimulationsverfahren ist zu berücksichtigen, daß Einflüsse des autonomen Nervensystems und Pharmaka die retrograde Leitung modulieren können. Westveer et al. (1983) zeigten, daß Antiarrhythmika (Chinidin, Propranolol, Procainamid, Disopyramid) die VA-Zeit verlängern und die VA-Blockierungsfrequenz erniedrigen. Eine vollständige Aufhebung der VA-Leitung war nur bei 4/30 Patienten möglich (Westveer et al. 1983). Nach unseren Erfahrungen unterdrückt Propafenon effektiver die VA-Leitung als andere Antiarrhythmika.

b) Hämodynamik des Schrittmachersyndroms

Der Begriff Schrittmachersyndrom wurde von Mitsui 1971 geprägt. In den folgenden Jahren wurde wiederholt über Synkopen und Herzinsuffizienz bei ventrikulärer Stimulation berichtet (Haas u. Strait 1974). Dem Symptomenkomplex Schrittmachersyndrom liegt eine ausgeprägte Senkung des arteriellen Blutdrucks zugrunde, die besonders beim Wechsel von Sinusrhythmus zu ventrikulärer Stimulation auftritt (Abb. 15) (Alicandri et al. 1978, Lewis et al. 1981).

Pathophysiologie

Pathophysiologisch ist das Schrittmachersyndrom nicht ausschließlich durch eine aufgehobene atrio-ventrikuläre Koordination und den fehlenden Beitrag der Vorhöfe zur diastolischen Füllung zu erklären. Es kommt dadurch lediglich zu einem mäßiggradigen Abfall des Herzzeitvolumens, maximal um 15–20% (s. Abschnitt „Stimulationsort", S. 304). Die Änderung des Herzzeitvolumens (HZV) liegt in einer Größenordnung, die auch bei Orthostase erreicht wird und dabei als Gegenregulation durch periphere Vasokonstriktion beantwortet wird. Die Adaptationsmechanismen zur Kreislaufregulation treten mit einer zeitlichen Verzögerung auf, die sich besonders bei häufigem Wechsel von Schrittmacher- und Eigenrhythmus nur unzureichend auswirken (Abb. 15). Somit ist die Hämodynamik des Schrittmachersyndroms dadurch charakterisiert, daß stimulationsinduziert primär das HZV – entsprechend der aufgehobenen atrialen Kontribution zur diastolischen Füllung – gesenkt wird und sekundär der arterielle Blutdruck abfällt, da die notwendige Zeit zur reflektorischen Kompensation unterschritten wird (Abb. 16). Ursache dafür, daß das Absinken des HZV unter ventrikulärer Stimulation nicht ausreichend rasch durch periphere Vasokonstriktion kompensiert werden kann, ist eine abrupte atriale Drucksteigerung. Voraussetzung ist eine konstante bzw. intermittierende VA-Leitung oder eine AV-Dissoziation.

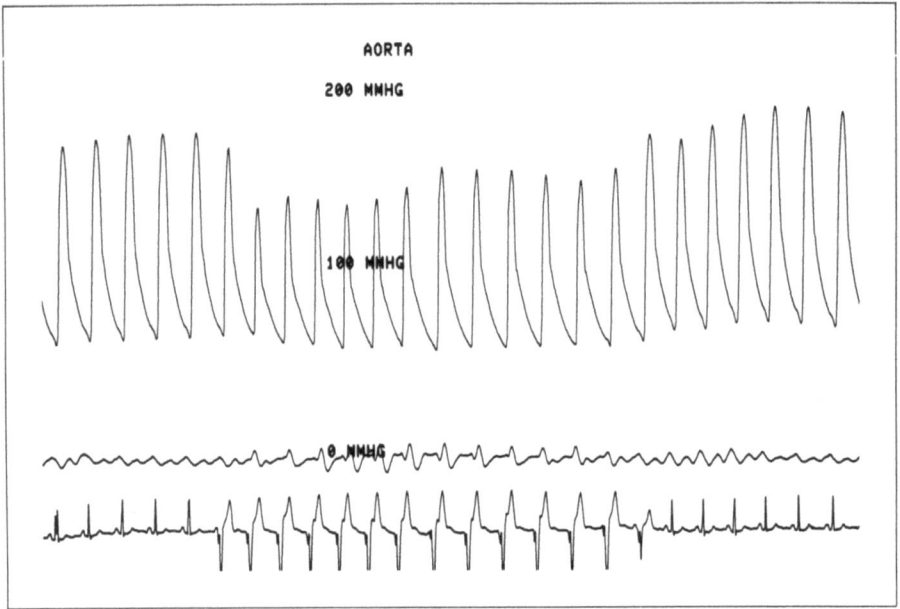

Abb. 15. Schrittmacher-Syndrom: Ausgeprägte Senkung des arteriellen Blutdrucks und gleichzeitiger atrialer Druckanstieg bei Wechsel von Sinusrhythmus zu ventrikulärer Stimulation

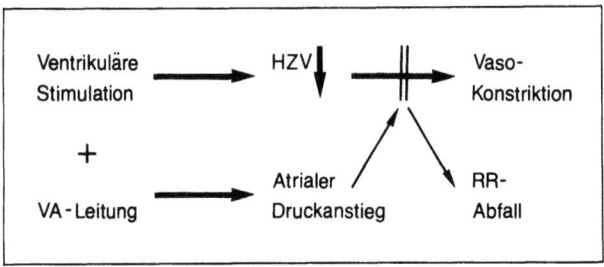

Abb. 16. Hämodynamik des Schrittmachersyndroms. Stimulationsbedingt nimmt primär das Herzzeitvolumen wegen der aufgehobenen atrialen Kontribution zur Ventrikelfüllung ab, sekundär fällt der arterielle Blutdruck ab, da eine reflektorische Vasokonstriktion ausbleibt

Bei VA-Leitung kommt es nach Erregung der Ventrikel retrograd über His-Bündel und AV-Knoten zu einer atrialen Erregung. Nach der Ventrikelaktion erfolgt konsekutiv die atriale Kontraktion. Die Vorhöfe kontrahieren sich zu diesem Zeitpunkt gegen geschlossene Mitral- und Tricuspidalklappen (Ogawa et al. 1978). Es liegt eine synchronisierte ventriculoatriale Kontraktion vor (Hayes u. Furman 1983). Dadurch steigt der systemvenöse und pulmonalvenöse Druck („cannon A-waves", Werres et al. 1978) an (Abb. 17). Es resultiert ein retrograder Fluß in den herznahen großen Venen (Johnson et al. 1978).

Um die reflektorische Kreislaufregulationsstörung des Schrittmachersyndroms auszulösen, sind keine extremen atrialen Druckwerte notwendig.

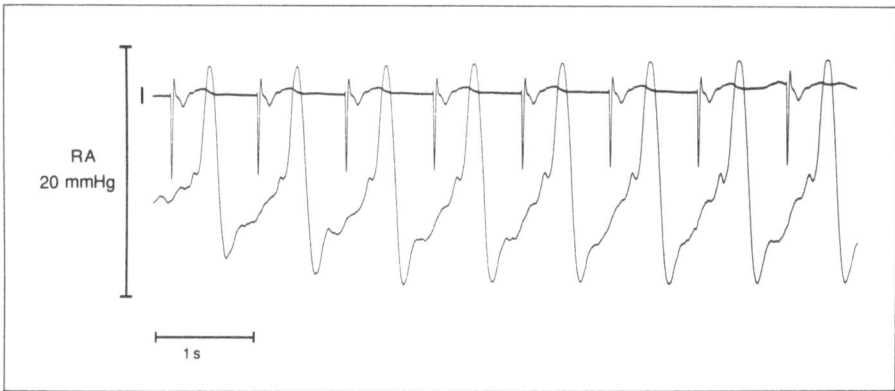

Abb. 17. Druckkurve im rechten Vorhof (*RA*) unter ventrikulärer Stimulation bei konstanter retrograder Vorhoferregung

Entscheidend scheint vielmehr die abrupte Druckänderung zu sein. In Abb. 15 ist die aortale und rechtsatriale Druckkurve bei einem Patienten mit Schrittmachersyndrom dargestellt. Ein plötzlicher Anstieg des rechtsatrialen Druckes auf 10 mmHg nach Einsetzen der VVI-Stimulation reicht aus, den akuten arteriellen Blutdruckabfall hervorzurufen.

Das Phänomen der Vorhofpfropfung kann auch intermittierend auftreten. Dann liegt bei ventrikulärer Stimulation eine inkonstante retrograde Leitung oder eine AV-Dissoziation bei Sinusrhythmus vor (Abb. 18). Die Häufigkeit der Vorhofpfropfung hängt bei diesen Patienten von der Sinusfrequenz und der zeitlichen Aufeinanderfolge der Vorhof- und Kammeraktionen ab. Relativ hohe Vorhofdrücke werden intermittierend erreicht (Been et al. 1984). Bei konkurrierenden Sinusknoten- und Schrittmacheraktionen verläuft die Vorhofkontraktion für 1–2 Aktionen annähernd synchron zur Ventrikelkontraktion. Somit wird der Blutdruck nur kurzzeitig erniedrigt. Seltener als bei konstanter VA-Leitung ist dabei eine klinisch relevante Symptomatik des Blutdruckabfalles zu beobachten.

Afferente Innervation des Herzens

Die Blockierung der arteriellen Vasokonstriktion bei ventrikulärer Stimulation und Abfall des HZV verläuft über kardiale Reflexe, die die vagale afferente Innervation miteinbeziehen (Alicandri et al. 1978). Für die Pathogenese des Schrittmachersyndroms sind Rezeptoren mit Afferenzen des N. vagus von Bedeutung, die sich in den Vorhöfen finden (Paintal 1972). Die physiologische Aktivierung atrialer Rezeptoren der dünnen unmyelinisierten C-Faser-Afferenzen erfolgt über Druckanstieg in den Vorhöfen. Die reflektorische Wirkung besteht in Bradykardie über Aktivierung vagaler Efferenzen und Blutdrucksenkung durch Hemmung sympathischer Efferenzen, die zu einer arteriellen Vasokonstriktion führen (Thoren 1979). Arndt et al. (1974) zeigten, daß eine passagere atriale Dehnung eine ausgeprägte arterielle Vasodilatation hervorrufen kann. Dabei scheint die Aktivität atrialer

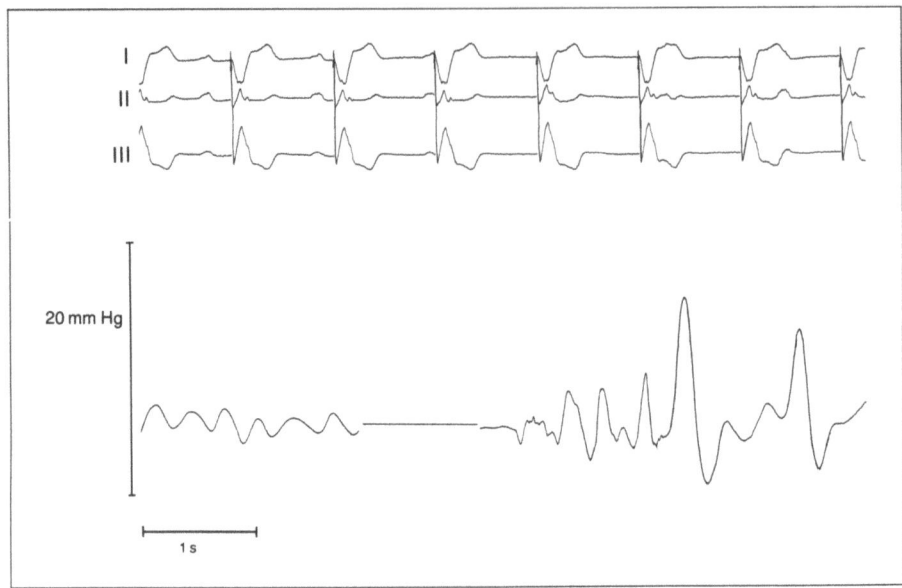

Abb. 18. Intermittierende Vorhofpfropfung mit atrialem Druckanstieg bei AV-Dissoziation

Rezeptoren höher zu sein als die arterieller Barorezeptoren (Kahl et al. 1974). Experimentelle Befunde sprechen dagegen, daß die arterielle Hypotension bei Schrittmachersyndrom durch eine gestörte arterielle Barorezeptorenfunktion zustande kommt (Kersch et al. 1975).

Somit liegt beim Schrittmachersyndrom eine aller Wahrscheinlichkeit nach periphere Kreislaufregulationsstörung unter Einbeziehung kardialer Reflexe vor, die analog dem sogenannten Bezold-Jarisch-Reflex bei Myokardinfarkt auftritt. Vereinzelt läßt sich beim akuten Myokardinfarkt mit kardiogenem Schock die Befundkonstellation arterielle Hypotonie, niedriges Herzzeitvolumen und verminderter peripherer Widerstand finden. Die ungenügende arterielle Vasokonstriktion bei diesen Patienten wird auf ein vagales Reflexgeschehen zurückgeführt. Vagale Afferenzen aus Vorhöfen und Ventrikeln können bei Myokardinfarkt vagale und sympathische Efferenzen aktivieren bzw. hemmen, Bradykardie und Blutdruckabfall sind die Folge.

Trikuspidal- und Mitralklappeninsuffizienz als Ursache des Schrittmachersyndroms

Neben dem fehlenden Beitrag der atrialen Kontraktion zur diastolischen Ventrikelfüllung und der VA-Leitung mit konsekutiver Vorhofkontraktion (Vorhofpfropfung) kommen für die Pathogenese des Schrittmachersyndroms bei ventrikulärer Stimulation ein Linksschenkelblock-ähnlicher, gestörter Kontraktionsablauf und eine Tricuspidal- bzw. Mitralinsuffizienz in Betracht. Über die Inzidenz einer AV-Klappeninsuffizienz bei ventrikulärer Stimulation liegen bisher keine systematischen Untersuchungen vor. Ledig-

2.4 Hämodynamik nach Schrittmacherimplantation

lich einzelne Berichte über Trikuspidal- (Sakai et al. 1983) und Mitralinsuffizienz (Maurer et al. 1983) sind bekannt. Die gelegentlich auskultierbaren systolischen Geräusche nach Implantation einer rechtsventrikulären Sonde sind nicht in jedem Fall Folge einer Trikuspidalinsuffizienz, da auch ein sondeninduzierter Klappenprolaps ohne Insuffizienz auftreten kann (Gibson et al. 1980).

Die AV-Klappeninsuffizienz tritt bei relativ langen AV-Intervallen auf, da durch die atriale Relaxation vor der ventrikulären Systole ein ventriculoatrialer Druckgradient entsteht (Skinner et al. 1963). Bei der Trikuspidalinsuffizienz kann ein lokaler mechanischer Einfluß durch die Stimulationselektrode hinzukommen. Von Zager et al. (1978) wurde eine hämodynamisch relevante Trikuspidalinsuffizienz beschrieben. Ursache war ein rechtsventrikulärer Thrombus, der von der ventrikulären Stimulationssonde ausging. Weiterhin kann eine bakterielle Endokarditis nach rechtsventrikulärer Sondenimplantation eine Trikuspidalinsuffizienz hervorrufen (Gavelle et al. 1977). Insgesamt scheint die sonden- oder stimulationsinduzierte AV-Klappeninsuffizienz für die Pathogenese des Schrittmachersyndroms weniger relevant zu sein als die VA-Leitung und der gestörte ventrikuläre Kontraktionsablauf.

Schrittmachersyndrom bei AV-sequentieller Stimulation

Ein Faktor, der im Einzelfall die arterielle Hypotonie und die klinische Symptomatik des Schrittmachersyndroms bei VVI-Stimulation begünstigt, ist der schenkelblockartig veränderte Kontraktionsablauf. Die verzögerte linksventrikuläre Erregung und Kontraktion treten auch bei AV-sequentieller Stimulation auf (z.B. DDD-Modus). Der Einfluß einer akuten Änderung des Kontraktionsablaufs mit asynchroner Kontraktion beider Ventrikel läßt sich in Abb. 14 erkennen. Bei konstantem Sinusrhythmus führt ein intermittierender Schenkelblock zu einem akuten arteriellen Druckabfall um 20 mmHg. So wird verständlich, daß bei einzelnen Patienten ein gestörter Kontraktionsablauf (entsprechend einem Linksschenkelblock) auch unter DDD-Stimulation ein Schrittmachersyndrom hervorrufen kann.

Zu kurze AV-Intervalle gewährleisten die Sequentialisierung der Vorhof- und Kammeraktionen bei physiologischen Schrittmachern nicht. Bei einem AV-Intervall unter 50–75 ms unterscheidet sich die AV-sequentielle Stimulation nicht von der ventrikulären Stimulation, da sich die Vorhöfe bei zu kurzen AV-Intervallen ganz oder teilweise gegen geschlossene AV-Klappen kontrahieren. Mit der verminderten Ventrikelfüllung und dem atrialen Druckanstieg sind die Bedingungen erfüllt, die zur klinischen Symptomatik des Schrittmachersyndroms führen können.

Unter physiologischer Stimulation ist eine weitere Möglichkeit gegeben, die AV-Sequentialisierung intermittierend aufzuheben. Von Levine et al. (1983) wurde über einen Patienten berichtet, der typische Symptome eines Schrittmachersyndroms unter VDD-Stimulation aufwies. Als Ursache ergab sich im Langzeit-EKG, daß der Patient intermittierend einen akzelerierten idioventrikulären Rhythmus entwickelte, der geringgradig schneller als die

Interventionsfrequenz des Schrittmachers auftrat und zur AV-Dissoziation führte.

Bei DDD-Stimulation kommen differentialdiagnostisch zum Schrittmachersyndrom symptomatische Tachyarrhythmien in Frage, die im Rahmen der zugrundeliegenden Herzerkrankung und Rhythmusstörung auftreten (z. B. Bradykardie-Tachykardie-Syndrom). Festzustellen ist, daß die hämodynamische Komplikation des Schrittmachersyndroms vereinzelt auch bei physiologischer Stimulation auftreten kann (Torresoni et al. 1984).

c) Klinik des Schrittmachersyndroms

Symptomatik

Der Verdacht einer Vorhofpfropfung aufgrund einer VA-Leitung läßt sich teilweise durch eine Venenpulskurve untermauern, die eine typische betonte A-Welle aufweist. Palpatorisch lassen sich gelegentlich Amplitudenschwankungen des peripheren Blutdrucks bei Wechsel von Sinusrhythmus und Schrittmacheraktion feststellen. Auskultatorisch können bei konstanter VA-Leitung eine Abschwächung des ersten Herztones und ein dritter Herzton auffallen. Bei AV-Dissoziation wechselt die Lautstärke des ersten Herztones, gegebenenfalls ist ein dritter Herzton intermittierend nachweisbar.

Patienten mit Schrittmachersyndrom können als klinische Symptomatik Palpitationen, Schwindel bzw. Beklemmungs- und Angstgefühl zeigen. Im Einzelfall treten auch Synkopen oder längerdauernde Bewußtlosigkeiten auf. Tabelle 1 gibt einen Überblick über die Symptomatik des Schrittmachersyndroms. Führend ist die intermittierende Hypotonie bei Einsetzen der ventrikulären Stimulation, hinzukommen können die Zeichen der Ruhe- oder Belastungsherzinsuffizienz (Ödeme, pulmonale Stauung, Dyspnoe). Zentralnervöse Symptome sind besonders bei Patienten mit generalisierter Arteriosklerose und zerebralen Durchblutungsstörungen zu erwarten. Ein wenig bekanntes Symptom sind chronische Kopfschmerzen. Unter VVI-Stimulation resultieren bei VA-Leitung hohe rechtsatriale und systemvenöse Drücke. Intermittierend hoher intrakranieller Venendruck kann eine Kopfschmerzsymptomatik verursachen, auch unabhängig von einer begleitenden arteriellen Hypotonie. Dieses Äquivalent eines Schrittmachersyndroms kann nach Implantation eines AV-sequentiellen Systems sistieren (Das 1984).

Tabelle 1. Symptomatik des Schrittmachersyndroms

1. Reduziertes Allgemeinbefinden	7. Synkopen
2. Palpitationen	8. Ödeme
3. Hypotension/Orthostase	9. Stauungsbronchitis
4. Dyspnoe/Orthopnoe	10. Angina pectoris
5. Schwindel/Benommenheit	11. Kopfschmerzen
6. Transiente ischämische Attacke (TIA)	

2.4 Hämodynamik nach Schrittmacherimplantation

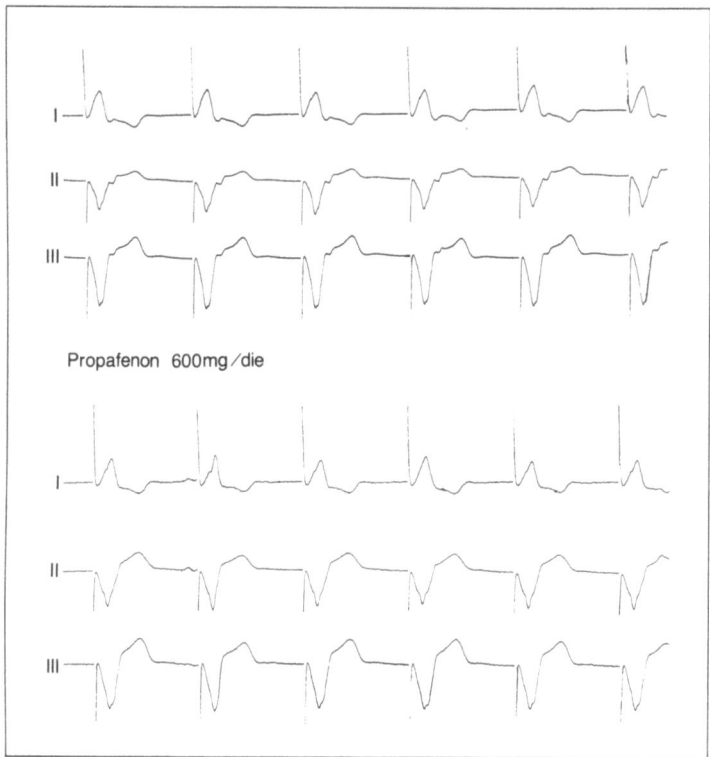

Abb. 19. Schrittmachersyndrom mit konstanter ventriculo-atrialer Leitung bei ventrikulärer Stimulation. Unter Medikation mit Propafenon ist die retrograde Leitung nicht mehr nachweisbar

Die Häufigkeit des Schrittmachersyndroms wurde von Cohen u. Frank (1982) mit 7% angegeben. In einer Untersuchung von McGuire u. Kaiser (1984) wurden 224 Schrittmacherpatienten nach nicht plausiblen Palpitationen, Schwindel- und Benommenheitszuständen gefragt. 22% berichteten über eine entsprechende Symptomatik, so daß eine relativ hohe Inzidenz angenommen werden muß.

Therapie

Therapeutisch kommt beim Schrittmachersyndrom die Implantation eines AV-sequentiellen oder atrialen Schrittmachers oder gegebenenfalls die Programmierung einer niedrigen ventrikulären Stimulationsfrequenz in Frage. Die differentialtherapeutische Entscheidung wird unter Berücksichtigung der registrierten bradykarden und tachykarden Rhythmusstörungen getroffen. Bei Patienten mit Sinusknotensyndrom sistiert oftmals die Symptomatik, wenn konstantes Vorhofflimmern auftritt (Vera et al. 1977). Weiterhin kann probatorisch eine antiarrhythmische Therapie eingeleitet werden, um die VA-Leitung zu unterbrechen. Betarezeptorenblocker scheinen weniger geeignet zu sein (Westveer et al. 1983). In Abb. 19 ist das EKG eines 68jährigen Patienten mit AV-Block 3. Grades wiedergegeben, der vier Wochen nach Implantation eines ventrikulären Schrittmachers über Schwindel und ausgeprägte Belastungsdyspnoe klagte. Die systolischen Blutdruckwerte lagen um 100 mmHg. Im EKG sind vor Propafenontherapie negative Ausschläge am Ende der schenkelblockartig deformierten Schrittmacheraktion erkennbar. Es handelt sich um retrograde Vorhoferregungen. Nach Gabe von 600 mg/die Propafenon (Rytmonorm®) war die ventriculo-atriale Leitung nicht mehr nachweisbar, der Patient war beschwerdefrei.

Literatur

Adolph RJ, Holmes JC, Fukusumi H (1968) Hemodynamic studies in patients with chronically implanted pacemakers. Am Heart J 6:829

Akhtar M (1981) Retrograde conduction in man. PACE 4:548

Alicandri C, Fouad FM, Tarazi RC, Castle L, Morant V (1978) Three cases of hypotension and syncope with ventricular pacing; possible role of atrial reflexes. Am J Cardiol 42:127

Arndt JO, Brambring R, Hindorf K (1974) The afferent discharge pattern of atrial mechanoreceptors in the cat during sinusoidal stretch of atrial strings in situ. J Physiol 240:33

Askenazi J, Alexander JH, Koenigsberg DI, Belic N, Lesch M (1984) Alteration of left ventricular performance by left bundle branch block simulated with atrioventricular sequential pacing. Am J Cardiol 53:99

Badeer HS, Feisal KA (1965) Effect of atrial and ventricular tachycardia on cardiac oxygen consumption. Circ Res 17:330

Baller D, Wolpers HG, Zipfel I, Hoeft A, Hellige G (1981) Unfavourable effects of ventricular pacing on myocardial energetics. Basic Res Cardiol 76:115

Baller D, Hoeft A, Korb H, Wolpers HG (1981) Basic physiological studies on cardiac pacing with special reference to the optimal mode and rate after cardiac surgery. Thorac cardiovasc surg 29:168

Been M, DeBono DP, Miller HC, Hillis WS (1984) Effect of afterload reduction in patients with ventricular and physiological pacing. Br Heart J 51:292

Benchimol A, Ellis JG, Diamond EG (1965) Hemodynamic consequences of atrial and ventricular pacing in patients with normal and abnormal hearts. Effect of exercise as a fixed atrial and ventricular rate. Am J Med 39:911

Benchimol A, Duenas A, Ligget MS, Diamon EG (1965) Contribution of atrial systole to the cardiac function at a variable ventricular rate. Am J Cardiol 16:11

Benchimol A, Ligget MS (1966) Cardiac hemodynamics during stimulation of the right atrium, right ventricle, and left ventricle in normal and abnormal hearts. Circ 33:933

Bergbauer M, Nebel W, Sabin G (1982) Der Einfluß der Vorhofkontraktion auf echokardiographisch bestimmte systolische Zeitintervalle bei Schrittmacherpatienten. Herz/Kreislauf 6:325

Bergbauer M, Sabin G (1983) Hämodynamische Langzeitresultate der bifokalen Schrittmacherstimulation. Dtsch Med Wschr 108:545

Berkovits BV, Castellanos A, Lehmberg L (1969) Bifocal demand pacing. Circ 39:44

Bibra von H, Ebner U, Busch U, Klein G, Alt E, Wirtzfeld A (1984) Echokardiographische Untersuchung zur Optimierung der Therapie mit physiologischen Herzschrittmachern – Relevanz der Mitralklappenbewegung. Z Kardiol 73:460

Botvinick E, Dunn R, Frais M, O'Conell WO, Shosa D, Herfkens R, Scheinman M (1982) The phase imaging: its relationship to patterns of contraction and conduction. Circ 65 3:551

Bowditch HP (1871) Über die Eigenthümlichkeiten der Reizbarkeit, welche die Muskelfasern des Herzens zeigen. Beitr. d. k. sächs Ges d Wiss 23:652

Boucher CA, Pohost GM, Okada RD, Levine FH, Strauss HW, Harthorne JW (1983) Effect of ventricular pacing on left ventricular function assessed by radionuclide angiography. Am Heart J 106:1105

Brandt D, Passath A, Goebel R (1985) Die Einstellung physiologischer Herzschrittmacher mit Hilfe einer Szintillationsmeßsonde. Herz/Kreislauf 3:135

2.4 Hämodynamik nach Schrittmacherimplantation

Bristow JD, VanZee BE, Judkins MP (1970) Systolic and diastolic abnormalities of the left ventricle in coronary artery disease. Studies in patients with little or no enlargement of ventricular volume. Circ 42:219

Brockman SK (1963) Dynamic function of atrial contraction in regulation of cardiac performance. Am J Physiol 204:597

Chamberlain DA, Leinbach RC, Vassaux CE (1970) Sequential atrioventricular pacing in heart block complicating acute myocardial infarction. New Engl J Med 282:577

Cohen SI, Frank HA (1982) Preservation of active atrial transport. An important clinical consideration in cardiac pacing. Chest 81:51

Coskey RL, Feit TS, Plaia R, Zicari T (1983) AV pacing and LV performance. PACE 6:631

Das G (1984) Pacemaker headaches. PACE 7:802

De Maria AN, Kaiyama T, Peng CL (1973) Alterations of left ventricular function and myocardial contractility indices induced by ventricular asynchrony. Clin Res 21:414

Den Dulk K, Lindemans FW, Bär FW (1982) Pacemaker-related tachycardias. PACE 5:476

Erbel R, Belz G (1977) Untersuchungen zur Meßmethode der systolischen Zeitintervalle. Z Kardiol 66:433

Folkmann MJ, Watkins E (1957) An artificial conduction system for the management of experimental complete heart block. Surg Forum 8:331

Furman S, Fischer JD (1982) Endless loop tachycardia in an AV universal (DDD) pacemaker. PACE 5:486

Gavelle P, Guerinon J, Grivaux M, Laurens P, Maurice P (1977) Dysfonctionnement tricuspidien provoqué par les sondes de stimulation cardiaque endocavitaire permanente, à. propos de quatre observations. Ann Cardiol Angiol 26:357

Geddes JS (1983) Physiological pacing. Br Heart J 50:109

Gesell RA (1911) Auricular systole and its relation to ventricular output. Am J Physiol 29:32

Gillespie WJ, Greene DG, Karatzas NB, Lee GJ (1967) Effect of atrial systole on right ventricular stroke output in complete heart block. Br Med J 1:75

Gilmore JP, Sarnoff SJ, Mitchell JH, Linden RJ (1962) Synchronicity of ventricular contraction: observations comparing hemodynamic effects of atrial and ventricular pacing. Br Heart J 25:299

Gibson TG, Davidson RC, DeSilvey DL (1980) Presumptive tricuspid valve malfunction induced by a pacemaker lead: a case report and review of the literature. PACE 3:88

Goldreyer BN, Bigger J (1970) Ventriculo-atrial conduction in man. Circ 61:935

Goldreyer BN (1982) Physiologic pacing: the role of AV synchrony. PACE 5:613

Greenberg B, Chatterjee K, Parmley WW, Werner JA, Holly AN (1979) The influence of left ventricular filling pressure on atrial contribution to cardiac output. Am Heart J 98:742

Grover M, Glantz SA (1983) Endocardial pacing site affects left ventricular enddiastolic volume and performance in the intact anesthetized dog. Circ Res 53:72

Grube E, Hanisch H, Zywietz M, Neumann G, Herzog H (1984) Rechnergestützte Bestimmung linksventrikulärer Kontraktionsanomalien mittels zweidimensionaler Echokardiographie. I. Analyse verschiedener Untersuchungsmethoden und Normalwertbestimmung. Z Kardiol 73:41

Grube E, Backs B, Hanisch H, Zywietz M, Neumann G (1984) Quantitative rechnergestützte Bestimmung linksventrikulärer Kontraktionsanomalien im zweidimensionalen Echokardiogramm. Z Kardiol 73:71

Haas JM, Strait GB (1974) Pacemaker-induced cardiovascular failure. Hemodynamic and angiographic observation. Am J Cardiol 33:295

Hamby RI, Noble WJ, Murphy DH, Hoffman I (1983) Atrial transport function in coronary artery disease: Relation to left ventricular function. J Am Coll Cardiol 14:1011

Hamer AW, Zaher CA, Rubin SA, Peter T, Mandel WJ (1985) Hemodynamic benefits of synchronized 1:1 atrial pacing during sustained ventricular tachycardia with severely depressed ventricular function in coronary heart disease. Am J Cardiol 55:990

Harken DE (1983) Bifocal demand pacing. Chest 63:783

Hartzler GO, Maloney JD, Curtis JJ, Barnhorst DA (1977) Hemodynamic benefits of atrioventricular sequential pacing after cardiac surgery. Amer J Cardiol 40:232

Hayes D, Furman S (1983) Atrioventricular and ventriculoatrial conduction times in patients undergoing pacemaker implantation. PACE 6:38

Hung J, Kelly DT, Hutton BF, Uther JB, Baird DK (1981) Influence of heart rate and atrial transport on left ventricular volume and function: relation to hemodynamic changes by supraventricular arrhythmias. Am J Cardiol 48:632

Jochim K (1938) The contribution of the auricles to ventricular filling in complete heart block. Am J Physiol 122:639

Johnson AD, Larken SL, Engler RL (1978) Hemodynamic compromise associated with ventriculoatrial conduction following transvenous pacemaker placement. Am J Med 65:75

Judge RD, Wilson WS, Siegel JH (1964) Hemodynamic studies in patients with implanted cardiac pacemakers. New Engl J Med 270:1391

Kahl FR, Flint JF, Szidon JP (1974) Influence of left atrial distention on renal vasomotor tone. Am J Physiol 226:240

Kappenberger L, Gloor HO, Babotai I, Steinbrunn W, Turina M (1982) Hemodynamic effects of atrial synchronization in acute and long-term ventricular pacing. PACE 5:639

Karlöf I (1975) Hemodynamic effect of atrial triggered versus fixed rate pacing at rest and during exercise in complete heart block. Acta Med Scand 197:195

Kers ES, Kronfield SJ, Unger A (1975) Autonomic insufficiency in uremia as a cause of hemodialysis-induced hypotension. New Engl J Med 190:650

Kosowsky BD, Sherlag BJ, Damato AN (1968) Reevaluation of the atrial contribution to ventricular function. Am J Cardiol 21:518

Kruse IB, Ryden L (1981) Comparison of physical work capacity and systolic time intervals with ventricular inhibited and atrial synchronous ventricular inhibited pacing. Br Heart J 46:129

Kruse IB, Arman K, Conradson TB, Ryden L (1982) A comparison of the acute and long-term hemodynamic effects of ventricular inhibited and atrial synchronous ventricular inhibited pacing. Circ 65:846

Leinbach RC, Chamberlain DA, Kastor JA (1969) A comparison of the hemodynamic effects of ventricular and sequential AV-pacing in patients with heart block. Am Heart J 78:502

Levine PA, Seltzer JP, Pirzada FA (1983) The pacemaker-syndrome in a properly functioning physiologic pacing system. PACE 6:279

Levy S, Corbelli JI, Labrunie P, Mossaz R, Faugere G, Valeix B, Sans P, Gerard R (1983) Retrograde (ventriculoatrial) conduction. PACE 6:364

Lewis ME, Sung RJ, Alter BR (1981) Pacemaker-induced hypotension. Chest 79:354

Linden RJ, Mitchell JH (1960) Relation between left ventricular diastolic pressure and myocardial segment length and observation on the contribution of atrial systole. Circ Res 8:1092

Linderer T, Chatterjee K, Parmley WW, Sievers RE, Stanton BS, Glantz A, Tyberg JV (1983) Influence of atrial systole on the Frank-Starling relation and the end-diastolic pressure-diameter relation of the left ventricle. Circ 67:1045

Links JM, Becker IC, Shindledecker G, Guzam P, Burow RD, Nickoloff EL, Alderson PO, Wagner HN (1982) Measurement of absolute left ventricular volume from gated blood pool studies. Circ 1:82

Lister VW, Klotz DH, Jomain SK, Stuckey JE, Hoffman BE (1964) Effect of pacemaker site on cardiac output and ventricular activation in dogs with complete heart block. Am J Cardiol 14:494

Mahler J, Yoran C, Ross J (1974) Inotropic effect of tachycardia and poststimulation potentiation in the conscious dog. Am J Physiol 237:569

Martin RH, Cobb LA (1966) Observations on the effect of atrial systole in man. J Lab Clin Med 68:224

Massie BM, Kramer BL, Gertz EW, Henderson SG (1982) Radionuclide measurement of left ventricular volume: comparison of geometric and counts-based-methods. Circ 65:725

Mauer G, Torres M, Haendchen RV, Meerbaum S, Corday E (1983) Pacing-induced mitral regurgitation: contrast evaluation. PACE 6:A-75

McGuire LB, Kaiser DL (1983) Symptoms and associated illness among patients with ventricular pacemakers: Implication for pacemaker selection. Am Heart J 108:629

Van Mechelen R, Hagemeijer F, De Boer H, Schelling A (1983) Atrioventricular and ventriculo-atrial conduction in patients with symptomatic sinus node dysfunction. PACE 6:13

Miller DE, Gleason WL, Whalen RE, Morris JJ, McIntosh HD (1962) Effect of ventricular rate on the cardiac output in the dog with chronic heart block. Circ Res 10:658

Mitchell JH, Gilmore JP, Sarnoff SJ (1962) The transport function of the atrium. Factors influencing the relation between mean left atrial pressure and left ventricular end diastolic pressure. Am J Cardiol 9:237

Mitrovic V, Neuss H, Schlepper M, Thormann J (1984) Hämodynamische Bedeutung der Koordinaten von Vorhof- und Kammersystole bei Tachykardien. Z Kardiol 73:34

Mitsui T, Mizuno A, Hasegawa T (1971) Atrial rate as an indicator for optimal pacing rate and the pacemaking syndrome. Ann Cardiol Angiol 20:371

Murray JA, Kennedy W, Figley MM (1968) The normal left atrial volume in man. Circ 37:800

Nager F, Kappenberger L (1977) Hämodynamik nach Schrittmacherimplantation. Internist 18:14

Nanda NC, Bhandari A, Barold SS, Falkoff M (1983) Doppler echocardiographic studies in sequential atrioventricular pacing. PACE 6:811

Narahara KA, Blettel ML (1983) Effect of rate on left ventricular volumes and ejection fraction during chronic ventricular pacing. Circ 67:323

Nakano J, Zeckert H, Griege CW, Wang KM, Schaefer HS, Wegria R (1961) Effect of ventricular tachycardia and arteriovenous fistula on catecholamines blood levels. Am J Physiol 200:413

Nitsch J, Seiderer M, Büll U, Lüderitz B (1984a) Auswirkung unterschiedlicher Schrittmacherstimulation auf linksventrikuläre Volumendaten. – Untersuchungen mit der Radionuklid-Ventrikulographie. Z Kardiol 72:718

Nitsch J, Seiderer M, Büll U, Lüderitz B (1984b) Kontraktionsablauf unter physiologischer und ventrikulärer Schrittmacherstimulation. Klin Wschr 62:1132

Nitsch J, Seiderer M, Büll U, Lüderitz B (1984c) Evaluation of left ventricular performance by radionuclide ventriculography in patients with sequential or ventricular pacemakers. Am Heart J 107:906

Nitsch J, Reske SN, Manz M, Knopp R, Winkler C, Lüderitz B (1985) Lokalisation der Präexitation bei WPW-Syndrom durch Analyse des ventrikulären Kontraktionsablaufs. Z Kardiol 74:495

Nolan SP, Dixon SH, Fisher RD, Morrow AG (1969) The influence of atrial contraction and mitral valve mechanics on ventricular filling. A study of instantaneous mitral valve flow in vitro. Am Heart J 77:784

Ogawa S, Dreifus LS, Shenoy PN, Brockman SK, Berkovits BV (1978) Hemodynamic consequences of atrioventricular and ventriculo-atrial pacing. PACE 1:8

Paintal AS (1972) Cardiovascular receptors. In: Enteroceptors, Neil E (Hrsg) Handbook of Sensory Physiology, Springer, Berlin

Perrins EJ, Morley CM, Chan SL, Sutton R (1983) Randomised controlled trial of physiological and ventricular pacing. Br Heart J 50:112

Pehrsson SK (1983) Influence of heart rate and atrioventricular synchronization on maximal work tolerance in patients treated with artificial pacemakers. Acta Med Scand 214:311

Pehrsson SK, Astrom H (1983) Left ventricular function after long-term treatment with ventricular inhibited compared to atrial triggered ventricular pacing. Acta Med Scand 214:295

Rahimtoola SH, Ehansi A, Sinno MZ, Loeb HS, Rosen KM, Gunnar RM (1975) Left atrial transport function in myocardial infarction. Importance of its booster pump function. Am J Med 59:686

Reiter MJ, Hindman MC (1982) Hemodynamic effects of acute atrioventricular sequential pacing in patients with left ventricular dysfunction. Am J Cardiol 49:687

Ricci D, Orlick A, Alderman E, Ingels N, Daughters G, Kusnick C, Reitz B, Stinson E (1979) Role of tachycardia as an inotropic stimulus in man. J Clin Invest 63:695

Rodman T, Pastor BH, Figueroa W (1966) Effect on cardiac output of conversion from atrial fibrillation to normal sinus mechanism. Am J Med 41:249

Ross J, Linhard JW, Brauwald E (1965) Effects of changing heart rate in man by electrical stimulation of the right atrium. Circ 32:549

Ruskin J, McHale PA, Harley A, Greenfield JC (1970) Pressure flow studies in man: effect of atrial systole on left ventricular function. J Clin Invest 49:472

Skai M, Ueda K, Olikawa S, Kin H, Sugiura M (1983) Echocardiographic and pathologic studies in tricuspid regurgitation induced by transvenous right ventricular pacing. PACE 6:A-75

Samet P, Bernstein WH (1965) Hemodynamic considerations in complete heart block. M Sinai J Med 32:153

Samet P, Castillo C, Bernstein WH (1966) Hemodynamic sequelae of atrial, ventricular and sequential atrioventricular pacing in cardiac patients. Am Heart J 72:775

Samet P, Castillo C, Bernstein WH (1968) Hemodynamic consequence of sequential atrioventricular pacing. Subjects with normal hearts. Am J Cardiol 21:207

Sarnoff SJ, Mitchell JH (1961) The regulation of the performance of the heart. Am J Med 30:747

Schlüter M (1985) Physikalische Voraussetzungen der Doppler-echokardiographischen Bestimmung des Herzminutenvolumens. Z Kardiol 74:317

Seiderer M, Bohn J, Büll U, Kleinhaus E, Strauer BE (1981) Optimized calculation of left ventricular enddiastolic volume by equilibrium radionuclide ventriculography. Nucl Med 6:257

Skinner MS, Mitchell JH, Wallace AG, Sarnoff SJ (1963) Hemodynamic effects of altering the timing of atrial systole. Am J Physiol 205:499

Slutsky R, Walker J, Peterson K, Karliner J (1981) The response of left ventricular function and size to atrial pacing, volume loading and afterload stress in patients with coronary artery disease. Circ 63:864

Sochor H, Scheibelhofer W, Pachinger O, Kaliman J, Mayr H, Laczkovics A, Kaindl F (1983) Ventrikelfunktion und Kontrolle von programmierbaren Schrittmachern mittels Radionuklidventrikulographie. Z Kardiol 72 (Suppl. 1):96

Sowton E (1964) Hemodynamic studies in patients with artificial pacemakers. Br Heart J 26:737

Spurrell RAJ (1975) Artificial cardiac pacemakers. In: Krikler DM, Goodwin JD (Hrsg): Cardiac arrhythmias. Saunders, London

Stein E, Damato AN, Kosowsky BD, Sun Hing Lau, Lister JW (1966) The relation of heart rate to cardiovascular dynamics. Pacing by atrial electrodes. Circ 33:925

Stewart WJ, Dicola VC, Harthorne JW, Gillam LD, Weyman AE (1984) Doppler ultrasound measurement of cardiac output in patients with physiologic pacemakers. Am J Cardiol 54:308

Stone JM, Bhakta DB, Lutgen J (1982) Dual chamber sequential pacing management of sinus node dysfunction: Advantages over single-chamber pacing. Am Heart J 104:1319

Stott DK, Marpole DGF, Bristow JD, Kloster FE, Griswold HE (1970) The role of left atrial transport in aortic stenosis and mitral stenosis. Circ 41:1031

Strashun A, Horowitz SF, Goldsmith SJ, Teichholz LE, Dicker A, Miceli K, Gorlin R (1981) Noninvasive detection of left ventricular dysfunction with a portable electrocardiographic gated scintillation probe device. Am J Cardiol 47:610

Sutton R, Perrins J, Citron P (1980) Physiological cardiac pacing. PACE 3:207

Thoren P (1979) Role of cardiac vagal C-fibres in cardiovascular control. Rev Physiol Biochem Pharmacol 86:1

Thoren P, Donald DE, Shepherd JT (1976) Role of heart and lung receptors with nonmedullated vagal afferents in circulatory control. Circ Res 38 (Suppl. II):2

Thormann J, Schlepper M (1983) Hämodynamische Auswirkungen kardialer Arrhythmien. In: Lüderitz B (Hrsg) Herzrhythmusstörungen. Handb. inn. Med. IX/1, Springer, Berlin Heidelberg New York

Topol EJ, Goldschlager N, Ports TA, Dicarlo LA, Schiller NB, Botvinick EH, Chatterjee K (1982) Hemodynamic benefit of atrial pacing in right ventricular myocardial infarction. Ann Intern Med 96:594

Torresani J, Ebagosti A, Allard-Latour G (1984) Pacemaker syndrome with DDD pacing. PACE 7:1148

Valero A (1965) Atrial transport dysfunction in acute myocardial infarction. Am J Cardiol 16:22

Vera Z, Mason DT, Auron NA, Miller RR, Janzen D, Tonkon MJ, Wismara LA (1977) Improvement of symptoms in patients with sick sinus syndrome by spontaneous development of stable atrial fibrillation. Br Heart J 39:160

Werres R, Parsonnet V, Gilbert L, Zucker IR (1978) Symptomatic unilateral cannon „A" waves in a patient with a ventricular pacemaker. Chest 75:539

Westveer DC, Stewart JR, Goodfleish R, Gordon S, Timmis CG (1984) Prevalence and significance of ventriculo-atrial conduction. PACE 7:784

Whiting RB, Madigan NP, Heinemann FM, Curtis JJ, Reid J (1983) Atrioventricular sequential pacing: comparison with ventricular pacing using systolic time intervals. PACE 6:242

Witt E, Lehmann HU, Hochrein H (1982) Hämodynamische Langzeit-Untersuchungen (6 Monate) zur Wirksamkeit einer atrioventrikulären Elektrostimulation. Intensivmedizin 19:122

Zager J, Berberich SN, Eslava R, Klieman C (1978) Dynamic tricuspid valve insufficiency produced by a right ventricular thrombus from a pacemaker. Chest 74:455

2.5 Schrittmacher-Ambulanz

J. WITTE

Ein dauerhafter Erfolg in der Therapie mit künstlichen Herzschrittmachern ist nur durch eine gewissenhafte Nachkontrolle zu sichern. Diese hat allgemein folgende Gesichtspunkte zu beachten:

- Der Schrittmacher beseitigt zwar die bradykarden Herzrhythmusstörungen und ihre hämodynamischen Folgen, nicht aber das Grundleiden, auf dessen Basis die Rhythmusstörung entstanden ist. Dieses ist in die therapeutischen Bemühungen einzubeziehen.
- Die Abhängigkeit von einer zuverlässigen Funktion eines komplizierten elektronischen Implantats und das Wissen um die Folgen einer Funktionsstörung, insbesondere bei Patienten mit Zustand nach Adams-Stokes-Syndrom macht eine besondere psychologische Führung notwendig, die Verunsicherungen vermeidet und Vertrauen aufbaut.
- Unerwartete Störungen der künstlichen Stimulation können zu einer unmittelbaren Gefährdung des Betroffenen führen und müssen deshalb möglichst schnell erkannt und beseitigt werden.
- Die Funktionszeit des technischen Implantats ist aufgrund der beschränkten Energiereserven begrenzt. Durch die kontinuierliche Nachbetreuung ist zu sichern, daß ein bevorstehender Funktionsausfall erkannt und diesem vorzeitig begegnet wird.

Eine wirksame Nachbetreuung im Sinne des Patienten setzt eine Zusammenarbeit zwischen Hausarzt, spezialisierter Schrittmacher-Ambulanz und Schrittmacherzentrum voraus.

Wichtige Voraussetzung einer funktionierenden Betreuungskette ist die möglichst lückenlose Information aller in die Betreuung einbezogenen Ärzte. Diese Information sollte Angaben über die Art der Erkrankung, das verwendete Schrittmacher/Elektroden-System, die Implantationsmethode, die gemessenen stimulationstechnischen Daten, die aktuell programmierten Parameter und die medikamentöse Therapie umfassen.

Neben dem Arztbrief kommt die generelle Einführung des „Schrittmacherausweises" – weitgehend vereinheitlicht in der europäischen Schrittmacherkarte – dieser Informationsvermittlung entgegen. Dieser Ausweis hat sich insbesondere auch zur Information Dritter außerhalb der Betreuungskette, z. B. bei Zwischenfällen auf Reisen u.ä. bewährt.

Aufgaben des Hausarztes

Das Schwergewicht in der Betreuung des Schrittmacher-Patienten durch den Hausarzt liegt in der regelmäßigen, dem Zustand des Patienten angepaßten, unterschiedlich häufigen, allgemein-medizinischen Kontrolle und Behandlung. Sie berücksichtigt

- die Beurteilung des Allgemeinzustandes und der kardialen Leistungsfähigkeit,
- die Kontrolle und Therapie von möglichen Begleiterkrankungen (Herzinsuffizienz, Hypertonie, Diabetes usw.),
- die Behandlung von akuten interkurrenten Erkrankungen (Infekte u. ä.).

Die Möglichkeiten zur differenzierten Beurteilung der Schrittmacherfunktion sind wegen der dazu notwendigen apparativ-technischen Ausrüstung begrenzt. Sie werden sich meist auf

- gezielte Fragen nach Schwindelattacken, Synkopen bzw. Adams-Stokes-schen Anfällen,
- palpatorische bzw. auskultatorische Bestimmung der Herzfrequenz (mit und ohne Magnet), EKG-Beurteilung und auf
- die Inspektion des Implantationsgebietes des Schrittmachers beschränken.

Anamnestisch angegebene Synkopen, der Nachweis permanenter oder intermittierend auftretender Bradykardien unterhalb der angegebenen Grundfrequenz des Schrittmachers, sprechen für eine Funktionsstörung des Systems und bedürfen einer dringenden spezialisierten Abklärung und Korrektur. Das gleiche betrifft alle druckatrophischen, entzündlichen, infizierten oder schmerzhaften Veränderungen im Bereich der Schrittmachertasche und im subkutanen Elektrodenverlauf.

Aufgaben der Schrittmacher-Ambulanz

Die Betreuung in einer Ambulanz bzw. beim Fachkardiologen setzt Erfahrungen mit dem Therapieprinzip, den unterschiedlichen Stimulationsformen und Gerätetypen, spezielle Kenntnisse in der Deutung des EKGs und eine ausreichende apparativ-technische Ausrüstung voraus. Letztere sollten

- die EKG-Registrierung,
- die Langzeit-EKG-Aufzeichnung und -Analyse,
- die Messung der Impulsfolgezeiten und Impulsbreiten und
- die Umprogrammierung des Stimulationsmodes und der Impulsparameter des jeweils implantierten Schrittmacherfabrikates sowie die
- Durchführbarkeit von Röntgenaufnahmen umfassen.

Zusätzlich können die speicheroszilloskopische Darstellung des Schrittmacherimpulses zur Elektrodenimpedanzmessung, die Brustwandstimulation mittels externem Schrittmacher zur Inhibierung bzw. Synchronisation des implantierten Systems und die Karotis-Sinus-Massage zur Senkung des Herzeigenrhythmus differentialdiagnostisch zur Abklärung von Funktionsstörungen des Schrittmachersystems hilfreich sein. Mit diesen Methoden

2.5 Schrittmacher-Ambulanz

sind in der Schrittmacherambulanz neben einer ausführlichen Funktionskontrolle nicht-invasiv der überwiegende Teil aller möglichen Schrittmacherfunktionsstörungen zu analysieren und teilweise zu beheben.

Aufgaben des Schrittmacher-Zentrums

Neben der Indikationsstellung und der Schrittmacherprimär-Implantation übernimmt das Schrittmacherzentrum vorwiegend die chirurgischen Korrektureingriffe zur Beseitigung gravierender Funktionsstörungen. Durch die Möglichkeit zur invasiven Messung am Schrittmacher, der Elektrode und am Patienten ist letztendlich auch der geringe Anteil von Funktionsstörungen abzuklären, der mit nicht-invasiven Verfahren nicht eindeutig zu belegen ist.

Die folgende Tabelle faßt die häufigsten Funktionsstörungen, ihre Ursachen und Korrekturmöglichkeiten zusammen (siehe Seiten 334/335).

Symptom	Mögliche Ursachen	Differentialdiagnostische Maßnahmen	Fehlerkorrektur
1) *Ineffektive Stimulation* (Stimulationsimpuls vorhanden)	a) Elektrodendislokation b) Reizschwellenerhöhung („Exit block") c) Isolationsfehler an Elektrode oder Adapter (Nebenschluß) d) Perforation e) „Twiddler-Syndrom" f) falsche Programmierung bzw. Umprogrammierung	EKG bei a bis f. Rö.-Thorax bei a, c, d, e. Auskultation bei d (Perikardreiben) Umprogrammierung bei b, f(a) *invasiv* Reizschwelle bei b, Elektroden-Widerstand bei c	chirurgisch bei a, (b), c, d, e medikamentös bei b nach Erstimplantation. Umprogrammierung bei b, f
2) *Stimulationsausfall* (keine Impulsabgabe nachweisbar, auch nicht unter Magnetauflage)	a) elektronischer Fehler b) kompl. Batt.-Erschöpfung c) kompl. Elektrodenbruch (bei intakter Isolation) d) Diskonnektion d. Adapters	EKG bei a, b, c, d Rö.-Thorax bei c, (d) *invasiv* Schrittmacher bei a, b El.-Widerstand bei c optisch bei d	chirurgisch bei a, b, c, d
3) *Intermittierender Stimulationsausfall*	a) kompl. Elektrodenbruch mit zeitweiliger Berührung der Bruchenden b) „Wackelkontakt" am Adapter c) flottierende Elektrode d) Ventrikel-Perforation e) „Borderline"-Reizschwelle	EKG bei a bis e Rö.-Thorax bei a, (b), c, d Umprogrammierung bei e	chirurgisch bei a, b, c, d medikamentös bei e Umprogrammierung bei e

2.5 Schrittmacher-Ambulanz

4) *Steuerungsverlust* (undersensing)	a) Elektrodendislokation b) inadäquate Amplitude bzw. Anstiegssteilheit des (endo-)kardialen Signals c) falsche Programmierung oder selbständige Umprogrammierung d) Nebenschluß (Isolationsschaden der Elektrode)	EKG bei a, b, c Umprogrammierung bei (a), b, c Brustwandstimulation bei a, b *invasiv* Elektrodenwiderstand bei d	chirurgisch bei a, (b), d medikamentös bei (b) Umprogrammierung bei b, c
5) *Oversensing* (Schrittmacher erkennt Signale, die er ignorieren sollte)	a) T-Wellensensing (Frequenz-Verlangsamung) b) R-Wellensensing bei AAI-Schrittmachern c) P-Wellensensing bei VVI-Schrittmachern (Elektrodendislokation, Koronarsinussensing) d) inkompletter Elektrodenbruch e) Schrittmacher-Tachykardie (Re-entry bei retrograder Vorhoferregung bei VAT, DVI und DDD-Schrittmachern) f) Muskelpotentiale (Inhibierung bzw. Störfrequenzen) g) elektromagnetische Interferenz	EKG bei a bis f Holter-EKG bei e, f, g Rö.-Thorax bei d Magnet bei a, b, (c), e, f, g Umprogrammierung bei a, b, e, f, (g) (Refraktärzeiten, AV-Zeit)	chirurgisch bei c, d, (f) Umprogrammierung bei a, b, e, (f), (g)

Tachykarde Rhythmusstörungen

B. LÜDERITZ

Die klinische Relevanz der Tachyarrhythmien macht meist ein sofortiges therapeutisches Eingreifen erforderlich. Neben der konventionellen medikamentösen Behandlung haben besonders in der Notfall-Therapie elektrotherapeutische Maßnahmen heute ihren festen Platz.

Lange Zeit hindurch hatte sich bei tachykarden Rhythmusstörungen die Elektrotherapie allein auf die externe elektrische Defibrillation konzentriert. In neuerer Zeit gewannen aber auch die erfolgreichen Therapieversuche mit intrakardialer Kardioversion bzw. Defibrillation, mit elektrischer Schrittmacherstimulation und der His-Bündel-Ablation bei medikamentös therapierefraktären Tachyarrhythmien zunehmende Beachtung (Tabelle 1)

2.6 Elektroschock

2.6.1 Prinzip

Die Terminierung tachykarder Rhythmusstörungen durch einen transthorakal applizierten Stromstoß wird als Elektrokonversion (Elektrokardioversion, Elektroreduktion) bezeichnet. Bei Vorliegen von Vorhofflimmern und

Tabelle 1. Elektrotherapie tachykarder Rhythmusstörungen

Indikation	Methode
1. Elektroschock	
Vorhofflimmern/-flattern	Kardioversion
supraventr. Tachykardie	Defibrillation
ventr. Tachyarrhythmien	Automatischer implantierbarer Kardioverter/Defibrillator (AICD)
2. Schrittmacherstimulation	
Vorhofflattern, supraventr. Tachykardie	Overdrive-Pacing
ventr. Extrasystolie, – Tachykardie	Kompetitive Stimulation
(Präexzitations-Syndrome)	Hochfrequenzstimulation (atrial, ventrikulär)
3. His-Bündel-Ablation	
Vorhofflimmern/-flattern	Perkutane Ablation
paroxysm. u. permanente AV-Knoten-Tachykardie (Präexzitations-Syndrome)	(Koagulation) des His-Bündels

2.6 Elektroschock

Kammerflimmern spricht man von Defibrillation. Das nunmehr seit etwa 20 Jahren weltweit verbreitete Verfahren verdankt seine routinemäßige klinische Anwendung im wesentlichen den Untersuchungen von Lown u. Mitarb., die experimentell und klinisch zeigen konnten, daß durch kurze intensive Gleichstromstöße Vorhof- und Kammertachykardien ohne wesentliche Komplikation beseitigt werden können (Lown et al. 1962). Bei rhythmisch schlagendem Herzen beinhaltet ein Stromstoß in der Phase der Kammerrepolarisation die Gefahr der Auslösung von Kammerflimmern. Es wurde daher ein R-zackengesteuerter Defibrillator entwickelt, der die sichere Applikation des Elektroschocks außerhalb der gefährlichen Kammerrepolarisationsphase gewährleistet (Lown et al. 1962) (vgl. Abb. 1).

Nach Untersuchungen von Antoni kann als Wirkungsmechanismus der elektrischen Defibrillation eine synchrone Reizung aller nicht-refraktären Myokardbezirke angenommen werden (Antoni 1972 b). Es kommt darauf an, daß der gesamte Myokardzellverband gleichzeitig gereizt wird, was eine ausreichende Stromdichte in allen Teilen voraussetzt. In der sog. erregbaren Lücke treten hierbei neue Erregungen auf; kreisende Erregungen können sich jedoch wegen der Depolarisation der übrigen Myokardareale nicht ausbreiten. Somit sistiert das Flimmern, und der Sinusrhythmus kann wieder die Kontrolle über die Herzschlagfolge übernehmen. Die elektrische Unterdrückung ektopischer Automatiezentren spielt im Rahmen der Defibrillation wahrscheinlich nur eine geringe Rolle. Die dafür notwendigen Stromstärken liegen wesentlich höher und würden zu einer Myokardläsion führen. Die elektrische Defibrillation ist um so aussichtsreicher, je homogener der elektrische Strom einwirken kann (Antoni 1972 a).

2.6.2 Anwendung

Die elektrische Defibrillation wird angewandt im Rahmen der Reanimation bei Kammerflimmern (Abb. 2). Die Elektrokonversion, die charakterisiert ist durch R-synchronisierte Abgabe des Stromstoßes und Verwendung kleinerer Stromstärken, findet Verwendung bei bedrohlichen Tachykardien (Notkardioversion) und als geplante Konversion (zum Zeitpunkt der Wahl) von Vorhofflimmern und Vorhofflattern (Abb. 3).

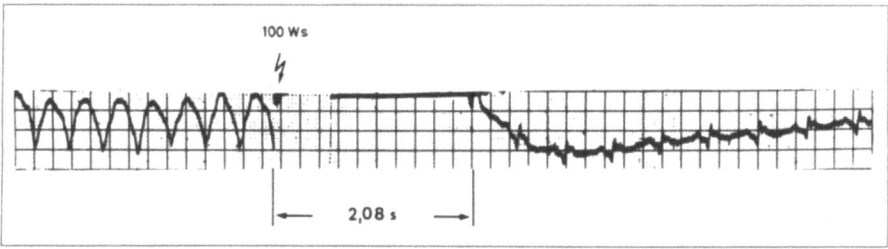

Abb. 1. Elektrokonversion einer Kammertachykardie. Eine Kondensatorentladung von 100 Ws stellt wieder Sinusrhythmus her. Der erste normale QRS-Komplex erscheint nach einer asystolischen Pause von 2,08 s (Lown 1962)

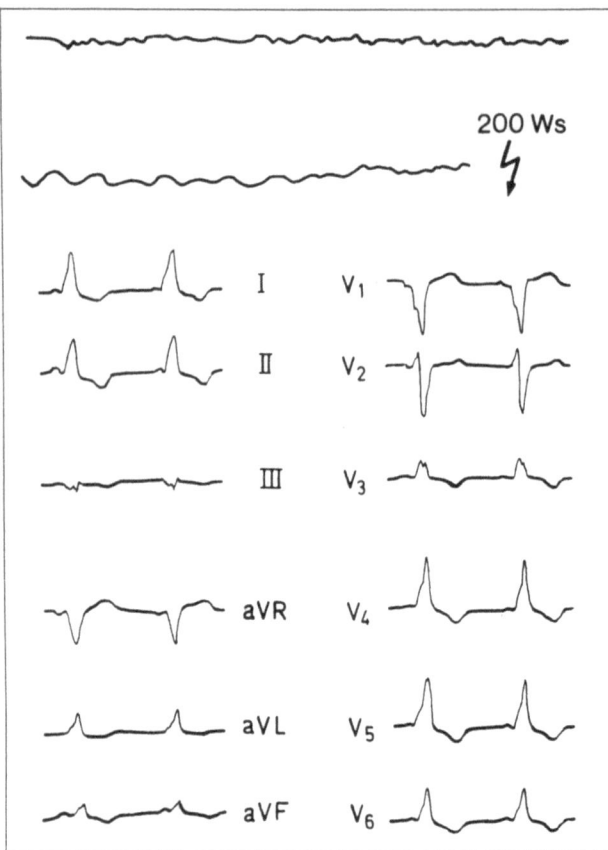

Abb. 2. Defibrillation von Kammerflimmern bei WPW-Syndrom. Bei einem 41jährigen Patienten trat in Zusammenhang mit einer orthopädischen Operation Kammerflimmern auf. Durch sofortige Defibrillation (200 Ws = Joule) konnte die Rhythmusstörung terminiert werden. Die Ursache des Kammerflimmerns war zunächst nicht bekannt. Das nach Defibrillation registrierte EKG zeigt das typische Bild eines WPW-Syndroms Typ B

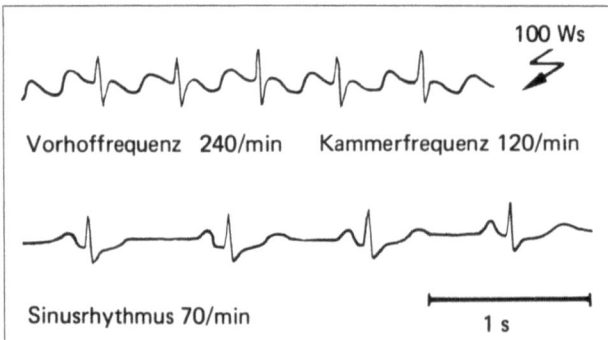

Abb. 3. Elektrische Defibrillation von Vorhofflattern mit 2:1-Überleitung (100 Ws = Joule); anschließend besteht regelmäßiger Sinusrhythmus (Avenhaus 1975)

2.6 Elektroschock

Der Elektroschock wird gemeinhin in Kurznarkose oder 10 mg Diazepam i. v. (maximal 20 mg Diazepam i. v.) vorgenommen. Diazepam (Valium) führt meist nicht zu einem vollkommenen Bewußtseinsverlust, bedingt jedoch eine retrograde Amnesie. Bei bewußtlosen Patienten unter Reanimationsbedingungen entfällt naturgemäß eine Narkose. Zur Prophylaxe hypoxiebedingter postdefibrillatorischer Arrhythmien ist die Gabe von Sauerstoff sinnvoll. Der Stromstoß wird über spezielle Elektrodenplatten appliziert, die mit Elektrolyt-Gel beschichtet werden, um den Übergangswiderstand zu reduzieren und Hautreizungen zu vermeiden. Die Verabreichung von Gleichstromstößen (DC-Schock) erfolgt mit Energien zwischen 50 (z. B. bei Vorhofflattern) und 500 Joule bei Spannungen zwischen 500 und 7000 V. – Gewöhnlich sollte mit niedrigen Energiestufen, ausgehend von 100 Joule, begonnen werden, bis der gewünschte Erfolg eintritt. Bei höheren Energiestufen nimmt die Komplikationsrate erfahrungsgemäß zu. In Notfallsituationen (Kammerflimmern) sollte jedoch sofort eine hohe Energiedosis (400 Joule) angewendet werden. Der Erfolg der Defibrillation wird dabei wesentlich durch das vorbestehende Grundleiden, Vormedikation (z. B. Lidocain), ggf. Dauer des Kreislaufstillstandes und Vorbehandlung (z. B. Herzmassage) determiniert. Außer bei Kammerflimmern erfolgt der Stromstoß stets in Form einer R-zacken-getriggerten Kondensatorentladung.

Bei Kammertachykardien beträgt die Erfolgsquote der Elektrokonversion bis zu 97%. Bei der Elektroreduktion von Vorhoftachykardien ist zu beachten, daß kurz zuvor gegebene Antiarrhythmika unmittelbar nach dem Elektroschock zu Asystolie bzw. kritischer Bradykardie führen können. Hier ist für eine sofortige Schrittmacherstimulation Sorge zu tragen. Bei Vorhofflattern liegt der Soforterfolg der Elektrokonversion bei über 90%. Nach 3 Jahren besteht nur noch bei etwa 40% der Patienten ein Sinusrhythmus. Bei Vorhofflimmern sollte eine Defibrillation grundsätzlich nur dann vorgenommen werden, wenn Aussicht auf eine erfolgreiche Rhythmisierung besteht. Bei einem seit mehr als 5 Jahren bestehenden Vorhofflimmern, vor einer geplanten Herzoperation unter erheblicher linker Vorhofdilatation sowie in höherem Lebensalter ist daher von einem Konversionsversuch Abstand zu nehmen.

Allgemein ist bei Vorhofflattern und Vorhofflimmern die Indikation für die Elektroschockanwendung zur Rhythmisierung seltener geworden in Anbetracht wirksamer Alternativen: Atriale Hochfrequenzstimulation bei Vorhofflattern; medikamentöse Regularisierung mittels (hochdosierter) Disopyramid-Gaben, kombiniert mit Digitalis-Glykosiden; Propafenon, Flecainid, Cordichin u. a. Als Kontraindikationen für die Elektroschocktherapie gelten Hypokaliämie und Digitalis-Intoxikation, da hierbei infolge der Erniedrigung der Flimmerschwelle die Auslösung von Kammerflimmern möglich ist. Die Elektrokonversion kann – wie die klinische Erfahrung zeigt – auch während der Schwangerschaft ohne fetale Schädigung angewendet werden.

Vor jeder Elektroreduktion sollten Digitalisglykoside sicherheitshalber abgesetzt werden. Ferner ist auf eine normale Serum-Kalium-Konzentra-

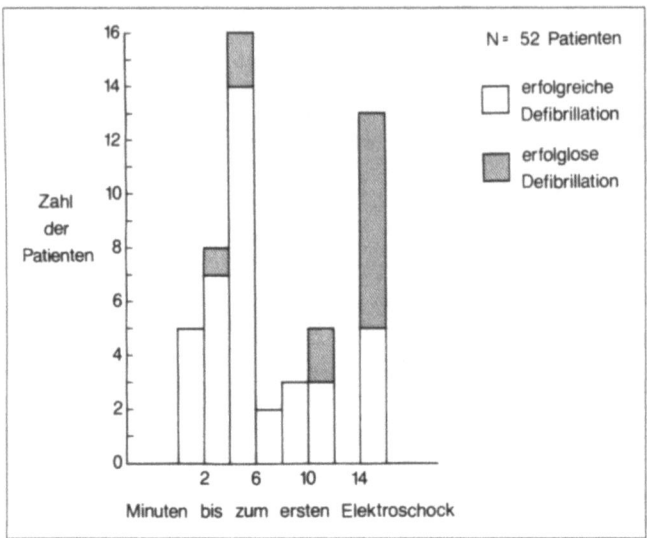

Abb. 4. Beziehung zwischen dem Zeitintervall bis zum ersten DC-Elektroschock und dem Defibrillationserfolg. Eine zeitliche Verzögerung geht mit einer deutlich höheren Versagerquote einher (Kerber u. Sarnat 1979)

tion zu achten (s. o.) – Eine Chinidin-Vorbehandlung kann die Erfolgsquote bei der Regularisierung erhöhen. Besonderer Wert ist auf eine Antikoagulation zur Prophylaxe thromboembolischer Komplikationen zu legen. Bei der geplanten Defibrillation bei Vorhofflimmern sollte 3 Wochen vor dem Termin eine Antikoagulation durchgeführt werden und für ca. 2 Monate nach erfolgreicher Konversion fortgesetzt werden.

Der Erfolg der Elektroschockbehandlung bei Kammerflimmern kann sehr variieren. Im Einzelfall wird die Effizienz des Verfahrens durch die zeitliche Verzögerung bis zur Durchführung des ersten Elektroschocks (Abb. 4), ferner durch Azidose und Hypoxie nachteilig beeinflußt. Keine signifikanten Auswirkungen auf den Erfolg der Defibrillation scheinen Körpergewicht, Herzgewicht sowie die Energiedosis pro kg Körpergewicht bzw. pro g Herzgewicht zu haben (Kerber u. Sarnat 1979) (vgl. Lüderitz 1983).

2.6.3 Komplikationen

Grundsätzlich ist die Elektrokonversion bzw. Defibrillation in Relation zu ihrem klinischen Nutzen als risikoarme Methode anzusehen. – An harmlosen Komplikationen sind Hautreizungen bzw. Verbrennungen an den Auflageflächen der Elektroden und ein flüchtiger Anstieg der Serum-Enzyme (CPK, GOT, LDH) zu nennen, deren Herkunft auf die Interkostalmuskulatur bezogen wird. Von größerer klinischer Bedeutung ist das postdefibrillatorische Auftreten von Extrasystolen, Kammertachykardien oder sogar Kammerflimmern, das bei falscher Triggerung, welche sehr selten ist, und bei Patienten, die Herzglykoside erhalten, gelegentlich beobachtet werden kann. – Das Auftreten einer Asystolie nach Elektrokonversion infolge fehlender oder unzureichender Spontanautomatie droht beim Sinusknoten-Syndrom. Die Gefahr arterieller Embolien kann durch eine effektive prophylaktische Antikoagulantientherapie vermindert werden.

2.7 Automatischer implantierbarer Kardioverter/Defibrillator (AID, AICD)

Voraussetzung für die erfolgreiche Kardioversion bzw. Defibrillation ventrikulärer Tachyarrhythmien ist die rasche Verfügbarkeit geschulter Hilfskräfte und einer speziellen Ausrüstung bevor eine irreversible Störung des Herz-Kreislauf-Systems eingetreten ist. Außerhalb der Klinik lassen sich diese Bedingungen trotz Schaffung mobiler Rettungseinheiten oft nicht erfüllen. Die Unzulänglichkeiten und die wachsende Zahl von Patienten mit malignen Rhythmusstörungen bzw. drohendem plötzlichen Herztod gaben in den letzten Jahren Anlaß zur Entwicklung und Anwendung implantierbarer Aggregate mit automatischer Elektroschockabgabe (Mirowski et al. 1978, 1980, 1983; Winkle 1983) (vgl. Abb. 5a, b).

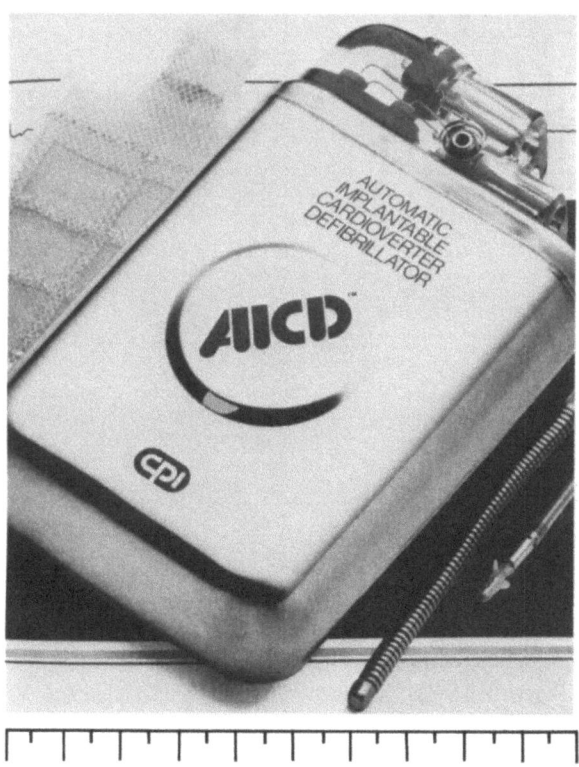

Abb. 5a. Automatischer implantierbarer Kardioverter/Defibrillator (Hersteller: Cardiac Pacemakers Inc., St. Paul, Minnesota, USA)

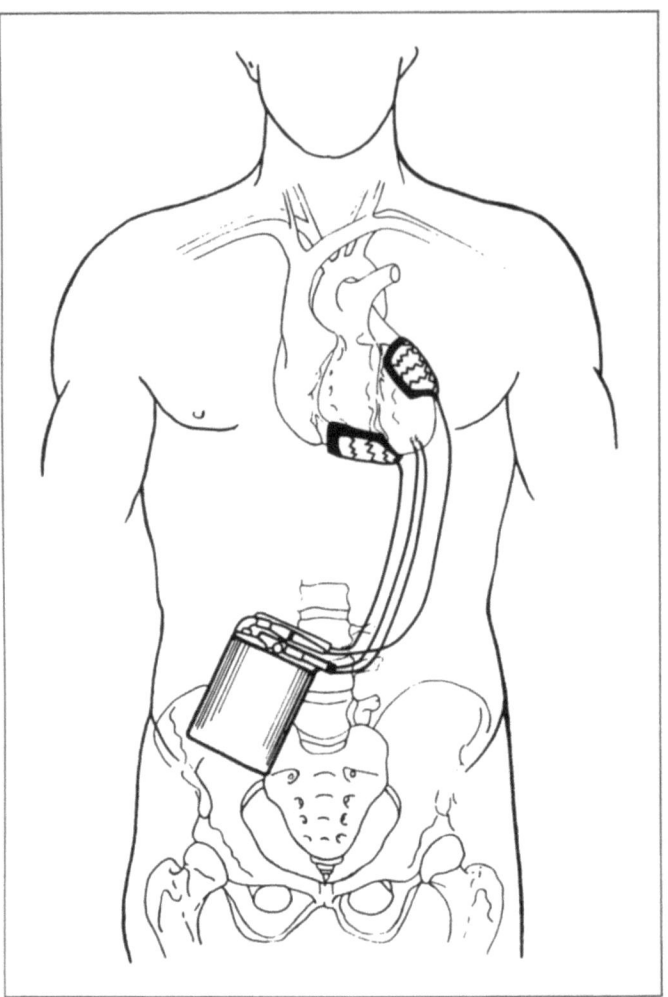

Abb. 5b. Schematische Darstellung der Implantation eines automatischen Kardioverters/Defibrillators. Am Herzen sind über rechtem und linken Ventrikel die Flächenelektroden angebracht, sowie die bipolare Steuerelektrode

Neben der Verkleinerung der Energiequelle mit dem erforderlichen extrem hohen Energievorrat und der Entwicklung einer mikroprozessorgesteuerten Erkennungseinheit für Kammerflattern und Kammerflimmern gewann die Frage nach der Form und Lokalisation der Defibrillationselektroden zunehmende Bedeutung.

In experimentellen Untersuchungen am isolierten Schweineherzen (Langendorff-Perfusion) wurden von uns die optimale Dimension und Lage der Defibrillationselektroden für die intrathorakale Kardioversion ermittelt. Verglichen wurden dabei intra- und extrakardiale Elektrodenlagen.

2.7 Automatischer implantierbarer Kardioverter/Defibrillator

Tabelle 2a (Naumann d'Alnoncourt et al. 1984b)

Elektrodentyp	Position	n	Energie [J]
Intrakardial	LA–LV	4	23,3±4,0
	RA–RV	20*	21,8±5,0
	RA–LV	10	15,0±6,7
	LA–RV	12	9,6±6,6
	RV–LV	6	6,7±2,6
Intra-/extrakardial	Apex–SVC	25	8,0±2,8
Extrakardial	RV–LV	21	2,2±1,2

* 2× ineffektiv bei ≦28 J
LA: li. Vorhof, LV: li. Ventrikel, RA: re. Vorhof, RV: re. Ventrikel, SVC: V. cava superior

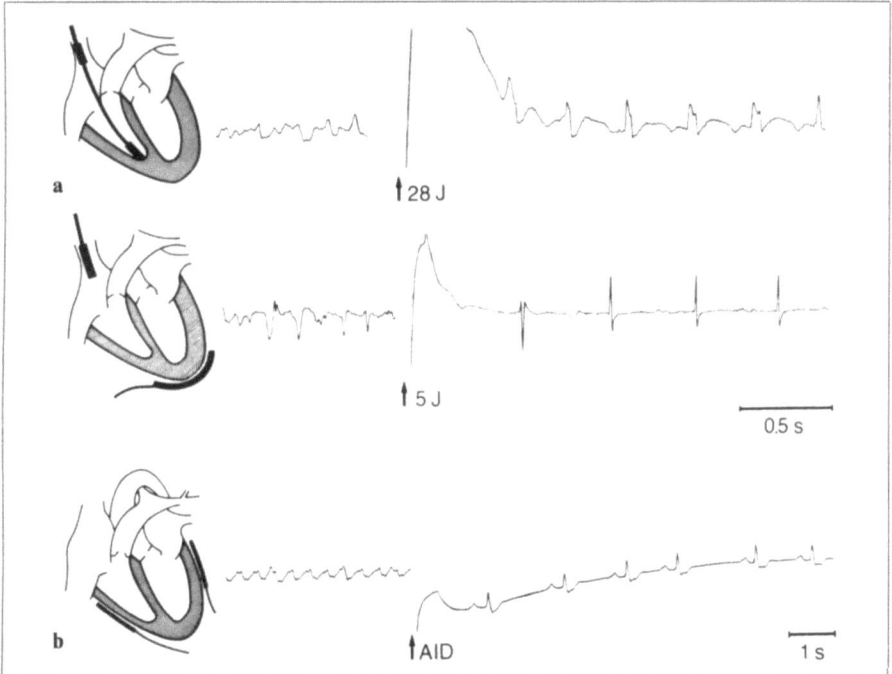

Abb. 6. a Tierexperimentelle Untersuchungen am isolierten Herzen. Defibrillationsenergie bei unterschiedlichen Elektrodenanordnungen – Unterbrechung von Kammerflimmern mit einem intrakardialen Elektrodenpaar erfordert etwa sechsmal höhere Energie als mit der Elektrodenkombination extrakardiale Flächenelektrode–intraartriale Elektrode. **b** Klinische Anwendung des automatischen implantierbaren Defibrillators (AID-B-System). Intrathorakale Elektroschockbehandlung bei einem 60jährigen Patienten mit rezidivierendem Kammerflattern und -flimmern über zwei epikardiale Flächenelektroden

Die niedrigste Energie zur Defibrillation wurde bei Verwendung zweier epikardialer Flächenelektroden benötigt, die zweitniedrigste Energie bei intrakavitärer Elektrodenkombination rechter Ventrikel/linker Ventrikel. Die höchste Energie mußte bei der intrakardialen Elektrodenkombination linker Ventrikel/linker Vorhof aufgewandt werden (Abb. 6, Tab. 2a). – Vorteil der intrakardialen Elektrodenlokalisation ist der nichtoperative Zugang über das Gefäßsystem (transvenös, transarteriell). Dieser Vorteil geht auf Kosten eines höheren Energiebedarfs. Andererseits erfordert eine operative Fixierung des links-rechts-ventrikulären Flächenelektrodenpaares eine Thorakotomie (Abb. 5b). Neben der Energieersparnis ist hierbei die Durchsetzung des Myokards mit einem weitgehend homogenen elektrischen Feld bei Flächenelektroden von Vorteil. Aufgrund dieser experimentellen Ergebnisse halten wir die epikardiale Elektrodenlage unter Verwendung zweier Flächenelektroden für die günstigste und gaben dieser Anordnung auch am Patienten den Vorzug im Unterschied zu der ursprünglich beschriebenen Kombination von Spiralelektrode in der Vena cava superior und Flächenelektrode über der Herzspitze.

Bei einem 60jährigen Mann mit koronarer Herzkrankheit und dokumentierten lebensbedrohlichen Kammertachykardien (Kammerflattern, Kammerflimmern), die mehrfach eine Reanimation erfordert hatten, verwendeten wir 1984 erstmals ein entsprechendes Aggregat. Implantiert wurde der automatische implantierbare Defibrillator System AID (Intec) (vgl. S. 173). Das System hat einen Rauminhalt von 162 cm^3, ist 2,4 cm hoch und wiegt 292 g. Die Flächenelektroden (4×7 cm und 6×9 cm) wurden rechts-/linksventrikulär an der Innenseite des Herzbeutels fixiert. Kammerflattern oder -flimmern werden von dem Gerät nach zwei Kriterien erkannt: 1. durch die Herzfrequenz, 2. durch das Fehlen isoelektrischer EKG-Anteile (entsprechend Kammerflattern und -flimmern). Die Wahrnehmung der Rhythmusstörung erfolgt über zwei myokardiale Schraubelektroden. Das Aggregat wurde abdominal unter den M. rectus abdominis implantiert, die Elektrodenzuleitungen verlaufen zunächst subkutan und in Höhe des Zwerchfells innerhalb des Mediastinums. Bei Erkennung von Kammerflattern oder Kammerflimmern gibt das Aggregat nach 18 Sekunden einen Elektroschock von 25 J ab. Die Kondensatorentladung wird vom Patienten meist nicht empfunden, da im Rahmen der Rhythmusstörung rasch Bewußtlosigkeit eintritt. Bei Ineffektivität des ersten Schocks folgen zwei weitere von je 25 J nach jeweils 18 Sekunden und schließlich ein vierter mit 30 J. Bis zur erneuten Abgabe der Elektroschocksequenz muß für 35 Sekunden ein normales EKG vorliegen. Die Energiereserve des Defibrillators liegt bei ca. 200 Elektroschocks. Danach wird ein einfach durchzuführender Batteriewechsel erforderlich. Die Anzahl der abgegebenen Elektroschocks kann jederzeit telemetrisch abgefragt werden.

Nach Implantation des automatischen Defibrillators konnten wir mehrfach Episoden von Kammerflattern und Kammerflimmern registrieren, die durch das implantierte Aggregat zuverlässig erkannt und beendet wurden (vgl. Abb. 7).

2.7 Automatischer implantierbarer Kardioverter/Defibrillator

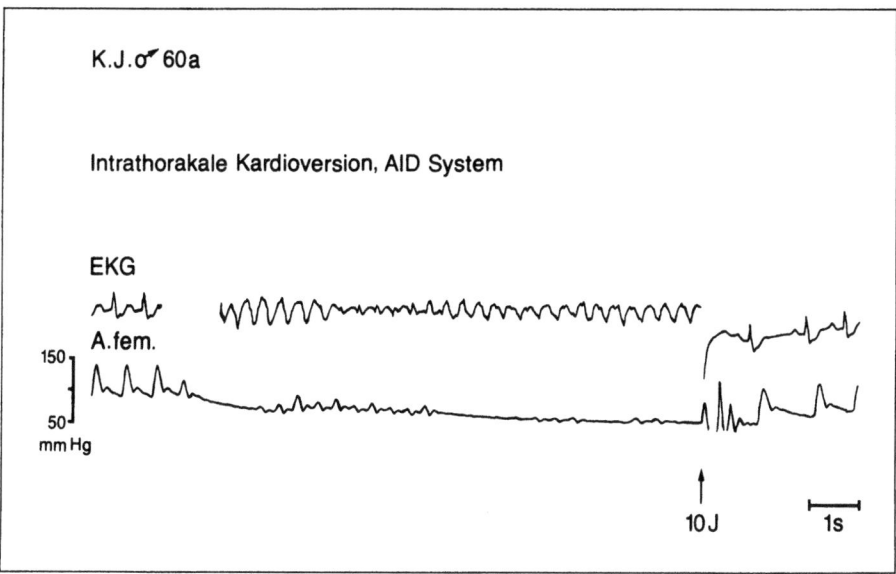

Abb. 7. Zusammenhang von Tachyarrhythmie, Blutdruckverhalten und Intervention des automatischen implantierten Defibrillators. Bei Auftreten von Kammerflattern bzw. -flimmern sofortiger kritischer Abfall des in der A. femoralis gemessenen Blutdrucks. Nach Intervention des Defibrillators mit 10 Joule Sinusrhythmus und Wiederherstellung einer normalen Blutdruckamplitude

Tabelle 2b. Indikation für das AID- bzw. AICD-System (Automatischer implantierbarer Kardioverter/Defibrillator)

Indikation
Symptomatische ventrikuläre Tachyarrhythmien
– Persistierende Kammertachykardie
– Kammerflattern/-flimmern

Voraussetzungen
– Z. n. Kardioversion
– Elektrophysiologische Dokumentation
– Medikamentöse Therapieresistenz
– Keine primäre Indikation für antiarrhythmische Kardiochirurgie
– Operabilität (Thorakotomie)

Bis August 1985 implantierten wir 13 AID bzw. AICD-Systeme (Automatischer Implantierbarer Kardioverter Defibrillator). Es handelte sich ausschließlich um Patienten mit malignen ventrikulären Tachyarrhythmien, die anderweitig therapierefraktär waren (Tabelle 2b). Als Grundkrankheit lag in 11 Fällen eine koronare Herzkrankheit (KHK) vor, einmal ein Zustand nach Myokarditis und in einem Fall eine kongestive Kardiomyopathie (KKMP) (vgl. Tabelle 3). Alle Patienten hatten sich nach der Implantation klinisch gebessert und konnten bis auf einen in die häusliche Pflege entlassen werden. Der längste Verlauf erstreckte sich auf 16 Monate mit 66 AICD-Interventionen. 4 Patienten sind zwischenzeitlich verstorben, davon 1 Patient an einem nicht terminierbaren Kammerflimmern, die übrigen Patienten verstarben an extrakardialen Erkrankungen.

Neben den üblichen prä-, intra- und postoperativen Komplikationsmöglichkeiten (s. S. 219, 271) besteht auch die Gefahr der Fehlintervention des AICD-Systems aufgrund einer speziellen Detektionsproblematik. Wir beobachteten in diesem Zusammenhang eine irrtümliche Schockabgabe bei Tachysystolie, die durch Vorhofflimmern bedingt war (Abb. 8). Hierbei kam es zu einer potentiell letalen arrhythmogen Aktivierung durch das AICD-System. Das (versehentlich) induzierte Kammerflimmern konnte nicht mehr durch den automatischen Defibrillator terminiert werden, da das System nach 4 vermeintlich frustranen Defibrillationen nicht mehr intervenierte – entsprechend der vorgegebenen Defibrillationsprogrammierung.

Das AICD-System identifiziert ventrikuläre Tachyarrhythmien durch zwei Kriterien: Die relative Dauer der isoelektrischen und nichtisoelektrischen Aktivität und die Frequenz. Das System kann aber bislang nicht zuverlässig zwischen ventrikulären Tachyarrhythmien und allen übrigen supraventrikulären Tachykardien unterscheiden. Daher kommt es gelegentlich zu Interventionen bei Sinustachykardien oder auch supraventrikulären Tachyarrhythmien speziell solchen, mit aberranter Kammererregung.

In diesem System-immanenten Verhalten liegt eine mögliche Gefährdung des Patienten, zumal durch die Defibrillation selbst die Auslösung

Tabelle 3. Ventrikuläre Tachyarrhythmien: Automatischer implantierbarer Kardioverter/Defibrillator (AICD)

Patient	Alter	Geschlecht	Grunderkrankung	Interventionsfrequenz	Verlauf	Intervention (n)
1. K. G.	75 a	M	KHK	158 min^{-1}	5 Mo	17 †
2. K. J.	61 a	M	KHK	158 min^{-1}	6½ Mo	25 †
3. D. E.	71 a	W	KHK	153 min^{-1}	16 Mo	66
4. L. P.	66 a	M	KHK	156 min^{-1}	8 Mo	2
5. Z. H.	53 a	M	Myokarditis	156 min^{-1}	7 Mo	41
6. P. H.	71 a	M	KHK	153 min^{-1}	6 Mo	9
7. H. A.	70 a	M	KHK	153 min^{-1}	4 Mo	0
8. C. W.	59 a	M	KHK	156 min^{-1}	3 Mo	3
9. D. R.	45 a	W	KKMP	173 min^{-1}	2½ Mo	0
10. R. W.	63 a	M	KHK	173 min^{-1}	2½ Mo	0
11. B. B.	55 a	M	KHK	173 min^{-1}	2 Mo	0
12. B. A.	58 a	M	KHK	156 min^{-1}	½ Mo	0 †
13. H. N.	50 a	M	KHK	173 min^{-1}	½ Mo	8 †

KHK = koronare Herzkrankheit
KKMP = kongestive Kardiomyopathie

2.7 Automatischer implantierbarer Kardioverter/Defibrillator

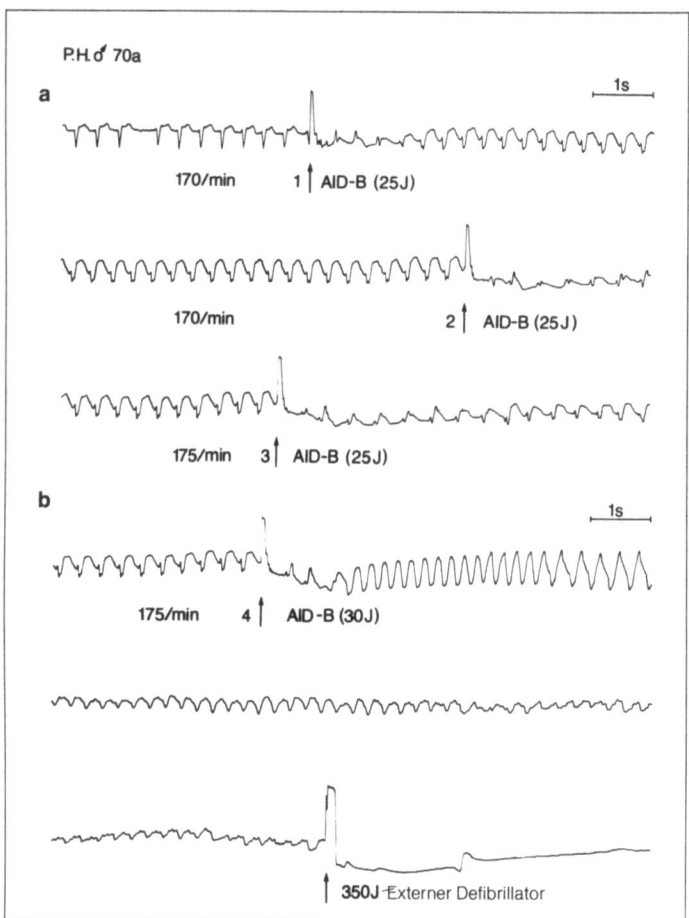

Abb. 8a, b. 70jähriger Patient; Zustand nach Vorderwandinfarkt (1964) und rezidivierenden Kammertachykardien; durchgehende EKG-Registrierung mit Intervention des automatischen implantierbaren Defibrillators am 1.Tag post implantationem. **a** Vorhofflimmern mit einer mittleren Kammerfrequenz von 170/min, QRS-Dauer 120 ms. Nach der ersten Schockabgabe beginnt eine monomorphe Kammertachykardie. Danach wiederholte Interventionen ohne definitive Terminierung der ventrikulären Tachykardie. Die ersten 3 Elektroschocks scheinen die Tachykardie zu unterbrechen: das persistierende Vorhofflimmern läßt jedoch die Tachysystolie fortbestehen. **b** Nach der vierten Intervention entsteht Kammerflattern, das in Kammerflimmern degeneriert. Diese vital bedrohliche Tachyarrhythmie konnte durch einen transthorakalen Elektroschock beendet werden (350 Joule). Nach Asystolie und extrathorakaler Herzmassage konnte Sinusrhythmus wiederhergestellt werden (Manz et al. 1986)

von Vorhofflimmern möglich ist, das zur Ursache einer Fehlfunktion werden kann wie in dem oben geschilderten Fall. Diese Möglichkeit des Fehlverhaltens könnte vermieden werden durch eine höhere Interventionsfrequenz (cut-off rate) des Aggregats und verbesserte Diskriminierungskriterien für ventrikuläre und supraventrikuläre Tachyarrhythmien. Unter Berücksichtigung dieser Erfahrungen ist eine Verbesserung der Programmiermöglichkeiten und der Detektionsfunktion des AICD-Systems notwendig.

Nach unseren experimentellen und klinischen Ergebnissen darf die Elektroschockbehandlung mit implantierbarem Defibrillator gleichwohl als ein wesentlicher Fortschritt in der Behandlung von Patienten mit lebensbedrohlichen Kammertachykardien angesehen werden. Indiziert ist diese Behandlung bei vital gefährdeten Patienten mit medikamentös therapieresistenten Kammertachykardien und Kammerflimmern, für die ein antiarrhythmischer kardiochirurgischer Eingriff nicht in Frage kommt (Tabelle 2b). Voraussetzung für die erfolgreiche Anwendung sind dokumentierte lebensbedrohliche bzw. reanimationspflichtige Kammerrhythmusstörungen sowie eine eingehende elektrophysiologische Voruntersuchung. Ein zukünftiger „idealer" Schrittmacher sollte die Defibrillatorfunktion des AICD-Systems mit der antitachykarden und antibradykarden Stimulation konventioneller Herzschrittmacher in sich vereinen (Naumann d'Alnoncourt et al. 1984).

Weltweit waren bis 15. Januar 1986 insgesamt 829 AID- bzw. AICD-Systeme implantiert worden. Die mittlere Laufzeit lag bei 16,01 Monaten. Die längste Verlaufskontrolle erstreckte sich auf 71,05 Monate (Mirowski u. Mitarb. 1986). Die Zahl der Impuls-Generator-Monate liegt bei > 7000. Die Mortalität im ersten Jahr post implantationem liegt unter 3%. – Jüngst wurde auch über die erfolgreiche Behandlung maligner ventrikulärer Tachyarrhythmien durch endokardiale Resektion mit konsekutiver Implantation des automatischen Kardioverter/Defibrillator berichtet (Platia u. Mitarb. 1986). Zur Kombination von antitachykarder Stimulationstherapie und automatischer Defibrillation s. S. 377.

2.8 Antitachykarde Schrittmachertherapie

Trotz vielfältiger Vorteile stellt die Elektrokonversion bzw. Defibrillation nicht für alle medikamentös therapieresistenten tachykarden Rhythmusstö-

---

Tabelle 4. Antitachykarde Stimulation vs. Elektroschock

Vorteile:
- Keine Vollnarkose
- Geringe Patientenbelastung
- Keine postdefibrillatorischen ventr. Arrhythmien
- Digitalis: keine Kontraindikation
- Therapie digitalogener Arrhythmien
- Stimulation: schnell, einfach, wiederholbar
- Induzierbares Vorhofflimmern
- Diagnostik durch intrakardiale Ableitung

Nachteile:
- Durchleutung erforderlich
- Elektrodendislokation – Ventrikelirritation
- Induktion von ventr. Arrhythmien (kompetitive Stimulation)

rungen das Mittel der Wahl dar. Der Elektroschock ist kontraindiziert bei Digitalisvormedikation bzw. -intoxikation und Hypokaliämie, sowie beim Sinusknoten-Syndrom. Fernerhin ist die Elektrokonversion nicht zur Daueranwendung geeignet. Angesichts dieser Einschränkungen gewann die Elektrostimulation bei entsprechender Indikation an Bedeutung. Die Schrittmachertherapie kann erfolgreich eingesetzt werden bei extrasystolischen Arrhythmien, bei Vorhofflattern, supraventrikulären und ventrikulären Tachykardien (vgl. Lüderitz 1979b), (vgl. Tabelle 4).

Bei der Anwendung der Elektrostimulation bei Tachyarrhythmien sind Stimulationsort, Stimulationsfrequenz und Dauer der Stimulation von Bedeutung. Grundsätzlich dienen die verschiedenen Stimulationsformen der Prophylaxe wie der Therapie von Tachyarrhythmien. Die Tachykardieprophylaxe setzt in aller Regel eine längerfristige Stimulation voraus in einer Frequenz, die höher ist als die Spontanfrequenz, aber niedriger als die potentiell zu supprimierende Herzschlagfolge. Die Terminierung von Tachykardien erfordert demgegenüber meist nur eine sehr kurze Stimulation von Sekunden oder Minuten Dauer.

2.8.1 Mechanismus

Als Ursache ektoper tachykarder Rhythmusstörungen sind zwei unterschiedliche pathogenetische Prinzipien zu diskutieren: die fokale Impulsbildung und die kreisende Erregung. Beide Mechanismen sind tierexperimentell nachgewiesen worden. Ihre sichere Unterscheidung mit klinischen Mitteln erscheint derzeit noch nicht möglich.

Die Tatsache, daß es in einigen Fällen von tachykarden Rhythmusstörungen gelingt, diese durch vorzeitig einfallende elektrische Stimuli zu unterbrechen (bzw. auch Tachykardien durch Extrareize auszulösen), ist als Hinweis auf das Vorliegen eines Re-entry-Mechanismus angesehen worden (Wellens et al. 1972). Als Erklärung für die Tachykardieunterbrechung wird dabei angenommen, daß die künstlich gesetzte Zusatzerregung zur Depolarisation erregbaren Myokards an einer Stelle der Kreisbahn führt, die sich dann gegenüber der Erregungswelle der kreisenden Erregung refraktär verhält (Einzelheiten s. Kap. 2, Elektrophysiologische Grundlagen, S. 18ff.).

Aufgrund theoretischer Überlegungen sowie neuerer tierexperimenteller Befunde muß jedoch der Versuch, den Erfolg oder Nichterfolg der elektrischen Stimulation als differentialdiagnostisches Kriterium zur Unterscheidung zwischen fokaler und Re-entry-Tachykardie zu benutzen, wieder in Zweifel gezogen werden. So ist z. B. vorstellbar, daß bei größerer Distanz oder erniedrigter Leitungsgeschwindigkeit zwischen Stimulationskatheter und dem Ort der die Tachykardie unterhaltenden Kreiserregung, die elektrische Zusatzerregung den Re-entry-Kreis gar nicht zu erreichen vermag. Die Erfolgsaussichten, mit einem Extrareiz eine Kreiserregung zu unterbrechen, wären weiterhin verringert, wenn es sich um eine anatomisch sehr kleine Kreisbahn handelt. Im Extremfall könnte dabei der gesamte Kreisumfang so kurz wie die Wellenlänge der Erregung selbst werden, d. h. es bestünde für den künstlich gesetzten Extrareiz gar keine „erregbare Lücke" zwischen Anfang und Ende der kreisenden Erregungswelle. Somit kann also ein negatives Ergebnis der Schrittmachertherapie einen Re-entry-Mechanismus nicht ausschließen. Auch bei positivem Ausfall eines Stimulationsversuches ist eine fokale Impulsbildung nicht sicher zu negieren. Dies muß aus tierexperimentellen Untersuchungen abgeleitet werden, die entgegen der allgemein verbreiteten Auffassung den Nachweis erbrachten, daß auch eine Impulsbildung fokalen Ursprungs durch künstlich gesetzte Extrareize sowohl ausgelöst als auch unterbrochen werden kann (vgl. Lüderitz u. Steinbeck 1977).

2.8.2 Methoden

a) Grundlagen der Stimulationstherapie

Bei der antitachykarden Schrittmachertherapie kommen im wesentlichen drei Stimulationsmethoden zur Anwendung: Overdrive pacing, zur Prävention von Re-entry-Phänomenen und automatischer Reizbildung sowie zur Terminierung automatischer Reizbildung; kompetitive Stimulation zur Unterbrechung einer Tachykardie mit Hilfe eines Einzelimpulses und atriale Hochfrequenzstimulation zur Konversion von Vorhofflattern in Vorhofflimmern (vgl. Lüderitz 1976, 1979a).

Overdrive Pacing

Steigerung der Herzfrequenz durch Schrittmacherstimulation zur Prävention oder Terminierung von Tachyarrhythmien wird als „overdrive pacing" bezeichnet. Präventive Stimulation erfolgt als permanentes „pacing" mit einer Frequenz oberhalb der spontanen Ruhefrequenz, aber unterhalb der Tachykardiefrequenz („underdriving").

Die Terminierung einer Tachykardie durch Overdrive pacing erfordert dagegen eine Stimulationsfrequenz, die oberhalb der Tachykardiefrequenz liegt; die Stimulationsdauer beträgt einige Sekunden, kann aber auch im Bereich von Minuten liegen.

Overdrive pacing kann im Vorhof oder im Ventrikel angewendet werden. Bei der präventiven Stimulation ist – bei intakter atrioventrikulärer Überleitung die permanente atriale Stimulation zur Prophylaxe ventrikulärer Ektopien denkbar. Vorteile sind Erhaltung des atrialen Transportmechanismus sowie Vermeidung von mechanischer Irritation des Ventrikels, zwei Gesichtspunkte, die zumindest bei intermittierender antitachykarder Schrittmachertherapie bei akuten Herzerkrankungen eine Rolle spielen dürften.

Eine Vielzahl theoretischer Überlegungen und experimenteller Befunde werden zur Erklärung der Prävention und Terminierung von Tachyarrhythmien durch Overdrive pacing herangezogen:
1. Die Verkürzung der Diastolendauer setzt die statistische Wahrscheinlichkeit des Auftretens anfallsauslösender Extrasystolen herab.

2.8 Antitachykarde Schrittmachertherapie

2. Die Steigerung der Herzfrequenz führt zu einer Zunahme der Schwelle der Auslösung fortgeleiteter Aktionspotentiale in Purkinje-Fasern (Ten Eick et al. 1968).
3. Elektrogener Natriumefflux nimmt mit steigender Stimulationsfrequenz in Purkinje-Fasern zu, erhöht das Ruhemembranpotential, vermindert so die Differenz zwischen Ruhemembranpotential und Kaliumgleichgewichtspotential und verzögert die diastolische Depolarisation (Carpentier u. Vassalle 1971).
4. Steigerung der Herzfrequenz führt zur Veränderung aller frequenzabhängigen elektrophysiologischen Größen im Herzen und kann so durch Veränderung des kritischen Gleichgewichts zwischen Refraktärzeit und Leitungszeit einen Re-entry-Mechanismus unterbrechen (Wit et al. 1972). Auf der gleichen Grundlage können bestehende unidirektionale Blockierungen aufgehoben oder in bidirektionale Blockierungen umgewandelt werden.

Inwieweit die stimulationsbedingte Änderung des Erregungsausbreitungsmusters zur Prävention oder Terminierung einer Tachyarrhythmie beitragen kann, ist bisher nicht untersucht. Über Zunahme der Flimmerschwelle und „Homogenisierung" des Repolarisationsprozesses bei Steigerung der Herzfrequenz wurde von Han u. Mitarb. berichtet (1966). Diese Befunde werden nicht selten in Zusammenhang mit der antiarrhythmischen Wirkung der Frequenzsteigerung diskutiert. Neuere Befunde weisen darauf hin, daß jedoch unter pathologischen Bedingungen, wie z. B. akute regionale Ischämie, eine Frequenzsteigerung zu einer Abnahme der Kammerflimmerschwelle und zu weiterer Desynchronisation des Repolarisationsprozesses führt (Janse et al. 1971).

Kompetitive Stimulation

Die kompetitive Stimulation wird zur Unterbrechung von supraventrikulären und ventrikulären Re-entry-Tachykardien angewandt. Die Depolarisation des Myokards wird durch einen Einzelstimulus gleichsam vorverlegt, so daß die pathologische Erregungswelle auf refraktäres Gewebe trifft und blockiert wird. Das effektive Stimulationsintervall kann experimentell durch gekoppelte Stimulation bestimmt werden, eine entsprechende Programmierung des Schrittmachers ermöglicht dann die repetitive Anwendung. Erweist sich das effektive Stimulationsintervall als frequenzabhängig, so kann z. B. der sog. *orthorhythmische Schrittmacher* eingesetzt werden, der das Stimulationsintervall in Beziehung zur momentanen Zykluslänge der Herzschlagfolge einstellt (Lüderitz et al. 1975). Beim *Scanning pacemaker* nimmt das Kopplungsintervall progressiv schrittweise ab, bis das zur Unterbrechung führende effektive Intervall auftritt (Spurrell 1975). Bei der festfrequenten kompetitiven Stimulation stellt sich das zur Unterbrechung der Tachykardie führende Intervall mit kurzer Latenz spontan ein. Dieser Stimulationsmodus kann bedarfsgesteuert oder als festfrequente Dauerstimulation erfolgen. Bei permanenter Stimulation wird die Schrittmacherfrequenz oberhalb der Ruhefrequenz eingestellt. Der Vorteil dieses Vorgehens liegt in der Kombination zweier Stimulationsmodi: Overdrive pacing im Intervall, kompetitive Stimulation während der Tachykardie.

Die Wirksamkeit der vorzeitigen elektrischen Stimulation hängt von folgenden Gegebenheiten ab:

1. Anatomische Ausdehnung und Lage des Leitungsweges der pathologischen Erregungswelle.
2. Differenz von Refraktärzeit und Leitungszeit im pathologischen Leitungsweg.

3. Abstand zwischen Stimulationsort und pathologischem Leitungsweg und elektrophysiologische Eigenschaften des dazwischenliegenden Myokards.
4. Änderung von Refraktärzeit und Leitungsgeschwindigkeit durch die elektrisch initiierte Herzaktion.

Hochfrequenzstimulation

Die Hochfrequenzstimulation kann als Overdrive pacing, als kompetitive Stimulation oder als Stimulation zur Initiierung von Vorhofflimmern durchgeführt werden.

b) Atriale Hochfrequenzstimulation

Die intraatriale Hochfrequenzstimulation stellt eine wirksame elektrotherapeutische Maßnahme bei Vorhofflattern, atrialen und junktionalen Tachykardien – ausgenommen Tachykardien bei akzessorischen atrioventrikulären Verbindungen mit kurzer Refraktärzeit – dar. Vorhofflattern mit schneller Überleitung kann, unabhängig vom Grundleiden, eine bedrohliche Situation herbeiführen durch die Gefahr der 1:1-Überleitung auf die Kammern. Die konventionelle Therapie besteht in der schnellen oder mittelschnellen Digitalisierung mit dem Ziel der Überführung in einen Sinusrhythmus oder in Vorhofflimmern mit langsamer Kammerfrequenz. Ist eine Digitalisierung kontraindiziert und kommt eine Kardioversion (Elektroreduktion) nicht in Frage, z. B. bei Digitalisüberdosierung, so bietet die schnelle intraatriale Stimulation eine Alternativmethode, die im Unterschied zur Kardioversion ohne Narkose durchgeführt werden kann und damit besonders bei älteren Patienten oder bei Kranken in schlechtem Allgemeinzustand von Vorteil ist, zumal die Digitalismedikation beibehalten werden kann. Die atriale Hochfrequenzstimulation ist das Mittel der Wahl bei der paroxysmalen atrialen Tachykardie mit Block im Gefolge einer Glykosidüberdosierung bzw. -intoxikation. – Bei dieser Methode wird ein bipolarer Stimulationskatheter transvenös unter Röntgenkontrolle in den rechten Vorhof eingeführt und möglichst wandständig angelegt. Eine ventrikuläre Stimulation (z. B. durch Veränderung der Elektrodenlage) muß sicher ausgeschlossen sein. Kurzfristig (wenige Sekunden oder Minuten) erfolgt eine hochfrequente Stimulation über einen Impulsgenerator. Die effektive Frequenz liegt gewöhnlich zwischen 150 und 600/min; vereinzelt ist eine Frequenz bis zu 1500/min angewandt worden. Dieses Vorgehen kann mehrmals wiederholt werden. Das simultan registrierte EKG gibt z. B. die Konversion von Vorhofflattern in Vorhofflimmern zu erkennen, das häufig nach kurzer Zeit spontan in Sinusrhythmus umschlägt. Es bedarf jedoch keineswegs stets einer Minuten währenden atrialen Hochfrequenzstimulation, um Sinusrhythmus zu erzielen. Sehr effektiv ist nach unseren Erfahrungen auch die Stimulation mit einer Salve hochfrequenter Einzelimpulse (Abb. 9). – Die intraatriale Hochfrequenzstimulation hat sich insgesamt als wirksame und risikoarme Methode bewährt, die vielfach der klassischen

2.8 Antitachykarde Schrittmachertherapie

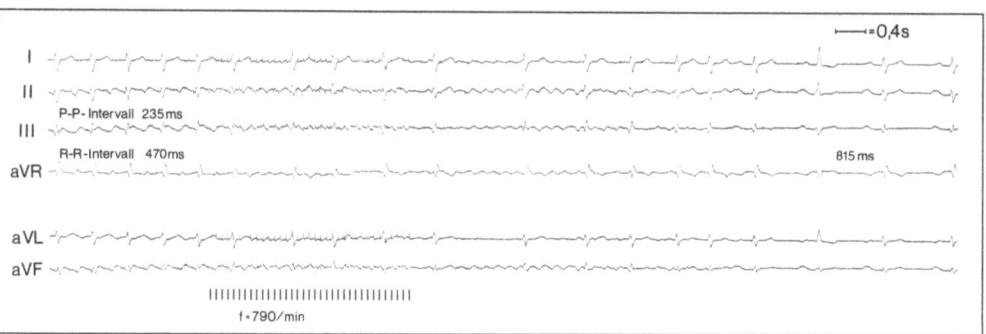

Abb. 9. Erfolgreiche Unterbrechung von Vorhofflattern mit 2:1-AV-Überleitung. 57jähriger Patient mit paroxysmalem Vorhofflattern. Registriert sind *I, II, III, aVR, aVL, aVF*. Atriale Hochfrequenzstimulation über einen im rechten Vorhof plazierten Elektrodenkatheter mit einer Frequenz von 790/min für eine Dauer von 2,5 s. Das Vorhofflattern geht über in Vorhofflimmern, das wenige Sekunden später sistiert. Es resultiert Sinusrhythmus

DC-Defibrillation vorzuziehen ist. Die Erfolgsrate der schnellen atrialen Stimulation (definiert als Konversion in Sinusrhythmus oder Vorhofflimmern) liegt bei 70%. Der Umschlag in Sinusrhythmus innerhalb von Sekunden oder Minuten findet sich in ca. 50% der erfolgreich behandelten Patienten. Der Zeitpunkt der Konversion kann erst nach mehreren Stunden oder Tagen eintreten, wenngleich in der Mehrzahl der Fälle nach maximal 48 h ein Sinusrhythmus auftritt.

Bei Vorhofflimmern ist die intraatriale Stimulation unwirksam. Supraventrikuläre Tachykardien (abgesehen von Vorhofflimmern) können außer durch schnelle atriale Stimulation auch durch programmierte Einzelstimulation (s. u.) sowie durch Stimulation in einer Frequenz, die unter der der Tachykardie liegt, erfolgreich angegangen werden.

Erfolgversprechend scheinen auch die sog. Radio-Frequenzstimulationssysteme. Kahn und Citron berichteten über ein patientengesteuertes implantierbares Pacemaker-System zur Suppression supraventrikulärer Tachykardien, das auf dem Prinzip extern auslösbarer passagerer atrialer Hochfrequenzstimulation beruht. Das System besteht aus einem implantierten Empfänger, der mit einer bipolaren Vorhofelektrode verbunden ist und einem externen batteriebetriebenen, durch den Patienten zu bedienenden Sender (Kahn u. Citron 1976). Die erfolgreiche Anwendung dieses Systems setzt eine genaue Abklärung der zu behandelnden Tachykardie durch vorhergehende externe Stimulation voraus; ferner normale atrioventrikuläre Überleitungsverhältnisse sowie ein hohes Maß an Kooperationsfähigkeit des Patienten, die sich auf die Erkennung wie auf die Terminierung der tachykarden Anfälle beziehen muß. Die Autoren beobachteten in 15 von 18 Fällen einer Studie die erfolgreiche Konversion von medikamentös therapierefraktären supraventrikulären Tachykardien anhand von annähernd 10 000 patienten-induzierten Anwendungen dieses neuen Stimulationssystems (Abb. 10).

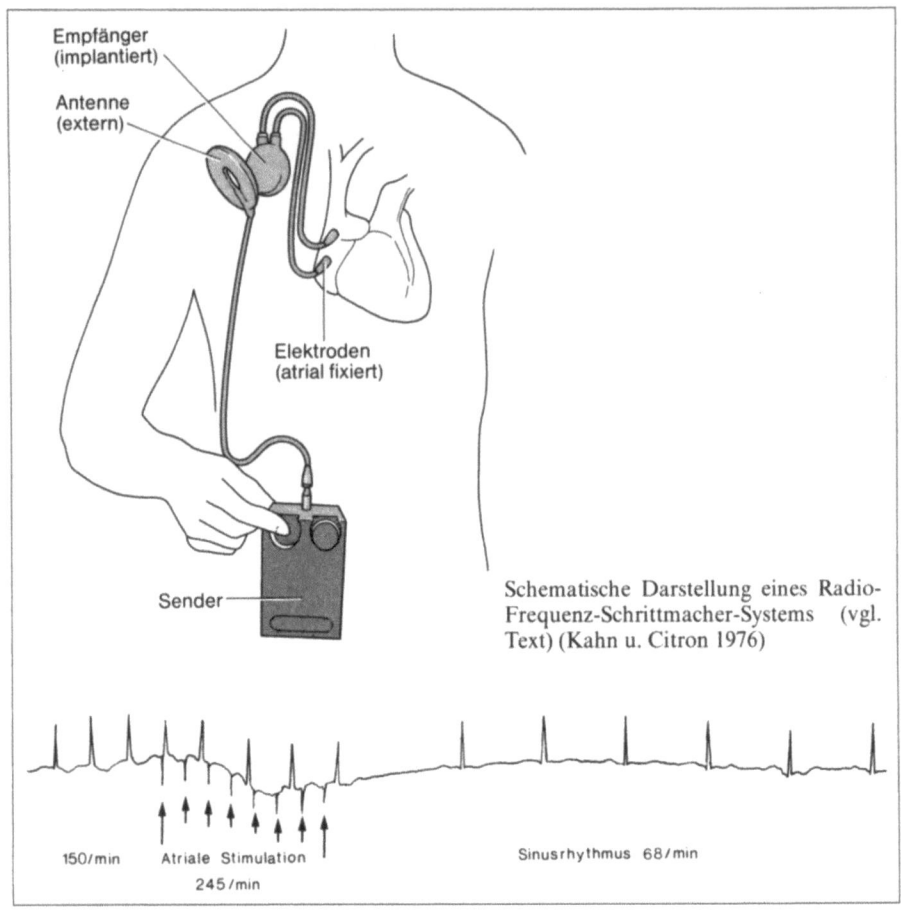

Abb. 10. Supraventrikuläre Tachykardie (150/min), die nach kurzer atrialer Hochfrequenzstimulation (245/min) in Sinusrhythmus übergeht. Die atriale Stimulation erfolgt durch einen externen Sender, der vom Patienten selbst betätigt wird und über einen implantierten Empfänger, welcher mit einer bipolaren Vorhofelektrode verbunden ist (nach Kahn u. Citron 1976)

Auch über die Implantation eines speziellen Vorhofschrittmachers mit hochfrequenter Dauerstimulation (160/min) zur Prävention supraventrikulärer Re-entry-Tachykardien ist berichtet worden. Es handelte sich hierbei um einen Patienten mit WPW- und Sick-Sinus-Syndrom, der zusätzlich einen ventrikulären Demand-Pacemaker zur Überbrückung überlanger präautomatischer Pausen benötigte (Neumann et al. 1977).

Über die *transösophageale* Vorhofstimulation liegen erst begrenzte Erfahrungen vor. Die ersten Berichte sind ermutigend. Die Vorteile dieses Verfahrens liegen vor allem in dem einfachen, nicht-invasiven Vorgehen und der zu entbehrenden Durchleuchtungskontrolle bei notfallmäßiger Anwendung (Montoyo et al. 1973).

Von Sterz et al. (1978) wurde über die erfolgreiche transösophageale schnelle Stimulation des linken Vorhofs bei ektopen tachykarden Vorhofrhythmusstörungen in 7 von 9 Fällen berichtet. Als Therapieerfolg wurde die Induzierung von Vorhofflimmern mit Umschlagen in Sinusrhythmus (6 Fälle) bzw. die Persistenz eines bradyfrequenten Vorhofflimmerns gewertet. Ähnlich gute Erfahrungen wurden von Strödter u. Schwarz (1980) bei 14 Patienten mit Vorhofflattern oder atrialen bzw. junktionalen Tachykardien mitgeteilt. Auch zur Frequenzbelastungsprüfung bei koronarer Herzkrankheit wurde die transösophageale Elektrostimulation mit guten Ergebnissen eingesetzt (Dittrich u. Lauten 1972).

Der Mechanismus der Konversion in Sinusrhythmus durch atriale Hochfrequenzstimulation ist noch nicht endgültig geklärt. In vielen Fällen dürfte eine Unterbrechung einer Re-entry-Tachykardie stattfinden. Andererseits ist auch die Suppression eines automatischen Fokus denkbar. Die Initiierung von Vorhofflimmern durch die Hochfrequenzstimulation kann mit einer Stimulation in die vulnerable Phase des Vorhofs erklärt werden.

c) Ventrikuläre Hochfrequenzstimulation

Durch passagere intraventrikuläre Hochfrequenzstimulation ist es möglich, bei entsprechender retrograder Überleitung supraventrikuläre Re-entry-Tachykardien zu terminieren. Bei ventrikulären Tachykardien wird die Hochfrequenzstimulation bislang nur vereinzelt angewendet (Abb. 11). Die effektive tachykarde Ventrikelstimulation kann gelegentlich auch sehr kurz

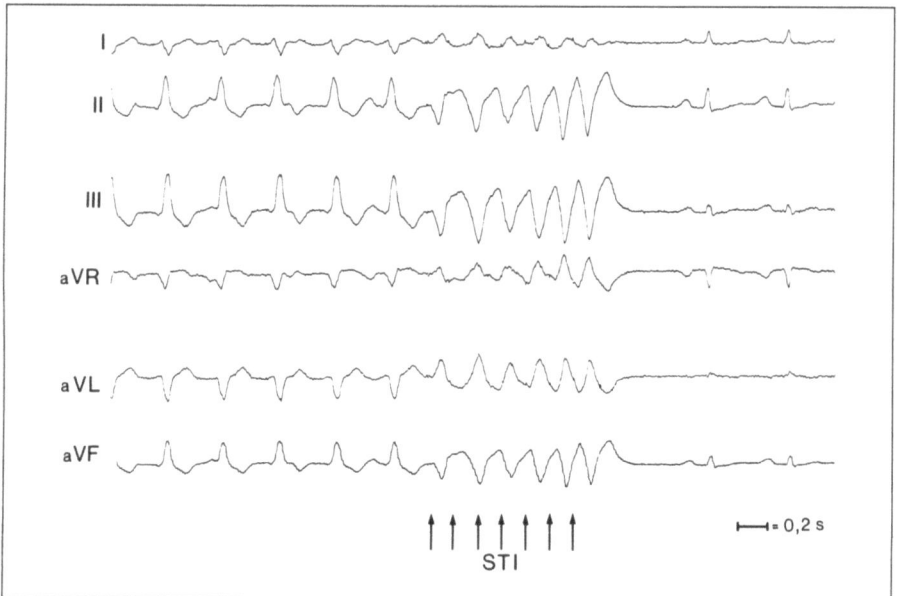

Abb. 11. Ventrikuläre Tachykardie. Frequenz 163/min. Terminierung der Tachykardie durch rechtsventrikuläre Salvenstimulation (7 Stimuli im Abstand von je 150 ms, entsprechend einer Frequenz von 400/min); poststimulatorisch besteht Sinusrhythmus

sein bzw. nur aus einer Stimulationssalve bestehen. – Von Furman u. Mitarb. wurde ein implantierbares Schrittmachersystem beschrieben, das mit passagerer ventrikulärer Hochfrequenzstimulation ektope Ventrikeltachykardien terminieren kann (Furman et al. 1977). Es handelt sich hierbei um einen speziell QRS-inhibierten Pacemaker, der mit einer Frequenz von 80/min arbeitet und durch Magnetumschaltung Impulse in einer Frequenz von 295/min bzw. 300/min abgibt. Nach 2,5 s beendet das System selbständig die Hochfrequenzstimulation. Kammerflimmern war bei dieser Stimulationsform bislang nicht aufgetreten.

d) Overdrive pacing

Die Frequenzanhebung zur Unterdrückung von ektopischer Aktivität (ventrikulär oder supraventrikulär) wird als „overdriving" („overdrive pacing") bezeichnet (Abb. 12). Die Stimulationsfrequenz muß hierbei naturgemäß über der Spontanfrequenz liegen; sie kann aber deutlich niedriger als die zu supprimierende ektopische Frequenz sein. Oft genügt bereits eine Frequenz, die nur ganz geringfügig über der spontanen liegt. Insbesondere bei extrasystolischen Arrhythmien läßt sich diese Stimulationstechnik erfolgreich einsetzen. Das overdriving eignet sich bei entsprechender Indikation zur Überbrückung akuter Situationen über Stunden evtl. auch Tage und kann insbesondere bei kardiochirurgischen Patienten – vorzugsweise mit epikardialer Elektrodenlage – und Infarktkranken mit medikamentös therapiefraktärer Extrasystolie Anwendung finden.

e) Kompetitive Stimulation

Fixes Kopplungsintervall

Die Doppelstimulationsmethode mit festem Kopplungsintervall hat sich in nur wenigen Fällen therapieresistenter Tachykardien erfolgreich anwenden lassen. Das Prinzip dieses Behandlungsverfahrens besteht in einem elektrisch induzierten Bigeminus, der durch Verdoppelung der Refraktärzeit zu einer Halbierung der mechanischen Herzfrequenz führt, da die nachfolgende Eigenaktion auf das künstlich depolarisierte, d. h. refraktäre Myokard trifft.

Festfrequente Schrittmacherstimulation

Als paradoxe Anwendung eines Demand-Pacemakers wird die Umschaltung eines ventrikulären Bedarfsschrittmachers auf starrfrequente Stimulation bei tachykarden Rhythmusstörungen bezeichnet. Diese Form der Stimulation ist nicht nur auf supraventrikuläre Tachykardien im Rahmen von Präexzitations-Syndromen beschränkt, sondern auch bei anderen therapierefraktären nicht-ventrikulären Tachykardien anwendbar.

2.8 Antitachykarde Schrittmachertherapie

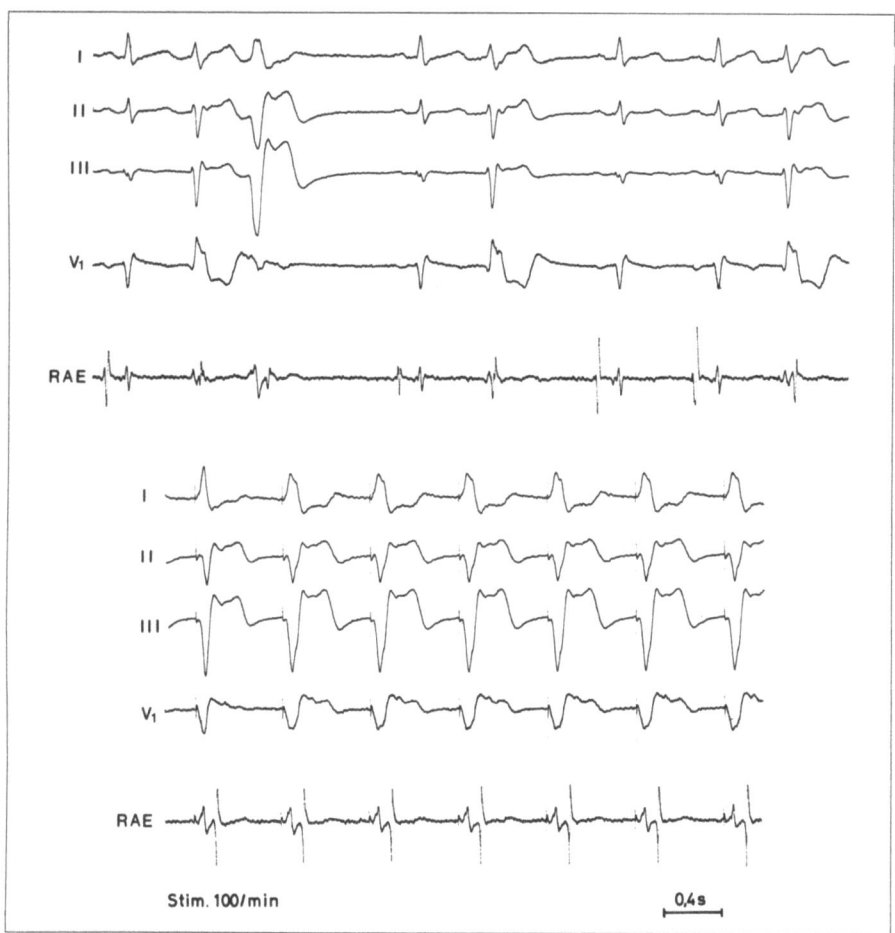

Abb. 12. 42jährige Patientin, Zustand nach Myokarditis. Beseitigung einer polytopen ventrikulären Extrasystolie durch Steigerung der (spontanen) Kammerfrequenz von 90/min auf 100/min durch ventrikuläre Elektrostimulation

Stimulation mit progressivem Kopplungsintervall

Von Spurrell wurde ein „scanning pacemaker" beschrieben, welcher durch ventrikuläre Stimulation bei supraventrikulären Tachykardien auf Re-entry-Basis wirksam ist. Dieses System trägt dem Umstand Rechnung, daß der zur Terminierung einer Tachykardie adäquate Stimulationszeitpunkt eine Variation bis zu 30 ms aufweisen kann. Somit wäre eine exakte Vorprogrammierung nicht möglich. Das „Scanning-System" setzt automatisch ein, wenn eine supraventrikuläre Tachykardie auftritt und gibt Einzel- oder Doppelimpulse nach bestimmten zeitlichen Intervallen ab. Der erste Stimulus erfolgt innerhalb der Refraktärzeit der stimulierten Kammer; 1 s später fällt ein zweiter Impuls mit einer Verzögerung von 5 ms ein. Im folgenden werden die künstlichen Impulse mit jeweils 5 ms Verzögerung abgegeben,

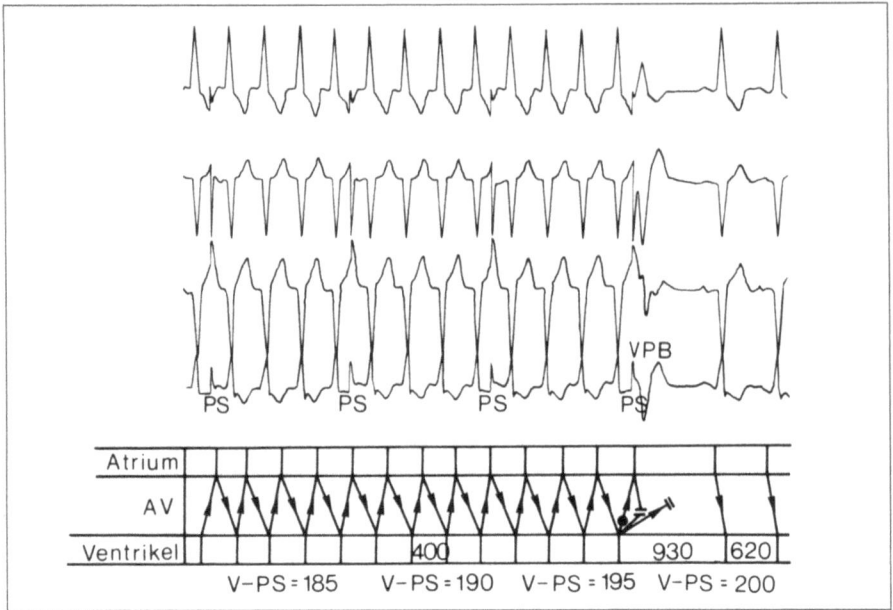

Abb. 13. Terminierung einer supraventrikulären Tachykardie durch einen „Scanning Pacemaker". PS = vorzeitige Stimulation; VPB = vorzeitige Kammerdepolarisation. Bei einem automatisch zunehmenden Kopplungsintervall (V-PS) kommt es bei einem Intervall von 200 ms zur Auslösung einer vorzeitigen Ventrikeldepolarisation (VPB), die die Tachykardie beendet. Anschließend besteht wieder Sinusrhythmus (nach Spurrell 1975)

bis 400 ms durchmessen sind. Bei Beendigung der Tachykardie sistiert die Stimulation. Dieser Stimulationsmodus kann mit Einfach- oder mit Doppelimpulsen erfolgen (Spurrell 1975) (Abb. 13).

Frequenzbezogene Stimulation (orthorhythmische Stimulation)

Durch eine kritische Depolarisation ist zu erreichen, daß sich bestimmte Myokardareale gegenüber einer atypischen Erregungswelle, die die Tachykardie unterhält, refraktär verhalten (s. o.). Dadurch wird die tachykarde Rhythmusstörung terminiert und der Sinusrhythmus kann die Herzschlagfolge wieder bestimmen. Diesem Ziel dient die Anwendung eines in den letzten Jahren entwickelten Schrittmachersystems, das automatisch den Zeitpunkt einer gekoppelten Impulsabgabe als Funktion des Abstandes der beiden letzten Herzaktionen variiert und damit programmierbar frequenzbezogen arbeitet (Guize et al. 1971, Lüderitz et al. 1975). Hierbei wird ein konventioneller Stimulationskatheter mit atrialer oder ventrikulärer Elektrodenlage an einen sog. orthorhythmischen Pacemaker angeschlossen, der die Funktionen eines konventionellen Stand-by-Pacemakers besitzt und zusätzlich mit einem Computer ausgerüstet ist, der eine automatische intervallbezogene Einzel- und Mehrfachstimulation ermöglicht. Außerdem ist das Gerät für die serielle und kontinuierliche Hochfrequenzstimulation ausgestattet. Eine permanente Detektionskontrolle der atrialen bzw. ventrikulären Herzaktionen ist gewährleistet.

Während bei der herkömmlichen gekoppelten Stimulation das Interventionsintervall in Abhängigkeit zur vorausgehenden Herzaktion gewählt wird, berücksichtigt dieses Schrittmachersystem das jeweils vorangegangene Intervall und arbeitet damit programmierbar frequenzbezogen (Abb. 14a). Bei Auftreten einer Extrasystolie interveniert der künstliche Schrittmacher mit einer Verzögerung (Z), die als Funktion des Abstandes der beiden vorausgegangenen Herzaktionen (Y) regelbar ist. – Bei zwei konsekutiven Extrasystolen (Abb. 14b) erfolgt die Intervallstimulation in einem Abstand (Z), der z. B. 10% kleiner ist als der der beiden vorausgegangenen Extrasystolen (Y) : Z = Y – 10%. Eine im gleichen Abstand folgende

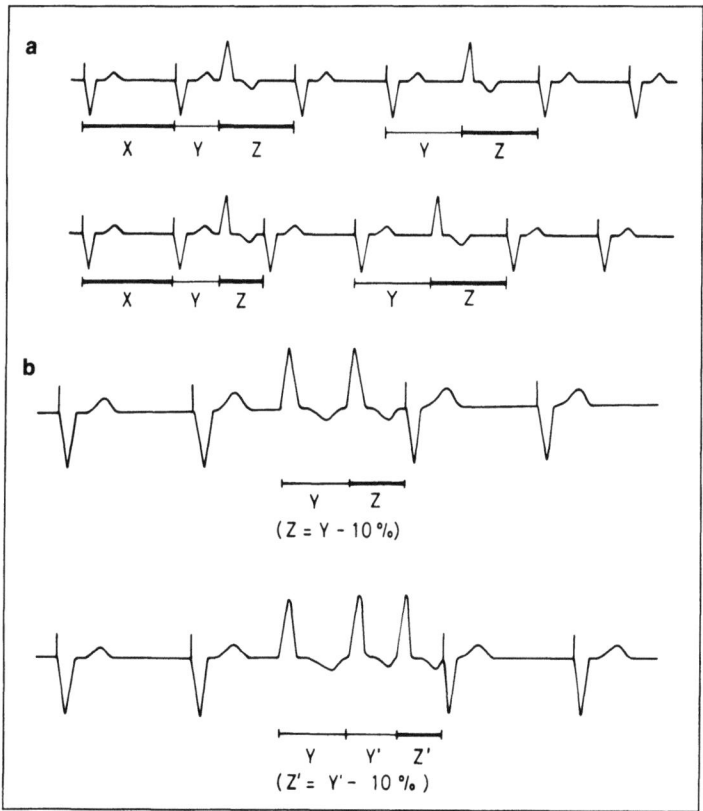

Abb. 14a, b. Schematische Darstellung unterschiedlicher Stimulationsprinzipien bei Schrittmachergrundrhythmus. **a** *obere Reihe:* Stimulationsschaltung eines konventionellen Bedarfsschrittmachers: Unabhängig vom Zeitpunkt des Einfalls einer Extrasystole erfolgt die Impulsabgabe nach einem konstanten Intervall (Z). **a** *untere Reihe:* Prinzip der frequenzbezogenen Stimulation: Bei Auftreten einer Extrasystole interveniert der Pacemaker mit einer Verzögerung, die als Funktion des Abstandes der beiden vorangegangenen Kammeraktionen regelbar ist. Z ist variabel. **b** Suppression ventrikulärer Extrasystolen durch intervallbezogene Einzelstimulation bei wechselndem RR-Abstand. Y bzw Y' entsprechen dem RR-Intervall der unmittelbar vorangegangenen Extrasystole. Z bzw. Z' bezeichnen das Stimulationsintervall

Extrasystole würde in die stimulationsbedingte Refraktärzeit fallen und damit unwirksam bleiben. Wenn aber eine weitere Extrasystole der programmierten Schrittmacherstimulation (Y – 10%) zuvorkommt, so reagiert der Schrittmacher automatisch mit einer Intervention im Abstand Z', welcher wiederum 10% kleiner ist als der der beiden vorangegangenen Extrasystolen (Y') : Z' = Y' – 10% (vgl. Abb. 14, 15).

Von insgesamt mehr als 1100 Stimulationen bei 76 Patienten waren in den Fällen, die spontan Kammerextrasystolen und Tachykardien aufwiesen, etwa die Hälfte (54%) der Schrittmacherstimulationen wirksam, d. h. es erfolgte meist nach mehreren Stimulationsversuchen in unterschiedlicher Intervallprogrammierung jeweils eine Terminierung der ventrikulären Extrasystolie bzw. Tachykardie. Bei tachykarden Kammerarrhythmien, die im Rahmen von Herzkatheteruntersuchungen (Linksherzkatheterismus, Lävokardiographie nach selektiver Koronarangiographie) (20 Patienten) auftraten, waren nur etwa ⅕ (21%) der Intervallstimulationen erfolgreich (Lüderitz et al. 1977).

Die Erfolgsquote der intervallbezogenen Stimulationstherapie ist also bei spontan auftretenden Kammertachyarrhythmien deutlich höher als bei tachykarden ventrikulären Rhythmusstörungen im Rahmen von Herzkatheteruntersuchungen. Die Ursache für diesen Befund könnte in der jeweils unterschiedlichen Genese der Rhythmusstörungen liegen.

Bei medikamentös therapierefraktären supraventrikulären Tachykardien kann die frequenzbezogene Stimulation gleichfalls wirksam sein. Bei retrograder Leitung ventrikulär applizierter Stimulationsimpulse ist die Möglichkeit der Suppression suprabifurkaler und supraventrikulärer Tachykardien bei intrakavitärer Sondenlage (rechter Ventrikel) gegeben. Hierbei ist es gelegentlich erst nach sequentieller Mehrfachstimulation und entsprechender Verlängerung der stimulationsbedingten Refraktärperiode möglich, die mutmaßlich kreisende Erregung als Ursache einer Tachykardie zu unterbrechen. Bei intraatrialer Elektrodenlage ist es mit Hilfe der programmierten Intervallstimulation möglich, auch Vorhofflattern zu terminieren. Die erfolgreichen Stimulationsversuche sind jedoch auf die Fälle beschränkt, in denen ein vergleichsweise grobes Vorhofflattern mit entsprechend hohen atrialen Potentialen eine Detektion der Vorhofaktionen durch den im Vorhof gelegenen Stimulationskatheter ermöglicht (Einzelheiten s. Lüderitz 1983).

Antiarrhythmika können das Myokard „konditionieren" bzw. für die Stimulationstherapie ansprechbar machen durch Frequenzverminderung bzw. Herabsetzen der Leitungsgeschwindigkeit im pathologischen Erregungskreis, der die behandlungspflichtige Tachykardie aufrecht erhält. Dies bedeutet klinisch, daß in therapieresistenten Situationen die kombinierte medikamentöse und elektrische antiarrhythmische Behandlung effizient sein kann. Pharmakologische Behandlung und Elektrotherapie sind also bei tachykarden Rhythmusstörungen nicht nur alternativ, sondern vor allem additiv anwendbar.

Bei vorsichtiger Beurteilung der beschriebenen Therapieergebnisse ist die Anwendung der frequenzbezogenen Intervallstimulation bei Auftreten medikamentös resistenter ventrikulärer und supraventrikulärer Tachykar-

2.8 Antitachykarde Schrittmachertherapie

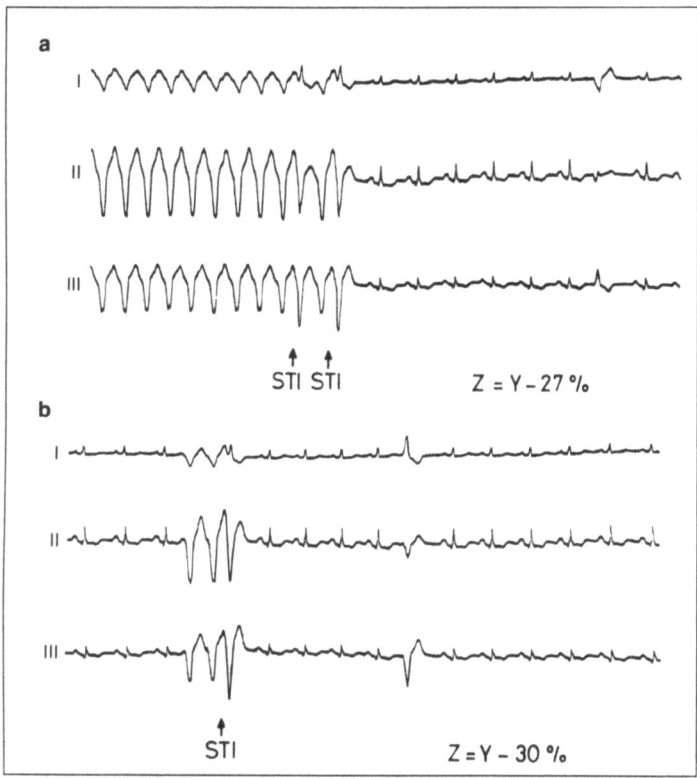

Abb. 15a, b. Rezidivierende ventrikuläre Tachykardie bei koronarer Herzkrankheit. **a** ventrikuläre Tachykardie; erst nach zweimaligem Stimulationsversuch (*STI*) ($Z = Y-27\%$) gelingt die Suppression der tachykarden Rhythmusstörung. **b** Salve ventrikulärer Extrasystolen, die durch programmierte Einzelstimulation terminiert wird. (Programmierung: $Z = Y-30\%$). Die Kammerkomplexe gleichen morphologisch denen in **a** und dürften dem gleichen heterotopen Reizbildungszentrum entstammen. Es ist anzunehmen, daß durch die sofortige Stimulation (**b**) die Entstehung einer neuen Tachykardie verhindert wurde

dien gerechtfertigt, ebenso bei salvenartig auftretenden Kammerextrasystolen als Vorläufer lebensbedrohlicher Kammertachykardien, unabhängig vom Grundleiden. Ein Behandlungsversuch erscheint insbesondere zur Beherrschung tachykardiebedingter bedrohlicher Situationen bei kardiochirurgischen Patienten und im Anschluß an einen Myokardinfarkt sinnvoll. Gegenüber der elektrischen Defibrillation hat dieses Verfahren den Vorteil der nahezu unbeschränkt wiederholbaren automatischen Anwendung. Gelegentlich ist dieses Schrittmacherprinzip mit intraventrikulär liegender Reizsonde bei supraventrikulären Tachykardien im Rahmen eines WPW-Syndroms indiziert; nicht anwendbar ist es bei Kammerflattern und Kammerflimmern sowie bei Vorhofflimmern. Bei medikamentös therapieresistentem Vorhofflattern kann ein Behandlungsversuch mit der programmierten Intervallstimulation jedoch durchaus erfolgreich sein. Durch frequenzbezogene Salvenstimulation wird die Suppression von Tachykardien möglich, die sich durch Einfach- und Doppelstimulation nicht terminieren lassen.

Als seltene Komplikation der frequenzbezogenen Stimulation ist die Auslösung heterotoper Reizbildung durch die mechanische Irritation der Schrittmachersonde oder die Entstehung ektopischer Rhythmen im Gefolge der elektrischen Stimulation möglich. In einem Falle von Kardiomyopathie und zwei Fällen mit akutem Myokardinfarkt und Kammertachykardie beobachteten wir während der Regularisierungsversuche Kammerflimmern, das durch elektrische Defibrillation beseitigt werden konnte. Der Einsatz der programmierten Intervallstimulation sollte daher nur unter Intensivstationsbedingungen vorgenommen werden.

2.8.3 Implantierbare antitachykarde Schrittmacher

Die positiven Ergebnisse, die mit den verschiedenen extern anwendbaren Stimulationsmethoden bei medikamentös therapieresistenten Tachykardien erzielt wurden, ließen die Entwicklung implantierbarer Schrittmachersysteme zur repetitiven Anwendung der Elektrostimulation bei der antitachykarden Langzeittherapie sinnvoll erscheinen (Tabelle 5). – Wir übersehen eine Reihe von Patienten, bei denen medikamentös therapierefraktäre tachykarde Rhythmusstörungen bestanden und nach invasiver elektrophysiologischer Abklärung jeweils individuelle, an die bestehende Rhythmusstörung

---

Tabelle 5. Antitachykarde Therapie mit implantierbaren Schrittmachern

Ort der Stimulation	*Steuerung der Impulsabgabe*
rechter Vorhof	patientengesteuert
rechter Ventrikel	Magnetschalter
rechter Vorhof und Ventrikel	induktive Kopplung
Sinus coronarius	fremdgesteuert
	externe Triggerung
Impulsfrequenz und Stimulationsmodus	EKG-gesteuert
gekoppelte Einzelimpulse	Tachykardiedetektion
fixe Kopplung	automatische Impulsabgabe
frequenzbezogene Kopplung	entfällt bei permanenter Stimulation
progressives Kopplungsintervall	
Overdrive-Pacing, $f_{stim} > f_{tach}$	*Dauer der Impulsabgabe*
kompetitive Stimulation, $f_{stim} < f_{tach}$	bedarfsgesteuerte Kurzzeitstimulation
Hochfrequenzstimulation,	permanente Stimulation
f_{stim} 250–1200/min	

f_{stim} = Stimulationsfrequenz
f_{tach} = Frequenz der im Einzelfall vorherrschenden Tachykardie

2.8 Antitachykarde Schrittmachertherapie

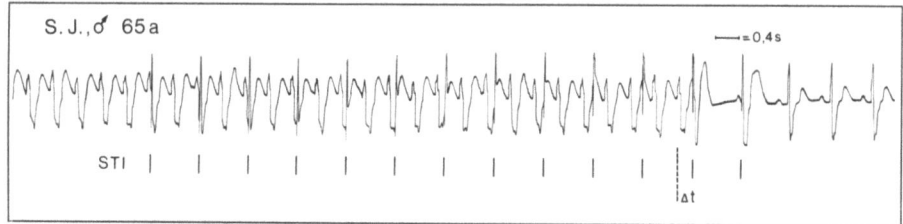

Abb. 16. Patientengesteuerte (magnetgeschaltete) Tachykardieterminierung bei Zustand nach Myokardinfarkt und rezidivierenden Kammertachykardien. Monitorableitung (*STI* = Impulsfolge, *Δt* = effektives Stimulationsintervall: 240 ms). Bei Auftreten der Tachykardie hält der Patient einen Magneten über das implantierte Aggregat und führt so die kompetitive Stimulation durch, bis eine Elektrosystole mit randomisiert effektiver Vorzeitigkeit die Rhythmusstörung beendet. Es folgt ein regelmäßiger normofrequenter Sinusrhythmus (Naumann d'Alnoncourt u. Lüderitz 1979)

adaptierte Aggregate implantiert wurden. Während der vorangegangenen diagnostischen Stimulation waren bei spontanem Auftreten oder nach Auslösung der Rhythmusstörung der effektive Stimulationsmodus, der optimale Stimulationsort, die wirksame Stimulationsfrequenz sowie die Art der Schrittmachersteuerung und die Dauer der Impulsabgabe bestimmt worden (vgl. Lüderitz et al. 1981, Naumann d'Alnoncourt u. Lüderitz 1979).

Bei einigen Patienten erfolgte die Impulsauslösung patientengesteuert durch Magneteinschaltung über ein „reed relay", (Abb. 16) bei anderen Patienten setzte die Impulsauslösung automatisch EKG-gesteuert ein (vgl. auch Abb. 18). Ein derartiger Schrittmachertyp besitzt einen speziellen Eingangskreis, über den, nach Detektion von 4 Herzzyklen mit einem QRS-Abstand von weniger als 233 ms (entsprechend einer Frequenz von 258/min), ein Impulsgenerator angesteuert wird, der dann die vorprogrammierte Impulsfrequenz, ggf. wiederholt, abgibt. Die wirksame Stimulationsdauer lag bei 1–6 s, die Stimulationsfrequenz zwischen 400 und 1016/min.

Bei einigen Patienten mit supraventrikulären und ventrikulären Tachyarrhythmien wurde ein Aggregat zur kompetitiven Stimulation implantiert, einmal als patientengesteuerte Ausführung (Abb. 16), wobei die Aktivierung des Schrittmachers bei Bedarf über einen Magnetschalter erfolgte, bzw. als festfrequente Dauerstimulatoren (vgl. Lüderitz 1981).

Die Tabelle 6 gibt eine Übersicht über ein Patientenkollektiv, das von uns mit implantierten antitachykarden Schrittmachern versorgt wurde.

Bei 12 Patienten wurden insgesamt 13 antitachykarde Schrittmachersysteme implantiert, die individuell an die jeweilige Rhythmusstörung adaptiert waren. Während der vorangegangenen diagnostischen Stimulation waren bei spontanem Auftreten oder nach Auslösung der Rhythmusstörung der effektive Stimulationsmodus, der optimale Stimulationsort, die wirksame Stimulationsfrequenz sowie die Art der Schrittmachersteuerung und die Dauer der Impulsabgabe bestimmt worden (Tabelle 6). Als Stimulationsmodus kamen die Overdrive-Stimulation, die kompetitive Stimulation (Abb. 16, 17) und die atriale Hochfrequenzstimulation (Abb. 18, 19) zur

Tabelle 6. Behandlung medikamentös therapierefraktärer Tachykardien durch implantierbare Schrittmacher bei 12 Patienten (13 antitachykarde Aggregate, 14 Programmierungen). ↓ = Abnahme; – = keine Änderung; *SVT* supraventrikuläre Tachykardie; *AF* Vorhofflattern; *VT* ventrikuläre Tachykardie; *KHK* koronare Herzkrankheit; *WPW* Wolff-Parkinson-White-Syndrom

	Stim.-Ort	Stim.-Modus Frequenz	Steuerung der Impulsabgabe	Stim.-Dauer	Rhythmusstörung	Grunderkrankung	Anfallsdauer	Anfallshäufigkeit
S. K. ♂ 57 a	Re Vorhof	Hochfrequenz 400/min	Pat.-gesteuert	Wählbar	SVT	KHK	↓	–
H. H. ♀ 50 a	Re Vorhof	Hochfrequenz 1016/min	EKG-gesteuert	5,6 s	AF	Kardiomyopathie	↓	–
G. E. ♂ 53 a	Re Vorhof	Kompetitiv 75/min	EKG-gesteuert	2 s	AF	KHK	↓	–
Z. E. ♂ 20 a	Re Vorhof	Kompetitiv 90/min	–	Permanent	SVT	Z. n. Myokarditis	↓	↓
H. J. ♀ 63 a	Re Vorhof	„Overdrive" 80/min	–	Permanent	SVT	WPW-Syndrom	↓	↓
G. J. ♀ 50 a	Re Ventrikel	Kompetitiv 90/min	–	Permanent	VT	Kardiomyopathie	↓	↓
S. J. ♂ 65 a	Re Ventrikel	Kompetitiv 70/min	Pat.-gesteuert	Wählbar	VT	KHK	↓	↓
S. A. ♂ 15 a	Re Ventrikel	Kompetitiv 80/min	–	Permanent	SVT	Z. n. Myokarditis	↓	↓
W. W. ♂ 63 a	Re Vorhof	Elektiv 70–400/min	Fremdgesteuert	Wählbar	AF	KHK	↓	↓
– 66 a	Re Vorhof	Hochfrequenz 720/min	EKG-gesteuert	4 s	AF	KHK	↓	↓
S. S. ♂ 41 a	Re Vorhof	Hochfrequenz 714/min	Pat.-gesteuert	Wählbar	SVT	WPW-, Sinus-Knotensyndrom	↓	↓
S. E. ♀ 29 a	Re Vorhof	Hochfrequenz 800/min	EKG-gesteuert	8,5 s	SVT	Z. n. Myokarditis	↓	↓
M. G. ♂ 66 a	Re Ventrikel	Hochfrequenz 156/min	Pat.-gesteuert	3,4 s	VT	KHK	↓	–
	Re Ventrikel	Kompetitiv/ Hochfrequenz 210/min	Pat.-gesteuert	2,3 s	VT	KHK	↓	–

2.8 Antitachykarde Schrittmachertherapie

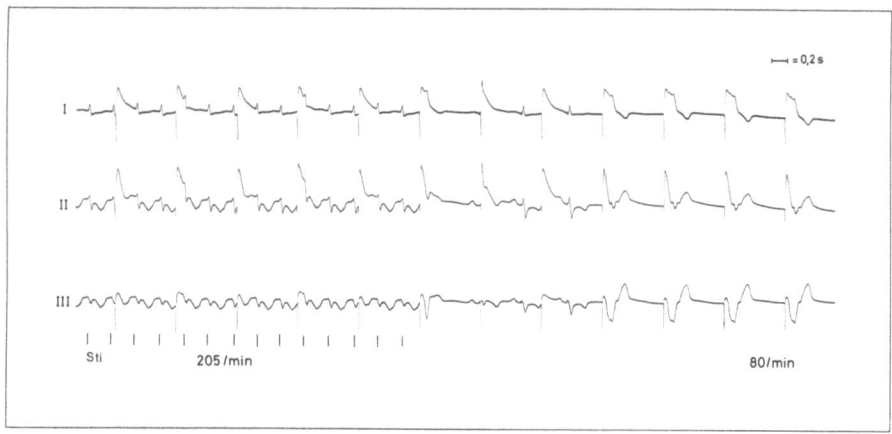

Abb. 17. 18jähriger Patient, Zustand nach Myokarditis. Terminierung einer supraventrikulären Tachykardie nach Schrittmacherimplantation durch kompetitive Ventrikelstimulation (*I, II, III* Extremitätenableitungen, Δt = effektives Stimulationsintervall). Bei festfrequenter rechtsventrikulärer Schrittmacherstimulation war eine Tachykardie mit einer Frequenz von 205/min aufgetreten. Nach kurzer Latenz unterbricht eine zeitgerecht kritisch initiierte Ventrikeldepolarisation (Δt: 210 ms) die Rhythmusstörung. Es folgt nach einigen interpolierten Eigenaktionen ein regelmäßiger Schrittmacherrhythmus

Anwendung. Die atriale Hochfrequenzstimulation wurde bei supraventrikulärer Tachykardie und bei tachysystolischem Vorhofflattern eingesetzt. Bei 4 Patienten erfolgte die Impulsauslösung patientengesteuert durch Auflegen eines Magneten. Dieser Magnet betätigt einen Magnetschalter (Reed Relay) im implantierten Schrittmacher und aktiviert so den Stimulationskreis. Bei dem Orthocor-II-System ist eine zusätzliche patienteninitiierte Burst-Auslösung möglich. Bei 3 anderen Patienten mit supraventrikulären Tachykardien setzte die Impulsauslösung automatisch EKG-gesteuert ein. Bei der EKG-Steuerung überwacht der Schrittmacher über den Elektrodenkatheter ständig den Abstand aufeinanderfolgender EKG-Signale und löst bei Unterschreiten einer kritischen Zykluslänge und Überschreiten einer kritischen Anzahl aufeinanderfolgender kurzer Intervalle die vorprogrammierte Impulsfolge aus. Nach Beendigung der Stimulation beginnt erneut – nach einer vorgegebenen Latenz – die Überwachung der Herzzyklen. Das überwachungsfreie Intervall nach Stimulation verhindert die vorzeitige Wiederholung der Stimulation falls – wie nicht selten beobachtet – die Tachykardie erst einige Sekunden nach Beendigung der Stimulation sistiert. Bei den 7 Patienten lag die wirksame Stimulationsdauer bei 2–8,5 s, die Stimulationsfrequenz zwischen 210 und 1016/min.

Bei 6 Patienten mit supraventrikulären und ventrikulären Tachykardien wurde ein Aggregat zur kompetitiven Stimulation implantiert, zweimal als patientengesteuerte Ausführung, wobei die Aktivierung des Schrittmachers bei Bedarf über einen Magnetschalter erfolgte und viermal als festfrequente Dauerstimulatoren. Die Stimulationsfrequenzen lagen zwischen 53 und 90/

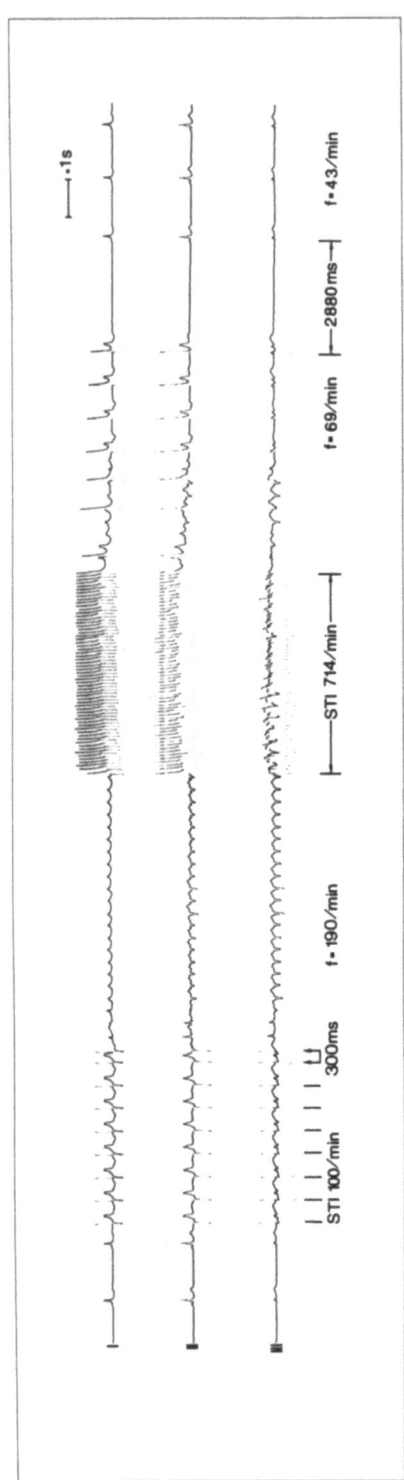

Abb. 18. 41jähriger Patient mit WPW- und Sinusknoten-Syndrom und supraventrikulären Tachykardien. Fortlaufende Registrierung während der Implantation eines antitachykarden Schrittmachers mit rechtsatrialer Sondenlage, *I, II, III* Extremitätenableitungen. Durch Ankoppelung eines vorzeitigen Impulses in einem Intervall von 300 ms bei rechtsatrialer Basisstimulation von 100/min. Auslösung einer supraventrikulären Reentry-Tachykardie mit einer Frequenz von 190/min, Auslösung einer Burst-Stimulation durch Magnetauflage (Reed-Relay) (Frequenz 714/min) für 5,3 s: Terminierung der Tachykardie; nach einigen Herzaktionen übernimmt der Schrittmacher entsprechend der Demand-Frequenz von 69/min die Herzschlagfolge. Eine passagere Diskonnektion der Reizsonde von der Batterie führt zu einer Asystolie bzw. Sinusknotenerholungszeit von 2880 ms, entsprechend des zugleich bestehenden Sinusknoten-Syndroms. Danach besteht ein bradyfrequenter Sinusrhythmus (Frequenz 43/min)

2.8 Antitachykarde Schrittmachertherapie

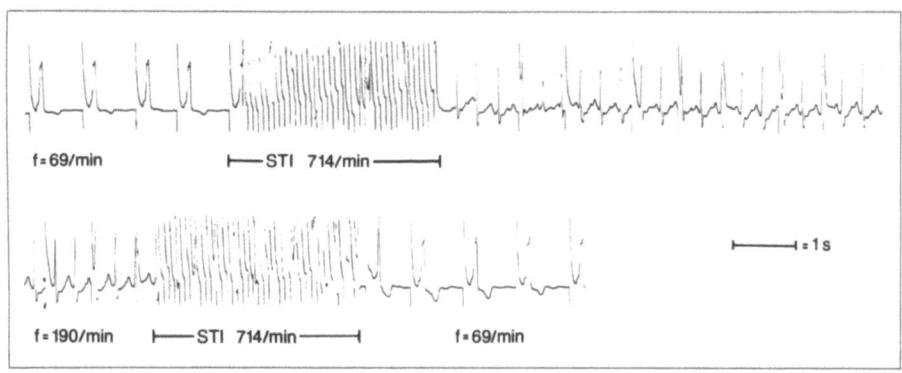

Abb. 19. 41jähriger Patient mit WPW- und Sinusknoten-Syndrom (vgl. Abb. 18) und supraventrikulären Tachykardien nach Implantation eines patientengesteuerten antitachykarden Schrittmachers. Fortlaufende Monitorregistrierung. Herzfrequenz 69/min, entsprechend der Demand-Frequenz des Schrittmacheraggregats. Durch versehentliches Magnetauflegen bzw. Auslösen einer atrialen Hochfrequenzstimulation (Frequenz 714/min) Initiierung einer supraventrikulären Tachykardie (Frequenz 190/min). Eine erneute patienteninduzierte Hochfrequenzstimulation führt zur Beseitigung der Tachykardie. Die vorbestehende Herzschlagfolge ist wieder hergestellt (Lüderitz et al. 1981)

min. Anhand der folgenden Krankheitsverläufe sollen einige Besonderheiten der antitachykarden Schrittmachertherapie dargestellt werden:

Kasuistik I
(S. S., m., 42 J.)
Seit 1970 rezidivierende Tachykardien mit Kollapszuständen, einmalige Bewußtlosigkeit. Seit 8 Jahren arbeitsunfähig. Diagnose eines Wolff-Parkinson-White-(WPW-)Syndroms. Therapieresistenz der Tachykardien gegenüber den üblichen medikamentösen Antiarrhythmika einschließlich Ajmalin. Koronarangiographie ohne pathologischen Befund. Zuweisung wegen persistierender Tachykardien.

Elektrophysiologische Erstuntersuchung: WPW-Syndrom mit akzessorischer Leitungsbahn zwischen rechtem Vorhof und rechter Kammer sowie Reentry-Tachykardie mit einer Frequenz von 215/min. Regelmäßige Unterbrechung der supraventrikulären Reentry-Tachykardie durch atriale Hochfrequenzstimulation. Ajmalin (75 mg i.v.) führte zu einer Frequenzabnahme der Tachykardie, vorwiegend über eine Verzögerung der Impulsleitung via AV-Überleitung. Persistenz der Delta-Welle während Sinusrhythmus unter Ajmalin. Deutliche Verlängerung der maximalen Sinusknotenerholungszeit (2880 ms); Diagnosen: WPW-Syndrom Typ B, Sinusknoten-Syndrom.

Elektrophysiologische Nachuntersuchung nach oraler Propafenontherapie (900 mg/Tag): Persistenz der Delta-Welle; keine signifikante Änderung von Tachykardiefrequenz, Echozone zur Auslösung von Tachykardien, atrialer und ventrikulärer Refraktärzeit sowie Refraktärzeit der akzessorischen AV-Überleitung. Regelhafte Unterbrechungsmöglichkeit der induzierten supraventrikulären Tachykardie durch festfrequente rechtsventrikuläre Stimulation. Bei fortlaufender Ventrikelstimulation jedoch erneute Auslösung supraventrikulärer Tachykardien. – Da im Beobachtungszeitraum von 4 Wochen keine Tachykardien unter Propafenon (3 × 150 mg Rytmonorm/Tag p.o.) und eine arrhythmiefreie Belastbarkeit von 125 W gegeben war, zunächst neuerlicher medikamentöser Behandlungsversuch. Da trotz Propafenongabe im weiteren Verlauf bedrohliche Tachykardien auftraten, die dreimal durch Defibrillation terminiert werden mußten, erfolgte die erneute stationäre Aufnahme. In Anbetracht der Therapierefraktärität entschlossen wir uns zur Implantation eines antitachykarden Schrittmachers mit rechtsatrialer Sondenlage (vgl. Tab. 6): IDP 64 (Sonderanfertigung der Fa. Biotronic Berlin) mit einer Demand-Frequenz (69/min) wegen des gleichzeitig bestehenden Sinusknoten-Syndroms.

Die durch Magnetauflage auslösbare Burst-Frequenz lag bei 714 Impulsen/min. Die während (Abb. 18) und nach der Implantation durchgeführten Kontrolluntersuchungen zeigten, daß durch den Schrittmacher die artifiziell ausgelösten ebenso wie die spontan auftretenden Tachykardien regelmäßig terminiert wurden. Ein versehentliches Auflegen des Magneten bzw. Auslösen der Burst-Stimulation führte zur Initiierung einer supraventrikulären Tachykardie, die jedoch durch erneute Hochfrequenzstimulation sofort wieder unterbrochen wurde (Abb. 19). Die Begleitmedikation bestand in 3 × 40 mg Propranolol täglich p.o. und 3 × 100 mg Disopyramid täglich p.o.

In dem bisherigen Beobachtungszeitraum (36 Monate) zeigte sich eine deutliche subjektive und objektive Besserung des Allgemeinbefindens des Patienten durch Abnahme der Tachykardiedauer und Tachykardieinzidenz. – In diesem Fall wurde also der antitachykarden Schrittmachertherapie der Vorzug gegenüber einer risikobelasteten operativen Intervention gegeben. – Grundsätzlich wäre auch eine festfrequente ventrikuläre Schrittmacherstimulation in Frage gekommen, die sich jedoch wegen der ständigen Selbstauslösung neuer Tachykardien verbot.

Kasuistik II
(W. W., m., 68 J.)

Bei einem anderen Patienten wurde ein neuartiges multiprogrammierbares automatisches System implantiert (Cyber Tach 60; Intermedics).

Seit 5 Jahren Tachysystolie bei paroxysmalem Vorhofflattern; koronare Herzkrankheit. Tachykardie mehrmals täglich mit Stenokardie und Schwindel. Globale Herzinsuffizienz und Ruhedyspnoe und prätibialen Ödemen. Vorhoffrequenz um 280/min, Kammerfrequenz bis 190/min. Bei diesem Patienten erfolgte die Implantation des Cyber-Tach-60-Systems (vgl. Abb. 20), das nach vorangegangener diagnostischer Stimulation wie folgt programmiert wurde: Nach 8 s detektierter Vorhofflatterwellen erfolgt die Stimulation mit einer Frequenz von 720/min über 4 s und initiiert Vorhofflimmern, das kurze Zeit später in Sinusrhythmus revertiert. Die effektive Kammerfrequenz wird bereits mit Auftreten des Vorhofflimmerns auf ca. 90/min reduziert.

Kasuistik III
(M. G., m., 66 J.)

Spezielle Probleme ergaben sich bei einem 66jährigen Patienten mit medikamentös therapierefraktären Kammertachykardien. Zustand nach 2 Myokardinfarkten (Vorderwand, Hinterwand). Seit 8 Jahren rezidivierende Ventrikeltachykardien, wiederholt Krankenhausaufenthalte wegen rezidivierender Kammertachykardien. Medikamentöse Therapieresistenz gegenüber Ajmalinbitartrat, Propranolol, Lidocain, Chinidin, Propafenon, Aprindin, Metoprolol, Disopyramid und deren Kombinationen. Frequenz der Kammertachykardien bis 170/min. Insgesamt waren zehnmalige Elektroschockbehandlungen notwendig (50–100 Ws). Der Patient wurde niemals synkopal. An Begleitkrankheiten ist ein Diabetes mellitus erwähnenswert. Das vor stationärer Aufnahme abgeleitete Langzeit-EKG ließ Bigeminie, salvenartiges Auftreten ventrikulärer Extrasystolen und Kammertachykardien mit Frequenzen zwischen 130–170/min bei rechtsschenkelblockartiger Deformierung der Kammerkomplexe erkennen. Herzkatheteruntersuchung einschließlich Koronarangiographie: HZV 3,45 l/min, Herzindex 1,72 l/min/m², Auswurffraktion 32%. Hypo- bis Akinesie der Hinterwand, Stenose des Ramus interventricularis anterior von 60%, subtotale Stenose des 1. Diagonalastes, 60%ige Stenose der rechten Herzkranzarterie.

Die programmierte Vorhof- und Ventrikelstimulation (Aprindin 100 mg/Tag, Betametildigoxin 2 × 0,1 mg/Tag, Metoprolol 2 × 25 mg/Tag, jeweils p.o.) ergab die leichte Auslösbarkeit einer Kammertachykardie niedriger Frequenz (120/min).

Die elektrophysiologische Nachuntersuchung unter Disopyramid: 3 × 150 mg, Betametildigoxin 2 × 0,1 mg und Metoprolol 2 × 25 mg/Tag ergab eine erschwerte Auslösbarkeit einer niedrigfrequenten Kammertachykardie (120/min). Es erfolgte eine regelhafte Terminierung durch Overdrive-Suppression. Eine weitere elektrophysiologische Nachuntersuchung unter Amiodaron 3 × 200 mg/Tag erbrachte eine leichte Induzierbarkeit einer Kammertachykardie (Frequenz 136/min) durch programmierte Ventrikelstimulation. – Wir entschlossen uns in

2.8 Antitachykarde Schrittmachertherapie

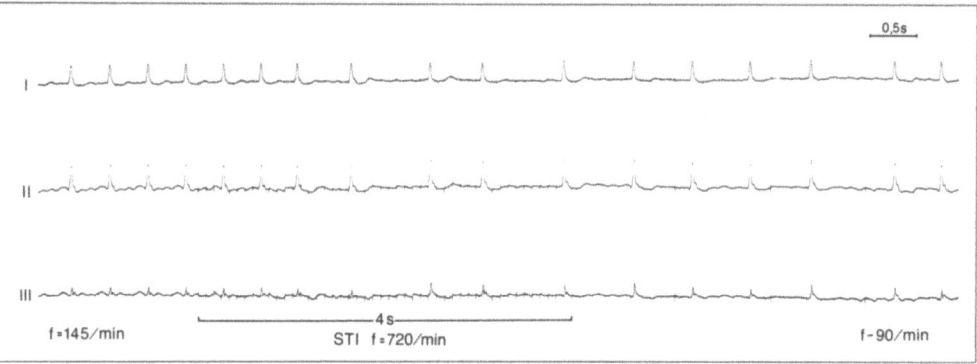

Abb. 20. Terminierung von tachysystolischem Vorhofflattern. 66jähriger Patient mit einer effektiven Kammerfrequenz von 145/min bei Vorhofflattern. Das implantierte multiprogrammierbare Aggregat Cyber Tach 60 (Intermedics) interveniert nach 8 detektierten Vorhofflatterwellen mit einer Stimulationsfrequenz von 720/min (über 4 s) und initiiert Vorhofflimmern mit einer Kammerfrequenz von 90/min, das kurze Zeit später in Sinusrhythmus übergeht

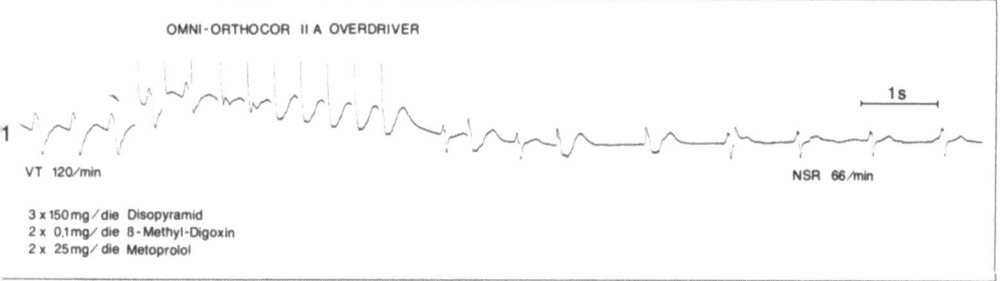

Abb. 21. Antitachykarde Schrittmacherstimulation bei einem 66jährigen Patienten mit ventrikulärer Tachykardie (*VT*) auf der Grundlage einer koronaren Herzkrankheit. Unter der o. g. Therapie Verminderung der Tachykardiefrequenz von ca. 150/min auf 120/min. Durch Magnetauflage (Orthocor-Overdriver IIa) auf den implantierten Omni-Orthocor-Schrittmacher Umschlag auf starrfrequente Stimulation (53/min). Durch Auslösung der vorprogrammierten Salvenstimulation am Overdrive-Gerät (10 Impulse entsprechend einer Frequenz von 156/min) Suppression der ventrikulären Tachykardie. Es folgt ein normaler Sinusrhythmus (*NSR*) mit einer Schlagfolge von 66/min

Anbetracht dieser Ergebnisse zur Implantation eines antitachykarden Schrittmachersystems (Omni-Orthocor IIa Overdriver) nach Einleitung einer Disopyramidmedikation (vgl. Abb. 21). Der multiprogrammierbare Overdriver wird durch Magnetauflage auf den implantierten Omni-Orthocor-Schrittmacher umgeschaltet entsprechend einer (programmierten) Demand-Frequenz von 53/min in starrfrequentem Stimulationsmodus. Durch Auslösung einer vorprogrammierten Salvenstimulation am Overdrive-Gerät (hier: 10 Impulse entsprechend einer Frequenz von 156/min) erfolgte die Suppression der Ventrikeltachykardie. Es folgt ein normaler Sinusrhythmus.

Nach Überprüfung der regelhaften und sicheren Unterbrechbarkeit rezidivierender Kammertachykardien durch das implantierte System wurde der Patient in die häusliche Pflege entlassen. Innerhalb der folgenden 2 Monate wendete der Patient das System achtmal mit Erfolg an. Es erfolgte jeweils eine (prompte) Unterbrechung der Kammertachykardie. Drei Monate später erwies sich eine neu aufgetretene Tachykardie als elektrotherapeutisch resistent. Es war eine DC-Defibrillation notwendig. Unter Erhöhung der Disopyramidmedikation auf 4×150 mg/Tag p.o., bestand Beschwerdefreiheit über einen kurzen Zeitraum. Eine abermals aufgetretene Kammertachykardie wurde durch zusätzliche Injektion von 50 mg Ajmalin i.v. unterbrochen.

Eine weitere elektrophysiologische Untersuchung unter Ajmalinbitartrat 3×20 mg, Betametildigoxin 2×0,1 mg und Metoprolol 2×25 mg/Tag (p.o.) ergab eine wesentliche Veränderung im Vergleich zum Vorbefund: Es waren zwei unterschiedliche Tachykardien durch programmierte Ventrikelstimulation auslösbar. Eine Tachykardie wies eine Frequenz von 220/min bei rechtsschenkelblockartiger Deformierung der Kammerkomplexe auf. Durch Überstimulation war die schnelle Form der Tachykardie terminierbar. Eine andere Tachykardieform (ebenfalls rechtsschenkelblockartig) zeigte eine Frequenz von 130/min. Weder durch starrfrequente (kompetitive) Stimulation noch durch Hochfrequenzstimulation gelang die Terminierung. Die ventrikuläre Hochfrequenzstimulation führte zu einer Akzeleration der Kammertachykardie mit einer Frequenzzunahme auf 275/min. Diese Tachykardieform machte eine elektrische Defibrillation (50 Ws) notwendig.

Eine Wiederholungsuntersuchung unter der Therapie von Disopyramid 4×150 mg, Mexiletin 6×100 mg, Betametildigoxin 2×0,1 mg und Metoprolol 2×25 mg/Tag (jeweils p.o.) führte wiederum zur Auslösung von zwei verschiedenen Tachykardieformen. Eine Tachykardie zeigte bei rechtsschenkelblockartiger Deformierung eine Frequenz von 200/min, eine zweite Tachykardie eine niedrigere Frequenz von 110–120/min. Beide Tachykardieformen (insgesamt 15malige Auslösung) konnten nach Mehrfachintervention mit dem Omnicor-Overdriver supprimiert werden. Es erfolgte keine Akzeleration und keine Degeneration der Kammertachykardie (Abb. 22).

Eine abschließende Re-Investigation ohne jedwede Therapie erbrachte die leichte Auslösbarkeit einer Kammertachykardie mit einer Frequenz von 155/min, die elektrostimulatorisch nicht terminierbar war. Erst nach Injektion von 25 mg Ajmalin und Frequenzreduktion auf 118/min erwies sich die Tachykardie als durch Überstimulation mit einer Frequenz zwischen 170 und 210/min terminierbar. Eine „versehentliche" Auslösung der Stimulation (Starrfrequenz, Overdriving) führte zu keiner Tachykardie und erwies sich somit als ungefährlich.

Zusammenfassend ist festzustellen, daß sich bei dem genannten Patienten eine Änderung des elektrophysiologischen Bildes innerhalb von zwei Monaten ergeben hatte, das zu einer erschwerten elektrostimulatorischen Unterbrechbarkeit der Kammertachykardien geführt hatte. Unter der kombinierten Behandlung einer leitungsverzögernden (Disopyramid) und leitungsverkürzenden Substanz (Mexiletin) (Abb. 22) erfolgte nach Umprogrammierung des Aggregats (Burst-Frequenz 210/min) die Entlassung des Patienten in die häusliche Pflege (Lüderitz 1981, 1983).

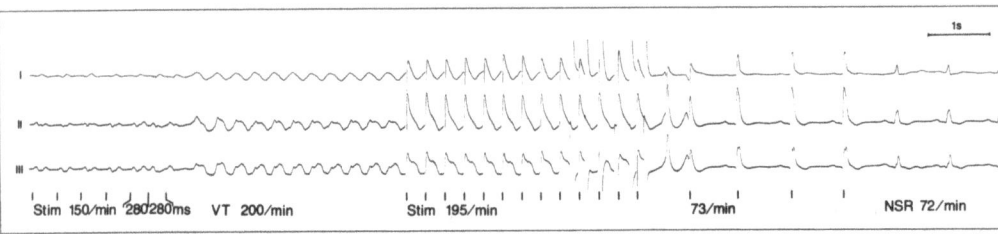

Abb. 22. Gleicher Patient wie in Abb. 21. Nach 9 Wochen Auftreten einer elektrotherapeutisch refraktären ventrikulären Tachykardie. Bei diagnostischer Stimulation unter der im Text genannten medikamentösen Begleittherapie Auslösung einer höherfrequenten Kammertachykardie (200/min), die eine Umprogrammierung des Aggregates (Orthocor-Overdriver IIa) erforderlich macht. Unter der Stimulationsfrequenz von 200/min erfolgt nach Impulsabgabe die Unterbrechung der Tachykardie. Es wird die (unerwartete) positive QRS-Steuerung des Aggregats erkennbar. Es ist davon auszugehen, daß sich im zeitlichen Verlauf von 9 Wochen (Zeitabstand zwischen Abb. 21 und Abb. 22) das elektrophysiologische Muster der Ventrikeltachykardie des Patienten geändert hat (Einzelheiten s. Text)

2.8 Antitachykarde Schrittmachertherapie

Fazit: Bei allen 12 Patienten (mit insgesamt 13 Aggregaten bei 14 verschiedenen Stimulationsprogrammierungen) war nach Implantation des antitachykarden Schrittmachers mithin eine signifikante klinische Besserung der Arrhythmien mit Reduktion der Anfallsdauer und/oder Anfallshäufigkeit zu erreichen (Tab. 6). Bei Patienten mit EKG-gesteuerten Aggregaten oder kompetitiv stimulierenden Schrittmachern wurde die Dauer der Tachykardie auf wenige Sekunden reduziert. Bei Patienten mit fremdgesteuerten und patientengesteuerten Schrittmachern dauerte die Tachykardie naturgemäß bis zur Durchführung der Stimulation an. Bei Patienten mit antitachykarden Schrittmachern und zusätzlicher Basisstimulation mit einer Frequenz, die 10–20% über der Ruhe-Eigenfrequenz lag, wurde auch die Häufigkeit der Tachykardieanfälle reduziert.

Mit Ausnahme eines Falles wurde bei allen Patienten eine zusätzliche medikamentöse Therapie durchgeführt, die zur Abnahme der Tachykardiefrequenz um 5–25% führte (vgl. Lüderitz et al. 1981).

Tachylog-System

In einer aktuellen Studie wurde der neue Tachylog-Schrittmacher als antitachykardes System bei anderweitig therapieresistenten supraventrikulären Tachykardien eingesetzt (Gerckens et al. 1985).

Das Tachylog-System (Tachylog P 46) ist ein multiprogrammierbares Aggregat. Die technische Auslegung des Gerätes ist der Tabelle 7 zu entnehmen. – Zur Tachykardieerkennung dienen zwei Kriterien: Die Interventionsfrequenz und der Frequenzsprung bei Auftreten einer Tachykardie. Bei 10 Patienten (Alter 20 bis 68 Jahre) mit medikamentös therapierefraktären supraventrikulären Tachykardien wurde das Schrittmacheraggregat mit

Tabelle 7. Tachylog P46-651: Mikroprozessor-gesteuerter Einkammer-Schrittmacher mit antibradykarder und antitachykarder Stimulationsfunktion

Unipolare und bipolare Funktionsweise

Tachykardie-Erkennungskriterien:
- Interventionsfrequenz
- Frequenzsprung

Tachykardie-Terminierung:
- Kompetitive (randomisierte) Stimulation
- Salven-(„Burst"-)Stimulation
- Selbstsuch-System („self search")
- Scanning-Modus

Interaktive Funktion (getriggerte Stimulation)

Diagnostische Funktion (Datenspeicher):
- Tachykardieinzidenz
- Tachykardiefrequenz/Frequenzsprung
- Effektivität der Termination

Multiprogrammierbare antibradykarde Stimulation

Tabelle 8. Supraventrikuläre Tachyarrhythmien (SVT). Tachylog P46-651

Patient	Alter	Ge-schlecht	Diagnose	SVT-Frequenz	Stimulationsform	Verlauf	Inter-ventionen
1. L. S.	42 a	W	WPW	155 min^{-1}	Self search 5 STI	10 Mo	215
2. L. W.	44 a	M	AV-R	160 min^{-1}	Burst 6 STI	9½ Mo	42
3. W. H.	68 a	W	AV-R	135 min^{-1}	Explantation wg. Detektionsstörung		
4. L. M.	20 a	W	WPW	210 min^{-1}	Burst 9 STI	7 Mo	21
5. J. M.	55 a	M	AV-R	130 min^{-1}	Self search 5 STI	6½ Mo	10
6. F. M.	47 a	W	AV-R	180 min^{-1}	Burst 8 STI	6 Mo	15
7. Z. J.	39 a	M	WPW	170 min^{-1}	Burst 10 STI	5 Mo	64
8. J. M.	66 a	W	AV-R	150 min^{-1}	Burst 8 STI	1 Mo	12
9. T. M.	54 a	W	AV-R	150 min^{-1}	Burst 10 STI	½ Mo	4
10. H. U.	45 a	M	WPW	180 min^{-1}	Self search 4 STI	½ Mo	2

WPW = Wolff-Parkinson-White-Syndrom
AV-R = Atrioventrikularknoten-Reentry

2.8 Antitachykarde Schrittmachertherapie

atrialer Sondenlage implantiert (vgl. Tabelle 8). Viermal handelte es sich um ein Wolff-Parkinson-White-Syndrom, 6× um AV-Knoten-Reentry-Tachykardien. Die mittlere Frequenz der therapiepflichtigen supraventrikulären Tachykardien betrug 160/min (130/min bis 210/min); d. h. es war auch die Therapie niederfrequenter, symptomatischer supraventrikulärer Tachyarrhythmien mit Frequenzen unterhalb 140/min durch Kombination der Erkennungskriterien möglich (2 Patienten). Durch Triggerung des Schrittmachers (AAT-Modus) mittels Brustwandstimulation – sog. Interaktiv-System – wurde die jeweils effektive Terminationsform ermittelt. Eine salvenartige „Burst"-Stimulation in Form von 8 bis 10 konsekutiven Impulsen mit einem Intervall von 220 bis 280 ms war bei 5 Patienten effektiv; viermal war die automatische Variation der Kopplungsintervalle („Selbstsuch-System") der randomisierten Stimulation überlegen (vgl. Abb. 23). Im Beobachtungszeitraum (7±2 Monate) konnten 2 bis 215 erfolgreiche Terminationen pro Patient mittels der Holter-Funktion des implantierten Aggregats erfaßt werden. Das „Interaktiv-System" erlaubt die Programmierung des jeweils optimalen Stimulationsmodus.

Nach unseren ersten Erfahrungen stellt das neue Tachylog-System somit eine wichtige therapeutische Bereicherung bei supraventrikulären Tachykardien dar (Gerckens et al. 1985).

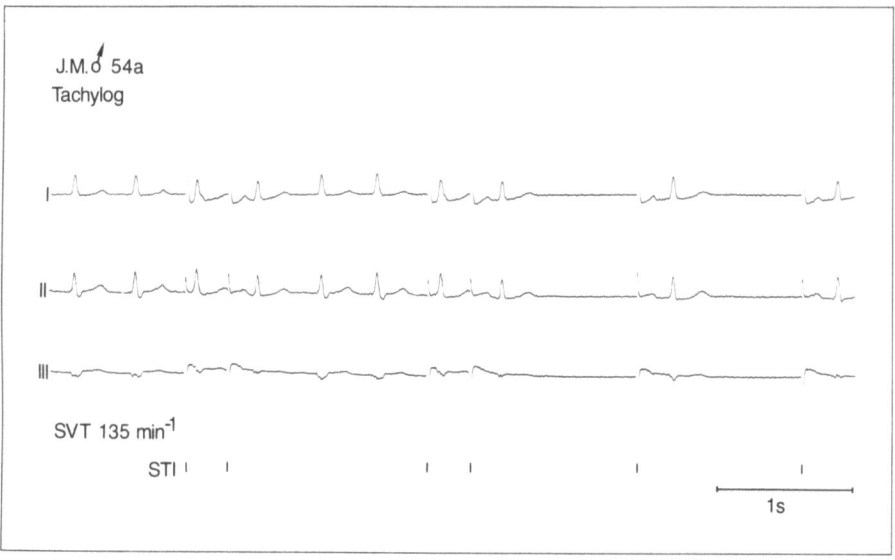

Abb. 23. 54jähriger Patient mit niedrig-frequenter supraventrikulärer Tachykardie. Das Selbst-Such-System des Tachylog-Gerätes ist ineffektiv bei der ersten Intervention mit zwei Impulsen; das nächste Stimulationspaar mit einem verkürzten Stimulationsintervall führt zu einer Terminierung der Tachykardie. Anschließend setzt die antibradykarde Funktion des Gerätes ein, um eine bradykarde Phase zu überbrücken, die durch ein gleichzeitig bestehendes Sinusknotensyndrom bedingt ist

Komplikationen und Kontraindikationen

Ebenso wie Tachyarrhythmien durch die Elektrostimulation zu unterbrechen sind, so können diese auch provoziert werden (vgl. Lüderitz 1983). Dies gilt für supraventrikuläre ebenso wie für ventrikuläre Tachykardien (Abb. 24). In dieser Tatsache liegen mögliche Komplikationen begründet, die gerade bei der permanenten antitachykarden Stimulation zu berücksichtigen sind. Unter den kontrollierten Bedingungen der temporären Stimulation (meist auf der Intensivstation oder im Herzkatheterlabor) ist ein relevantes Risiko in der Regel nicht gegeben.

Bei der temporären Stimulation spielt die Änderung des Erregungsmusters mit einer konsekutiven Therapieresistenz der Tachykardie keine große Rolle, da der Stimulationsmodus rasch in eine effektive Form geändert werden kann. Die Akzeleration der Tachykardiefrequenz wurde von uns während temporärer Stimulation aus antitachykarder Indikation in 5 von 850 Episoden beobachtet.

Die Degeneration in Kammerflimmern erfolgte im Rahmen von Regularisierungsversuchen bei 4 tachykarden Episoden. Bei sämtlichen Patienten war eine DC-Defibrillation erfolgreich. Unter Einbeziehung des Patientenguts, das einer programmierten Ventrikelstimulation zur Diagnostik und (medikamentösen) Therapieeinstellung unterzogen wurde (s. Kap. 1.3, S. 150), lag der Prozentsatz der Akzeleration der Tachykardiefrequenz deutlich höher: in unserem Krankengut bei 18% (3/17 Patienten) (Steinbeck et al. 1981). – Eine geringere Häufigkeit der Akzeleration wird von Fisher et al. (1978) angegeben: Bei 573 Episoden (23 Patienten) von ventrikulärer Tachykardie, die durch schnelle ventrikuläre Stimulation behandelt wurden, kam es nur in 3% (16 Episoden) zu einer Akzeleration der Tachykardiefrequenz. Nur in 1% (6 Patienten) kam es zu Kammerflimmern, das jeweils durch DC-Kardioversion terminiert werden konnte. [Die Erfolgsquote der schnellen ventrikulären Stimulation wird von den Autoren dabei mit 89% (512 Episoden) angegeben.]

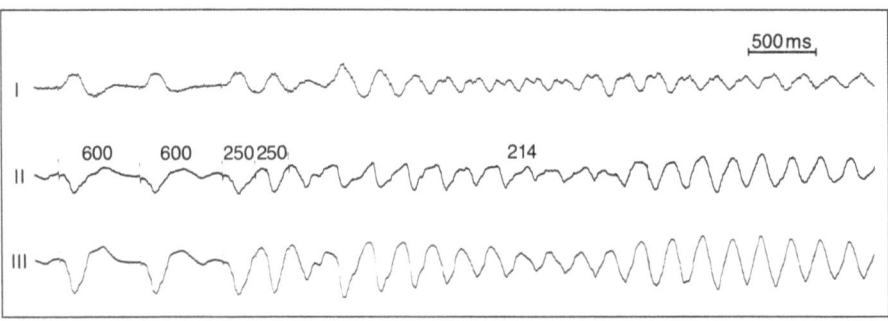

Abb. 24. Induktion einer höherfrequenten als spontan registrierten Kammertachykardie durch vorzeitige Doppelstimulation. 65jähriger Patient mit rezidivierenden Kammertachykardien in einer Frequenz bis 200/min auf dem Boden einer Kardiomyopathie vom kongestiven Typ. Registriert sind die Ableitungen *I, II* und *III.* Sekunden nach Induktion der Tachykardie wurde der Patient kardiovertiert (Steinbeck et al. 1981)

2.8 Antitachykarde Schrittmachertherapie

Tabelle 9. Antitachykarde permanente Stimulation: Komplikationen	
Änderung des Erregungsmusters	(2/13)
Akzeleration der Tachykardie	(1/13)
Degeneration in Kammerflimmern	(−)
Nebenwirkungen der Begleitmedikation	(1/13)

Prinzipiell ist bei der Akzeleration von Tachykardien bzw. der Auslösung von Kammerflimmern ein ähnlicher Auslösemechanismus denkbar, wie er – als außerordentlich seltene Komplikation – bei der Funktionsprüfung von Demand-Schrittmachern durch asynchrone Stimulation beschrieben wurde mit konsekutiv artifizieller Auslösung von R- auf T-Phänomenen (Eberle et al. 1979, Seipel et al. 1975, vgl. S. 282).

Nebenwirkungen der Begleitmedikation sind bei der temporären Stimulation von untergeordneter Bedeutung, da diese meist sofort berücksichtigt bzw. behoben werden können.

Die Komplikationen bei der antitachykarden permanenten Stimulation (12 Patienten, 13 antitachykarde Aggregate) sind in der Tabelle 9 wiedergegeben. Demnach beobachteten wir in zwei Fällen eine Therapieresistenz infolge eines veränderten elektrophysiologischen Erregungsmusters: einmal im Rahmen einer Myokarditis, die die vorübergehende Aufnahme des Patienten auf die Intensivstation erforderlich machte (Pat. S. A., Tab. 6), einmal infolge einer fortschreitenden koronaren Herzkrankheit (Pat. M. G., Tab. 6). Die Therapieresistenz verschwand bei dem erstgenannten Patienten spontan, bei dem zweitgenannten war eine Umprogrammierung des antitachykarden Schrittmachers notwendig, die die Supprimierbarkeit der Kammertachykardien wiederherstellte. Bei dem letztgenannten Patienten war es auch zu einer Akzeleration der Tachykardie vor der Umprogrammierung gekommen. Die Degeneration zu Kammerflimmern wurde in keinem Fall beobachtet. Schwerwiegende Nebenwirkungen der Begleitmedikation traten bei einem Patienten auf: Die unverzichtbare Amiodaronmedikation führte zu einer Hyperthyreose mit Struma und Tracheakompression, so daß eine Strumektomie erforderlich wurde. Im weiteren Verlauf wurde Amiodaron toleriert.

Als Kontraindikationen für die antitachykarde Stimulation müssen gelten: die nachgewiesene Neigung zu Tachykardieakzelerationen bzw. zur Degeneration in Kammerflimmern. Von der Implantation antitachykarder Systeme sollte Abstand geommen werden, wenn kein reproduzierbares Erregungsmuster nachweisbar ist, keine eingehende invasive diagnostische Exploration möglich ist, die entsprechende klinische Kontrolle fehlt oder wenn die Patienten-Compliance in Frage steht.

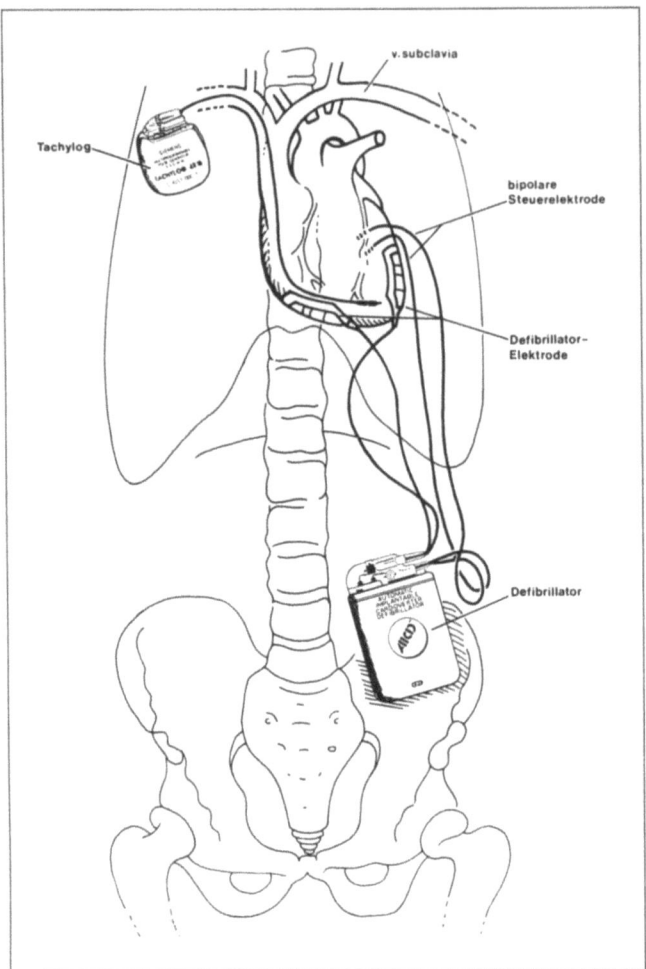

Abb. 25a. Kombinierte Implantationen von zwei antitachykarden Aggregaten: Antitachykarder Schrittmacher (Tachylog) mit transvenös intrakardialer rechtsventrikulärer Sondenlage sowie automatischer implantierbarer Kardioverter/Defibrillator (AICD) mit zwei extrakardial applizierten Flächenelektroden nebst bipolarer Steuerelektrode

Kombinierte Anwendung von antitachykarder Stimulation (Tachylog P 46) und automatischer Kardioversion/Defibrillation (AICD) bei ventrikulären Tachyarrhythmien

Die antitachykarde Stimulation bei ventrikulären Tachyarrhythmien ist risikoreich (siehe Seite 374). Andererseits belastet die automatische Elektroschockabgabe den Patienten in einem nicht unerheblichen Maße, insbesondere dann, wenn die behandlungsbedürftige Kammertachykardie nicht zur Bewußtlosigkeit führt.

Wir versuchten daher in einer Langzeit-Untersuchung die Vorteile der antitachykarden Stimulation als patientenseitig nicht belastendes Verfahren mit der automatischen Elektroschockabgabe als Notfallmaßnahme zu kombinieren (Abb. 25a, Tabelle 10) (Manz et al. 1985 b).

Bei 6 Patienten mit persistierenden Kammertachykardien, die durch Überstimulation zuverlässig terminiert werden konnten, wurden zwei Aggregate (Tachylog P 46, AICD) implantiert. Der antitachykarde Schrittmacher arbeitete im Kammerbedarfs-Stimulationsmodus (VVI) mit antitachykarder Salven(Burst-)Stimulation: 4 bis 6 Stimuli bei einem Kopplungsintervall von 260–300 ms und 1 bis 2 Interventionen. – In der Verlaufsbeobachtung über 1,5–11 Monate wurden 0 bis 295 erfolgreiche Interventionen des antitachykarden Schrittmachers registriert. War jedoch die antitachykarde Stimulation erfolglos bzw. kam es zu einer Aggravierung der therapiepflichtigen Tachyarrhythmie, so intervenierte das AICD-System; es wurden insgesamt 3–41 Elektroschocks bei 5 der 6 Patienten abgegeben (+ in Tab. 10). Ein Beispiel des konsekutiven Einsatzes von Tachylog und AICD-System ist in Abb. 25 b wiedergegeben.

Die hohe Energiedosis des AICD-Aggregats führte zu keiner Störung des Tachylog-Systems. Es wurden keine Interferenzen beider Systeme beobachtet.

Zukünftige antitachykarde Systeme sollten mehr Flexibilität hinsichtlich der Detektions- und Terminierungsfunktion aufweisen (siehe Seite 348), wobei antitachykarde Stimulation und automatische Defibrillation in einem Gerät vereinigt sein sollten. Zudem müßte eine multiprogrammierbare antibradykarde Funktion in dem Gerät integriert sein. Als ein Schritt auf diesem Wege kann die kombinierte Anwendung beider Prinzipien (Tachylog, AICD) gelten, deren erste Ergebnisse als ermutigend anzusehen sind (Lüderitz u. Mitarb. 1986).

Zusammenfassend ist zur antitachykarden Schrittmachertherapie folgendes festzuhalten: Durch die Implantation antitachykarder Schrittmacher kann bei den meisten Patienten die Anfallsdauer, die zuvor bis zu Stunden dauerte, signifikant verkürzt werden. Bei Patienten mit EKG-gesteuerten und permanent bzw. im Anfall kompetitiv stimulierenden Systemen liegt die Anfallsdauer nach Implantation des antitachykarden Schrittmachers oft nur noch bei wenigen Sekunden. Bei Patienten mit fremd- bzw. patientengesteuerten Aggregaten währt der Anfall naturgemäß bis zur Auslösung der Stimulation. Eine Abnahme der Anfallshäufigkeit zeigen darüber hinaus Patienten mit festfrequenten Permanent-Stimulatoren und Patienten, bei denen das System durch die positive oder negative Signalsteuerung eine Mindestfrequenz (70/min) garantiert. Grundsätzlich ist jedoch anzumerken, daß angesichts neuer wirkungsvoller Antiarrhythmika, der His-Bündel-Ablation (s. u.) und der Verbesserung der antiarrhythmischen Kardiochirurgie, die Indikation für die Implantation antitachykarder Schrittmacher deutlich zurückgegangen ist.

2.9 His-Bündel-Ablation

Supraventrikuläre Tachykardien sind meist medikamentös zu beherrschen. In wenigen Fällen sind alternative Maßnahmen notwendig: Elektroschock, atriale Hochfrequenzstimulation, antitachykarde Schrittmacher, antiarrhythmische Kardiochirurgie. Neuerdings kann bei bedrohlichen Vorhoftachykardien auch die nichtoperative Unterbrechung des His-Bündels durch

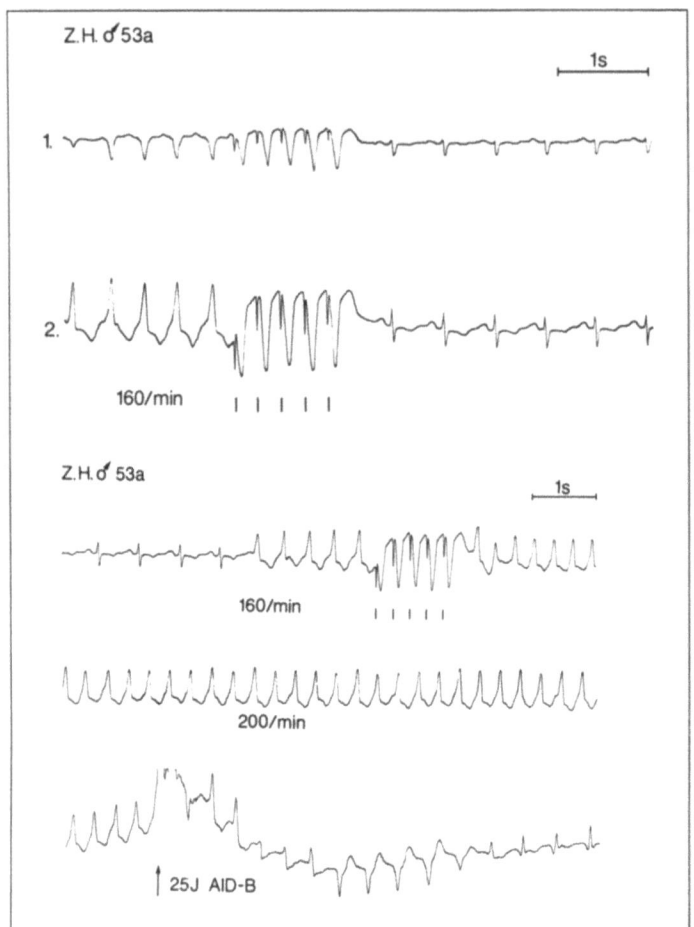

Abb. 25b. 53jähriger Patient mit persistierenden Kammertachykardien (Nr. 2, Tab. 8). *Oben:* Erfolgreiche Terminierung einer Kammertachykardie durch eine Salvenstimulation mit 5 Impulsen durch den implantierten antitachykarden Schrittmacher (Tachylog); anschließend normaler Sinusrhythmus (2-Kanal Holter-Registrierung). *Unten:* EKG desselben Patienten. Nach der ersten Intervention des Tachylog-Systems mit einer Stimulationssalve (vgl. *oben*) kommt es zu einer Akzeleration der behandlungsbedürftigen Kammertachykardie. Es erfolgt eine Aktivierung des AICD-Systems, das die Kammertachykardie mit einer automatischen Elektroschockabgabe (25 Joule) terminiert

Kathetertechnik angewendet werden. Dieses – bislang – komplikationsarme Verfahren kann aufgrund erster Erfahrungen als wichtiger therapeutischer Fortschritt in Fällen einer medikamentösen Therapieresistenz supraventrikulärer Tachykardien angesehen werden (vgl. Gallagher et al. 1982, Scheinman et al. 1982).

Es handelt sich hierbei um eine potentiell kurative Therapie refraktärer supraventrikulärer Tachykardien mit einer nichtoperativen Durchtrennung des Hisschen Bündels durch die Methode der Kathetertechnik.

2.9 His-Bündel-Ablation

Tabelle 10. Ventrikuläre Tachyarrhythmien (VT). Tachylog P46-651, und automatischer implantierbarer Kardioverter/Defibrillator (AICD)

Patient	Alter	Geschlecht	Grunderkrankung	VT-Frequenz	Stimulationsform	Verlauf
1. L. P.	66 a	M	KHK	171 min^{-1}	Burst 5 STI	50×/11 Mo AICD-B+
2. Z. H.	53 a	M	Myokarditis	160 min^{-1}	Burst 4 STI	295×/10 Mo AICD-B+
3. H. A.	70 a	M	KHK	162 min^{-1}	Burst 4 STI	5×/ 8 Mo AICD-B –
4. C. W.	59 a	M	KHK	188 min^{-1}	Burst 4 STI	20×/ 7 Mo AICD-B+
5. R. W.	63 a	M	KHK	182 min^{-1}	Burst 6 STI	5×/ 6 Mo AICD-B+
6. H. N.	50 a	M	KHK	200 min^{-1}	Burst 4 STI	–/1,5 Mo AICD-B+

KHK = Koronare Herzkrankheit

2.9.1 Prinzip der Methode

Voraussetzung für einen erfolgreichen Einsatz dieses Therapieverfahrens (His-Bündel-Ablation) ist eine sorgfältige elektrophysiologische Voruntersuchung zur Diagnostik der supraventrikulären Tachykardie:

- His-Bündel-Elektrographie (Beurteilung der atrioventrikulären Überleitung)
- atriale und ventrikuläre Einzelstimulation (Refraktärzeitbestimmung und Tachykardieauslösung
- hochfrequente Stimulation (gegebenenfalls Erfassung der Leitfähigkeit akzessorischer Bahnen)
- endokardiale Kartographie (Mapping) (Nachweis und Lokalisation bzw. Ausschluß zusätzlicher Leitungsbahnen)

a) Elektrophysiologische Voruntersuchung

Nach Lokalanästhesie wird ein Elektrodenkatheter unter Röntgenkontrolle über die rechte Vena femoralis eingeführt und so gelegt, daß die Elektroden kurz unterhalb des septalen Trikuspidalsegels dem Kammerseptum anliegen; in dieser Position werden das His-Bündel-Potential und ein septales atriales Potential registriert. Ein weiterer 6poliger Elektrodenkatheter wird auf demselben Wege so in den rechten Vorhof gelegt, daß die Elektrodenspitze der lateralen freien Wand des rechten Vorhofs anliegt; durch Selektorschaltung können dann jeweils zwei benachbarte Elektroden zur Stimulation bzw. Ableitung angewählt werden. Über die Vena cubitalis links wird ein weiterer Elektrodenkatheter eingeführt, der zur Stimulation des rechten Ventrikels sowie zur Ableitung linksatrialer Potentiale im Sinus coronarius dient. Die Stimulation der Vorhöfe erfolgt im Bereich der lateralen freien Wand des Septums und im Sinus coronarius, die des rechten Ventrikels im Bereich der Herzspitze. Zusammen mit den intrakardialen Potentialen werden die Ableitungen I und III sowie V_1 des Oberflächen-Elektrokardiogramms fortlaufend registriert (Manz et al. 1983a).

b) Perkutane His-Bündel-Ablation (Koagulation)

Zunächst werden die Patienten über den noch experimentellen Charakter und die möglichen Komplikationen des neuen Therapieverfahrens aufgeklärt, um zu dem Eingriff ihre schriftliche Zustimmung geben zu können. Die vorangehende elektrophysiologische Untersuchung zur Diagnostik der supraventrikulären Tachykardie wird in üblicher Weise durchgeführt (siehe oben).

Vor der His-Bündel-Ablation wird eine bipolare Elektrode über die Vena subclavia sinistra eingeführt und in der Spitze des rechten Ventrikels positioniert; diese Stimulationselektrode wird mit einem externen Schrittmacher verbunden. Nach Lokalanästhesie wird daraufhin ein 3poliger Kathe-

2.9 His-Bündel-Ablation

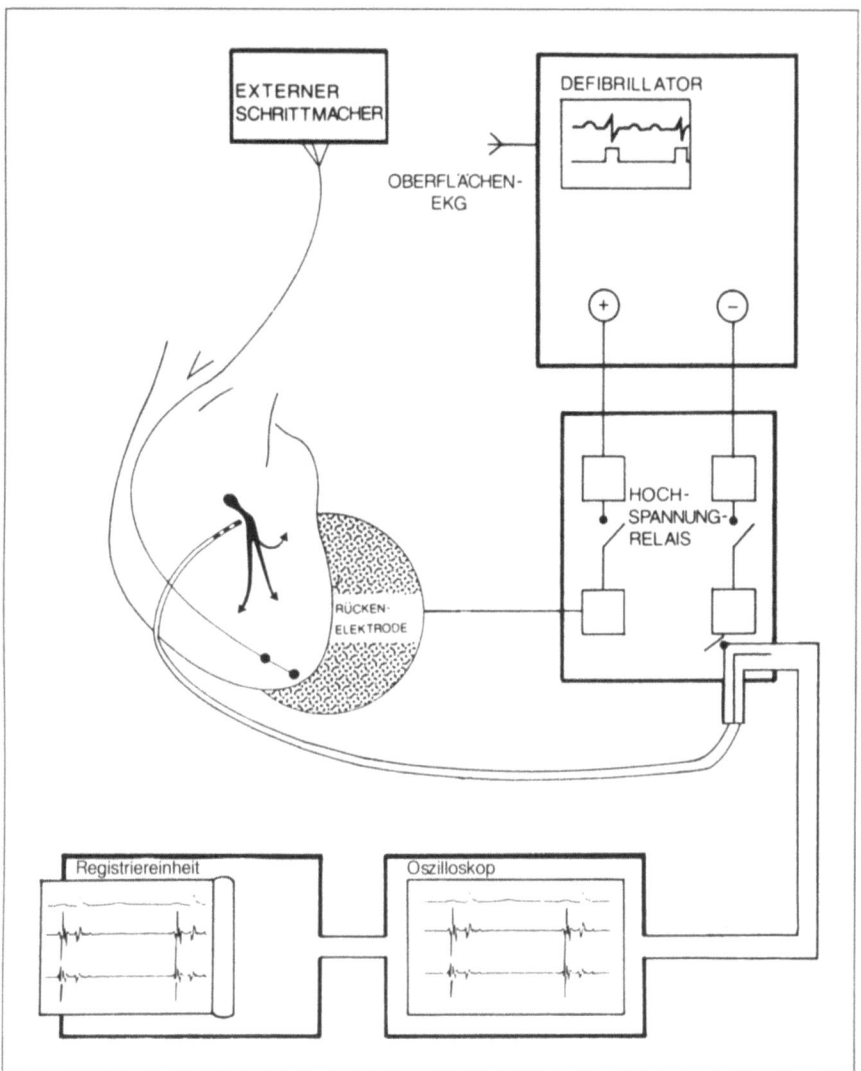

Abb. 26. Anordnung der Elektrodenkatheter zur transvenösen His-Bündel-Ablation. Ein Dreipolkatheter ist über die Hochspannungsumschalteinheit gleichzeitig mit der Registriereinheit zur Lokalisation des Hisschen Bündels sowie mit der Defibrillatoreinheit verbunden. Nach Lokalisation des Hisschen Bündels kann ohne Zeitverzug die endständige Elektrode des Katheters mit dem kathodalen Ausgang des Defibrillators verbunden werden, gleichzeitig werden die übrigen intrakardialen Ableitungen unterbrochen. Damit wird eine R-Zacken-getriggerte Kondensatorentladung zwischen der endständigen intrakardialen Elektrode und der großflächigen Rückenelektrode möglich

ter mit einem Elektrodenabstand von 5 mm über die Vena femoralis dextra in den Bereich des atrioventrikulären Übergangs zur His-Bündel-Registrierung gelegt. Die endständige Elektrode des 3poligen Katheters wird über eine Hochspannungsumschalteinheit mit dem kathodalen, eine großflächige Rückenelektrode mit dem anodalen Ausgang eines Defibrillators verbunden (Abb. 26). Die Schaltvorrichtung erlaubt zunächst die His-Bündel-Ableitung bipolar oder unipolar. Durch Umschaltung auf die Defibrillatoreinheit kann ohne Zeitverzug eine R-Zacken-getriggerte Kondensatorentladung über die endständige Elektrode vorgenommen werden (200–400 Joule). Dieser Eingriff wird in Kurznarkose durchgeführt.

Nach erfolgter Durchtrennung des His-Bündels wird durch den externen Schrittmacher die Stimulation der Ventrikel gewährleistet. Herzrhythmus- und Kreislauffunktion der Patienten sind für mindestens 48 Stunden zu überwachen. Bei persistierendem AV-Block III. Grades wird sodann ein permanenter Schrittmacher implantiert (vgl. Manz et al. 1983 b).

2.9.2 Klinische Anwendung

Die Arbeitsgruppe von Gallagher an der Duke-Universität in Durham (USA) berichtete über eine Fallzahl von 22 Patienten, bei denen die His-Bündel-Ablation bei zuvor therapieresistenten supraventrikulären Tachykardien angewendet wurde. Bei 21 Patienten war das Verfahren erfolgreich. Zwei weitere Patienten bedurften einer antiarrhythmischen Zusatzmedikation bei einer Verlaufsbeobachtungszeit von etwa 8 Monaten. Nennenswerte Komplikationen wurden nicht mitgeteilt (Gallagher 1983).

In der Bundesrepublik Deutschland wurde das Verfahren der nichtoperativen His-Bündel-Ablation zuerst von Manz u. Mitarb. aufgegriffen (Manz et al. 1983 a).

Die Autoren berichteten 1985 über ihre ersten 15 Patienten mit medikamentös therapierefraktären supraventrikulären Tachykardien, bei denen eine transvenöse elektrische Ablation vorgenommen wurde (Tabelle 11). Bei 8 Patienten bestand eine paroxysmale AV-Knoten-Reentry-Tachykardie, bei einem eine permanente junctionale Reentry-Tachykardie (Abb. 27), bei 5 rezidivierendes Vorhofflattern und in einem Falle eine paroxysmale atriale Tachykardie. Die intrakardiale Defibrillation wurde mit 150 bis 350 Joule durchschnittlich zweimal pro Patient vorgenommen. Ein permanenter AV-Block III. Grades konnte bei 10 Patienten erzielt werden; bei ihnen trat kein Rezidiv der Tachykardie auf. Bei 4 Patienten mit wiederaufgetretener AV-Leitung war eine Besserung der klinischen Symptomatik zu verzeichnen. Trotz wiederholter Anwendung der His-Bündel-Ablation konnte die permanente junctionale Reentry-Tachykardie nicht ausreichend kontrolliert werden, so daß eine chirurgische Durchtrennung der akzessorischen Bahn erforderlich wurde. Abgesehen von septischen Temperaturen in einem Falle konnte die transvenöse His-Bündel-Ablation ohne schwerwiegende Komplikationen durchgeführt werden. Die Implantation eines Schrittmachers war jedoch bei allen Patienten mit permanentem AV-Block III. Grades notwendig (vgl. Manz et al. 1985 a).

2.9 His-Bündel-Ablation

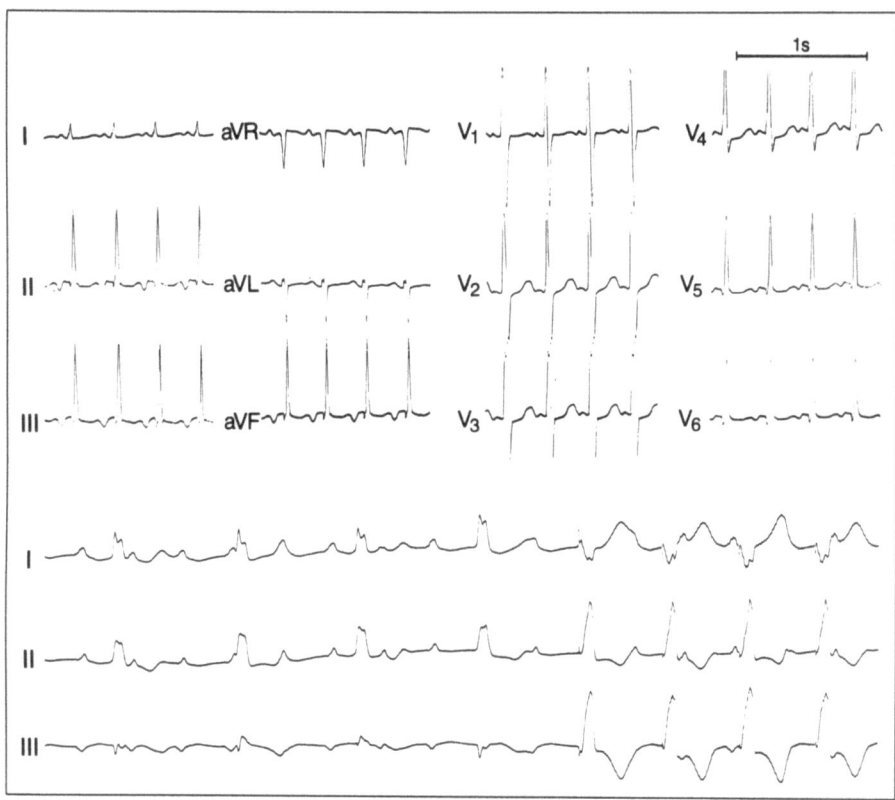

Abb. 27. Permanente, junktionale Reentry-Tachykardie mit einer Frequenz von 190/min. – Nach His-Bündel-Ablation (untere Bildhälfte) resultiert ein AV-Block III° mit einer Vorhoffrequenz von zunächst 150/min und einem ventrikulären Ersatzrhythmus mit einer Frequenz von 57/min. Die letzten vier Aktionen zeigen die Stimulation des ventrikulären Schrittmachers

Um die Wirksamkeit und Gefahren dieser neuen, invasiven Therapie frühzeitig zu erfassen, wurde das „Percutaneous Mapping and Ablation Registry" gegründet; die Befunde von 127 Patienten dieses Registers wurden kürzlich mitgeteilt (Scheinman u. Evens-Bell 1984).

Weiterhin wurden die Ergebnisse einer britischen multizentrischen Studie zur His-Bündel-Ablation veröffentlicht (Nathan et al. 1984).

Bei den 127 Patienten, die durch das internationale Register erfaßt sind, konnte in 70% der Fälle durch die perkutane Ablationstechnik ein permanenter AV-Block III. Grades erzielt werden. Bei 58% dieser Patienten gelang dies bei der erstmaligen Anwendung der Methode (Scheinman u. Evens-Bell 1984). In der multizentrischen britischen Studie (Nathan et al. 1984) kam es bei 74% zu einem AV-Block III. Grades; nach der ersten His-Bündel-Ablation hatten 45% einen permanenten AV-Block III. Grades. Im eigenen Krankengut wurde in 67% ein AV-Block III. Grades erreicht, in 60% der Fälle bereits nach der ersten Anwendung des Verfahrens. Da bei einem Großteil der Patienten trotz erneut auftretender AV-Überleitung die

Tabelle 11. Klinische Daten und Ergebnisse der His-Bündel-Ablation

Fall	Rhythmusstörung	Supra-ventrikuläre Tachykardie: Häufigkeit pro Woche	Bisherige Therapie	His-Bündel-Ablation			Verlauf (Monate)
				Defibrillator-energie [J]	AV-Über-leitung	Schritt-macher*	
1	permanente, junktionale Reentry-Tachykardie	permanent	Digitalis, Propranolol, Ajmalin, Chinidin, Propafenon, Phenytoin, Flecainid, Amiodaron	I. 150 II. 250 III. 250	AV-Block III° → I°	VVI	25
2	rezidivierende Vorhoftachykardie	3	Propafenon, Ajmalin, Verapamil, Flecainid, Disopyramid, Propranolol, Sotalol, Digitalis; Schrittmacher	I. 350	AV-Block III°	VVI	15
3	rezidivierendes Vorhofflattern, Sinusknotensyndrom	3	Digitalis, Verapamil, Propafenon, Ajmalin, Disopyramid, Amiodaron, Propranolol; Schrittmacher	I. 200	AV-Block III°	DDD	25
4	rezidivierendes Vorhofflattern; „kleiner AV-Knoten"	10	Digitalis, Propranolol, Propafenon, Verapamil, Chinidin, Disopyramid, Amiodaron	I. 350/350 II. 350/350	AV-Block III° → I°	VVI	6
5	rezidivierendes Vorhofflattern, Sinusknotensyndrom	4	Digitalis, Verapamil, Chinidin, Sotalol, Amiodaron, Mexiletin	I. 350/350	AV-Block III°	VVI	4
6	rezidivierendes Vorhofflattern	20	Digitalis, β-Blocker, Verapamil, Chinidin, Sotalol	I. 350/350	AV-Block III°	VVI	3
7	rezidivierendes Vorhofflattern	15	Digitalis, β-Blocker, Verapamil, Disopyramid, Chinidin, Propafenon, Flecainid, Sotalol, Amiodaron	I. 350/350	AV-Block III°	VVI	3

2.9 His-Bündel-Ablation

8	paroxysmale AV-Knoten-Reentry-Tachykardie	3	Digitalis, Propranolol, Verapamil, Propafenon, Ajmalin; Schrittmacher	I. 300	AV-Block III° → I°	∅	24
				II. 350/350	AV-Block III°	DDD	1
9	paroxysmale AV-Knoten-Reentry-Tachykardie	15	Verapamil, Ajmalin, Disopyramid, Chinidin, Propafenon, Amiodaron, Propranolol; Schrittmacher	I. 250/300	AV-Block III° → I°	∅	25
10	paroxysmale AV-Knoten-Reentry-Tachykardie	2	Verapamil, Propafenon, Amiodaron, Disopyramid, Mexiletin, Flecainid, Diltiazem, Sotalol, Propranolol, Digitalis; Schrittmacher	I. 350	AV-Block III° → I°	DDD	18
				II. 350	AV-Block III° → I°		
11	paroxysmale AV-Knoten-Reentry-Tachykardie	3	Digitalis, Verapamil, Pindolol, Ajmalin, Propranolol, Aprindin, Disopyramid, Propafenon, Amiodaron	I. 350/350	AV-Block III°	DDD	17
12	paroxysmale AV-Knoten-Reentry-Tachykardie	2	Digitalis, Verapamil, Propranolol, Ajmalin, Chinidin, Disopyramid, Amiodaron; Schrittmacher	I. 350	AV-Block III°	DDD	16
13	paroxysmale AV-Knoten-Reentry-Tachykardie	2	Digitalis, Verapamil, Propafenon, Sotalol, Chinidin, Disopyramid	I. 350	AV-Block III°	DDD	10
14	paroxysmale AV-Knoten-Reentry-Tachykardie	1	Propafenon, Propranolol, Digitalis, Verapamil	I. 350/350	AV-Block III° → I°	DDD	9
15	paroxysmale AV-Knoten-Reentry-Tachykardie	0,25	Verapamil, Pindolol, Propafenon, Amiodaron, Sotalol, Digitalis	I. 350/350	AV-Block III°	DDD	4

* VVI = ventrikulärer Schrittmacher, DDD = av-sequentieller Schrittmacher

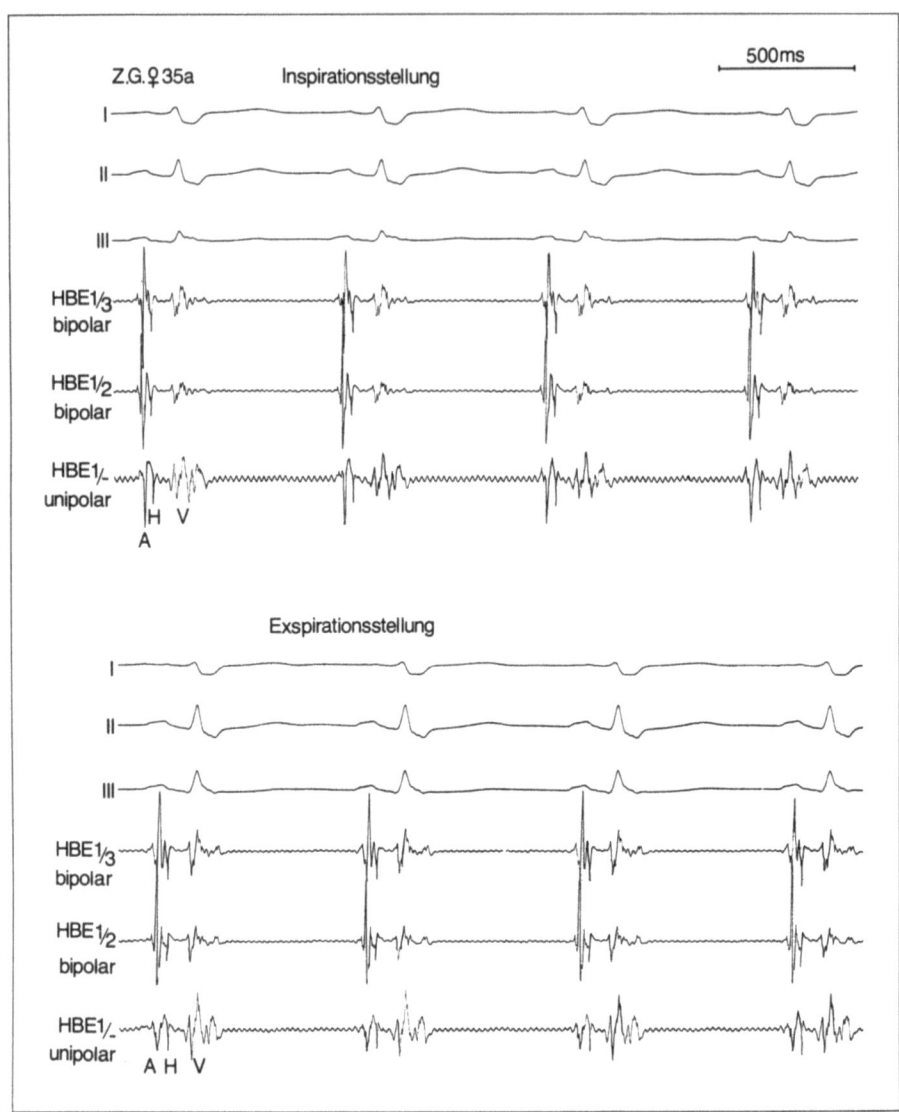

Abb. 28. Atemabhängigkeit der His-Bündel-Potentiale: Oberflächen-EKG sowie bipolare und unipolare intrakardiale Ableitungen während In- und Exspiration. Der Wechsel der Amplituden des Vorhof- und His-Bündel-Potentials während des Atemzyklus weist auf die Lageänderung der Elektrode im Bereich des Hisschen Bündels hin

2.9 His-Bündel-Ablation

Tachykardien kontrolliert waren, kann von einer klinischen Erfolgsrate von etwa 90% der Patienten mit supraventrikulärer Tachykardie ausgegangen werden.

a) Methodische Probleme

Durch eine permanente intrakardiale Defibrillation konnte ein permanenter AV-Block III. Grades nur in der Hälfte der Fälle erreicht werden. Deshalb wurde die intrakardiale Defibrillation bei den Patienten des Sammelregisters wie auch bei unseren Kranken durchschnittlich zweimal, in der britischen Studie 2,8mal pro Patient in bis zu drei Sitzungen angewandt. Nach der ersten intrakardialen Defibrillation wird die erneute Lokalisation des His-Bündels häufig erst nach Stunden mit dem Wiederauftreten der AV-Leitung möglich. Die dadurch erforderliche Wiederholung des Verfahrens stellt für den Patienten eine nicht unbeträchtliche Belastung dar.

b) Elektroden-Lokalisierung

Um eine Unterbrechung der AV-Leitung in einer Sitzung zu erreichen, wurde die Ablationstechnik von uns abgewandelt (Manz et al. 1985a). In Abhängigkeit von den Phasen des Atemzyklus bestimmten wir eine zur ersten Ablation „korrespondierende" Position für die zweite Defibrillation (Abb. 28). Mit der modifizierten Durchführung konnten wir in 6 von 8 Fällen eine komplette Unterbrechung der AV-Leitung in einer Sitzung erreichen.

c) Komplikationen

1. Komplikationen während der Durchführung

Als unmittelbare Komplikation wurde von uns ein dopaminpflichtiger Blutdruckabfall bei dem Patienten mit der permanenten, junktionalen Reentry-Tachykardie beobachtet (Fall 1), der nach Ausschluß anderer Ursachen auf die Desynchronisation von Vorhof- und Kammeraktion zurückgeführt wurde. Als weitere akute Zwischenfälle bei der Durchführung wurden in der Literatur in zwei Fällen Kammertachykardien und ein akuter, tamponierender Perikarderguß mitgeteilt: diese Zwischenfälle konnten ohne Folgen beherrscht werden (Scheinman u. Evens-Bell 1984, Nathan et al. 1984).

2. Myokardialer Gewebsuntergang

Der Anstieg der Kreatinkinase auf das Zwei- bis Dreifache der Norm weist auf eine Schädigung des Myokards hin. Echokardiographisch fanden wir jedoch keine regionale Kontraktionsstörung.

In Übereinstimmung mit diesem Befund wurde keine oder nur eine minimale Anreicherung von Technetium-pyrophosphat festgestellt (Gallagher et al. 1982, Pop et al. 1984, Scheinman et al. 1982b). Die Inspektion der

His-Bündel-Region während der Herzoperation sowie postmortale histologische Untersuchungen (Wood et al. 1983) ließen keine größeren Narben erkennen. Der durch die Ablation verursachte Gewebeuntergang erscheint demnach gering zu sein.

3. Arrhythmogene Wirkung und plötzliche Todesfälle

Eine neu aufgetretene salvenartige ventrikuläre Extrasystolie wurde bei zwei Patienten, und in einem Falle Kammerflimmern 24 Stunden nach der Ablation beobachtet (Scheinman u. Evens-Bell 1984, Nathan et al. 1984). Wie die Sammelstatistik ausweist, starben drei Kranke plötzlich 1 bis 4½ Monate nach der His-Bündel-Ablation; alle drei hatten kardiale Erkrankungen, die mit einem plötzlichen Herztod einhergingen, so daß ein unmittelbarer Zusammenhang mit der Ablation nicht hergestellt werden konnte.

4. Septische Komplikationen

Zusammen mit einem unserer Patienten wurden septische Komplikationen bei insgesamt 3 Patienten beobachtet, als deren Ursache einmal eine infizierte passagere Sonde und zweimal eine Schrittmachertascheninfektion wahrscheinlich gemacht werden konnte (Scheinman u. Evens-Bell 1984). Da es während der Ablation zu oberflächlicher Verletzung des Septums und zu einem Ödem der Trikuspidalklappe kommt, ist eine antibiotische Therapie gut begründet.

5. Vergleich mit der chirurgischen Durchtrennung des AV-Knotens

Die Nebenwirkungsrate bei der perkutanen His-Bündel-Ablation ist deutlich geringer als bei chirurgischer Durchtrennung des AV-Knotens. Bei gleicher Wirksamkeit beider Verfahren lag die Komplikationsrate nach chirurgischer Therapie bei 50%, nach transvenöser Ablation bei 23%; die Letalität der ersten Gruppe betrug 7%, während nach der His-Bündel-Ablation kein Patient verstarb (German et al. 1984). Die His-Bündel-Ablation kann bei sorgfältiger Durchführung demnach als ein vergleichsweise risikoarmes Therapieverfahren angesehen werden.

Selektive Durchtrennung akzessorischer Leitungsbahnen

Beim Wolff-Parkinson-White-Syndrom kann durch die selektive Durchtrennung der akzessorischen atrioventrikulären Verbindung der Nachteil einer Schrittmachertherapie umgangen werden. Bei günstiger Lage der akzessorischen Bahn im Bereich des Vorhofs oder des proximalen Sinus coronarius gelang es in Einzelfällen, diese durch transvenöse Ablationstechnik zu unterbrechen (Critelli et al. 1984, Gallagher et al. 1982, Kunze u. Kuck 1984, Morady u. Scheinman 1984). Der vergleichsweise guten Lokalisierbarkeit der akzessorischen Bahn im Bereich des Sinus coronarius steht jedoch die Gefahr der Perforation oder der Thrombosierung des Sinus coronarius gegenüber (Brodman u. Fisher 1983). Kürzlich wurde von einem Patienten berichtet, bei dem die Defibrillatorentladung mit 190 Joule zu einer

Ruptur des Sinus coronarius mit letalem Ausgang geführt hatte (Scheinman u. Evens-Bell 1984). Das Komplikationsrisiko der Ablationstechnik im Bereich des Sinus coronarius unterscheidet sich demnach grundsätzlich von dem der His-Bündel-Ablation.

Ablation bei ventrikulären Tachykardien

In Einzelfällen wurde versucht, Patienten mit rezidivierenden, ventrikulären Tachykardien mit der Ablationstechnik zu behandeln (Fontaine et al. 1984, Hartzler 1983). Im Vergleich mit der His-Bündel-Ablation ergeben sich hierbei größere Probleme bei der Identifikation der Lokalisation des Tachykardieursprungs. Die bei der Zerstörung der arrhythmogenen Zone entstehende Narbe könnte selbst Ausgangspunkt für neue Tachykardien werden. Eine längere Verlaufsbeobachtung nach Ablation bei ventrikulären Tachykardien liegt noch nicht vor.

2.9.3 Indikation

Grundsätzlich ist die Indikation zur His-Bündel-Ablation streng zu stellen. Angezeigt ist das Therapieverfahren bei anderweitig therapieresistenten Tachyarrhythmien in Form von Vorhofflattern, Vorhofflimmern sowie AV-Knoten-Tachykardien. Patienten mit Wolff-Parkinson-White-Syndrom kommen prinzipiell ebenfalls in Betracht. Da auch beim Wolff-Parkinson-White-Syndrom das His-Bündel und nicht die akzessorische Leitungsbahn durchtrennt wird, sollten vorwiegend Patienten berücksichtigt werden, bei denen nicht das Vorhofflimmern mit schneller Kammeraktion via akzessorische Leitungsbahn, sondern die Tachykardie mit Inkorporation des His-Bündels in den Erregungskreis im Vordergrund der Beschwerden steht (Tabelle 12).

Bei Patienten mit supraventrikulären Tachykardien wird durch die His-Bündel-Ablation in 70% der Fälle ein AV-Block III. Grades erreicht und damit das Wiederauftreten von tachykarden Anfällen verhindert. In weiteren 10 bis 20% der Fälle kommt es trotz inkompletten AV-Blocks zur klinischen Besserung. – Einer antitachykarden Schrittmachertherapie ist die His-Bündel-Ablation insofern überlegen, als durch die Ablation das Auftreten der Tachykardien verhindert wird, während antitachykarde Schrittmacher die Tachykardien lediglich unterbrechen. – Im Vergleich zu der chirur-

---

Tabelle 12. Indikation zur transvenösen His-Bündel-Ablation

Medikamentöse Therapieresistenz bei symptomatischer supraventrikulärer Tachykardie:
- Tachyarrhythmie infolge Vorhofflimmerns
- Tachyarrhythmie infolge Vorhofflatterns
- paroxysmale AV-Knotentachykardie
- permanente AV-Knotentachykardie
- (Wolff-Parkinson-White-Syndrom)

gischen antiarrhythmischen Behandlung ist die His-Bündel-Ablation bei gleicher Wirksamkeit weniger aufwendig und nebenwirkungsärmer. Daraus ergibt sich, daß die His-Bündel-Ablation bei Patienten angewendet werden sollte, deren supraventrikuläre Tachykardien sich anderweitig als therapieresistent verhalten.

2.9.4 Klinische Schlußfolgerungen

Die perkutane His-Bündel-Ablation stellt ein neues Verfahren zur Therapie bedrohlicher supraventrikulärer Tachykardien dar. Voraussetzung für die erfolgreiche Anwendung ist eine eingehende elektrophysiologische Untersuchung zur Objektivierung der anderweitig therapieresistenten supraventrikulären Rhythmusstörungen und zum Ausschluß schnell-leitender akzessorischer Leitungsbahnen.

Auch bei vorsichtiger Beurteilung der bislang vorliegenden Ergebnisse darf somit die His-Bündel-Ablation als ein wesentlicher Fortschritt in der Behandlung von Patienten mit medikamentös therapieresistenten supraventrikulären Tachykardien angesehen werden (vgl. Lüderitz, 1983).

Literatur

Antoni H (1972a) Physiologische Grundlagen bei der Erzeugung und Unterbrechung von Vorhof- und Kammerflimmern des Herzens durch elektrischen Strom. Herz/Kreisl 4:342
Antoni H (1972b) Physiologische Grundlagen der Elektrostimulation und der Elektrokonversion des Herzens. Intensivmed 9:166
Avenhaus H (1975) Rhythmusstörungen des Herzens. In: Riecker G (Hrsg) Klinische Kardiologie. Springer, Berlin Heidelberg New York
Brodman R, Fisher DJ (1983) Evaluation of a catheter technique for ablation of accessory pathways near the coronary sinus using a canine model. Circulation 67:923
Carpentier R, Vassalle M (1971) Enhancement and inhibition of a frequency-activated electrogenic sodium pump in cardiac Purkinje fibers. In: Kao FF, Koizumi K, Vassalle M (Hrsg) Research in physiology: A liber memorials in honor of Dr Chandler Mc Cusky Brooks. Aulo Gaggi, Bologna
Critelli G, Gallagher JJ, Monda V, Perticone F, Scherillo M, Condorelli M (1984) An experimental model for closed chest ablation of accessory pathways successfully utilized in a patient with the permanent form of junctional reciprocating tachycardia. In: Furlanello F, Disertori (eds) The „New Frontiers" of Arrhythmias. O.J.C. Medical Press, Florence 45
Dittrich P, Lauten A (1972) Transösophageale Elektrostimulation des Herzens. Dtsch Gesundheitswesen 43:2018
Eberle F, Schmitt C-G, Köhler F (1979) Kammerflimmern während der Funktionsprüfung eines Demand-Schrittmachers. Herz/Kreisl 11/585
Fisher JD, Mehra R, Furman S (1978) Termination of ventricular tachycardia with bursts of rapid ventricular pacing. Am J Cardiol 41:94
Fontaine G, Frank R, Tonet JL, Cansell A, Grosgogeat Y (1984) Catheter ablation of ventricular tachycardia. Eur Heart J 107 (Abstr)
Furman S, Fisher J, Mehra R (1977) Ectopic ventricular tachycardia treated with bursts of ventricular pacing at 300 per minute. In: Watanabe Y (eds) Cardiac pacing. Excerpta Medica, Amsterdam Oxford
Gallagher JJ (1983) Persönliche Mitteilung
Gallagher JJ, Svenson RH, Kasell JH, German LD, Bardy GH, Broughton A, Critelli G (1982) Catheter technique for closed-chest ablation of the atrioventricular conduction system: A therapeutic alternative for the treatment of refractory supraventricular tachycardia. N Engl J Med 306:194
Gerckens U, Manz M, Lüderitz B (1985) Tachylog-Stimulation bei supraventrikulären Tachykardien. Z Kardiol (Suppl 5) 75:25

2.9 His-Bündel-Ablation

German LD, Pressley J, Smith MS, Callaghan WGO, Ellenbogen KA (1984) Comparison of cryoablation of the atrioventricular node versus catheter ablation of the His bundle. Circulation II:412 (Abstr)

Guize L, Zacouto F, Lenègre J (1971) Un nouveau stimulateur du coeur: le pacemaker orthorythmique. Press Méd 79:2071

Han J, Millet D, Chizzonitti B, Moe GK (1966) Temporal dispersion of recovery of excitability in atrium and ventricle as a function of rate. Am Heart J 71:481

Hartzler OG (1983) Electrode catheter ablation of refractory focal ventricular tachycardia. JACC 2:1107

Janse MJ, Capelle FJL, Freud GE van, Durrer D (1971) Circus movement within the AV node as a basis of supraventricular tachycardia as shown by multiple microelectrode recording in the isolated rabbit heart. Circ Res 28:403

Kahn AR, Citron P (1976) Patient initiated rapid atrial pacing to manage supraventricular tachycardia. In: Lüderitz B (ed) Cardiac pacing, diagnostic and therapeutic tools. Springer, Berlin Heidelberg New York

Kerber RE, Sarnat W (1979) Factors influencing the success of ventricular defibrillation in man. Circulation 60:226

Kunze KP, Kuck KH (1984) Transvenous ablation of accessory pathways in patients with incessant atrioventricular tachycardia. Circulation II:412 (Abstr)

Lown B, Amarasingham R, Neumann J (1962) New method for terminating cardiac arrhythmias. Use of synchronized capacitor discharge. J Am Med Ass 182:548

Lüderitz B (ed) (1976) Cardiac pacing, diagnostic and therapeutic tools. Springer, Berlin Heidelberg New York

Lüderitz B (1979a) Elektrische Stimulation des Herzens. Diagnostik und Therapie kardialer Rhythmusstörungen. Springer, Berlin Heidelberg New York

Lüderitz B (1979b) Electrophysiology related to cardiac pacing techniques. In: Thalen HJT, Meere CC (eds) Fundamentals of cardiac pacing. Martinus Nijhoff BV. The Hague

Lüderitz B (1981) Antitachykarde temporäre und permanente Stimulation. Verh Dtsch Ges Herz-Kreislaufforsch 47:111

Lüderitz B (1983) Tachykarde Rhythmusstörungen. In: Lüderitz B (Hrsg) Herzrhythmusstörungen. Handb. inn. Med. IX/1. Springer, Berlin Heidelberg New York

Lüderitz B, Steinbeck G (1977) Schrittmachertherapie tachykarder Rhythmusstörungen. Internist 18:31

Lüderitz B, Steinbeck C, Guize L, Zacouto F (1975) Schrittmachertherapie tachykarder Rhythmusstörungen durch frequenzbezogene Intervallstimulation. Dtsch Med Wochenschr 14:730

Lüderitz B, Steinbeck G, Zacouto F (1977) Significant reduction of recurrent tachycardias by programmed rate-related premature stimulation. In: Watanabe Y (ed) Cardiac pacing. Excerpta Medica, Amsterdam Oxford

Lüderitz B, Naumann d'Alnoncourt C, Steinbeck G, Beyer J (1981) Therapie von Tachyarrhythmien mit implantierten Schrittmachern. In: Lüderitz B (Hrsg) Ventrikuläre Herzrhythmusstörungen, Pathophysiologie – Klinik – Therapie. Springer, Berlin Heidelberg New York

Lüderitz B, Gerckens U, Kirchhoff PG, Manz M (1986) Automatic implantable cardioverter/defibrillator (AICD) and antitachycardia pacemaker (tachylog) in ventricular tachyarrhythmias. New trends arrhyth II:185

Manz M, Steinbeck G, Lüderitz B (1983a) His-Bündel-Ablation: Eine neue Methode zur Therapie bedrohlicher supraventrikulärer Herzrhythmusstörungen. Internist 24, Heft 2

Manz M, Steinbeck G, Lüderitz B (1983b) Perkutane His-Bündel-Durchtrennung bei Patienten mit therapierefraktärer supraventrikulärer Tachykardie. Z Kardiol 72:55

Manz M, Steinbeck G, Gerckens U, Lüderitz B (1985a) Supraventrikuläre Tachykardie: Ergebnisse der His-Bündel-Ablation. Dtsch Med Wochenschr 110:576

Manz M, Gerckens U, Lüderitz B (1985b) Antitachycardia pacemaker (Tachylog) and automatic implantable defibrillator (AID): combined use in ventricular tachyarrhythmias. Circulation 72:383 (Abstr)

Manz M, Gerckens U, Lüderitz B (1986) Erroneous discharge from an implanted automatic defibrillator during supraventricular tachyarrhythmia induced ventricular fibrillation. Am J Cardiol (im Druck)

Mirowski M, Mower MM, Langer A, Heilman MS, Schreibman J (1978) A chronically implanted system for automatic defibrillation in active conscious dogs. Experimental model for treatment of sudden death from ventricular fibrillation. Circulation 58:90

Mirowski M, Reid PR, Mower MM, Watkins L, Gott VL, Schauble JF, Langer A, Heilman MS, Kolenik SA, Fischell RE, Weisfeld ML (1980) Termination of malignant ventricular arrhythmias with an implanted automatic defibrillation in human beings. N Engl J Med 303:322

Mirowski M, Reid PR, Winkle RA, Mower MM, Watkins L, Stinson EB, Griffith LSC, Kallman CH, Weisfeldt ML (1983) Mortality in patients with implanted automatic defibrillators. Annals of Internal medicine 98 (Part 1):585

Mirowski M, Reid PR, Mower MM, Watkins Jr.L, Platia EV, Griffith LSC, Veltri EP, Guarnieri T, Juanteguy JM (1986) Clinical use of the automatic implantable cardioverter-defibrillator. New trends arrhyth II:179

Montoyo JV, Angel J, Valle V, Gausi C (1973) Cardioversion of tachycardias by transesophageal atrial pacing. Am J Cardiol 32:85

Morady F, Scheinman MM (1984) Transvenous catheter ablation of a posteroseptal accessory pathway in a patient with the Wolff-Parkinson-White syndrome. N Engl J Med 310:705

Nathan AW, Bennett DH, Ward DE, Bexton RS, Camm AJ (1984) Catheter ablation of atrioventricular conduction. Lancet I:1280

Naumann d'Alnoncourt C, Lüderitz B (1979) Therapie tachykarder Rhythmusstörungen mit implantierten Schrittmachern. Dtsch Med Wochenschr 104:1009

Naumann d'Alnoncourt C, Funke HD, Kirchhoff PG, Lüderitz B (1984a) Automatischer implantierbarer Defibrillator: Ein neues lebensrettendes Therapieverfahren. Deutsches Ärzteblatt 81

Naumann d'Alnoncourt C, Eingartner C, Lüderitz B (1984b) Defibrillation energy requirements using implantable patch electrodes and/or endocardial leads in different positions. Circulation 70:II–407 (Abstr)

Neumann G, Funke H, Wagner J, Simon H, Aulepp H, Richter R, Schaede A (1977) Behandlung einer supraventrikulären re-entry Tachykardie bei WPW- und Sick-Sinus-Syndrom mit permanenter schneller Vorhof- und QRS-inhibierter Kammerstimulation. Dtsch Med Wochenschr 102:351

Platia EV, Griffith LSC, Watkins Jr.L, Mower MM, Guarnieri T, Mirowski M, Reid PR (1986) Treatment of malignant ventricular arrhythmias with endocardial resection and implantation of the automatic cardioverter-defibrillator. New Engl J Med 314:213

Pop T, Henkel B, Kasper W, Meinertz T, Rückel A, Treese N, Schuster CJ, Pfeiffer C, Meyer J (1984) Erfolgreiche transvenöse Ablation des AV-Überleitungssystems beim therapierefraktären Vorhofflattern. Z Kardiol 73:120

Scheinman M, Morady F, Hess D, Gonzalez R (1982b) Transvenous catheter technique for induction of damage to the atrioventricular junction in man. Am J Cardiol 49:1013

Scheinman MM, Evans-Bell T (1984) Catheter ablation of the atrioventricular junction. A report of the percutaneous mapping and ablation registry. Circulation 70:1024

Seipel L, Bub E, Driwas S (1975) Kammerflimmern bei Funktionsprüfung eines Demand-Schrittmachers. Dtsch Med Wochenschr 100:2439

Spurrell RAJ (1975) Artificial cardiac pacemakers. In: Krikler DM, Goodwin JD (eds) Cardiac arrhythmias. WB Saunders, London

Steinbeck G, Manz M, Lüderitz B (1981a) Kontrolle der medikamentösen Arrhythmiebehandlung (Mexiletin, Amiodarone) durch programmierte Ventrikelstimulation bei Patienten mit chronisch rezidivierenden Kammertachykardien. In: Lüderitz B (Hrsg) Ventrikuläre Herzrhythmusstörungen, Pathophysiologie – Klinik – Therapie. Springer, Berlin Heidelberg New York

Sterz H, Prager H, Koller H (1978) Transösophageale rasche Stimulation des linken Vorhofes zur Elektrotherapie, tachykarder Vorhofrhythmusstörungen. Z Kardiol 67:136

Strödter D, Schwarz F (1980) Diagnostische und therapeutische Möglichkeiten bei transösophagealer Vorhofstimulation. Herz/Kreisl 4:163

Ten Eick RE, Hoffman BF, Cranefield PF (1968) The direct measurement of changes in threshold potential with changes in driving rate. Circulation (Suppl IV) 38:194

Wellens HJJ, Schuilenburg RM, Durrer D (1972) Electrical stimulation of the heart in patients with ventricular tachycardia. Circulation 46:216

Winkle RA (1983) The implantable defibrillator in ventricular arrhythmias. Hosp Practice 18:149

Wit AL, Hoffman BF, Cranefield PF (1972) Slow conduction and re-entry in the ventricular conducting system I. Return extrasystole in canine Purkinje fibers. Circ Res 30:1

Wood DL, Hammill SC, Holmes DR, Osborn MJ, Gersh BJ (1983) Catheter ablation of the atrioventricular conduction system in patients with supraventricular tachycardia. Mayo Clin Proc 58:791

3 Spezielle Syndrome

B. Lüderitz

3.1 Wolff-Parkinson-White-(WPW)-Syndrom

Das von Wolff, Parkinson und White 1930 beschriebene Syndrom (WPW-Syndrom) ist charakterisiert durch eine Doppelerregung der Herzkammern (Wolff et al. 1930). Zunächst kommt es zur Erregung vorhofnaher Kammeranteile durch eine vorzeitige Erregungswelle über akzessorische Leitungsbahnen (Präexzitation), danach folgt eine Kammerdepolarisation durch die über die normale AV-Leitungsbahn laufende Erregungswelle (Abb. 1). Zur konventionellen und neueren Nomenklatur akzessorischer Leitungsbahnen s. Tabelle 1 (vgl. Schlepper 1983).

Da die Ventrikel unter Umgehung der spezifischen Leitungsverzögerung des AV-Knotens vorzeitig erregt werden, kann es bei Vorhofflattern und Vorhofflimmern zu bedrohlichen Kammerfrequenzen kommen.

Andererseits wird durch die zusätzliche atrioventrikuläre Verbindung die anatomische Voraussetzung für eine Kreiserregung via Vorhof – AV-

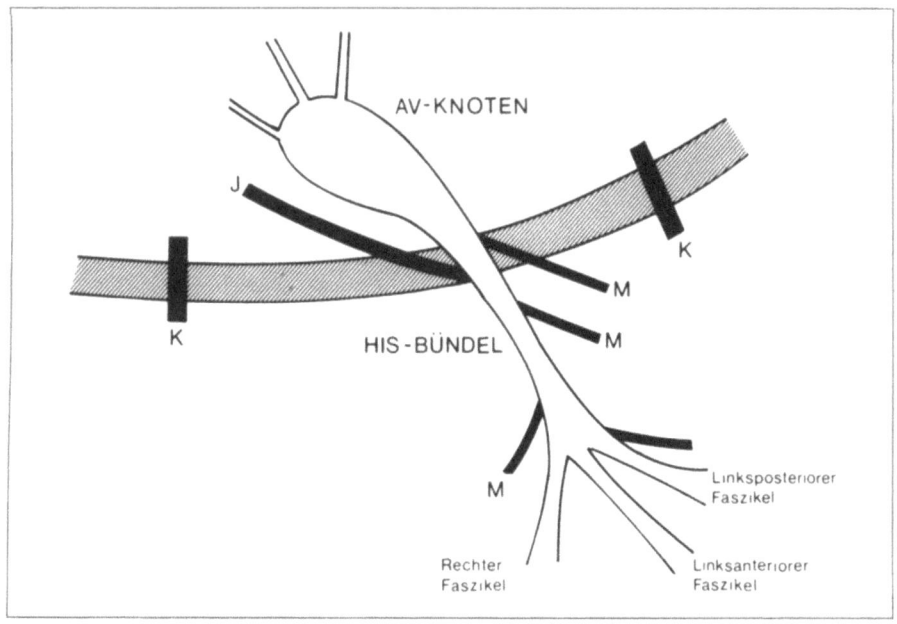

Abb. 1. Möglichkeiten akzessorischer Leitungsbahnen beim Wolff-Parkinson-White-Syndrom. *K* = Kentsches Bündel, *J* = Jamessches Bündel, *M* = Mahaim-Fasern.

Tabelle 1

Nomenklatur nach Europäischer Studiengruppe	Vergleichbare frühere Bezeichnungen	Struktur der Verbindung	Verlauf
1. Akzessorische atrioventrikuläre Muskelbündel		1.	1.
a) parietal, nicht speziell	Kent-Bündel	a) Arbeitsmyokard	
b) parietal, speziell		b) Spezielles Leitungsgewebe	Vorhof zu Kammermyokard
c) septal		c) Arbeitsmyokard	
2. Akzessorische nodoventrikuläre Muskelbündel	Paladino-Bündel	2. Spezielles Leitungsgewebe	2. Knotenregion (Übergangszone) zu Kammermyokard
3. Atriofaszikuläre Umgehungstrakte	Atrio-His-Fasern	3. Arbeitsmyokard	3. Vorhofmyokard zum His-Bündel
4. Akzessorische faszikuläre Verbindungen	Mahaim-Fasern	4. Spezielles Leitungsgewebe	4. Ventrikuläres ELS[a] zu Ventrikelmyokard
5. Intranodale Umgehungsbahnen	James-Bündel	5. Spezielles Leitungsgewebe	5. Umgehung des ganzen oder von Teilen des AV-Knotens
6. Anomalien des AV-Knotens		6. Spezielles Leitungsgewebe	

[a] ELS = Erregungs-Leitungs-System

Knoten – Ventrikel – akzessorisches Bündel – Vorhof geschaffen. Bei unidirektionalem Block in einem Teil des Erregungskreises (meist akzessorisches Bündel) und verzögerter Erregungsleitung in einem anderen Anteil (meist AV-Knoten) werden somit Re-entry-Tachykardien möglich. – In der überwiegenden Zahl der Fälle geht die Präexzitation mit keiner klinischen Symptomatik einher und ist dann als harmlose Anomalie anzusehen. Bei anderen Patienten führen Häufigkeit und hohe Frequenz der Tachykardien sowie das Zusammentreffen mit zusätzlichen Herzerkrankungen zu klinischen Symptomen. – Elektrokardiographisch ist das WPW-Syndrom gekennzeichnet durch ein abnorm kurzes atrioventrikuläres Intervall (< 120 ms), durch eine Verbreiterung des QRS-Komplexes infolge verlängerter Dauer der Kammeranfangsschwankung mit trägem Initialteil (Delta-Welle) und durch einen unterschiedlich stark deformierten ST-T-Abschnitt. Je nach Ausrichtung der Delta-Welle wird zwischen einem sternal positiven (Typ A) und einem sternal negativen (Typ B) des WPW-Syndroms unterschieden. – Zumindest in dem weit überwiegenden Teil der Fälle von WPW-Syndrom dürfte es sich um eine angeborene Anomalie handeln. Das Syndrom ist selten und durch eine große morphologische wie elektrophysiologische Individualität gekennzeichnet. In einem vorwiegend kardiologischen Untersuchungsgut wird das WPW-Syndrom in etwa 2‰ gefunden. Unter den Fällen mit paroxysmaler Tachykardie beträgt der Prozentsatz zwischen 5 und 25.

Das WPW-Syndrom *per se* ist also hämodynamisch und klinisch von untergeordneter Bedeutung. Eine therapiepflichtige Relevanz erwächst erst aus den im Zusammenhang mit diesem Symptomenkomplex auftretenden Rhythmusstörungen.

3.1.1 Diagnostik durch intrakardiale Ableitungen

Intrakardiale Ableit- und Stimulationsverfahren können bei WPW-Patienten zur Charakterisierung der Rhythmusstörungen und deren therapeutischer Beeinflußbarkeit beitragen (Durrer et al. 1967). Zur Anwendung kommen dabei das His-Bündel-Elektrogramm (Nachweis der Präexzitation), die atriale und ventrikuläre Einzelstimulation (Refraktärzeitbestimmung und Tachykardieauslösung), die hochfrequente Stimulation (Erfassung der Leitfähigkeit der akzessorischen Bahn) und das endokardiale „Mapping" (Mehrpunktableitung) während einer Tachykardie (Nachweis und Lokalisation der akzessorischen Leitungsbahn).

Die frequenzabhängige Ausprägung einer Präexzitation bei WPW-Syndrom ist in Abb. 2 dargestellt, bei gleichzeitiger Registrierung des His-Bündel-Elektrogramms. Bei Erhöhung der atrialen Stimulationsfrequenz von 90 auf 100/min kommt es zu einer Verbreiterung des QRS-Komplexes, wobei erkennbar wird, daß der His-Bündel-Spike nach Beginn des QRS-Komplexes im EKG erscheint. Dieser Befund wird als Bestätigung eines Erregungsablaufs unter Umgehung der normalen AV-Leitungsbahnen angesehen.

3.1.2 WPW-Syndrom und Rhythmusstörungen

Die beim WPW-Syndrom zu beobachtenden Rhythmusstörungen sind in Tabelle 2 wiedergegeben. Eine Extrasystolie findet sich bei ca. 25% aller Patienten, die ein WPW-Syndrom aufweisen. Die supraventrikulären Extrasystolen dominieren dabei bei weitem. Sie sind etwa doppelt so häufig wie ventrikuläre Extrasystolen, im Gegensatz zu der Häufigkeitsrelation dieser beiden Extrasystolieformen in der Durchschnittspopulation. Eine potentiel-

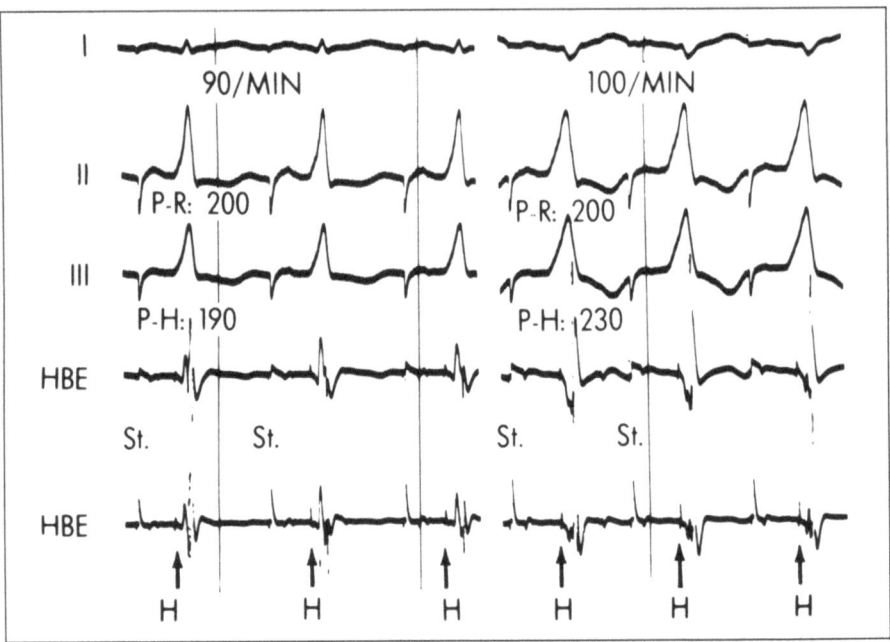

Abb. 2. His-Bündel-Elektrogramm bei Vorhofstimulation mit zunehmender Frequenz. *H* = His-Bündel-Spike, *St.* = Stimulationsartefakt. Bei einer Frequenzzunahme von 90/min auf 100/min kommt es zu einer deutlichen Verbreiterung des Kammerkomplexes mit Zunahme des P–H-Intervalles bei konstantem P–R-Abstand. Auf der rechten Bildhälfte erscheint das His- Bündel-Signal nach Beginn der Kammerdepolarisation in den Standardableitungen als Hinweis auf eine Präexzitation des Ventrikels unter Umgehung der orthograden Überleitung (nach Castellanos et al. 1979)

Tabelle 2. Rhythmusstörungen beim WPW-Syndrom

Extrasystolie	Vorhofflattern
a) supraventrikulär	Vorhofflimmern
b) ventrikulär	a) mit Tachyarrhythmie
Supraventrikuläre Tachykardie	b) mit langsamer Kammertätigkeit
a) mit schmalem QRS-Komplex	Ventrikuläre Tachykardie
b) mit breitem QRS-Komplex	Kammerflimmern

le Gefährdung kann sich dadurch ergeben, daß die über akzessorische Verbindungen geleiteten supraventrikulären Extrasystolen eher in die sog. vulnerable Phase des Kammermyokards einfallen können.

Die größte klinische Bedeutung unter den Arrhythmien beim WPW-Syndrom besitzen die paroxysmalen Tachykardien, die in der Regel eine Behandlung erforderlich machen. In etwa 80% der Fälle handelt es sich um paroxysmale supraventrikuläre Tachykardien. Paroxysmales Vorhofflim-

3.1 Wolff-Parkinson-White-(WPW)-Syndrom

mern tritt nur in etwa 10% der Fälle auf; noch seltener ist das Vorhofflattern, das etwa 4% der anfallsweise auftretenden Tachykardien ausmacht; nur in außerordentlich wenigen Fällen können echte Kammertachykardien beobachtet werden. Ursächlich können die paroxysmalen supraventrikulären Tachykardien auf sog. kreisende Erregungen unter Einschluß der normalen und anomalen atrioventrikulären Leitungsbahnen zurückgeführt werden. Hierbei dürfte die Erregungswelle die akzessorische Verbindung retrograd und die normale atrioventrikuläre Leitungsbahn antegrad durchlaufen, denn das WPW-Syndrom verschwindet während der Tachykardie regelhaft. Bei gegensinnigem Kreisverlauf wird das WPW-Syndrom während der Tachykardie persistieren.

Eine beträchtliche Erschwernis der diagnostischen Zuordnung solcher supraventrikulären paroxysmalen Tachykardien stellt die Tatsache dar, daß das WPW-Syndrom häufig nur intermittierend in Erscheinung tritt (Abb. 3).

In seltenen Fällen können paroxysmale supraventrikuläre Tachykardien durch ein WPW-Syndrom bedingt sein, ohne daß jemals die typischen elektrokardiographischen Kriterien dieses Syndroms in Erscheinung treten. In Frage kommt dabei ein sog. verborgenes WPW-Syndrom auf der Grundlage eines unidirektionalen Blocks der akzessorischen Verbindung zwischen Vorhof und Ventrikel. Von Neuss u. Mitarb. wurden 3 Fälle beschrieben, bei denen sich eine antegrade Blockierung der anomalen Überleitung als wahrscheinlich erwies, während die retrograde Überleitung nicht beeinträchtigt war. In diesen Fällen konnte eine Präexzitation nicht manifest werden. Die einer Tachykardie zugrunde liegende Kreiserregung lief unter zusätzlichem Einschluß ventrikulärer Anteile in rückwärtiger Richtung über die anomale Leitungsbahn (Neuss et al. 1975). Daneben ist als Ursache von Tachykardien beim WPW-Syndrom auch eine longitudinale Dissoziation des AV-Überleitungssystems zu diskutieren.

Das Vorkommen verschiedener Tachykardien auf der Basis von zwei akzessorischen verborgenen Leitungsbahnen (bei funktionell „kleinem" AV-Knoten) ist in Abb. 4 wiedergegeben.

Bei Vorhofflattern im Rahmen eines WPW-Syndroms kommt es im allgemeinen zu einer Verbindung mit der Grundform des Kammerelektrokardiogramms. Besteht eine 1:1-Überleitung, so kann bei entsprechender Schenkelblockierung eine Kammertachykardie vorgetäuscht werden.

Bei einer Tachyarrhythmie mit Vorhofflimmern persistiert gemeinhin die ventrikuläre Präexzitation. Vorhofflimmern mit langsamer Kammertätigkeit wird nur sehr selten beim WPW-Syndrom beobachtet. Eine Verknüpfung mit dem Grundmuster der Kammererregungen kann ebenso vorliegen wie variierende Präexzitationsbilder.

Die Bestimmung der Refraktärzeit der anomalen atrioventrikulären Verbindungen erlaubt eine Voraussage über die resultierende Kammerfrequenz bei Auftreten von Vorhofflimmern, wenngleich die maximale Kammerfrequenz letztlich durch die Refraktärzeit des Ventrikels determiniert wird. Eine derartige Abschätzung der Kammerschlagfolge kann hinsichtlich des Risikos lebensbedrohlicher Kammertachykardien bei Vorhofflimmern

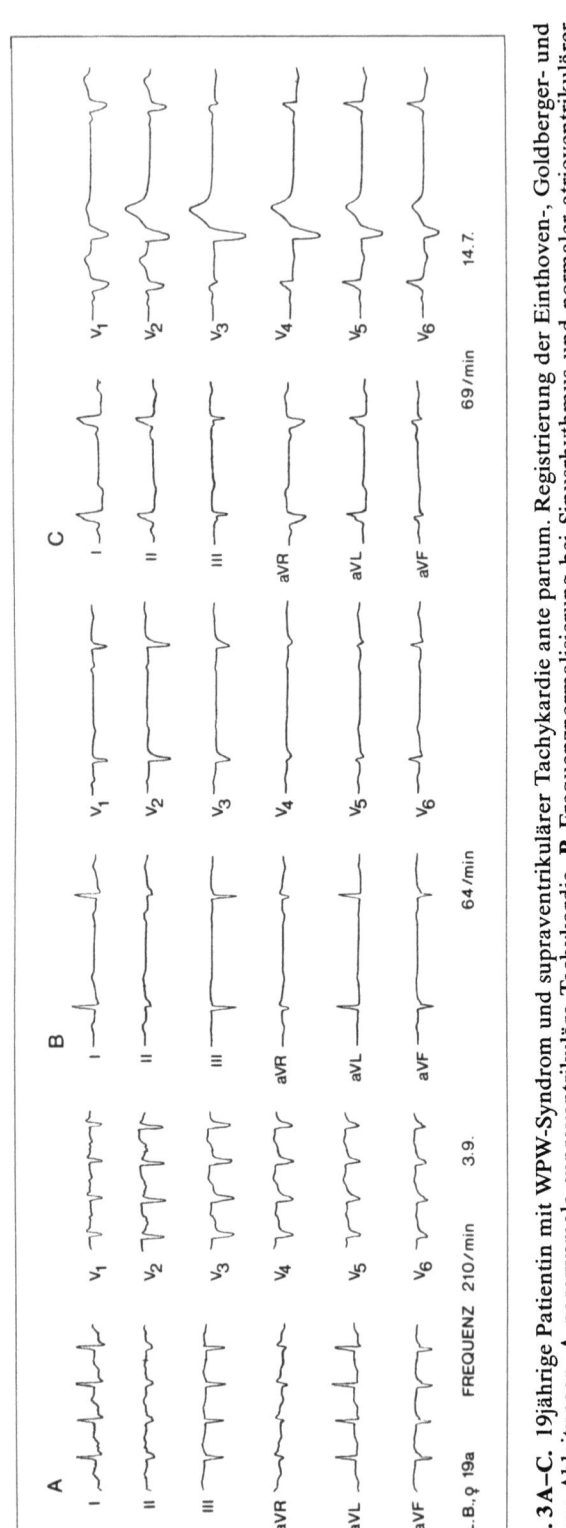

Abb. 3 A–C. 19jährige Patientin mit WPW-Syndrom und supraventrikulärer Tachykardie ante partum. Registrierung der Einthoven-, Goldberger- und Wilson-Ableitungen. **A** paroxysmale supraventrikuläre Tachykardie, **B** Frequenznormalisierung bei Sinusrhythmus und normaler atrioventrikulärer Überleitung. **C** Registrierung eines WPW-Syndroms (Typ B). Zusätzlich finden sich im EKG die bei diesem Syndrom eher seltenen ventrikulären Extrasystolen, die in diesem Fall auch auf eine abgelaufene Myokarditis bezogen werden konnten (Lüderitz u. Steinbeck 1976)

3.1 Wolff-Parkinson-White-(WPW)-Syndrom

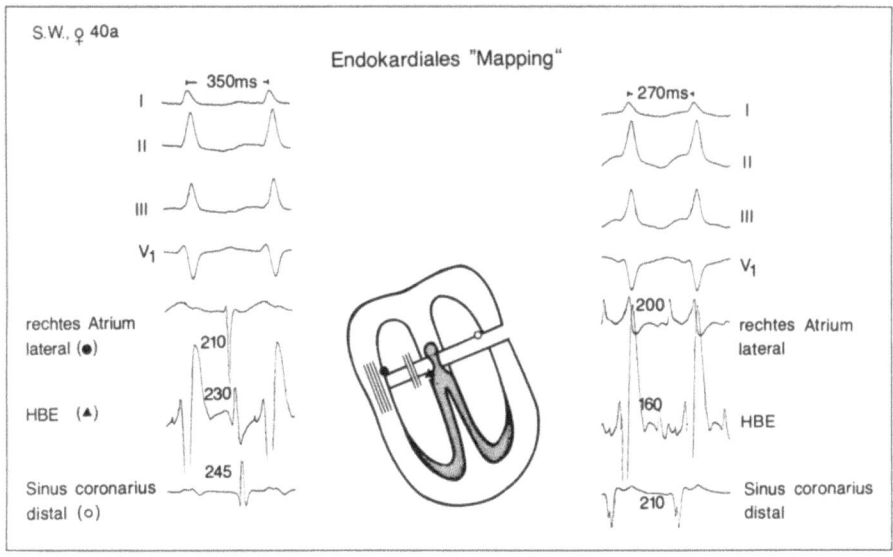

Abb. 4. Oberflächen-EKG (Abl. *I, II, III u. V₁*) sowie drei endokardiale Ableitungen aus dem Bereich der lateralen freien Wand des rechten Atriums, des Septums (*HBE*) und des linken Atriums (Sinus coronarius distal), registriert während einer Tachykardie mit einem RR-Intervall von 350 ms und während einer zweiten Tachykardie mit einem RR-Intervall von 270 ms. Bei der ersten Tachykardie findet sich die früheste retrograd geleitete Erregung im Bereich der freien lateralen Wand des rechten Atriums, angegeben als Q–A-Zeit mit 210 ms (Beginn des QRS-Komplexes bis zur Vorhoferregung). Die Depolarisation des Septums und des Sinus coronarius folgt nach. – Bei der zweiten Tachykardie mit dem RR-Intervall von 270 ms kann die früheste Vorhoferregung im Bereich des Septums nachgewiesen werden, 160 ms nach Beginn des QRS-Komplexes; nach 200 ms bzw. 210 ms folgen die freie Wand des rechten Atriums und der linke Vorhof nach (Manz et al. 1980)

im Rahmen eines WPW-Syndroms entscheidende Bedeutung gewinnen. – Bei Refraktärzeitbestimmungen durch intrakardiale Ableitung fanden Wellens und Durrer eine positive Korrelation zwischen der effektiven Refraktärzeit der akzessorischen Verbindung und dem kürzesten RR-Intervall bzw. der Kammerfrequenz bei spontanem oder provoziertem Vorhofflimmern (Wellens u. Durrer 1974). Über die Kalkulation des Gefährdungsgrades entsprechender Patienten hinaus erlaubt die Refraktärzeitbestimmung Hinweise auf das therapeutische Vorgehen. Bei einer kurzen Refraktärzeit der akzessorischen Verbindung können Antiarrhythmika vom Typ des Procainamid und Chinidin präventiv verabreicht werden, mit dem Ziel einer Verlängerung der effektiven Refraktärzeit dieser Strukturen (Wellens u. Durrer 1974).

Paroxysmale ventrikuläre Tachykardien finden sich beim WPW-Syndrom außerordentlich selten und sind in den meisten Fällen bei zugrundeliegendem Vorhofflimmern und Vorhofflattern vorgetäuscht.

Kammerflimmern stellt beim WPW-Syndrom eine besondere Seltenheit dar. Zahlreiche pathogenetische Hypothesen sind diskutiert worden in den Fällen, die eine Koinzidenz von Kammerflimmern und WPW-Syndrom aufwiesen. Nur in einzelnen Fällen konnte ein eindeutiger Zusammenhang des Präexzitations-Syndroms mit Kammerflimmern dokumentiert werden. Hinsichtlich der Genese spricht vieles dafür, daß bei hoher supraventrikulärer Frequenz mit nachfolgenden Kammerkomplexen die Gefahr des Einfalls von Impulsen in die vorangehende T-Welle besteht, mit konsekutiver Auslösung von Kammerflimmern. Das gemeinsame Vorkommen von WPW-Syndrom und Kammerflimmern konnte von uns bei dem in Kap. 2.6, Abb. 2 (S. 338) wiedergegebenen Fall beobachtet werden.

3.1.3 Therapie

Die Behandlung der Rhythmusstörungen beim WPW-Syndrom als dem eigentlichen therapiepflichtigen Symptom sollte individuell, unter Berücksichtigung etwaiger angeborener oder erworbener Herzerkrankungen erfolgen; ggf. nach vorangegangener detaillierter Exploration der Leitungsverhältnisse mit intrakardialen Ableitungen und Refraktärzeitbestimmung. Hauptsächlich kommt es darauf an, bei Sinusrhythmus ektope Reizbildungen als Auslöser von Tachykardien zu unterdrücken. Bei einer Tachykardie gilt es, die Leitungsgeschwindigkeit und Refraktärzeit der Überleitung via AV-Knoten und/oder akzessorischer Leitungsbahnen zu beeinflussen, um die Blockierung des vorhandenen „Re-entry"-Kreises zu erreichen. In diesem Sinne können Antiarrhythmika wie Propafenon, Ajmalin und Chinidin oder auch Amiodaron und Lorcainid, ggf. kombiniert mit Betarezeptorenblockern, evtl. auch Verapamil, wirksam sein (Tabelle 3). Als Mittel der Wahl wird von uns derzeit Propafenon (Rytmonorm®) in Kombination mit Betablockern angesehen. Die Gabe von herzaktiven Glykosiden kann bei bestimmten tachykarden Rhythmusstörungen im Rahmen des WPW-Syndroms gefährlich sein (Vorhofflattern, Vorhofflimmern), wenn man davon ausgeht, daß durch Digitalis die Refraktärzeit der akzessorischen Verbindung verkürzt werden kann. Nur in sehr seltenen Fällen von WPW-Syndrom mit schweren medikamentös therapieresistenten Rhythmusstörungen ist die Indikation bzw. die Möglichkeit zu einer chirurgischen Behandlung gegeben. Voraussetzung für einen erfolgreichen chirurgischen Eingriff ist die präoperative elektrophysiologische bzw. morphologische Lokalisation der akzessorischen Leitungsbahn durch Elektrodenkathetertechnik und/oder Kartographie der kardialen Erregung. Zum differentialtherapeutischen Vorgehen hinsichtlich medikamentöser bzw. chirurgischer Therapie s. Tabelle 4 (Schlepper 1983).

Die außerordentlich gute Wirksamkeit des neuen Antiarrhythmikums Amiodaron bei WPW-Syndrom hat die Notwendigkeit chirurgischer Eingriffe bei Präexzitations-Syndromen drastisch gesenkt. – Bei der Abwägung chirurgischer Maßnahmen gegenüber medikamentöser Therapie bleibt jedoch die Problematik einer möglicherweise lebenslangen differenten antiarrhythmischen Therapie mit einer nebenwirkungsbelasteten Substanz gegenüber einer chirurgischen Intervention bestehen. In einzelnen Fällen wird daher trotz prinzipiell wirksamer pharmakologischer Therapie ein

3.1 Wolff-Parkinson-White-(WPW)-Syndrom

Tabelle 3. Pharmakologische Beeinflussung der Refraktärperiode (RP) von akzessorischer Leitungsbahn und AV-Knoten bei Patienten mit WPW-Syndrom (nach Wellens 1976)

Medikament	RP des AV-Knotens	RP der akzessorischen Bahn
Digitalis	+	−
Chinidin	− ← → +	0 ← → +
Procainamid	0	+
Ajmalin	0	+
Lidocain	0	0 ← → +
Propranolol	+	0
Verapamil	+	− ← → 0
Atropin	−	0
Disopyramid	0 ← → +	0 ← → +
Amiodaron	+	+
Diphenylhydantoin	− ← → +	0 ← → +

0 = keine Veränderung, + = Verlängerung, − = Verkürzung

chirurgisches Vorgehen vorzuziehen sein. Nur sehr selten wird eine His-Bündel-Ablation in Frage kommen (s. S. 388).

Gelegentlich erweist sich auch eine Schrittmachertherapie als notwendig. Als wirksam hat sich die sog. paradoxe Anwendung eines Demand-Schrittmachers, d. h. die Umschaltung eines ventrikulären Bedarfsschrittmachers auf starrfrequente Stimulation erwiesen. Evtl. kann auch die frequenzbezogene Intervallstimulation wirksam sein. Ryan u. Mitarb. konnten durch Magnetumschaltung mit der sog. paradoxen Stimulationsform höherfrequente supraventrikuläre (Re-entry-)Tachykardien beim WPW-Syndrom unterbrechen (Ryan et al. 1968). Ursächlich ist eine randomisierte Depolarisation der sog. erregbaren Lücke eines Re-entry-Kreises anzunehmen. Krikler u. Mitarb. berichteten über den Einsatz von automatisch umschaltbaren Serien-Pacemakern bei 2 Patienten mit repetitiven Knotentachykardien bei WPW-Syndrom. Das Schrittmachersystem arbeitet als herkömmlicher Demand-Pacemaker und schaltet bei Auftreten einer Tachykardie selbständig auf eine starrfrequente Stimulationsfunktion um, und bewirkt somit die Unterbrechung des Re-entry-Kreises, der der Tachykardie zugrunde liegt. Nach Beseitigung der Tachykardie arbeitet der Schrittmacher wieder in Demand-Funktion (Krikler et al. 1976) (Abb. 5). Eine derartige Anwendung setzt naturgemäß eine subtile elektrophysiologische Diagnostik der anderweitig intraktablen Tachykardie und ihre Beeinflußbarkeit durch Elektrostimulation voraus. Hierbei ist insbesondere auch die optimale Lokalisation der Reizelektrode zu bestimmen. In einem der mitgeteilten Fälle mit WPW-Syndrom Typ A war die fixfrequente Stimulation am

Tabelle 4. Untersuchungsschema zur Differenzierung zwischen medikamentöser und chirurgischer Therapie bei Patienten mit Präexzitationssyndromen (Schlepper 1983)

Erstuntersuchung			Wiederholungsuntersuchung	
Anamnese und klinischer Befund →			Anamnese und klinischer Verlauf	
EKG-Diagnose →			EKG-Diagnose →	
Elektrophysiologische Untersuchung →			Elektrophysiologische Untersuchung	
Lokalisation der Bündel			Überleitungsfähigkeit →	Medikamentöse Therapie
Vorhandensein von multiplen Bahnen			Auslösung von Vorhofflimmern	
Überleitungsfähigkeit				
Refraktärperioden →	Intervall mit medikamentöser Behandlung			Intervalle mit medikamentöser Behandlung
Auslösung der Tachykardie →				
Beendigung der Tachykardie				Chirurgische Therapie
Auslösung von Vorhofflimmern →			Die Wiederholungsuntersuchung kann sich auf die wesentlichen zu beeinflussenden Parameter beschränken	
Auswahl geeigneter Medikamente				
Ausschluß einer zusätzlichen Herzerkrankung				

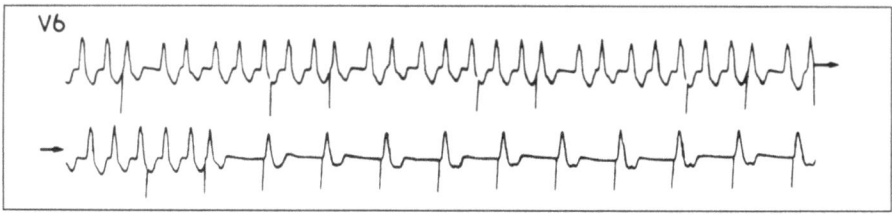

Abb. 5. Terminierung einer supraventrikulären Tachykardie bei WPW-Syndrom. Ein Demand-Pacemaker mit Sondenlage im Sinus coronarius schaltet sich automatisch mit starrfrequenter Stimulationsfunktion bei Auftreten einer Knotentachykardie (158/min) ein. Der 7. Impuls führt zu einer Depolarisation des linken Atriums mit einer kritischen Vorzeitigkeit, die eine Blockierung des Re-entry-Kreises innerhalb des AV-Knotens bedingt und somit wieder Sinusrhythmus herbeiführt (nach Krikler et al. 1976)

effektivsten bei rechtsventrikulärer Sondenlage (und retrograder Impulsleitung). In einem anderen Fall wurde bei einer im Sinus coronarius lokalisierten Elektrode die günstigste Wirkung erzielt (Krikler et al. 1976) (vgl. Abb. 18, S. 366).

3.2 Lown-Ganong-Levine-(LGL)-Syndrom

Als eine Sonderform des Präexzitations-Syndroms wird das sog. LGL-Syndrom (Syndrom der kurzen PQ-Zeit mit schmalem QRS-Komplex) angesehen (Lown et al. 1952). Bei diesem Symptomenkomplex besteht ebenso wie beim WPW-Syndrom eine besondere Neigung zu Tachykardien. Das seltene Syndrom findet sich bevorzugt beim weiblichen Geschlecht. Die elektrokardiographische Diagnose besteht in einer auf weniger als 120 ms verkürzten PQ-Zeit bei positiven P-Wellen in I und II, ferner in schlanken QRS-Komplexen ohne Delta-Welle und in typischerweise rezidivierenden supraventrikulären Tachykardien. Als Erklärung für die kurze PQ-Zeit kommen verschiedene Mechanismen in Frage, wie ein anatomisch kleiner AV-Knoten, eine komplette oder partielle Umgehung des AV-Knotens durch ein akzessorisches Bündel und eine Längsdissoziation der Erregungsleitung innerhalb des AV-Knotens in eine schnelle und eine langsam leitende Bahn. Im His-Bündel-Elektrogramm findet sich eine verkürzte A–H-Zeit. Bei Vorhofstimulation werden hinsichtlich der A–H-Zeit unterschiedliche Verhaltensmuster beobachtet.

Von Benditt u. Mitarb. wurden die Intervalle zwischen Ventrikelaktion und den frühesten atrialen (V–A_{min}) und hohen lateralen rechtsatrialen (V–HRA) Potentialen während Re-entry-Tachykardien im Rahmen elektrophysiologischer Studien gemessen: V–A_{min}-Intervalle von 61 ms oder weniger bzw. V–HRA-Intervall von 95 ms oder weniger waren häufiger bei Reentry-Tachykardien innerhalb des AV-Knotens zu beobachten als bei Patienten mit akzessorischen Leitungsbahnen. Die Autoren halten die Bestimmung der V–A-Intervalle für ein nützliches differentialdiagnostisches Screening-Verfahren zum Ausschluß akzessorischer atrioventrikulärer Leitungsbahnen (Benditt et al. 1979).

Beim LGL-Syndrom handelt es sich um eine prognostisch meist günstig zu beurteilende Erkrankung. Die wesentliche diagnostische Schwierigkeit liegt in der Abgrenzung des LGL-Syndroms als ursächlichem Faktor der supraventrikulären (Re-entry-)Tachykardien von anderen tachykardieauslösenden Ursachen, z. B. Myokarditis. – Die paroxysmale Tachykardie als einziges behandlungsbedürftiges Symptom ist, wenn nötig, mit Antiarrhythmika, z. B. Betarezeptorenblocker, Propafenon, Chinidin und Ajmalinbitartrat zu behandeln (vgl. Seipel 1976).

3.3 Karotis-Sinus-Syndrom

Klinisch relevante bradykarde Rhythmusstörungen – evtl. verbunden mit Adams-Stokes-Anfällen – können Ausdruck eines Karotis-Sinus-Syndroms sein. – Dieser Symptomenkomplex bezeichnet eine Hyperreflexie der Pressorezeptoren des Karotis-Sinus und tritt elektrokardiographisch als Asystolie bei passagerem Sinusstillstand bzw. sinuatrialer Blockierung III. Grades oder auch vorübergehender AV-Blockierung in Erscheinung (Abb. 6).

Klinisch kommt es zu einer zerebralen Minderdurchblutung, deren Auswirkungen von leichten Schwindelerscheinungen bis zu schweren synkopalen Anfällen reichen können. Bei entsprechenden anamnestischen Hinweisen auf ein Karotis-Sinus-Syndrom sollte eine diagnostische Sicherung durch elektrokardiographische Objektivierung unter kontrollierten Bedingungen erfolgen. Glykoside und Betarezeptorenblocker begünstigen die Reflexbereitschaft.

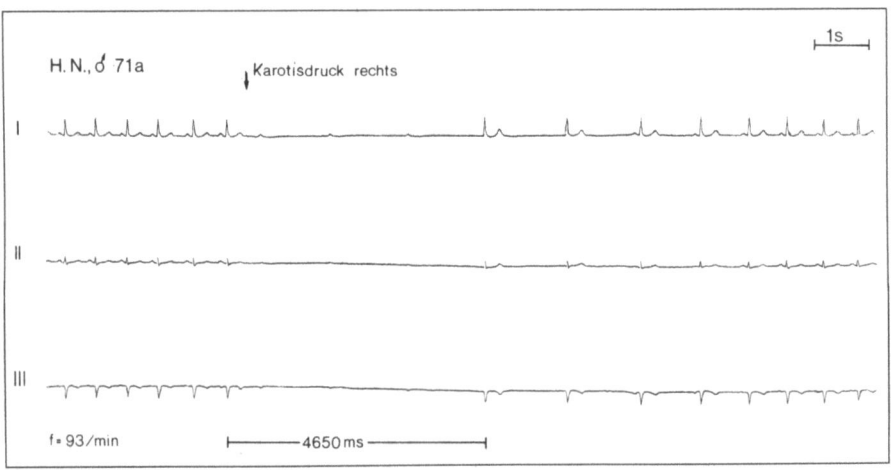

Abb. 6. Hyperaktiver Karotis-Sinus-Reflex bei einem 71jährigen Patienten mit Karotis-Sinus-Syndrom. Ein rechtsseitiger Karotisdruck führt zu einer deutlichen Sinusknotendepression und einer passageren totalen AV-Blockierung (Asystolie: 4,65 s). Nach zwei supraventrikulären Ersatzschlägen stellt sich erst allmählich wieder der vorbestehende Sinusrhythmus (Frequenz: 93/min) ein

3.3 Karotis-Sinus-Syndrom

Bei nur manuell (Karotis-Sinus-Massage) provozierbaren Bradykardien wird von einem hypersensitiven Karotis-Sinus gesprochen (Franke 1963). Die behandlungsbedürftige spontane Symptomatik bei zufälligem Druck auf die Karotisgabel (z. B. plötzliche Kopfdrehung, Druck der Kleidung) wird nur bei etwa 5% der Patienten mit hypersensitivem Karotis-Sinus beobachtet. In einer konsekutiven Studie an 100 über 50 Jahre alten Patienten fand sich in ¼ bis ⅓ der Fälle ein hypersensitiver Karotis-Sinus-Reflex (Pfisterer et al. 1977).

Bei dem komplexen Reflexgeschehen des hyperaktiven Karotis-Sinus wird neben dem mit Bradykardien einhergehenden kardioinhibitorischen Typ zwischen einem vasodepressiven Typ (mit Blutdruckabfall) und einem (umstrittenen) primär zerebralen Typ unterschieden. Für das Vorliegen des vagal-kardialen (kardioinhibitorischen) Typs eines hyperaktiven Karotis-Sinus-Reflexes spricht eine Asystolie über 2 s nach artifizieller Provokation. – Der afferente Teil des Reflexbogens führt über den Karotis-Sinus-Ast des IX. Hirnnerven vom Sinus caroticus an der Bifurkation der A. carotis communis in A. carotis interna und externa zur Rautengrube im Bereich der Medulla oblongata. Von dort ist eine zentrifugale (efferente) Reizleitung in mehrere Richtungen möglich. Beim „herzhemmenden" Typ führt der efferente Reflexbogenanteil vom Kerngebiet des Vagusnerven zum Reizbildungs- und Erregungsleitungssystem des Herzens (vagalhemmende Herzfasern). Das Karotis-Sinus-Syndrom diesen Typs ist von jedem Ort des Reflexbogens auslösbar. Durch hohe Atropindosen kann der Reflexkreis unterdrückt werden, wohingegen Atropin beim vasodepressorischen Typ wirkungslos ist.

Unter den Kausalfaktoren des Karotis-Sinus-Syndroms werden in erster Linie arteriosklerotische Veränderungen der Gefäßwand des Karotis-Sinus genannt, die zu einer Sensibilitätszunahme der in der Adventitia gelegenen Barorezeptoren führen sollen. Entzündliche und neoplastische Ursachen sind selten, ebenso wie Tumore und lokale Aneurysmen.

Eine Behandlungsnotwendigkeit ist bei Patienten mit typischer Anamnese und spontan auftretenden bzw. durch Karotisdruck auslösbaren Symptomen gegeben. Die Therapie ist auf die Prophylaxe synkopaler Anfälle ausgerichtet und besteht ggf. in der Implantation eines elektrischen Bedarfsschrittmachers. Von medikamentösen Maßnahmen ist keine ausreichende Wirkung zu erwarten. Von Greeley u. Mitarb. wurde über eine erfolgreiche Bestrahlungstherapie beim Karotis-Sinus-Syndrom berichtet (Greeley et al. 1955, vgl. Lüderitz 1984, Sinusknoten-Syndrom s. S. 51 ff. und S. 250).

Literatur

Benditt DG, Pritchett ELC, Wallace AG, Gallagher JJ (1979) Recurrent ventricular tachycardia in man: evaluation of disopyramide therapy by intracardiac stimulation. Eur J Cardiol 9:255

Castellanos A Jr., Chapunoff E, Castillo C, Maytin O, Lemberg L (1979) His bundle electrograms in two cases of Wolff-Parkinson-White (pre-excitation) syndrome. Circulation 41:399

Durrer D, Schoo L, Schuilenberg RM, Wellens HJJ (1967) The role of premature beats in the initiation and the termination of supraventricular tachycardia in the Wolff-Parkinson-White syndrome. Circulation 36:644

Franke H (1963) Über das Carotis-Sinus-Syndrom und den sogenannten hyperaktiven Carotis-Sinus-Reflex. Schattauer, Stuttgart

Greeley HP, Smedal MI, Most W (1955) The treatment of the carotis-sinus-syndrome by irradiation. N Engl J Med 252:91

Krikler DM, Curry P, Buffet J (1976) Dual-demand pacing for reciprocating atrioventricular tachycardia. Br Med J 1:1114

Lown B, Ganong WF, Levine SA (1952) The syndrome of short P–R-interval, normal QRS complex and paroxysmal rapid heart action. Circulation 5:693

Lüderitz B, Steinbeck G (1976) Rhythmusstörungen beim Wolff-Parkinson-White-Syndrom. Münch Med Wochenschr 118:377

Manz M, Steinbeck G, Lüderitz B (1980) Wolff-Parkinson-White-Syndrom. Zwei akzessorische, sog. verborgene Leitungsbahnen und funktionell „kleiner" AV-Knoten. Z Kardiol 69:599

Neuss H, Schlepper M, Thormann J (1975) Analysis of re-entry mechanism in three patients with concealed Wolff-Parkinson-White syndrome. Circulation 51:75

Pfisterer M, Heierli B, Burkart F (1977) Hypersensitiver Carotis-Sinus-Reflex bei älteren Patienten. Häufigkeit und Bedeutung für die Diagnose kranker Sinusknoten. Schweiz Med Wochenschr 107:1565

Ryan GF, Easley RM, Zaroff LI, Goldstein S (1968) Paradoxical use of a demand pacemaker in the treatment of supraventricular tachycardia due to the Wolff-Parkinson-White syndrome: Observation of termination of reciprocal rhythm. Circulation 38:1037

Schlepper M (1983) Spezielle Syndrome. In: Lüderitz B (Hrsg) Herzrhythmusstörungen. Handb. inn. Med. IX/1. Springer, Berlin Heidelberg New York

Seipel L, Breithardt G (1976) Das Syndrom der kurzen PQ-Zeit mit normalem QRS-Komplex (LGL-Syndrom). Med. Klin 71:1525

Wellens HJJ (1976) The Wolff-Parkinson-White syndrome. In: Lüderitz B (ed) Cardiac pacing, diagnostic and therapeutic tools. Springer, Berlin Heidelberg New York

Wellens HJJ, Durrer D (1974) Wolff-Parkinson-White syndrome and atrial fibrillation. Am J Cardiol 34:777

Wolff L, Parkinson J, White PD (1930) Bundle branch block with short P–R interval in healthy young people prone to paroxysmal tachycardia. Am Heart J 5:685

III. Schrittmacher-Glossar

A = Ampère: Internationale Abkürzung der elektrischen Stromstärke.
Adams-Stokes-Anfall: Anfälle mit Bewußtlosigkeit als Folge einer verminderten Herzauswurfleistung durch bradykarde oder tachykarde Rhythmusstörungen.
Adapter: Kopplungsteil zwischen Schrittmacher und Elektrode zur Kombination von Schrittmachern und Elektroden verschiedener Hersteller.
Ah: Ampèrestunden (vgl. Batteriekapazität).
Akkumulator: Aufladbare Energiequelle, vgl. Sekundärelement.
Aktionspotential: Zeitlicher Verlauf des intrazellulären elektrischen Potentials bei Erregung der Zelle.
Anode: Positiver Pol eines elektrischen Stromkreises. Positiver Pol einer Batterie. Indifferente Elektrode bei der elektrischen Stimulation des Myokards.
Anstiegsflanke: Vorangehender Teil eines Impulses, in dem dieser von Null ausgehend seinen Anfangswert erreicht.
Anstiegszeit: Dauer der Anstiegsflanke eines Impulses.
Asystolie: Herzstillstand.
Ausgangskondensator: Entladekondensator im Ausgangskreis, über den der Schrittmacher den Stimulationsimpuls an die Elektrode abgibt.
Ausgangswiderstand: Scheinwiderstand einer elektronischen Schaltung im Ausgangskreis, der die Ausgangsspannung in Abhängigkeit vom Strom determiniert (auch Innenwiderstand).
Austauschindikation: Schrittmacher-Kenngröße, die das Ende der Funktionszeit des Schrittmachers anzeigt.
Automatie: Spontane Reizbildung in myokardialen Fasern durch Abnahme des Membranpotentials auf das Schwellenpotential (diastolische Depolarisation) mit nachfolgender Myokarddepolarisation.
AV-Blockierungen: Atrioventrikuläre Überleitungsstörungen.
AV-Verzögerung: Zeitintervall zwischen Vorhof- und Kammerstimulation bei vorhofgesteuertem Schrittmacher.

Basic-pulse-interval: siehe Basisintervall.
Basic-rate: siehe Basisfrequenz.
Basisfrequenz: Frequenz der Impulsabgabe des Schrittmachers bei ausbleibenden Eigenaktionen.
Basisintervall: Intervall zwischen zwei Impulsabgaben bei Basisfrequenz.
Batteriekapazität: Gesamtladungsmenge der Batterie. Angabe meist in Ah (Ampèrestunden).

Batteriespannung: Klemmenspannung der Batterie in Abhängigkeit des Betriebszustandes (Leerlauf, Last). Beim Schrittmacher maximale Stimulationsspannung.

Bedarfsschrittmacher, negativ gesteuerter: Demand- oder signalinhibierter Schrittmacher. Schrittmacher, der nur dann einen Stimulationsimpuls abgibt, wenn für die Dauer eines Basisintervalls keine Herzaktion detektiert wird.

Bedarfsschrittmacher, positiv gesteuerter: auch: Stand-by- oder getriggerter Schrittmacher. Schrittmacher, der bis zu einer unteren Grenzfrequenz mit der Eigenfrequenz des Herzens synchronisiert ist. Eine effektive Stimulation resultiert erst, wenn die Eigenfrequenz des Herzens die Basisfrequenz des Schrittmachers unterschreitet.

Belastung: Widerstand, gegen den eine Spannungsquelle arbeitet.

Betriebsspannung: Generatorspannung bei Belastung.

Blindwiderstand: frequenzabhängiger Wechselstromwiderstand einer Spule (Induktivität) oder eines Kondensators (Kapazität).

B.O.L.: Begin of life, Betriebsbeginn des Schrittmachers.

Brustwandstimulation: Applikation elektrischer Impulse durch die Brustwand zur Unterdrückung (Auslösung) signalinhibierter (getriggerter) Bedarfsschrittmacher.

Brustwandstimulus: elektrischer Impuls zur Triggerung der Detektionseinheit eines Schrittmachers.

Chest wall stimulation: siehe Brustwandstimulation.

Chronaxie: Minimale Reizdauer zur Auslösung einer Erregung bei doppelter Rheobase.

C-MOS-IC: Abkürzung für complementary-metal-oxide-semiconductor-IC. Elektronische Schaltung mit speziellen Transistoren in monolithisch integrierten Schaltkreisen, die sich durch besonders niedrigen Stromverbrauch, Temperaturkonstanz und weitgehende Unabhängigkeit von Schwankungen in der Versorgungsspannung auszeichnen.

Defibrillationsschutz: Schaltung mit Zenerdiode im Schrittmachereingangskreis zum Schutz des Schrittmachers gegen Zerstörung bei hohen Spannungen, wie sie bei elektrischer Defibrillation auftreten.

Delay: siehe Verzögerungsintervall.

Demand-Empfindlichkeit: siehe Detektionsempfindlichkeit.

Demand-Mechanismus: siehe Detektionseinheit.

Demand-Schrittmacher: siehe Bedarfsschrittmacher.

Depletion indicator: Indikator für Batterieerschöpfung.

Detektionseinheit: Teil der elektronischen Schaltung des Bedarfsschrittmachers, der durch intrakardiale Spannungssignale getriggert wird und die Impulsabgabe unterdrückt (signalinhibierter Bedarfsschrittmacher) oder mit der Eigenaktion synchronisiert ist (getriggerter Bedarfsschrittmacher).

Detektionsempfindlichkeit: Triggerschwelle der Detektionseinheit des Schrittmachers für ein Testsignal. Zur Auslösung der Detektionseinheit

Schrittmacher-Glossar

erforderliche Mindestspannung in mV (um 2 mV). Maßgeblich für die Detektion sind Amplitude und Frequenzinhalt des Signals bzw. des endokardialen Elektrogramms.

Diode: Elektronisches Bauelement zur Gleichrichtung von Wechselstrom; Stromleitung erfolgt fast ausschließlich in einer Richtung.

Eigenaktion: Spontane Herzaktion. Im Gegensatz zur schrittmacherinitiierten Herzaktion (vgl. Schrittmacheraktion).

Eingangsempfindlichkeit: Minimale Spannung in Millivolt, die zur Steuerung eines Schrittmachers ausreicht.

Eingangswiderstand: Scheinwiderstand einer elektrischen Schaltung im Eingangskreis. Bei Bedarfsschrittmachern bestimmt der Eingangswiderstand die Höhe der zur Detektion notwendigen Spannungsamplitude.

Elektrode, bipolare: Elektrode mit intrakardial gelegener Anode und Kathode.

Elektrode, differente: Meist Kathode, Lage: endokardial, perikardial oder myokardial.

Elektrode, endokardiale: Schrittmacherelektrode mit endokardial fixierter Kathode.

Elektrode, epikardiale: Schrittmacherelektrode mit epikardial fixierter Kathode.

Elektrode, indifferente: Meist Anode, Lage: herzfern (z. B. subclaviculär, abdominal).

Elektrode, myokardiale: Schrittmacherelektrode mit myokardial (subepikardial) fixierter Kathode.

Elektrode, unipolare: Elektrode mit einem Pol (Kathode). Als zweiter Pol (Anode) dient der metallische Teil des Schrittmachergehäuses.

Elektrodenimpedanz: siehe Elektrodenmyokardwiderstand.

Elektrodenmyokardwiderstand: Scheinwiderstand am Übergang zwischen Elektrodenkopf und Myokard.

Elektrodenwiderstand: Summe aus den elektrischen Widerständen der Elektrodenzuleitung (abhängig von der Länge) und des Elektrodenkopfes (abhängig von der Oberfläche und dem Material).

Elektrode, Polarisation der: Spannung an Grenzflächen unterschiedlicher Medien aufgrund ungleicher Konzentration und Beweglichkeit von Ladungsträgern: Elektronen (im Metall) und Ionen (im Elektrolyten).

E.M.C.: Electromagnetic Compatibility. Elektromagnetische Abschirmung.

Energiedichte: Energievorrat der Batterie, bezogen auf das Batterievolumen (VAh/m^3) oder auf die Batteriemasse (VAh/kg).

Energiekompensation: Zunahme der Dauer des Stimulationsimpulses bei Abnahme der Impulsamplitude.

Entrance block: Ineffektive Auslösung der Detektionseinheit des Bedarfsschrittmachers bei Herzaktionen.

E.O.L.: End of life. Definiertes Betriebsende eines Schrittmachers.

E.R.I.: Elective replacement indicator. Definierter Indikator für elektiven Schrittmacherwechsel.

E.R.T.: Elective replacement time. Empfohlener Zeitpunkt für elektiven Schrittmacherwechsel.

Escape interval: Postdetektorisches Stimulationsintervall.

Exit block: Ineffektive Stimulation des Myokards durch den Schrittmacherimpuls (z. B. bei Reizschwellenerhöhung, Batterieerschöpfung, Elektrodenbruch).

Fallback: Nachdem belastungsinduziert bzw. aufgrund einer Schrittmacher-Reentry- oder supraventrikulären Tachykardie die obere Grenzfrequenz der AV-sequentiellen Stimulation erreicht ist, fällt die Ventrikelfrequenz auf eine programmierte Frequenz (Fallback-Frequenz) zurück.

Grundfrequenz: siehe Basisfrequenz.
Grundperiode: siehe Basisintervall.

Helium-Leck-Test: Verfahren zur Prüfung der Dichtigkeit hermetisch geschlossener Schrittmacher.

High-power-Schrittmacher: Schrittmacher mit hoher Ausgangsleistung bei hohen Reizschwellen des Myokards.

Hochfrequenzstimulation: Schrittmacherstimulation mit Frequenzen über 200/min zur Konversion von Vorhofflattern in Vorhofflimmern.

Hybridschaltung: Elektronische Schaltung aus diskreten und integrierten Bauteilen.

Hysterese: Definierte Verlängerung des Basisintervalls nach Detektion einer spontanen Herzaktion.

IC: Siehe Integrated circuit

Impedanz: siehe Scheinwiderstand.

Impuls: Kurzzeitiger Spannungs- oder Stromstoß am Ausgang eines Schrittmachers.

Impuls, biphasischer: Impulsform mit positivem und negativem Anteil, bei dem sich Stimulationsstrom und Rückladestrom entsprechen.
Durch diese Impulsform werden elektrolytische Veränderungen an der Elektrode weitgehend vermieden.

Impulsamplitude: Amplitude des Schrittmacherimpulses in Volt oder Milliampère bei definierter Belastung.

Impulsanalyse: Elektronische Bestimmung von Dauer, Intervall, Amplitude und Zeitkonstante des Impulsartefaktes eines Herzschrittmacherimpulses nach Implantation.

Impulsartefakt: Artefakt des Schrittmacherimpulses im Oberflächen-EKG.

Impulsartefakt, Amplitude: Amplitude des Impulsartefaktes in mV, abhängig von Belastung und Impulsdauer sowie von der Lagebeziehung zwischen Implantationsort und EKG-Ableitort.

Impulsartefakt, Zeitkonstante: Intervall, nach dem die Amplitude des Impulsartefaktes um den Faktor $1/e$ abgesunken ist.

Impulsbreite: siehe Impulsdauer.

Impulsdauer: Dauer eines Schrittmacherimpulses (0,3–1 msec).

Impulshöhe: siehe Impulsamplitude. Auch für Amplitude des Impulsartefakts.

Impulsintervall: Intervall zwischen dem Beginn zweier aufeinander folgender Schrittmacherimpulse. Das Impulsintervall kann bei Basisfrequenz, Testfrequenz und Störfrequenz unterschiedlich sein.

Indikatorimpuls: „tracking-impulse", Markierungsimpuls. Mit Eigenaktionen synchroner unterschwelliger elektrischer Impuls zur Diskriminierung von Schrittmacheraktionen bei telefonischer Schrittmacherüberwachung.

Inhibition: Unterdrückung des Schrittmacherimpulses durch Herzeigenaktion.

Innenwiderstand: Widerstand eines elektrischen Spannungsgenerators (Batterie).

Integrated circuit: Abk.: IC. Siehe Schaltung, integrierte.

Interference rate: Störfrequenz.

Kathode: Negativer Pol eines elektrischen Stromkreises. Negativer Pol einer Batterie. Differente Elektrode bei der elektrischen Stimulation des Myokards.

Kombinationssystole: Gleichzeitige Depolarisation verschiedener Myokardanteile durch den Schrittmacherimpuls und durch intrinsische Reizbildung.

Kombinationssystole, Pseudo-: Im Oberflächen-EKG erscheint das Impulsartefakt des Schrittmachers in den QRS-Komplex integriert; der Impuls hat jedoch keinen Anteil an der Depolarisation des Myokards.

Kondensator: auch: Kapazität. Elektronisches Bauelement: unendlicher Widerstand für Gleichstrom, abnehmender Wechselstromwiderstand mit steigender Wechselstromfrequenz, Ladungsspeicher, Bauteil in Frequenzfiltern, elektronischen Differentiatoren und Schaltverzögerern.

Lead: Elektrodenzuleitung.
Leading edge: siehe Anstiegsflanke.
Leckstrom: Verluststrom einer Batterie aufgrund ihres endlichen Innenwiderstandes.
Leerlaufspannung: Batteriespannung ohne Belastung.

Magnetfrequenz: siehe Testfrequenz.
Markierimpuls: siehe Indikatorimpuls.
Muskelinhibition: Unterdrückung eines Demand-Schrittmachers durch Muskelpotentiale.

Noise rate: siehe Störfrequenz.
Noise sampling period: siehe Störmeßzeit.

Oesophaguselektrode: Bipolare Elektrode zur externen Elektrostimulation des Herzens über den linken Vorhof vom Oesophagus aus.
Ohm: Einheit des elektrischen Widerstandes.

Orthorhythmische Stimulation: Frequenzbezogene Intervallstimulation zur Unterbrechung von Tachykardien.
Overdrive: Stimulation mit einer Frequenz, die oberhalb der Spontanfrequenz liegt.

Pacemaker: Herzschrittmacher.
Pacemaker-twiddler's Syndrom: Rotation des implantierten Schrittmachers mit Aufwickelung der Elektrodenzuleitung um das Schrittmachergehäuse mit nachfolgender Dislokation und ineffektiver Myokardstimulation.
Parasystolie: Gleichzeitiges Bestehen von zwei oder mehreren Reizbildungszentren mit wechselnder Initiierung der Herzaktion.
Periode: siehe Impulsintervall.
Polarisationswiderstand: Übergangswiderstand an der Grenzfläche Elektrodenpol-Herzgewebe.
Potential, intrakardiales: Endokardial abgeleitetes elektrisches Potential.
Präautomatische Pause: Intervall bis zum Auftreten einer Herzaktion nach Aussetzen des aktuellen Reizbildungszentrums oder des elektrischen Schrittmachers.
Primärelement: Elektrochemisches Element, das aus chemischen Reaktionen elektrische Energie bezieht. Ein oder mehrere Elemente bilden eine Batterie.
Programmer: siehe Programmiergerät.
Programmiergerät: Elektronisches Gerät zur Umschaltung (Frequenz, Impulsdauer, Impulsamplitude) programmierbarer Schrittmacher durch elektromagnetische Impulse.
Programmiermagnet: Magnet zur Frequenzprogrammierung entsprechender Schrittmacher (magnetische Feldstärke ca. 400 Gauß).
Pulse duration: siehe Impulsdauer.
Pulse interval: siehe Impulsintervall.

R auf T-Phänomen: Auslösung von Zusatzerregungen durch eine in die Repolarisationsphase fallende Herzaktion.
Redundanz: In der Schrittmacherelektronik: Prinzip der Bestückung elektronischer Schaltungen mit überzähligen Funktionseinheiten, die andere bei Funktionsausfall vollständig oder teilweise ersetzen.
Reed relay: siehe Reed-Schalter.
Reed-Schalter: Mechanischer Schalter in Schrittmachern. Die Schaltung erfolgt durch Auflegen eines Dauermagneten, wobei eine Metallfeder im Magnetfeld den Kontakt schließt (Umschaltung vom Bedarfsbetrieb auf festfrequente Stimulation).
Refractory period: siehe Refraktärzeit.
Refraktärzeit: Intervall nach Stimulation, in dem bei signalinhibierten oder getriggerten Bedarfsschrittmachern keine Detektion bzw. Triggerung erfolgt (auch „absolute Refraktärzeit" oder „poststimulatorische Refraktärzeit").

Schrittmacher-Glossar

Refraktärzeit, postdetektorische: Intervall nach Detektion, in dem keine weitere Detektion erfolgt.
Refraktärzeit, poststimulatorische: Intervall nach Stimulation, in dem keine Detektion erfolgt.
Refraktärzeit, relative: siehe Störmeßzeit.
Reizintervall: siehe Impulsintervall.
Reizschwelle: Zur Stimulation des Herzens erforderliche minimale Energie (vereinfacht in Volt oder Milliampère angegeben).
Reizspannungsschwelle: Spannung, die ein Reiz definierter Dauer und Form übersteigen muß, um eine Herzaktion hervorzurufen.
Reizstromschwelle: Stromstärke, die ein Reiz definierter Dauer und Form übersteigen muß, um eine Herzaktion hervorzurufen.
Reizzeit: siehe Impulsdauer.
Reset: Rückstellung des Zeitgenerators auf den Nullpunkt des Basisintervalls, z. B. bei Detektion einer Herzeigenaktion.
Rheobase: Extrapolierte Amplitude der Reizschwelle bei unendlicher Reizdauer (Gleichstromreizung).
Rise-time: siehe Anstiegszeit.
Röntgenidentifikation: Identifikation des Schrittmachers aufgrund eines röntgenpositiven Codes im Schrittmachergehäuse.
Runaway pacemaker: Schrittmacher, der bei Batterieerschöpfung unkontrollierte Frequenzzunahme zeigt.

Schaltung, diskrete: Nach herkömmlichen Technologien gefertigte und konventionell verschaltete elektronische Bauelemente: Widerstände, Kondensatoren, Transistoren, Spulen und Dioden sind durch gesonderte Leitungen und Lötstellen miteinander verbunden.
Schaltung, integrierte: Elektronische Funktionseinheiten (Verstärker, Schalter, Multivibratoren, Kippstufen). Komplexe elektronische Miniaturschaltung auf einem Siliziumträger (chip). In mehreren Produktionsschritten werden Widerstände, Kapazitäten, Transistoren und Dioden in speziellen Techniken (Dünnfilmtechnik, Dickfilmtechnik, Aufdampfverfahren, Siebdruckverfahren) auf den Träger aufgebracht.
Schaltung, monolithische: Die gesamten Bauteile liegen in integrierter Form vor.
Scheinwiderstand: Impedanz. Vektorielle Summe aus Wirk- und Blindwiderstand.
Schraubelektrode: Stimulationskatheter mit wendelförmig ausgebildeter distaler Elektrode. Die Elektrode wird in das Myokard eingeschraubt (scharfer Wendel) oder im Trabekelwerk verankert (stumpfer Wendel).
Schrittmacheraktion: Schrittmacherinitiierte Herzaktion. Im Gegensatz zur spontanen Herzaktion (vgl. Eigenaktion).
Schrittmacher, asynchroner: Schrittmacher mit festfrequenter Impulsabgabe ohne Detektionseinheit.
Schrittmacher, bifokaler: Schrittmacher für sequentielle oder vorhofgesteuerte Kammerstimulation.

Schrittmacher-Ausgangskreis, spannungskonstanter: Während der Impulsdauer fließt ein elektrischer Strom vom Ausgangskondensator durch das Myokard. Der Stromfluß nimmt exponentiell mit der Impulsdauer ab. Derzeit gebräuchlichste Schaltung.

Schrittmacher-Ausgangskreis, strombegrenzter: Widerstandsschaltung, die den initialen Anteil der exponentiell verlaufenden Kondensatorentladung bei Stimulation auf einen definierten Wert begrenzt.

Schrittmacher-Ausgangskreis, stromkonstanter: Während der Impulsdauer fließt ein konstanter elektrischer Strom von der Batterie durch das Myokard; dieser Strom wird begrenzt durch den Widerstand des Ausgangskreises des Schrittmachers.

Schrittmacher-Eingangsempfindlichkeit: siehe Detektionsempfindlichkeit.

Schrittmacher, QRS-getriggerter: siehe Bedarfsschrittmacher, getriggerter.

Schrittmacher, QRS-inhibierter: siehe Bedarfsschrittmacher, signalinhibierter.

Schrittmacher, sequentieller: Schrittmacher mit zwei Elektroden, der Vorhöfe und Kammern nacheinander mit einer der PQ-Zeit entsprechenden Verzögerung stimuliert.

Schrittmacher, vorhofgesteuerter: Schrittmacher mit atrialer Detektionselektrode, der durch P-Wellen gesteuert wird und die Ventrikel nach einem der PQ-Zeit entsprechenden Intervall über eine zweite Elektrode stimuliert.

Sekundärelement: Durch elektrischen Strom aufladbares elektrochemisches Element (Akkumulator).

Sensibilität eines Schrittmachers: siehe Detektionsempfindlichkeit.

Sensitivity: Sensitivität, siehe Detektionsempfindlichkeit.

Siliziumchip: Trägerplatte für integrierte elektronische Schaltungen aus einer dünnen Siliziumschicht von 1–2 mm² Fläche.

Spiralelektrode: Schrittmacherelektrodenkatheter, dessen Zuleitung aus mehrfachen Drahtwendeln besteht.

Spule: auch Induktivität, Elektronisches Bauelement: zunehmender Wechselstromwiderstand mit steigender Wechselstromfrequenz. Bauteil in Frequenzfiltern, Verwendung als Übertrager und Transformator.

Stand-by-Schrittmacher: siehe Bedarfsschrittmacher, positiv gesteuerter.

Stimulation, ineffektive: Elektrische Stimulation des Myokards ohne Auslösung einer Herzaktion (z. B. bei Reizschwellenerhöhung, Batterieerschöpfung, Elektrodenbruch, Elektrodendislokation).

Stimulation, physiologische: Erhaltung bzw. Wiederherstellung der Vorhof-Kammer-Koordination.

Stimulation threshold: siehe Reizschwelle.

Störfrequenz: Asynchrone Stimulationsfrequenz eines Bedarfsschrittmachers, auf die der Impulsgeber bei elektromagnetischer Störung umschaltet.

Störmeßzeit: Intervall am Ende der Refraktärzeit des Schrittmachers (relative Refraktärzeit), in dem Störsignale den Schrittmacher auf festfrequente Betriebsart umschalten.

Strombegrenzung: siehe Schrittmacher-Ausgangskreis, strombegrenzter.

Testfrequenz: Stimulationsfrequenz des Schrittmachers nach Umschalten mit dem Testmagneten.

Testmagnet: Dauermagnet zur Umschaltung eines Bedarfsschrittmachers auf die Testfrequenz. Bei den meisten Schrittmachern kombinierte Umschaltung auf festfrequente Betriebsart (magnetische Feldstärke ca. 80 Gauß).

Threshold: siehe Reizstromschwelle, Reizspannungsschwelle.

Tracking impulse: siehe Indikator-Impuls.

Transistor: Elektronisches Halbleiterbauelement, Bauteil in elektronischen Verstärkern und Schaltern.

triggern: Auslösen einer Funktion durch ein Signal, z. B. Auslösen der Detektionseinheit des Schrittmachers durch das endokardiale Elektrogramm, durch das Elektromyogramm eines Skelettmuskels, durch einen Brustwandstimulus oder durch einen elektromagnetischen Störimpuls.

Use-before date: Spätester Implantationszeitpunkt des Schrittmachers.

Vario-Mechanismus: Programmierbare stufenweise Spannungsverminderung am Schrittmacher-Ausgang zur Kontrolle der Reizschwelle nach Schrittmacherimplantation.

Verzögerungsintervall: Verzögerung der Kammerstimulation nach einer Vorhofaktion bei vorhofgesteuerten und sequentiellen Schrittmachern.

Volt: Einheit der elektrischen Spannung. 1 Volt ist die Spannung, die bei Stromfluß von 1 Ampère eine Leistung von 1 Watt erbringt.

Vorhofschrittmacher: Schrittmacher mit atrialer Stimulationselektrode.

Vulnerable Phase: Intervall in der Repolarisationsphase des Myokards, in dem durch elektrische Stimulation (oder durch eine spontane Herzaktion) zusätzliche Erregungen ausgelöst werden.

Widerstand: Elektronisches Bauelement zur Strombegrenzung oder Spannungsteilung.

Wirkwiderstand: Ohmscher Widerstand eines elektronischen Bauelementes.

Zener-Diode: Halbleiterdiode, deren Ausgangsspannung von der Eingangsspannung weitgehend unabhängig ist. Bauteil im Eingangskreis von Schrittmachern, welches das endokardiale Spannungssignal leitet, hohe Spannungen jedoch, wie sie z. B. bei Defibrillation mit Elektroschock auftreten, stark begrenzt. Vgl. Defibrillationsschutz.

Literatur

Harthorne JW, Thaler HJ (Hrsg) (1978) To pace or not to pace. Intern Symposium, Brüssel 1977. The Hague: Nijhoff Publ

Lüderitz B (Hrsg) (1976) Cardiac pacing, diagnostic and therapeutic tools. Springer, Berlin Heidelberg New York

Lüderitz B (1979) Elektrische Stimulation des Herzens. Diagnostik und Therapie kardialer Rhythmusstörungen. Springer, Berlin Heidelberg New York

Seipel L, Loogen F, Both A (Hrsg) (1975) His-Bündel-Elektrographie. Schattauer, Stuttgart New York

Wellens HJJ, Lie KI, Janse MJ (eds) (1976) The conduction system of the heart. Stenfert Kroese, Leiden

IV. Herzschrittmacher-Typenkartei

Technische Daten einer Auswahl gebräuchlicher Herzschrittmacher mit Lithiumbatterien unter besonderer Berücksichtigung der Austauschkriterien. Die programmierbaren Parameter sind jeweils aufgelistet. Die neueren Systeme wurden in die Übersicht aufgenommen*.

Quellen:
- Herstellerangaben: Stand August 1985
- Stimarec, Association Europeénne de Stimulo-Vigilance, J. Piotr
- Magnet rate and recommended replacement time indicator of lithium pacemaker (1984), P. A. Levine Clin. Prog. Pacing and electrophysiol. Vol. 2, 3; 272–279

Hinweis: Die Angaben der Schrittmacherkontrolldaten wurden sorgfältig geprüft, so daß der Leser darauf vertrauen kann, daß die Daten bei Fertigstellung des Buches dem aktuellen Wissensstand entsprechen. Da Forschung und klinische Erfahrungen jedoch den Wissensstand ständig erweitern, sei der Benutzer aufgefordert, die aktuellen Austauschkriterien zu überprüfen, um in eigener Verantwortung Schrittmacherfunktionskontrollen durchzuführen. Die kalkulierte Betriebszeit stellt eine theoretische Größe nach Angaben der Batteriehersteller dar und ist keine Garantie für die Laufzeit des Aggregates.

Abkürzungen:
A – Amplitude des Schrittmacherimpulses
Ah – Ampèrestunden
AV – Atrioventrikuläre Verzögerungszeit
B – bipolar
E – Empfindlichkeit des Detektionsverstärkers
F – Stimulationsfrequenz (min^{-1})
H – Hysterese
I – Impulsdauer (ms)
M – Modus (Arbeitsweise des Schrittmachers, ICHD)
Mf – Magnetfrequenz (asynchrone Testfrequenz)
Pf – programmierte Stimulationsfrequenz
R – Refraktärzeit
T – Telemetrie
U – unipolar
B.O.L. – Betriebsbeginn (Begin of Life)
ICHD – Inter-Society Commission for Heart Disease Resources

---

* Zusammengestellt von U. Gerckens und B. Lüderitz (1985)

Hersteller	Typ	Modus (ICHD)	Programmierbare Parameter	Batteriekapazität (Ah)	kalkulierte Betriebszeit (Jahre)	Polarität (unipolar/bipolar) (U/B)	Frequenz (min^{-1}) Nominal (B.O.L.)	Frequenz (min^{-1}) Austauschzeitpunkt	Impulsdauer (ms) Nominal (B.O.L.)	Impulsdauer (ms) Austauschzeitpunkt	„Magnetmodus (ICHD)"	„Magnetfrequenz" (min^{-1}) Betriebsbeginn (B.O.L.)	„Magnetfrequenz" (min^{-1}) Austauschzeitpunkt	Varia
Biotronic Tel: 02 11/45 07 07	IDP 54 L	VVI		1,2	9	U	70	63	0,75	0,75	VOO	70	63	
	Leptos	VVI		2,0	8	U	70	62	0,5	–	VOO	70	62	
	Neos 01-1	VVI	M, F, I, A, E, H, R	2,0	1,5–16	U	70	62	0,5	–	VOO (=Pf)	70 (=Pf)	62	Austausch: Frequenzabfall um 11%
	Diplos 05	DDD	M, F, I, A, E, H, R, AV	2,8	3–23	U	72	64	0,5	–	DOO (=Pf)	72 (=Pf)	64	Austausch: Frequenzabfall um 11%
Cardiac Pacemaker Inc. Tel: 0 89/79 94 00	Mikrothin 520	VVI		1,3	5,7	U	72	66	0,6	0,6	VOO	86	80	
	Ultra	VVI	M, F, I, A, E, H, R, T	1,8	9,9	U	72	63	0,5	0,5	VOO	100	85	intrakardiales EKG, Datenspeicher
	Delta	DDD	M, F, I, A, E, H, R, AV	2,3	6,5	U B	65	65	1,0	1,0	DOO	96	83	Fallback, Rate Smoothing (Frequenzdämpfung (ab Werk)): VVI, 65/min. Polarität programmierbar

Company	Model	Mode	Programmable											Notes
Cordis Tel: 02 11/25 20 31	Stanicor 188 A 7	VVI		1,8 (×3)	12	U	70	63	1,0	–	VOO	70	63	
	Omni-Stanicor 217 A	VVI	F, A	1,8 (×2)	14–26	U	70	67	1,25	–	VOO	70 (=Pf)	67	
	Multicor II 402 B	VVI	M, F, I/A, E, H, R, T	0,88 (×2)	6,4	U B	70	62,5	–	–	VOO	70 (=Pf)	62,5	Polarität programmierbar. Reserveschrittmacher: VOO, 52,5/min
	Sequicor II 233 F	DDD	M, F, I/A, E, R, AV, T	2,1 (×2)	11	U	70	(52,5)	–	–	DOO	70 (=Pf)	62,5	ab Werk: VVI, 70/min Reserveschrittmacher: VOO, 52,5/min
ELA Medical Tel: 0 40/5 25 40 88	Unilith 7530	VVI		1,4	8	U	72	67	0,5	0,57	VOO	72	67	
	Multilith 1250	VVI	M, F, A, E, R, T	1,6	8,5	U	70	70	0,5	0,5	VOO	86	77	
Intermedics Inc. Tel: 04 81/60 31	Thinlith II 227	VVI		1,4	11	U	73	69	0,6	0,6	VOO	73	69	
	Cyberlith 253-07	VVI	M, F, I, E	1,7	6	U	72	72	0,6	0,6	VVO	90	83	
	Avius 263-01	DVI	M, F, I, E, T	3	8,5	U	70	70	0,6	0,6	DOO	90	83	Reserveschrittmacher: VOO, 65/min
	Cosmos 283-01	DDD	M, F, I, A, E, H, R, AV, T	3	6	U	72	65	0,6	0,6	DOO	90	65 VOO	Datenspeicher, Fallback, Schutz gegen Reentry, Magnet: 90/min (4 Aktionen), AV = 100 ms

Hersteller / Tel	Modell	Mode	Features											Bemerkungen
Medtronic Tel: 0 40/85 39 20	Spectrax VM 5923	VVI		1,3	10	U	70	63	0,5	1,0	VOO	70	63	Magnet: 2 Impulse, 100/min. 2. Sti.: 75% Ausgangsenergie
	Spectrax SX 5985	VVI	M, F, I, A, E, H, R	2,7	12	U	70	63	0,5	1,0	VOO	70 (=Pf)	63	Magnet: 3 asynchrone Impulse, 100/min, 75% Ausgangsenergie. 4. Impuls
	Classix 8437	VVI	M, F, I, A, E, H, R, T	1,1		U	70	73	0,5	–	VOO	70	63	intrakardiales EKG
	Symbios 7005	DDD	M, F, I, A, E, R, AV, T	2,6	5	U	60	65	0,5	–	DOO	85	75	Markerkanal, Reserveschrittmacher: VVI, 65/min
Osypka Tel: 0 76 24/50 65	Acculith 3	VVI		1,9	10	U	72	65	0,5	0,5	VOO	81	75	
	Acculith 104	VVI	M, F, I, A, E, R	2,2	8	U	72	72	0,5	0,5	VOO	90	75	
Pacesetter Tel: 0 40/39 17 41	Vivalith II 401	VVI		2,5	12	U	71	64	0,5	0,5	VOO	78	72	
	Programmalith III 241	VVI	F, I, A, E, H, R, T	1,8	8	U	70	63	0,8	0,8	VOO	70 (=Pf)	63	Austausch: um 100 ms verlängertes Stimulationsintervall
	AFP II 281	DDD	M, F, I, A, E, H, R, AV, T	2,3	7,4	U	70	–	0,6	0,6	DOO	80*	63	* Magnet: 14% über programmierter Frequenz. Austausch: 10% unter programmierter Frequenz, AV=127; Blanking prog. Schutz gegen Reentry, intrakardiales EKG

Hersteller	Modell	Mode	Programmierbar	Größe (cm³)	Gewicht (g)	Batterie	Frequenz	Amplitude	Impulsbreite	Magnetmode	Magnetfrequenz	Bemerkungen
Siemens Elema Tel: 0 40/39 17 41-44	677	VVI		1,3	6	U	70	60	0,5	0,55	VOO 100	75	
	688	VVI	M, F, I, A, E, H, R	1,9	–	U	70	70	0,75	–	VOO 100	85	Vario
	674	DDD	M, F, I, A, E, H, R, AV	1,9	–	U	70	70	0,75	–	DOO 100	85	
Sorin Tel: 0 40/21 31 41	Lit 620 A	VVI		2,2	12	U	72	66	0,55	–	VOO 85	78	
	Orion 40	VVI	F, I, A, E, R, T	2,3	14	U	71	–	0,52	–	VOO 80	64	
Telectronics Tel: 02 21/4 30 10 38	171	VVI	F, A	2,3	10	U	70	63	0,5	0,55	VOO 70 (=Pf)	63	
	Optima 5281	VVI	M, F, I, A, E, H, R, T	2,3	9	U	70	70	0,75	1,5	VOO 100	85	
	Autima II 2291	DDD	M, F, I, E, R, AV	3,2	7	U	70	70	0,5	–	DOO 90	80	
Vitatron Tel: 02 21/17 50 91	S 6121	VVI		0,66	5,5	U	70	64	0,5	0,61	VOO 95	87	
	Quintech DPG	VVI	M, F, I, A, E, H, R, T	2,3	7,5	U	70	62,8	1,0	–	VOO 100	86	Holterfunktion, Flywheel, antiarrhythmische Funktion
	Quintech 931	DDD	M, F, I, A, E, R, AV, T	2,3	–	U	70	62,8	0,5	–	VOO 100	86	Austausch: Zunahme des Stimulationsintervalls um 100 ms, Magnetintervall um 110 ms. Flywheel, Overdrive, Schutz gegen Reentry, EKG-Marker nächtliche Frequenzabsenkung

V. Sachverzeichnis

AAI-Stimulation 163, 168
Ableitung,
–, intrakardiale 43, 121, 124
– –, apparative Voraussetzung 121
– –, His-Bündel 125
– –, linker Ventrikel 126
– –, linker Vorhof 125
– –, rechter Vorhof 125
– –, rechter Ventrikel 125
„activation voltage" 20
Adams-Stokes-Anfall 6, 237
Adapterlösung 273
AICD-System, Detektionsfunktion 348
–, Fehlfunktion 347
–, Fehlintervention 346
–, Interventionsfrequenz, („cut-off rate") 347
–, Vorhofflimmern 347
Ajmalin 149, 367
Aktionspotential 18
Aktivität, getriggerte 22
Amiodaron 150, 153, 368, 400
Antiarrhythmika 202
Aprindin 150, 368
Arrhythmien, Differentialdiagnose 31
–, ventrikuläre: Einteilung 46
Atemfrequenzsensoren 185
Atrioventrikuläre Blockierungen 242
Atropineffekt, paradoxer 75
Atropintest 71, 254
Austreibungszeit, linksventrikuläre 297
Automatie, abnorme 23
–, gesteigerte 22
Automatiefrequenz 217
AV-Block, kompletter (totaler) 243
AV-Blockierungen, Herzglykoside 243
–, Kindesalter 238
AV-Dissoziation 141
AV-Intervall, DDD-Stimulation 313
–, optimales 312
AV-Klappeninsuffizienz 323
AV-Knoten, Durchtrennung, chirurgische 388
– „gap" 106
AV-Knoten-Reentry-Tachykardien 134, 373
AV-Leitung, Refraktärperiode 99
AV-sequentielle Stimulation, AV-Intervall 312

– –, Kontraktionsablauf 317
– –, Schrittmachersyndrom 323
AV-Überleitung, Refraktärzeitbestimmung 128
–, Vorhofstimulation 104

Barorezeptoren 322
Barorezeptorenreflex 63
Batteriekapazität 166
Bedarfsschrittmacher 359
–, signalinhibierter 167
–, Unterdrückung 280
Belastungselektrokardiogramm 38
Blankingzeit 171
Blockbilder, atrioventrikuläre 39
–, faszikuläre 41, 42
Blockierung (Mobitz) 40
– (Wenckebach) 40
–, sinuatriale 240
– –, ersten Grades 66
Blutdruckverhalten, Tachyarrhythmie 345
„Borderline"-Reizschwelle 334
Bradyarrhythmia absoluta 241
– –, Überlebensrate 242
Bradyarrhythmien 38
Bradykardie, klinische Symptomatik 236
–, pathologische 235, 240
Bradykardie-Tachykardie-Syndrom 51, 251
„break" 105
„burst-pacing" 149

Cardio-Stimulateur Orthorythmique 195
Chronaxie 202
„circus movement" 26
Conduction System Analyzer 195
Cordichin 339
Cyber-Tach 60 368
Czermakscher Druckversuch 249

Dauerstimulatoren, festfrequente 363
DC-Schock 339
DDD-Schrittmacher 264
DDD-Stimulation 163
Defibrillation 9, 337
–, Antikoagulation 340
–, elektrische 377
–, Komplikationen 340

Defibrillationsenergie 343
Defibrillationserfolg, Zeitintervall 340
Defibrillationsprogrammierung 346
Defibrillator, automatischer 14, 342
– – implantierbarer 343
–, Energiereserve 344
–, implantierbare: Implantationstechniken 217
Demand-Funktion 162
Demand-Pacemaker, paradoxe Anwendung 356
Depolarisation, diastolische 22
Dislokationsrate 204
Disopyramid 150, 339, 368
Druckgradient, ventriculo-atrialer 313
Drucknekrosen 209
DVI-Modus 173
DVI-Stimulation 163

Echo, ventrikuläres 130
Eingangsempfindlichkeit 170
Einkammersysteme, multi-programmierbare 169
–, programmierbare 168
Einzelstimulation 123
–, atriale, vorzeitige 55, 63, 129
–, programmierte 105
EKG-Auswertung, automatische 33
EKG-Telemetrie 33
Elektroden 204
–, Extraktion 228
–, Fixationsmechanismus 204
–, Isolationsmaterial 204
–, myokardiale 206
–, Plazierung 211
–, transvenös-endokardiale 205
Elektrodenapplikation, transvenöse, Probleme 213
Elektrodenbrüche 209, 225
Elektrodendislokation 224
Elektrodenfraktur 272
Elektrodenimplantation, transvenös-endokardiale 206
–, Vena jugularis interna 208
Elektrodenimplantationstechnik, myokardiale 215
Elektrodenkatheter 92, 121
Elektrodenkopf, steroidhaltiger 203
Elektrodenpolarität 171
Elektrodenschere 229
Elektrodenwiderstand 202
Elektrographie, intrakardiale 122
Elektrokauterisation 274
Elektrokonversion 337
–, Asystolie 341
Elektroschock 5, 337
–, Prinzip 336

Elektrostimulation 5
–, diagnostische 51
–, Komplikationen 374
–, Kontraindikationen 374
–, supraventrikuläre Tachykardien 353
–, therapeutische 162
Elektrotherapie 11
Elektrotonus 200
Elgiloy 202
„end-of-life"-Kriterien 165
„endless-loop-Tachykardie" 268
Energiequellen 164
„erregbare Lücke" 349
Erregung, kreisende 26
– –: Unterbrechung 28
– –: Voraussetzungen 26
–, Wellenlänge 27
Erregungsausbreitung 18
Erregungsleitung, atrioventrikuläre 91
–, verborgene 100
Erregungsleitungsstörungen 40
Ersatzrhythmus, idioventrikulärer 40
–, suprabifurkaler 40
„escape"-Intervall 263
Exitblock 225

Fallback 176
Faradaysation 233
Fehlprogrammierung 177
Flecainid 152
Fourier-Transformation 315
Frequenzadaptation 182
–, biologische Parameter 180
–, körperaktivitätsgesteuerte 188
–, QT-Messung 184
–, Volumina, rechtsventrikuläre 191
Frequenzbelastungsprüfung 355
Frequenzprogrammierung 289
Frequenzregulation 267
Frequenzsteigerung, belastungsinduzierte,
–, Hämodynamik 312/313
„full recovery time" 103
Fusionsschläge 141

Galvanismus 233
„gap" 106
„gap" Typ III 108
„gate" 106
Grenzfrequenz, obere 175

Hämatothorax 221
Hardware-Schrittmacher 194
Hemiblock, linksanteriorer 40
–, linksposteriorer 43
Herzbeuteltamponade 220
Herzblock = AV-Block 239

Sachverzeichnis

Herzfrequenz, kritische 302
– – AV-sequentielle Stimulation 303
– –, Sinusrhythmus 303
– –, ventrikuläre Stimulation 303
Herzindex, AAI-Stimulation 311
–, DDD-Stimulation 311
–, VVI-Stimulation 311
Herzinfarkt, akuter, Stimulation 248
Herzinsuffizienz, Kontraktion, atriale 307
Herzkrankheit koronare, Arrhythmiegenese 29
Herzrhythmusstörungen, behandlungsbedürftige 43
–, Differentialtherapie 44
–, Pathogenese 18
–, Ursachen 31
Herzschrittmacher, Austauschkriterien 417
–, Explantation 287
–, Indikationen 270
–, Lithiumbatterien 417
–, Programmierung, klinische Bedeutung 289
–, Wiederverwendung 286
Herzschrittmacher-Code 264
Herzschrittmacher-Paß, Europäischer 332
Herzschrittmachertherapie, Implantationstechniken 200
–, Komplikationen 200
Herzschrittmacher-Zwischenfälle, Anamnese 284
–, Sofortdiagnostik 285
–, Sofortmaßnahmen 285
–, Symptomatik 284
Herzstillstand 8
Herzzeitvolumen, DDD-Stimulation 306
–, maximales, AV-Intervall 314
–, Stimulationsfrequenz 300
–, Vorhofkontraktion 305
–, VVI-Stimulation 306
His-Bündel-Ablation 14, 377
–, arrhythmogene Wirkung 388
–, Elektroden-Lokalisierung 387
–, elektrophysiologische Voruntersuchung 380
–, Erfolgsrate 387
–, Ergebnisse 384
–, Indikation 389
–, klinische Anwendung 382
–, Komplikationen 387
–, Methode 380
–, methodische Probleme 387
–, myokardialer Gewebsuntergang 387
–, perkutane 380
–, plötzliche Todesfälle 388
–, Prinzip 380
–, septische Komplikationen 388
His-Bündel-Elektrogramm, Normalwerte 94

His-Bündel-Elektrographie 13, 40, 91
–, Indikation 113
–, klinische Bedeutung 113
–, Komplikationsrate 92
His-Bündel-Stimulation 109
His-Purkinje-System 97
Hochfrequenzstimulation 352
–, atriale 139, 352
– –, Erfolgsrate 353
– –, Mechanismus 355
–, ventrikuläre 355
Holter-Monitoring 34
H-V-Intervall 93, 94, 244
H-V-Zeit, Schrittmacherindikation 113
Hymanator 9
Hyperpolarisation 200
Hysterese 166, 171

Impedanzmessung 191
Implantationsmethoden 206
Impulsamplitude 169, 201
–, automatisierte 193
Impulsbildung, fokale 22, 350
Impulsbreite 169, 201
Inhalationsnarkotika 202
Interaktionen, elektrische 277
„intercalated discs" 21
Interferenzen, elektromagnetische 273
Intra-His „gap" 107
Intrakardiale Ableitung 120
Isoproterenol 146

Jamessches Bündel 393

Kaliumpermeabilität 23
Kammerbedarfsschrittmacher 261
Kammererregung, repetitive 155
Kammerflimmern, primäres 155
–, WPW-Syndrom Defibrillation 338
Kammerschrittmacher, P-Wellen-getriggerter 262
Kammertachykardie, Degeneration 149
–, Elektrokonversion 337
–, Therapiekontrolle 150
–, therapieresistente 348
Kardioversion, intrathorakale 342
Kardioverter, automatischer 341
Kardioverter/Defibrillator, automatischer implantierbarer, Indikation 345
– – –, Voraussetzungen 345
Karotisdruckversuch 254
Karotis-Sinus-Massage 405
Karotis-Sinus-Reflex 249
–, hyperaktiver 404
Karotis-Sinus-Syndrom 249, 404
–, Atropin 405
–, Behandlung 405

Karotis-Sinus-Syndrom
–, Kausalfaktoren 405
–, Reflexgeschehen 405
–, Schrittmachertherapie 250
–, vasodepressorischer Typ 250
Katecholamine 309
Kentsches Bündel 393
Kompetitive Stimulation 351
– –, festfrequente Schrittmacherstimulation 356
– –, fixes Kopplungsintervall 356
– –, Stimulation mit progressivem Kopplungsintervall 356/357
Komplikationen, elektrodenbedingte 224
–, schrittmacherbedingte 230
Kontraktion, ventriculo-atriale, synchronisierte 320
Kontraktionsablauf, digitale Subtraktionsangiographie 315
Kontribution atriale, Frequenzabhängigkeit 307
Koordination, atrio-ventrikuläre 304
Kopplungsintervall, atrioventrikuläres 313
Koronare Herzkrankheit, chronische Stimulation 249
Koronarsinus, Katheterlage 126

Längenkonstante 20
Längsdissoziation, funktionelle 29, 105, 133
Langzeit-EKG 34
–, Registriergeräte 34
Leitung, aberrierende 139, 142
–, retrograde, (ventriculo-atriale) 318
–, supranormale 104
–, ventrikuloatriale 267
Leitungsbahn, akzessorische 133
– –, Durchtrennung 388
– (Präexzitation), akzessorische 393
Leitungsstörungen, faszikuläre 244
– –, Schrittmachertherapie 244
Leitungszeit, sinuatriale 53
– –, antegrade 56
– –, einfache 57
– –, retrograde 56
Lenègresche Erkrankung 42
Levsche Krankheit 42
Lidocain 151
Linksschenkelblock, Kontraktionsablauf 317
Lithium-Batterie 164
–, Explosionsgefahr 165
–, Selbstentladung 165
Lithium-Kupfersulfid-Batterie 165
Lithium-Mangandioxid-Batterien 165
Lithium-Silberchromat-Batterie 165
„local circuit current flow" 20
„local response" 20

Lown-Ganong-Levine-Syndrom 136, 403
–, A-H-Zeit 403
–, supraventrikuläre Tachykardien 403
Lückenphänomen 104
–, doppeltes 108
„macro re-entry" 29

Mahaim-Fasern 393
Makrodislokation 224
Mapping 120
–, endokardiales 147
–, intraatriales 133
Mehrfachstimulation 123
„membrane responsiveness" 20
Methoden, elektrokardiographische, invasive 42
Mexiletin 152
„micro re-entry" 29
Microprozessoren-Schrittmacher 194
Mikrodislokation 224
Minithorakotomie 217
Morgagni-Adams-Stokes-Syndrom 238
–, Differentialdiagnose 239
–, Symptomatik 239
Multiprogrammierbarkeit 169
Muskelmiterregung, Programmierung 290
Myokard, Reizung, elektrische 200
Myokardinfarkt, Arrhythmiegenese 31
–, AV-Blockierungen 245
–, Komplikationen 245
–, Schrittmachertherapie 246
– –, Mortalität 247
–, Warnarrhythmien 46
Myopotentiale, Funktionsstörung 278
–, Interferenzen 276

Nachpotentiale 24, 111
Nuklearstethoskop 296
Nutzsignal 273

Oberflächen-Elektrokardiographie 32
Omni-Orthocor 369
Orthocor-II-System 365
Ösophagus-EKG 32
Oszillationsphänomen 183
„overdrive" 149
overdrive pacing 350, 356
„overdrive suppression" 255
„overdriving" 356
„oversensing" 170, 335

Pacemaker, orthorhythmischer 358
Pacemaker-Shift 57, 77
„pacemaker Twiddler's syndrome" 274
Pause, kompensatorische 56
–, präautomatische 73
–, sekundäre 61

Sachverzeichnis 427

Pectoralisstimulation 224
„Percutaneous Mapping and Ablation Registry" 383
Perikardiotomia, inferior, longitudinalis 216
- -, transversalis 216
Phase, supernormale 20
Positionierung, Ventrikelelektrode 211
-, Vorhofelektrode 211
Präejektionsperiode 298
Programmiergeräte 176, 290
Programmiermöglichkeiten 289
programmierte Stimulation 120
Propafenon 319, 367, 400
Pumpfunktion linksventrikuläre, Frequenzanpassung 302
Purkinje-Faser 19

QRS-Komplex 143
QT-Intervall 180

Radio-Frequenzstimulation 353
Radioisotopen-Batterien 164
Radionuklid-Ventrikulographie 295
RAM-Speicher 194
Rampdown-Technik 140
„rate smoothing" 176
Reanimation 5
Rechtsschenkelblock 244
„re-entry" 26, 133
-, AV-Knoten 29
-, interventrikulär 131
-, Sinusknoten 28
-, Ventrikel 29
Re-entry-Tachykardie 349, 394
-, junktionale 383
-, schrittmachervermittelte 267
Reed-Relay 261
Refraktäritätsparameter 102
Refraktärperiode, effektive 98, 127
-, funktionelle 128
-, relative 128
Refraktärphase, Definition 102
-, relative 98
Refraktärzeit 18, 98, 171
-, absolute 20
-, effektive, maximale 106
- -, Normalbefunde 130
-, funktionelle 20, 97
-, relative 20
Refraktärzeitbestimmung 102, 127
Registrier- und Stimulationstechnik 122
Reizbildungsstörungen, heterotope 35
-, nomotope 35
Reizschwelle 200
Reizschwellenerhöhung 203
Reizzeitspannungskurve 201
Reizzeitstromkurve 201

Respirationselektrode 186
retrograde Leitung, Propafenon 325
Rheobase 202
Rhythmusstörungen, bradykarde 21, 162
-, tachykarde 21, 336
- -, Elektrotherapie 336
-, WPW-Syndrom 396
Ringelektroden 122
ROM-Speicher 194
Ruhe-EKG 32
Ruhemembranpotential 19

SA-Block I° 39
SA-Blockierungen, Überlebensrate 241
Sauerstoffsättigung, zentralvenöse 190
Sauerstoffsättigungssensor 190
Sauerstoffverbrauch, myokardialer, atriale Stimulation 315
- -, ventrikuläre Stimulation 315
Scanning pacemaker 351
„Scanning-System" 357
Schrittmacher, antitachykarder, implantierbarer 362
- -, Impulsfrequenz 362
- -, Steuerung 362
- -, Stimulationsmodus 362
-, asynchroner 12
-, AV-sequentieller 172
- -, optimierter 263
- -, R-Wellen-inhibierter 263
-, biologischer 14, 265
-, Drucknekrose 275
-, elektrochirurgische Eingriffe 281
-, Entwicklungsstand 162
-, Fistelbildung 222
-, frequenzadaptierte 179
-, Hämodynamik 295, 297
- -, Doppler-Sonographie 296/297
- -, Echokardiographie 296/297
- -, Langzeitverlauf 310/311
-, Hautperforation 275
-, Holterfunktion 193
-, kammergesteuerter 259
-, Komplikationen, intraoperative 220
-, künstlicher 9
-, Muskelpotentiale 275
-, negativ R-Wellen gesteuerter 259
-, orthorhythmischer 351
-, Perforation 220
-, pH-Sensor 189
-, physiologischer 264
-, positiv R-Wellen gesteuerter 259
-, QT-getriggerte 180
-, sequentieller 263
-, Software-gesteuerter 193
-, Stimulationsfrequenz 299
-, Stimulationsmodus 299

Schrittmacher,
–, Taschennekrose 214
–, Tiere 234
–, totaler AV-Block 234
–, transurethrale Resektion 281
–, vorhofgesteuerter 262
–, vorhofsynchroner 13
–, wandernder 35
Schrittmacheraggregate, konventionelle 166
Schrittmacheralgorithmus 182
Schrittmacher-Ambulanz 331
Schrittmacherausweis 331
Schrittmacherbehandlung, temporäre 235
Schrittmacherbett, Druckatrophie 221
Schrittmachercode 162
Schrittmacher-EKG/Schrittmacher-Code 259
Schrittmacherfehlfunktion, Muskelpotentiale 279
Schrittmacherfunktionsanalyse 282
Schrittmacherimplantation, Hämodynamik, Determinaten 300
– bei Kindern 218
–, Komplikationen 271
–, Reizschwellenverlauf 202
–, Technik 205
–, Thrombose 227
–, Vorhofstimulation, diagnostische 84
Schrittmacherinfektion 281
Schrittmacherkomplikation, urologische Operationen 276
Schrittmacherkontrollen 283
Schrittmacherkontrollgeräte 283
Schrittmacherlagerung 215
Schrittmacherpatienten, Überwachung 281
Schrittmacherrasen 169
Schrittmacher-Reentry-Tachykardie 175
Schrittmachersonden, Wiederverwendung 286
Schrittmacherstimulation, Herzzeitvolumen 296
–, Kontraktionsablauf 313
–, physiologische 193, 265
Schrittmachersyndrom 270, 311, 318, 322, 326
–, Blutdruck, arterieller 319
–, Hämodynamik 319
–, Häufigkeit 325
–, Innervation, afferente 321
–, Klinik 324
–, Kreislaufregulationsstörung, reflektorische 320
–, Pathogenese 322
–, Pathophysiologie 319
–, Symptomatik 323
–, Therapie 325
Schrittmachersysteme, Bluttemperatur 187

–, frequenzadaptierende 192
–, physiologische 179
–, Sauerstoffsättigung 190
Schrittmachertachykardien 184
Schrittmachertasche, allergische Reaktionen 223
–, Dermatitiden 223
–, Entzündungen 223
–, Komplikationen 221
–, Pseudomonas aeruginosa 223
–, Staphylokokkus aureus 223
–, Staphylokokkus epidermidis 223
Schrittmachertherapie, antitachykarde 348
–, Differentialindikation 268
–, elektrodenbedingte Komplikationen 220
–, Indikation 235
–, Komplikationen 220
–, permanente 235
–, physiologische, Indikation 269
–, postoperative Komplikationen 220
–, schrittmacherbedingte Komplikationen 220
–, temporäre 234
–, Überlebensrate 234
Schrittmacherträger, kumulative Überlebensrate 235
Schrittmachertypen 260
Schrittmacherversorgung, präoperative 288
–, präoperative: Bradykardien 288
– –: intraventrikuläre Leitungsstörungen 288
Schrittmacherwechsel 217
Schrittmacherzellen, latente 66
Schrittmacher-Zentrum 333
Schwindel 236
–, kardiale Behandlung 237
– – Diagnostik 237
–, rezidivierender 236
Schwindelzustände, kardiale Behandlung 238
– –, Diagnostik 237
Seldinger-Technik 123
–, Instrumentarium 124
Sensor, körperaktivierter 187
–, piezoelektrischer 187
Serienstimulation, atriale 140
Sick-Sinus-Syndrom 250
„single chamber pacing" 164
Sinusbradykardie, pathologische 43
Sinusknotenaktivität 69
Sinusknotenautonomie 56
Sinusknotendepression 59
–, Antiarrhythmika 257
Sinusknoteneintrittsblock 71
Sinusknotenerholungszeit 54, 225
–, korrigierte 55
–, maximale 54

Sachverzeichnis

Sinusknotenfunktion 252
–, Digitalis 80
–, pathologische 60
Sinusknotenfunktionsprüfung 51
Sinusknoten-Reentry 133
Sinusknoten-Syndrom 51, 250
–, Ätiologie 253
–, atrioventrikuläre Überleitung 257
–, Bradykardien 252
–, Definition 250
–, Diagnostik 52, 251, 254
–, Digitalis, Atropin 83
–, Diphtherie 253
–, elektrischer Schrittmacher 257
–, Klinik 251
–, klinische Symptomatik 253
–, Pathogenese 252
–, Prognose 256
–, Schrittmachertherapie 256
– –, Mortalität 258
–, Parasympatholytika 256
–, Rhythmusstörungen 251
–, Sympathomimetika 256
–, Synkopen 237, 253
–, Tachykardien 252
–, Therapie 256
–, Verlauf 256
Sinuspausen, sekundäre 61
Sinusstillstand 39
„slope" 179, 182
„slow channel" 25
Sondenextraktion 227
Sotalol 152, 153
Spätpotential 146
–, lokales 146
Sphygmologie 3
„split-His" 98, 112
SSI-Schrittmacher 164
Steuerungsverlust (undersensing) 335
Stimulation, antitachykarde 7
– –, Komplikationen 375
–, atriale, schnelle 54, 57
–, AV-sequentielle, Belastungstoleranz 306
–, elektrische 126
– –, Wirksamkeit 351
–, frequenzbezogene, Komplikationen 362
–, ineffektive 334
–, intervallbezogene 360
– orthorhythmische 358
–, physiologische, Hämodynamik 309
– –, Vorteile 312
–, temporäre 374
–, unipolare 246
–, ventrikuläre 127
– –, Hämodynamik 309
– –, schnelle 144

– –, vorzeitige 130
– –, Volumendaten 301
Stimulationsausfall 334
–, intermittierender 334
Stimulationselektrode, Geometrie 202
Stimulationsgeräte 123
Stimulationsintervall 359
Stimulationsmethoden, externe 362
Stimulationsort 304
Stimulationsschwelle 13, 202
Stimulationstherapie, Grundlagen 350
–, Methoden 350
Störfelder, elektromagnetische 168
Subclavia-Punktionstechnik 209
Synkope 3, 236
Synkopen, kardiovaskulärer Genese 236
Systolendauer, elektrische 297

Tachyarrhythmien 35
–, Blutdruckverhalten 345
–, Elektrostimulation 349
–, Mechanismus 349
Tachykardie, atriale 132
– –, paroxysmale, mit Block 132, 352
–, QRS-Komplex, breiter 141
–, Schrittmacher-induzierte 175
–, supraventrikuläre 371
– –, His-Bündel-Ablation 378, 379
– –, regelmäßige 131
–, Tachylog-System 371
–, ventrikuläre 140
– –, Ablation 389
– –, Auslösung 144
– –, Sauerstoffverbrauch 317
– – – Unterbrechung 148
Tachykardiefrequenz, Akzeleration 150
Tachykardiemodus 174
Tachykardieterminierung, patientengesteuerte 363
Tachylog P 46 371
–, AICD, kombinierte Anwendung 377
–, „Interaktiv-System" 373
–, „Selbstsuch"-System 373
–, supraventrikuläre Tachyarrhythmien 372
–, Tachykardieerkennung 371
Telemetrie 172
Testmagnet, Komplikation 282
„torsade de pointes" 37
Tracking-Modus 183
Transportfunktion, atriale 305
„triggered activity" 25
TX-Schrittmacher, Indikation 184

„underdriving" 350
„undersensing" 171
Universalherzstimulator 195
–, Technische Daten 196

Universal-Stimulatoren 195
Untersuchung, elektrophysiologische,
   Komplikationen 156
– – Risiken 156
Untersuchungsmethoden, hämodynamische
   295

VA-Leitung 318
Variofunktion 170
VAT-Stimulation 164
VDD-Stimulation 163, 174
Ventrikelelektroden, Implantation 212
Ventrikelfüllung, aktive 305
–, passive 305
Ventrikelsteuerung 166, 172
Ventrikelstimulation, kompetitive 365
–, programmierte 148
– – Indikationsstellung 154
Verletzungsstrom 30
Volumen, enddiastolisches 300
Volumendaten, linksventrikuläre 301
Volumina linksventrikuläre, Frequenz-
   abhängigkeit 302
Vorderwandinfarkt, Elektrostimulation 246
Vorhofflattern 136, 352
–, Terminierung 139
–, Typ I 137
–, Typ II 137
Vorhofflimmern 136
–, Defibrillation 339
Vorhofkontraktion, Hämodynamik 304
–, Herzzeitvolumen 309
Vorhofpfropfung 321, 322
Vorhofsteuerung 168, 172
Vorhofstimulation 52, 127, 139
–, programmierte 98

–, starrfrequente 94
–, transösophageale 354
Vorhoftachykardie 137
Vorhofvulnerabilität 137
VVI-Schrittmacher 166
VVI-Stimulation 163, 309

Warnarrhythmien 31
Wenckebach-Blockierung 95
Wenckebach-Periodik 95
Wenckebach-Phänomen, alternierendes 97
Wenckebach-Punkt 95
Wiederbelebung 6
Wolff-Parkinson-White-(WPW)Syndrom
   393
–, chirurgische Therapie 400
–, Diagnostik 395
–, Digitalis 401
–, intrakardiale Ableitung 395
–, Kammerflimmern 399
–, medikamentöse Therapie 400
–, Refraktärzeiten 399
–, Rhythmusstörungen 395
–, Schrittmachertherapie 401
–, Therapie 400
–, verborgenes 397
–, Vorhofflimmern 397
WPW- und Sinusknoten-Syndrom 366
WPW-Syndrom 134, 393
–, verborgenes 134

Zeitintervalle, systolische 297
– –, Herzzeitvolumen 297
Zenerdiode 167
„Zucker"-Katheter 122
Zwerchfellstimulation 224

Herzrhythmus- störungen

Herausgeber: **B. Lüderitz**

Bearbeitet von G. Breithardt, B. Brisse, E. Jähnchen, W. Kasper, H.-J. Knieriem, E.-R. v. Leitner, B. Lüderitz, P. Matthiesen, D. Mecking, T. Meinertz, C. Naumann d'Alnoncourt, H. Nawrath, H. Neuss, J. Ostermeyer, M. Schlepper, L. Seipel, G. Steinbeck, K. Theisen, J. Thormann, D. Trenk, H. A. Tritthart

1983. 410 Abbildungen, 106 Tabellen. XXVI, 1151 Seiten (Handbuch der inneren Medizin, Band 9, Teil 1) Gebunden DM 320,-
Subskriptionspreis Gebunden DM 256,-
(Der Subskriptionspreis gilt bei Verpflichtung zur Abnahme aller Teilbände bis zum Erscheinen des letzten Teilbandes von Band 9). ISBN 3-540-12079-3

Inhaltsübersicht: Anatomie und pathologische Anatomie des spezifischen Reizbildungs- und Erregungsleitungssystems sowie des kontraktilen Myokards. - Pathophysiologische Grundlagen. - Elektrophysiologie und Pharmakologie antiarrhythmischer Substanzen. - Differentialdiagnose der Herzrhythmusstörungen. - Medikamentöse Therapie kardialer Rhythmusstörungen. - Elektrotherapie von Herzrhythmusstörungen. - Sachverzeichnis.

Ein Kollegium jüngerer, aktiv in der experimentellen und klinischen Forschung stehender Autoren hat unter bewußtem Verzicht auf eine allumfassende Darstellung des Themas das grundsätzlich Wichtige und Neue auf dem Gebiet der Herzrhythmusstörungen in diesem Band zusammengetragen. Dabei wurde der Wissensstoff in Hinblick auf die Belange der inneren Medizin kritisch geordnet und bewertet mit dem Ziel einer pathophysiologisch begründeten Differentialdiagnostik und Differentialtherapie. Die themenbezogene Darstellung von Anatomie, Pathophysiologie, Pharmakologie, Diagnostik und Therapie - einschließlich medikamentöser, elektrischer und operativer Behandlungsverfahren - ermöglicht es dem Leser, auch die neuesten Entwicklungen der Rhythmologie zu beurteilen und ihren Stellenwert für die praktisch-klinische Tätigkeit zu erkennen. Die Autoren - klinische Kardiologen, Morphologen, Physiologen und Pharmakologen - vermitteln den jeweils letzten und gültigen Kenntnisstand auf ihrem Gebiet. Das Konzept des Buches ist über die Bedeutung eines Nachschlagewerkes hinaus besonders auf die praktische Nutzanwendung in Praxis und Klinik ausgerichtet.

Springer-Verlag
Berlin Heidelberg
New York Tokyo

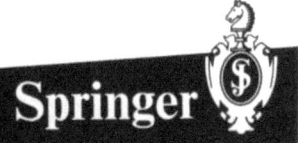

Cardiac Pacing

Diagnostic and Therapeutic Tools
Editor: **B. Lüderitz**
With an Introduction by G. Riecker
1976. 75 figures, 29 tables. VII, 245 pages. Hard cover DM 59,-
ISBN 3-540-07711-1

B. Lüderitz

Therapie der Herzrhythmusstörungen

Leitfaden für Klinik und Praxis
2., völlig neubearbeitete und erweiterte Auflage. 1984. 90 Abbildungen. XIII, 268 Seiten. Gebunden DM 48,-
ISBN 3-540-13090-X
Spanische Ausgabe: Terapia de las alteraciones del ritmo cardiaco 1982

Ventrikuläre Herzrhythmusstörungen

Pathophysiologie – Klinik – Therapie
Herausgeber: **B. Lüderitz**
1981. 149 Abbildungen. XV, 459 Seiten. Gebunden DM 118,-
ISBN 3-540-10553-0

G. Riecker

Klinische Kardiologie

Krankheiten des Herzens, des Kreislaufs und der Gefäße
Unter Mitarbeit von H. Avenhaus, H. D. Bolte, W. Hort,
B. Lüderitz, B. E. Strauer
2., neubearbeitete und ergänzte Auflage. 1982. 292 Abbildungen. XV, 760 Seiten. Gebunden DM 174,-
ISBN 3-540-10787-8

Therapie innerer Krankheiten

Herausgeber: G. Riecker gemeinsam mit E. Buchborn, R. Gross,
H. Jahrmärker, H. J. Karl, G. A. Martini, W. Müller, H. Schwiegk,
W. Siegenthaler
Mit Beiträgen zahlreicher Fachwissenschaftler
5., völlig neubearbeitete Auflage. 1983. 29 Abbildungen. XXII,
827 Seiten. Gebunden DM 108,-. ISBN 3-540-11922-1

Springer-Verlag
Berlin Heidelberg
New York Tokyo

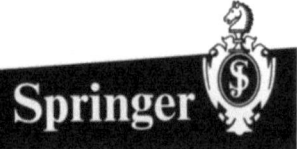

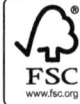

MIX
Papier aus verantwortungsvollen Quellen
Paper from responsible sources
FSC® C105338

If you have any concerns about our products,
you can contact us on
ProductSafety@springernature.com

In case Publisher is established outside the EU,
the EU authorized representative is:
**Springer Nature Customer Service Center GmbH
Europaplatz 3, 69115 Heidelberg, Germany**

Printed by Libri Plureos GmbH
in Hamburg, Germany